西医学基础概论

主编 杨婧 赵薇 刘宏

黑龙江科学技术出版社

图书在版编目（CIP）数据

西医学基础概论 / 杨婧, 赵薇, 刘宏主编. -- 哈尔滨：黑龙江科学技术出版社, 2018.7（2024.1 重印）
ISBN 978-7-5388-9868-2

Ⅰ. ①西… Ⅱ. ①杨… ②赵… ③刘… Ⅲ. ①医学 Ⅳ. ①R

中国版本图书馆 CIP 数据核字(2018)第 217493 号

西医学基础概论
XIYIXUE JICHU GAILUN

作　者	杨　婧　赵　薇　刘　宏
责任编辑	刘　杨
封面设计	翟　晓
出　　版	黑龙江科学技术出版社
	地址：哈尔滨市南岗区公安街 70-2 号　邮编：150007
	电话：（0451）53642106　传真：（0451）53642143
	网址：www.lkcbs.cn
发　　行	全国新华书店
印　　刷	三河市铭诚印务有限公司
开　　本	880 mm×1230 mm　1/16
印　　张	20
字　　数	580 千字
版　　次	2018 年 7 月第 1 版
印　　次	2024 年 1 月第 2 次印刷
书　　号	ISBN 978-7-5388-9868-2
定　　价	128.00 元

《西医学基础概论》
编委会

《内科学基础问答》

编委会

前　言

　　《西医学基础概论》是一门系统研究人体的组成、形态结构、功能和疾病现象本质及其规律的综合性课程。其隶属于基础医学范畴，涉及人体解剖学、组织学、生理学和病理学等学科领域。它是医学最基本的组成部分，是整个医学赖以建立的基础。本书为黑龙江中医药大学专业建设教学改革专项（特色教材）成果，编写在坚持三基（基础理论、基本知识、基本技能）、五性（思想性、科学性、启发性、先进性、实用性）的基础上，针对非医专业对医学教学的要求，对编写内容进行了知识的简化和整合，使之更切合使用对象的教学目标。

　　本书的绪论、第三章、第六章、第十五章由杨婧（黑龙江中医药大学）编写，共 10.4 万字；第八章由赵薇（黑龙江中医药大学）编写，共 10.9 万字；第十章、第十二章由刘宏（黑龙江中医药大学）编写，共 10.7 万字；第九章由王蔚（黑龙江中医药大学）编写，共 5.5 万字；第十四章、第十六章由李秋元（黑龙江中医药大学）编写，共 5.8 万字；第一章、第十一章、第十三章由刘旭（黑龙江中医药大学）编写，共 5.7 万字；第四章、第七章由林冬静（吉林医药学院）编写，共 5.5 万字；第二章由高原（辽宁中医药大学）编写，共 1.3 万字；第五章五至七节由马丽（黑龙江省第二医院）编写，共 1.2 万字；第五章一至四节由殷越（黑龙江中医药大学）、王锐（黑龙江中医药大学）、李姝玉（北京中医药大学）等编写，共 1.0 万字。

　　限于编者水平，编写时间仓促，书中疏漏、错误之处在所难免，诚恳地希望得到广大读者的批评和指正。

编委会

2018 年 3 月

前　言

目 录

绪　论

西医学基础概论是一门系统研究人体的组成、形态结构、功能和疾病现象本质及其规律的综合性课程。其隶属于基础医学范畴，涉及人体解剖学、组织学、生理学和病理学等学科领域。它是医学最基本的组成部分，是整个医学赖以建立的基础。

第一节　西医学基础概论研究对象及任务

一、人体解剖学

人体解剖学是一门研究正常人体形态和构造的科学，隶属于生物科学的形态学范畴。其任务是揭示人体各系统器官的形态和结构特征，各器官、结构间的毗邻和联属。

二、组织学

组织学是研究机体微细结构及其相关功能的科学，是在组织、细胞、亚细胞和分子水平上对机体进行研究。组织学的研究就是阐明在正常情况下，细胞、组织、器官和系统的形态结构和其生理活动，以及它们在人体内的相互关联和意义。人体各器官、系统分别具有其细微结构的组织特征，执行着特定的功能。只有深入了解机体的结构，才可能透彻阐明其功能。

三、生理学

生理学是研究生物机体正常生命活动规律的一门科学。医学生理学主要在器官系统层面，探讨人体各系统的功能及调控，主要涉及血液、循环系统、呼吸系统、消化系统、泌尿系统、神经系统、内分泌系统、感觉器官、生殖系统等生命活动的发生机制、相互关系，以及内外环境的各种变化对这些生命活动的影响。只有掌握正常生理功能，才能理解区别在各种疾病状态下的机体各组成部分的功能改变，以及药物治疗对其的影响。

四、病理学

病理学是研究人体疾病发生的原因、发生机制、发展规律以及疾病过程中机体的形态结构、功能代谢变化和病变转归的一门基础医学课程。病理学的任务就是运用各种方法研究疾病的原因、在病因作用下疾病发生发展的过程以及在疾病过程中机体的改变，阐明其本质，从而认识和掌握疾病发生发展的规律，为防治疾病提供必要的理论基础。

第二节 西医学基础概论概述

一、人体系统的划分和解剖学常用方位术语

（一）解剖学姿势和常用的方位术语

为了正确地描述人体结构的形态，解剖学上常采用一些公认的统一标准和描述用语。为了说明人体各部结构的位置关系，特地规定了一个标准姿势，即身体直立，两眼平视前方；双足并立，足尖朝前；上肢垂于躯干两侧，手掌朝向前方。

1.常用的方位术语

（1）上和下：是对部位高低关系的描述。头部在上，足在下。故近头侧为上，远离头侧者为下。如眼位于鼻之上，而口则位于鼻之下。

（2）前和后（或腹侧和背侧）：凡距身体腹面近者为前，距背面近者为后。如乳房在前胸壁，脊柱在消化道的后面。

（3）内侧和外侧：是对各部位与正中面相对距离的位置关系的描述。如眼位于鼻的外侧，而在耳的内侧。

（4）内和外：是表示与空腔相互关系的描述。如胸腔内、外，腹腔内、外等。

（5）浅和深：是对与皮肤表面相对距离关系的描述。即离皮肤表面近者为浅，远者为深。

2.人体的解剖面

（1）矢状面：将人体分成左右两部的纵切面称矢状面。其正中的称为正中矢状面。

（2）冠（额）状面：将身体分为前后两部的切面。

（3）水平或横切面：将身体分为上下两部的断面。

（二）人体结构概况

构成人体基本的结构和功能单位是细胞，细胞与细胞之间存在着细胞间质。细胞间质是由细胞产生的不具有细胞形态和结构的物质，它包括纤维、基质和流体物质（组织液、淋巴液、血浆等），对细胞起着支持、保护、联结和营养作用，参与构成细胞生存的微环境。众多形态相似、功能相近的细胞由细胞间质组合成的细胞群体叫作组织，人体组织有多种类型，一般传统地将之属于四种基本组织，即上皮组织、结缔组织、肌组织和神经组织。以一种组织为主体，几种组织有机地结合在一起，形成具有一定形态、结构和功能特点的器官。一系列执行某种同一功能的器官有机地联系在一起，形成具有特定功能的系统。构成人体的系统有运动系统、消化系统、呼吸系统、泌尿系统、生殖系统、循环系统、神经系统以及感觉器官，此外，还有散在于身体中功能各异的内分泌腺。人体各系统既具有本身独特的形态、结构和功能，又在神经系统的统一支配下和神经体液的调节下，相互联系，相互制约，协同配合，共同完成统一的整体活动和高级的意识活动，以实现与瞬息万变的内外环境的高度统一。

二、生命活动的三个基本特征

（一）新陈代谢

新陈代谢是机体不断破坏和清除自身衰老的结构，同时又不断摄取营养，重新建造自身结构的过程，是生命活动最基本的表现。

新陈代谢包括物质代谢及能量代谢。物质代谢表现为合成代谢及分解代谢两方面，能量代谢是物质代谢进行过程中相伴随而进行的能量的储存、释放、转移和利用的过程。两个过程密不可分，

物质合成时需要摄取利用能量，物质分解过程中又会将蕴藏在其内的化学能量释放出来。

（二）兴奋性

能被机体、组织、细胞所感受的生存环境条件的改变，能引起机体产生反应的一切环境变化称为刺激。由刺激引起的机体内部代谢过程及外部活动的改变称为反应。反应的形式有两种：一种是组织活动能力由弱变强或由相对的静止状态变为活动的状态，这称为兴奋；另一种是组织活动能力由强变弱或由活动状态变为相对的静止状态，这称为抑制。

兴奋性是机体、组织或细胞对刺激发生反应的能力。由于神经、肌肉、腺体对刺激反应表现特别明显，习惯上称为可兴奋组织，相应的神经细胞、肌细胞及腺细胞称为可兴奋细胞。

（三）生殖

生殖是指生物体生长发育到一定阶段后，能够产生与自己相近似的子代个体的功能。一切生物体都是通过自我复制来延续种系的。

三、疾病概论

（一）健康与疾病的概念

1.健康　世界卫生组织提出，健康是人的身体、生理和心理所处的一种良好的状态。

2.疾病　疾病是在一定病因和条件的作用下，机体的稳态被破坏而发生的异常生命活动，表现为组织和细胞功能代谢和形态结构的变化，可引起临床出现各种症状、体征和异常社会行为。在不同疾病中共有的、具有内在联系的功能代谢和形态结构变化的综合过程即为病理过程，是构成疾病的基本组成成分。病理过程可以局部表现为主，如血栓形成、栓塞、梗死、炎症等；也可以全身表现为主，如发热、休克等。病理状态是发展缓慢或相对稳定的局部形态变化，常为病理过程的结果，如外伤后形成的疤痕。

（二）病因学概论

病因学主要研究疾病发生的原因和条件。

1.疾病发生的原因　疾病发生的原因称为病因，是指能引起疾病发生的特异性因素，即能直接导致某种疾病的发生，并决定该疾病特异性的因素。病因的种类有很多，一般可以分成以下几类：

（1）生物性因素：是临床最常见的致病因素，包括各种病原微生物和寄生虫，如细菌、真菌、病毒、螺旋体、立克次体、衣原体、支原体以及原虫、吸虫、蠕虫等。这种病因可以在人体内繁殖并存在于疾病的始终。

（2）物理性因素：包括机械力、高温或低温、电流、电离辐射等。物理性因素是否致病与其作用强度、持续时间有关。

（3）化学性因素：包括无机化学物质和有机化学物质，如强酸、强碱、农药等，当化学性因素达到一定强度后可对人体致病。

（4）营养性因素：为了维持正常的生命活动，人体必须摄入足够的养料，其中有蛋白质、糖类、脂肪、维生素、水、无机盐等。当营养缺乏和营养过剩即可致病，如热量摄入过多导致的肥胖、蛋白质缺乏导致的水肿等。

（5）遗传因素：由于遗传物质的变化直接导致疾病的发生，是遗传性疾病，如基因突变引起的白化病，染色体畸变导致的唐氏综合征等。而有些疾病的发生与否并不仅仅是由遗传物质的变化决定的，还与外界环境有关，这类疾病称为遗传易感性疾病，如恶性肿瘤、糖尿病、高血压病等。

（6）先天性因素：先天性因素为能够损害正在发育的胎儿的因素，如风疹病毒感染可引起胎儿发生先天性心脏病，孕早期叶酸缺乏可引起胎儿脊柱裂等。

（7）免疫性因素：异常的免疫反应可以引起疾病。机体对一些抗原产生过于强烈的反应，能造成组织的结构损害和功能障碍，这种异常免疫反应称为超敏反应，如花粉所致支气管哮喘；机体对自身组织产生免疫反应并造成自身组织的损伤则称为自身免疫性疾病，如系统性红斑狼疮。

（8）心理和社会因素：随着社会-心理-生物医学模式的逐步建立，心理和社会因素对健康的影响越来越受到关注，该因素不仅可引起心理性疾病，还可引起生理性疾病。长期的恐惧、悲伤等不良情绪和强烈的精神刺激可导致精神分裂、抑郁症等精神疾病，也可以导致溃疡病、高血压等器质性疾病。

2.疾病发生的条件　在病因的作用下，能影响疾病发生的其他因素是疾病发生的条件，条件不能决定疾病的特异性，仅能促进或延缓疾病的发生、发展。条件中能促进疾病发生的因素是诱因，如大叶性肺炎的病因是肺炎链球菌感染，疲劳、受凉等因素可促进大叶性肺炎的发病，即为大叶性肺炎发生的诱因。

疾病发生的条件有很多种，总体上可分为内部条件和外部条件。内部条件主要是机体自身的因素，如年龄、性别、免疫状态等；外部条件主要包括自然条件和社会条件，如气候、生活环境、工作环境等。

原因和条件相互影响，联合起来发挥致病作用。在一种疾病中的原因，在另一种疾病中可能是条件，如流感病毒感染是发生流行性感冒的原因，而流感引起全身抵抗力下降，患者可能发生肺炎，因此，流感病毒就是肺炎发生的条件。

（三）发病学概论

发病学主要研究疾病发展过程中共同的基本规律和机制。

1.疾病发展的基本规律

（1）疾病过程中损伤和抗损伤：在疾病的发展过程中，由于病因的作用，机体出现了各种损伤性改变；另一方面，机体也出现了各种抗损伤性反应。两者相互联系又相互对抗，贯穿于疾病的始终，共同推动疾病的发展。如高血压病的细动脉玻璃样变性是一种损伤性改变，这种损伤引起的心脏肥大在一定范围内是一种抗损伤性反应，肥大的心脏可以提高心输出量，保证脏器的血液供应。

损伤和抗损伤之间的力量对比可以决定疾病发展的方向。若以损伤性改变为主，疾病会逐渐恶化直至死亡；若以抗损伤反应为主，则疾病逐渐好转直至康复。

在疾病的发展中，损伤与抗损伤反应并不是绝对的，一些抗损伤反应可以转化为损伤性改变，如高血压引起的心脏肥大，在一定范围内是一种抗损伤反应，但当心脏过于肥大，其本身就可以引起心功能下降，就变成了一种损伤性改变。

（2）疾病过程中的因果转化：原始病因作用于机体后引起了一些改变（结果），这些改变又可以作为新的病因引起另一些结果。这样，原因和结果不断地进行转换，推动疾病的发展。若疾病向着恶化的方向发展，称为恶性循环。临床的治疗，就是打断这种恶性循环，促进患者康复。

（3）疾病过程中局部和整体：所有的疾病都是整体疾病。疾病所导致的组织和器官的病理变化是全身性疾病的局部表现，局部病变可以通过神经和体液途径影响全身，而全身的整体反应也影响局部病变的发展。局部和整体相互联系，相互影响，在疾病的过程中不断变化。

2.疾病发生发展的基本机制　疾病发生发展的基本机制是不同疾病所共有的机制，可归纳为以下几种：

（1）神经机制：神经系统调控着人体的生命活动，神经系统的变化与疾病的发生发展密切相关，神经机制参与了许多疾病的发生。有些疾病是通过直接损伤神经系统的组织结构而患病，如流行性乙型脑炎病毒可直接破坏神经细胞；有些疾病可通过神经反射引起相应器官的功能代谢变化，或者影响神经递质的合成、释放和分解，如长期精神紧张导致大脑皮质功能紊乱，可引起高血压病。

（2）体液机制：体液调节是维持机体内环境稳定的重要因素。当体液的质量或数量发生变化，即可造成内环境紊乱而导致疾病的产生。体液调节可通过内分泌、旁分泌、自分泌三种方式进行。体液调节常受到神经系统的调节，因此，疾病的发生常由于神经-体液因素的共同作用。

（3）组织细胞机制：无论何种致病因素作用于人体，最终都会造成细胞结构和功能的异常，进而引起疾病的发生。有些致病因素可以直接损伤细胞结构，有些可以造成细胞膜或细胞器的功能障碍。如机械力可以直接损伤细胞；炎症可以影响线粒体的功能，造成细胞能量供应不足，最终均可导致细胞功能降低或死亡。

（4）分子机制：蛋白质和核酸是有机体生命现象的主要分子基础。各种致病原因可以通过不同的途径影响蛋白质和核酸，导致组织细胞损伤而引起疾病的发生。可以分成以下四类：①血浆蛋白或细胞结构蛋白结构异常；②酶的缺陷；③受体病；④膜转运障碍。

（四）疾病的经过与转归

1.疾病的经过 疾病的发展过程可以分为四个阶段：①潜伏期。病因入侵人体到出现临床症状的阶段。不同疾病的潜伏期长短不一，与病因的性质、疾病的种类和机体本身的状态有关。②前驱期。从潜伏期后到开始出现明显症状前的一段时期。前驱期可以出现一些非特异性的症状，如全身不适、食欲减退、乏力、发热等。③临床症状明显期。出现该疾病特征性的临床症状阶段。这个时期的特殊症状和体征是诊断疾病的重要依据。时间长短不一，主要取决于疾病的特异性和机体的反应性，临床表现有轻有重，或时轻时重。④转归期。疾病发展的最终阶段，有康复和死亡两种形式。疾病的转归如何，主要取决于致病因素作用于机体后发生的损伤与抗损伤反应的力量对比。

2.疾病的转归 疾病的转归有康复和死亡两种形式。

（1）康复：康复可分为完全康复和不完全康复。完全康复是疾病的损伤性变化完全消失，结构改变全面修复，功能代谢恢复正常，又称为痊愈。不完全康复是机体的损伤性变化没有完全消失，但已得到控制。临床主要症状消失，但机体还留有一定的功能和/或结构的改变，如烫伤后留下的疤痕。

（2）死亡：死亡是机体作为有机整体的功能永久性的结束。①死亡的原因：死亡可分为生理性死亡和病理性死亡。生理性死亡是机体自然衰老的结果。病理性死亡常由重要器官（心、脑、肝、肾等）发生严重的不可复性损伤；慢性消耗性疾病，如恶性肿瘤、结核病引起的全身极度衰竭；中毒、窒息、电击等引起的呼吸、循环功能急剧障碍所致。②死亡的过程：死亡是一个渐进性过程，可以分为三个阶段：濒死期，是脑干以上大脑处于深度抑制状态，机体各系统功能发生严重障碍，表现为反应迟钝、意识模糊、心跳和呼吸微弱、血压下降。临床死亡期，表现为呼吸、心跳停止，各种反射消失。在一定的时间内，处于临床死亡期的患者，尤其是急性死亡的人员，机体仍有微弱的代谢活动，经一系列紧急抢救可以使患者复活。生物学死亡期，是死亡的最后阶段，机体各器官的代谢活动停止，出现不可恢复的改变，尸体逐渐表现死后的变化，如尸冷、尸僵、尸斑，最后开始腐败。

【附】脑死亡是全脑功能不可逆的永久性停止。脑死亡的主要指征：①自主呼吸停止；②不可逆性深度昏迷，对外界刺激无反应；③瞳孔散大或固定；④脑干反射消失；⑤脑电图呈持续平坦波形；⑥脑血管灌流停止。

第一章 细 胞

细胞是构成人体的最基本的功能单位。人体的细胞有 200 余种，每种细胞都分布于特定的部位，执行特定的功能，但对于所有的细胞或某些细胞群而言，许多基本的功能活动是共同的。

第一节 细胞的结构

一、细胞膜

细胞膜是一种半透膜，在电镜下可见有三层结构：其内外两侧各有一层致密带，中间夹有一层透明带，每层厚约 2.5nm，膜的总厚度约为 7.5nm。此种结构不仅见于各种细胞的细胞膜，亦见于细胞内各种细胞器的膜性结构。因此，它是细胞最基本的膜结构形式，称为单位膜。对细胞膜的化学分析表明，细胞膜主要是由脂质、蛋白质和糖类等物质组成，以脂质和蛋白质为主，糖类较少。

关于各种化学成分在膜中排列的形式，目前广为接受的是 Singer 和 Nicholson 于 1972 年提出的"液态镶嵌模型"学说。其基本内容是：膜的共同结构特点是以液态的脂质双分子层为基架，其中镶嵌着具有不同生理功能的蛋白质。

（一）细胞膜脂质

构成细胞膜的脂质基架是双分子层结构。在膜的脂质中，磷脂约占 70%，胆固醇一般低于 30%。在每个磷脂分子中，由磷酸和碱基构成的基团为亲水端，都朝向膜的外表面或内表面；而磷脂中两条长的脂肪酸烃链为疏水端，在膜的内部两两相对。脂质的熔点较低，所以在体温条件下，膜是液态的，具有某种程度的流动性。膜的脂质双分子层具有一定程度的稳定性，可以承受相当大的张力和外形改变而不致破裂，而且即使膜结构有时发生一些较小的断裂，也可自动融合而修复，保持连续的双分子层的形式。

（二）细胞膜蛋白质

镶嵌在膜内的蛋白质具有不同的结构和功能。细胞膜蛋白质就其功能来说可分为以下几类：一类是与各种物质（如离子、营养物质、代谢产物）有选择、有条件地通过细胞膜有关的蛋白质，如载体蛋白、通道蛋白、离子泵等。另一类是分布在细胞膜外表面，与"辨认"和"接受"细胞环境中特异的化学刺激或信号有关的蛋白质，如受体蛋白。还有一类蛋白质属于膜内的酶类，既与能量转化有关，又起信息传递作用。

（三）细胞膜糖类

在细胞膜的外表面上含有少量的糖类，它们以共价键的形式和细胞膜上的脂质或蛋白质相结合，形成糖脂或糖蛋白。这些糖链绝大多数是裸露在膜的外表面一侧的。由于这些糖链的单糖排列顺序具有特异性，因而可以作为细胞或所结合蛋白质的特异性的"标志"。

二、细胞质

细胞质是存在于质膜与核被膜之间的原生质，包括细胞质基质和存在于其中的各种细胞器。细胞质基质又称胞质溶胶，是细胞质中均质而半透明的胶体部分，充填于其他有形结构之间。其体积约占细胞质的一半。而细胞器是存在于细胞质基质中，具有一定的化学组成和形态结构、执行特定的生理功能，为细胞所固有的有形小体。

（一）内质网

内质网是分布在细胞质中的膜性管道系统。内质网膜表面附着有许多核蛋白体的称为粗面内质网，没有核蛋白体附着的称为滑面内质网。

1.粗面内质网　常见于蛋白质合成旺盛的细胞中，例如消化腺上皮细胞、肝细胞等。粗面内质网大多呈扁平囊板层排列，少数为球形或管状囊泡。其表面附着的核蛋白体合成的输出性蛋白质，首先进入粗面内质网囊腔中，然后被输送到其他结构。因此，粗面内质网与蛋白质的合成密切相关，它既是核蛋白体附着的支架，又是运输蛋白质的通道。

2.滑面内质网　形态基本上都是分支的小管。其功能比较复杂，例如，肝细胞内的滑面内质网可能与糖原的合成和贮存有关；皮脂腺和产生类固醇物质的内分泌腺细胞中，滑面内质网有合成脂类物质的功能；骨骼肌细胞内的滑面内质网又称"肌质网"，可能与兴奋-收缩耦联机制有关等。

（二）高尔基体

高尔基体又称高尔基复合体。它是由数层重叠的扁平囊泡、若干小泡及大泡三部分组成的膜性结构。一般认为小泡是由附近的内质网膜以"出芽"的方式形成，其中含有固着核蛋白体合成的蛋白质，然后它与扁平囊泡融合，因此，小泡起运输作用。从内质网转运来的蛋白质在扁平囊泡内进行加工，例如给蛋白质加上某种糖，完成糖蛋白的合成。以后扁平囊泡局部渐渐膨大，将加工好的糖蛋白包起来形成大泡，大泡与扁平囊泡脱离，形成分泌颗粒。可见高尔基体的功能与细胞内一些物质的积聚、加工和分泌颗粒的形成密切相关。此外，高尔基体也参与溶酶体的形成。

（三）线粒体

线粒体是由内、外两层单位膜所形成的圆形或椭圆形的囊状结构，外膜平滑，内膜向内折叠，形成许多线粒体嵴。内、外膜之间为膜间腔，或称外腔。线粒体嵴与嵴之间的腔称为嵴间腔，或称内腔，其中充满线粒体基质。线粒体中存在着催化物质代谢和能量转换的各种酶和辅酶，因而供能物质（如糖酵解产物丙酮酸）在线粒体内能得到彻底氧化分解，生成更多的高能磷酸化合物ATP以备细胞其他生命活动需要。细胞生命活动中所需能量约有95%来自线粒体。因此，线粒体的主要功能是进行细胞的氧化供能，故有细胞内"动力工厂"之称。

（四）溶酶体

溶酶体是一种囊状小体。外面是一层单位膜，里面包含约50种水解酶，在酸性条件下，对蛋白质、肽、糖、中性脂质、糖脂、糖蛋白、核酸等多种物质起水解作用。溶酶体的酶是由固着核蛋白体合成的，经高尔基体加工，然后分离出来成为初级溶酶体，当初级溶酶体与自噬体（细胞内衰老、破损的各种细胞器或过剩的分泌颗粒，由内质网包围形成）或吞噬体（外来的细菌、病毒等，经细胞膜以内吞方式吞入细胞形成）接触，双方接触处的膜融合，随之内容物混合形成次级溶酶体，在次级溶酶体中，水解酶对原自噬体和吞噬体中的物质进行分解消化。消化后的产物如氨基酸、单糖、脂肪酸等，通过溶酶体膜进入胞浆中供细胞膜利用。未能分解的物质残留其中形成残余体。有的残余体存留在细胞内，有的则以胞吐的方式排出细胞。因此，溶酶体是细胞内重要的消化器官。

（五）核蛋白体

核蛋白体又称核糖体，它是由核蛋白体核糖核酸和蛋白质构成的椭圆形颗粒小体，其大小约为25nm×15nm，蛋白质分子基本上排列于表面，RNA分子被围于中央。核蛋白体是细胞内蛋白质合成的主要构造，在这里，氨基酸互相缩合成肽，因此有人喻之为"装配"蛋白质的机器。有些核蛋白体附着在内质网壁外，称为附着核蛋白体，它们主要合成输送到细胞外面的分泌蛋白，或称输出蛋白质，如酶原、抗体、蛋白质类的激素等。有些多聚核蛋白体散在于细胞质中，称为游离核蛋白体，它们主要合成结构蛋白，或称内源性蛋白质，如分布于细胞质基质或供细胞本身生长所需要的蛋白质分子等。

三、细胞核

细胞核是细胞内最大的细胞器，是细胞生命活动的控制中心。每个细胞一般含有一个核，但也有细胞含两个或更多的核，如肝细胞多为双核，肌细胞多达数百个核。核的形态，一般为圆形或椭圆形；还有杆状、折叠状或锯齿状；但有些核形态不规则，如中性粒细胞为多叶核，一些癌细胞常表现为畸形核。细胞核具有十分精细而复杂的结构，基本由四个部分组成：核膜、染色质、核仁、核基质。

（一）核膜

核膜是位于细胞核表面的薄膜，由两层单位膜组成。两层膜之间的间隙，称核周隙。在核膜外层面向细胞质的表面附有核蛋白体，有时还可看到核膜外层突向细胞质与内质网相连，核周隙与内质网腔相通。这表明，核膜实际上就是包围核物质的内质网的一部分，或者说是遍布于细胞中的细胞"膜系统"的一部分。核膜的特殊作用就是把核物质集中在靠近细胞中央的一个区域内，核物质的区域化有利于实现其功能。核膜上还有许多散在的孔，称为核孔，在核孔周围，核膜的内层与外层相连。核孔是核与细胞质进行物质交换的孔道。在核内形成的各种核糖核酸（RNA）可以经核孔进入细胞质。

（二）染色质

间期细胞核中，能被碱性染料着色的物质即染色质，或称染色质纤维。染色质的基本化学成分是脱氧核糖核酸（DNA）和组蛋白。二者结合形成染色质结构的基本单位——核小体。在细胞有丝分裂时，若干核小体构成的染色质纤维反复螺旋、折叠，最后组装成中期染色体。因此，染色质和染色体实际上是同一物质在间期和分裂期的不同形态表现。间期核的染色质按其螺旋化和折叠程度不同，又可分为常染色质和异染色质两类。常染色质是呈伸展状态的那部分染色质纤维，在电镜下观察是分布于核中央较透亮的区域，少量分布于核仁内，它的功能活跃。异染色质则是螺旋、盘曲得比较紧密的那部分染色质纤维，大部分分布于核膜内面附近，其功能不活跃。

DNA 的功能主要有两方面：①贮藏、复制和传递遗传信息。DNA 是由双股螺旋状的多核苷酸长链组成，每股多核苷酸长链包含数十个至数百万个单核苷酸分子，四种不同的单核苷酸分子按一定顺序排列。整个 DNA 链上包含若干特定的节段，一个节段可说是一个基因，不同基因所含的核苷酸数量和顺序都不同，不同的核苷酸数量和顺序就代表不同的遗传信息。因此，DNA 链上贮藏着大量的遗传信息。DNA 能自我复制，即每条 DNA 在有关酶的作用下，以周围的单核苷酸为原料均可形成与自己完全一样的一条 DNA，复制后增加一倍的 DNA 与蛋白质结合成染色质纤维，并在细胞有丝分裂时，螺旋、折叠成染色体，两套染色体被平均地分配到两个子细胞。这样，DNA 链上贮藏的遗传信息就全部传给了子细胞。②控制细胞内蛋白质的合成。合成的蛋白质中，有些直接参加细胞结构的组成，有的是酶。酶能催化细胞内的各种生物化学反应，产生各种产物，执行各种功能，从而使机体表现出形态和功能的各种特征。DNA 贮存的各种遗传信息通过控制蛋白质的合成而表达各种遗传性状。

（三）核仁

绝大多数真核细胞的细胞核内都有一个或一个以上的核仁，它通常只出现于间期细胞核中，在有丝分裂期则消失。在光镜下观察到的核仁，是折光较强的圆球状小体。在电镜下观察，核仁无外膜包围，呈疏松的海绵状结构，空隙中充满基质，与核基质相通。核仁的化学成分主要是蛋白质和核酸（主要是核糖核酸）。

第二节 细胞的基本功能

一、细胞膜的跨膜物质转运功能

物质进出细胞必须通过细胞膜，细胞膜主要是由脂质双分子层构成的，故仅有极少数能溶于脂类的小分子物质可以通过物理扩散透过细胞膜；水溶性小分子物质和带电离子需要借助相关膜蛋白的介导来完成转运；大分子物质或物质颗粒则需通过细胞膜的整装转运进出细胞。常见的跨膜转运形式有：

（一）被动转运

1.单纯扩散　如果把两种不同浓度的同种溶液相邻放在一起，则高浓度区域中的溶质分子可向低浓度区域净移动，这种现象称为扩散。脂溶性小分子物质由细胞膜高浓度一侧向低浓度一侧的跨膜转运称为单纯扩散。如人体内 O_2、CO_2、NO、脂肪酸和类固醇等物质就是通过这种方式进行转运的。

2.易化扩散　不溶于脂质或脂溶性小的物质，在某些膜蛋白的协助下，由膜高浓度一侧向低浓度一侧的转运称为易化扩散，是一个被动过程。易化扩散分为两种类型：

（1）通道介导易化扩散：细胞膜上有一种称为离子通道的蛋白质，这种蛋白质有某种水相孔道，开放时能允许某些离子顺着电–化学梯度通过其孔道。离子通道具有相对特异性，通道对离子的选择，取决于水相孔道开放时该孔道的几何大小和孔道壁的带电状况。离子跨膜扩散的动力来自膜两侧离子的浓度差和电位差所形成的扩散势能。离子扩散的条件是离子通道必须是开放的。目前已经知道，在细胞膜上广泛存在供钠、钾、钙等离子通过的钠离子通道、钾离子通道和钙离子通道等。离子通道在未激活时是关闭的，但在一定条件下，通道能被打开，允许离子通过，这一过程称为门控过程。门控离子通道分为三类：电压门控通道，通道的开放受到膜两侧电位差的控制；配基门控通道，通道的开放受到膜环境中某些化学物质的影响；机械门控通道，在膜局部受到牵拉变形时可激活。

（2）载体介导易化扩散：在细胞膜上有一种被称为载体的蛋白质，这种蛋白质具有能与被转运物质相结合的位点，通过改变构型，帮助被转运物质通过细胞膜。转运效率的大小取决于膜两侧该物质的浓度差、可利用的载体数量以及转运物质与载体发生反应的速率。

该类型扩散有以下特点：其一，作为载体的膜蛋白和它转运的物质间有高度结构特异性。如同样转运葡萄糖，右旋葡萄糖的转运率明显地超过左旋葡萄糖的转运率。其二，有饱和现象，即扩散量虽然在浓度差较小的范围内与浓度梯度成正比，但一侧浓度增加到某一限度时扩散通量就不再增加。其三，表现竞争抑制。如某一载体蛋白对 A 和 B 两种结构相似的物质都有转运能力时，当提高 A 物质的浓度将会减少载体蛋白对 B 物质的转运数量，这是因为 A 物质占据了一定数量的结合位点。

（二）主动转运

细胞膜通过本身某种耗能过程，将某物质分子或离子逆着浓度差或电位差由低浓度一侧移向高浓度一侧的过程，称为主动转运。分为原发性与继发性两种类型。

1.原发性主动转运　是指细胞直接利用代谢产生的能量将物质逆浓度或电位梯度的跨膜转运。介导原发性主动转运的膜蛋白为泵蛋白，目前研究最充分也比较重要的是钠－钾泵。

钠－钾泵简称钠泵，是指存在于细胞膜上，具有 Na^+-K^+依赖式 ATP 酶活性的特殊蛋白质。每分解一个分子 ATP，可以使 3 个 Na^+移出细胞膜外，同时有 2 个 K^+移入细胞膜内，从而形成和保持膜内高 K^+和膜外高 Na^+的特殊离子分布。钠泵活动形成的 Na^+、K^+在细胞内外的不均匀分布，其生理意义在于：①钠泵活动造成的膜内外 Na^+和 K^+浓度差是细胞生物电活动产生的前提；②其生电性活动一定程度上可影响静息电位的数值；③维持细胞正常形态和渗透压；④钠泵活动造成的细胞内高 K^+，是细胞内许多代谢反应所必需；⑤钠泵活动造成膜内外 Na^+浓度势能差，建立一种势能贮备，其形成的势能贮备是其他物质继发性主动转运的动力；⑥维持细胞内 pH 值和细胞内 Ca^{2+}浓度的稳定。

主动转运是人体最重要的物质转运形式，除钠泵外，还有钙泵、H^+-K^+泵等。

2.继发性主动转运　是指许多物质在逆浓度梯度转运时，需要依赖钠泵活动造成的势能贮备而实现的主动转运过程。其所需能量并不直接来自 ATP 的分解，而是间接利用钠泵分解 ATP 释放的能量。介导继发性主动转运的膜蛋白称为转运体蛋白。根据被转运物质与 Na^+转运的方向，分为同向转运和逆向转运（或交换）两种形式。相应的转运体分别称为同向转运体和反向转运体（或交换体）。小肠上皮、肾小管上皮对葡萄糖、氨基酸等营养物质的吸收就属于继发性主动转运。

（三）胞纳与胞吐

1.胞纳　指大分子物质或物质的团块（细菌、细胞碎片等）借助于与细胞膜形成吞噬泡或吞饮泡的方式进入细胞的过程，分别称为吞噬和吞饮。

2.胞吐　是指细胞将胞内某些大分子物质或物质团块排出细胞外的过程。胞吐主要见于细胞的分泌活动（如内分泌腺分泌激素、外分泌腺分泌酶原颗粒和黏液等）以及神经轴突末梢释放递质等。

二、细胞膜的跨膜信号转导

信号物质（第一信使）包括激素、神经递质、细胞因子、气体（NO）等（细胞外信号物质通称为配体），分为直接进入细胞发挥作用的亲脂性物质（类固醇激素、VD、甲状腺激素）和与膜结合后发挥作用的亲水性物质。后者通过与细胞膜表面的受体蛋白结合，经跨膜和膜内的信号转导系统产生生物学效应。

跨膜信号转导是指不同形式的外界信号（激素、神经传递、细胞因子等化学信号分子，或机械、电和一定波长的电磁波等）作用于细胞时，通常并不进入细胞或直接影响细胞内过程，而是作用于细胞膜表面，通过引起膜结构中一种或数种特殊蛋白质分子的变构作用，将外界环境变化的信息以新的信号形式传递到膜内，再引发被作用细胞即靶细胞相应的功能改变，包括细胞出现电反应或其他功能改变。根据细胞膜上感受信号物质的蛋白质分子的结构和功能的不同，跨膜信号转导的途径大致可分为 3 类：

（一）G 蛋白耦联受体介导的信号转导

1.参与 G 蛋白耦联受体信号转导的信号分子　G 蛋白耦联受体介导的信号转导是由膜受体（G 蛋白耦联受体）、三磷酸鸟苷（GTP）结合蛋白（G 蛋白）、G 蛋白效应器、第二信使、蛋白激酶等存在于细胞膜、细胞浆以及细胞核中一系列信号分子的连锁活动来完成的。

（1）G 蛋白耦联受体：G 蛋白耦联受体都是由一条 7 次穿膜的肽链构成，故也称为 7 次跨膜受体。其共同的作用特点是它们都通过 G 蛋白介导，然后再影响某些酶的活性，从而改变细胞内第二信使浓度，产生特定的生物学效应。例如β肾上腺素受体、α_2肾上腺素受体、乙酰胆碱受体、五羟色胺受体、嗅觉受体、视紫红质以及多数肽类激素的受体，它们都属于 G 蛋白耦联受体。

（2）G 蛋白：是耦联膜受体和蛋白效应器（酶或离子通道）的膜蛋白。G 蛋白通常呈三聚体，由α、β、γ三个亚基组成，其中α亚基具有鸟苷酸结合位点和 GTP 酶活性，故 G 蛋白又称鸟苷酸结合蛋白。

（3）G 蛋白效应器：G 蛋白效应器有两种，即酶和离子通道。G 蛋白调控的酶主要有细胞膜内侧面上的腺苷酸环化酶（AC）、磷脂酶 C（PLC）、依赖于 cGMP 的磷酸二酯酶（PDE）和磷脂酶 A_2 等。G 蛋白也可直接或间接通过第二信使调控离子通道的活动。

（4）第二信使：是指配体作用于细胞膜后产生的细胞内信号分子。目前已知的第二信使有环磷酸腺苷（cAMP）、三磷酸肌醇（IP3）、二酰甘油（DG）、环磷酸鸟苷（cGMP）和 Ca^{2+} 等，它们调节的靶蛋白主要是各种蛋白激酶和离子通道。

（5）蛋白激酶：已知的蛋白激酶（PK）种类甚多，根据它们磷酸化底物蛋白机制的不同可分为两大类：一类是丝氨酸/苏氨酸蛋白激酶，它们可使底物蛋白中的丝氨酸或苏氨酸残基磷酸化，占蛋白激酶中的大多数；另一类是酪氨酸蛋白激酶，可使底物蛋白酪氨酸残基磷酸化，它们的数量较少，主要在酶耦联受体的信号转导路径中发挥作用。许多蛋白激酶是被第二信使激活的，根据激活它们的第二信使物质的不同，又可分为依赖 cAMP 的蛋白激酶或称蛋白激酶 A（PKA）、依赖 Ca^{2+} 的蛋白激酶或称蛋白激酶 C（PKC）等。蛋白激酶可将 ATP 分子上的磷酸基团转移至底物蛋白，使其磷酸化。被磷酸化的底物蛋白的电荷量和构象发生变化，导致其生物学特性的变化。

2.G 蛋白耦联受体介导的几种主要信号转导方式　能与受体发生特异性结合的活性物质称为配体。有 100 多种配体可通过 G 蛋白耦联受体实现跨膜信号转导。较重要的转导途径有：cAMP-PKA 途径；IP3-Ca^{2+} 途径；DG-PKC 途径；G 蛋白-离子通道途径。

（二）离子通道受体介导的信号转导

有些受体本身就是离子通道的组成部分，能直接操纵离子通道的启闭，引起跨膜离子流动，从而实现化学信号的跨膜转导，这种途径称为离子通道介导的信号转导。

（三）酶耦联受体介导的信号转导

酶耦联受体具有和 G 蛋白耦联受体完全不同的分子结构和特性，其胞质侧自身具有酶的活性，或者可直接结合并激活胞质中的酶而不需要 G 蛋白的参与。较重要的有酪氨酸激酶受体（TKR）和鸟苷酸环化酶受体两类。酶耦联受体往往既有与信号分子结合的位点，起受体的作用，又具有酶的催化作用，通过它们的这种双重作用完成信号转导。

三、细胞的生物电现象

一切活细胞无论处于安静或活动状态都存在电的活动，这种电的活动称为生物电。人体和各器官表现的电现象，是以细胞水平的生物电现象为基础的，而细胞生物电又是细胞膜两侧带电离子的不均匀分布和一定形式的跨膜移动的结果。

（一）静息电位及其产生机制

细胞安静时，存在于细胞膜内外两侧的电位差称为跨膜静息电位，简称静息膜电位或静息电位。在所有被研究过的动物细胞中，跨膜静息电位都表现为膜内电位较膜外为负，除了自律细胞以外，大多数细胞的静息电位都是一种稳定的直流电位，介于 $-100 \sim -10mV$ 之间。例如枪乌贼的巨大神经轴突的静息电位值为 $-70 \sim -50mV$，哺乳动物神经和肌肉细胞的静息电位值为 $-90 \sim -70mV$，人的红细胞的静息电位值约为 $-10mV$。通常把这种膜内负电位、膜外正电位的状态称为膜的极化。当静息电位的数值向膜内负值绝对值加大的方向变化时，称为超极化，也有人将超极化的概念定义为膜电位负值加大远离阈电位的过程。静息电位的数值向膜内负值绝对值减小的方向变化时，称为去极化。细胞先发生去极化，然后再向正常安静时的极化状态恢复，则称为复极化。

静息电位形成的原因：主要与细胞在安静状态时细胞膜内外离子分布不同和细胞膜对各种离子的通透性不同有关。在细胞安静状态时，细胞膜内 K^+ 高于膜外，而细胞膜外 Na^+ 高于膜内。例如骨骼肌细胞，细胞外液中的正离子主要是 Na^+，比细胞内液中高约 12 倍；细胞内液中的正离子主要是 K^+，比细胞外液高约 39 倍。在细胞外液的主要负离子是 Cl^-，细胞内液中主要负离子是有机负离子（A^-）。

在细胞安静状态时，细胞膜上钾通道处于开放状态，而钠通道处于关闭状态，因此，细胞膜对 K^+ 的通透性最大，对 Na^+ 几乎没有通透性，而有机负离子因其分子较大，根本就不能通过细胞膜。所以，细胞处于静息状态时，K^+ 可以顺着浓度差由细胞膜内向细胞膜外扩散，使膜外正电荷不断增加，而膜内呈现负电位。事实上，随着 K^+ 不断从细胞膜内向细胞膜外扩散，会出现一种阻止 K^+ 外流的电场力，当促使 K^+ 外流的动力和阻止 K^+ 外流的阻力达到平衡时，此时不再有 K^+ 的跨膜净移动，于是，由 K^+ 外流所造成的膜两侧的电位差就稳定于某一数值不变，此内负外正的电位差称为 K^+ 平衡电位。它的数值可由 Nernst 公式计算。经计算哺乳动物骨骼肌细胞 K^+ 平衡电位为 -95mV，而用实验方法实际测得的静息电位为 -90mV，由于公式计算得到 K^+ 平衡电位数值和实际测得的静息电位数值非常接近，由此证明，安静时膜两侧形成的静息电位与 K^+ 有关。而细胞内高 K^+ 和安静时膜主要对 K^+ 有通透性，造成 K^+ 外流，是大多数细胞产生和维持静息电位的主要原因。

（二）动作电位及其产生机制

以神经和肌肉细胞为代表的可兴奋细胞，当它们受到一次短促的阈上刺激时，会在原有的静息电位基础上发生一次膜两侧电位的快速而可逆的倒转和复原（电位波动），这称为动作电位。表现为膜内原有的负电位迅速变小消失，并且进而变成正电位，即膜内电位由 -90mV 变为 +20 ~ +40mV 的水平；由原来的内负外正变成内正外负。但是这种膜内外电位的倒转只是暂时的，很快膜电位下降，由正值再恢复到受刺激之前的静息电位水平。这样，整个膜内外电位变化的幅度为 110 ~ 130mV。动作电位实际上是细胞膜上出现的一次快速去极化而后又出现复极化的过程，所以把动作电位的上升支称为去极相，下降支称为复极相。去极化过程中膜内电位由零变正的数值称为超射。各种可兴奋细胞的动作电位均由去极相和复极相组成，但它们的形状、幅度和持续时间不同。例如，神经纤维的动作电位一般仅持续 0.5 ~ 2.0ms，呈尖锋状，因而也称为锋电位，在锋电位的下降支恢复到静息电位水平以前，膜电位还要经历一段微小的波动，称为后电位。一般是先有一段持续 5 ~ 30ms 的负后电位，再出现一段延续更长的正后电位（80ms 左右）。动作电位的产生是细胞兴奋的标志。

单一神经或肌肉细胞动作电位的特点：一是"全或无"定律。当给予细胞的刺激强度太小时，动作电位不会出现，只有当刺激强度达到阈值时，才可以引发动作电位，且动作电位一旦产生，其幅度一般是固定的，即使再增加刺激强度，也不能使动作电位的幅度进一步增加。这一特性称为"全或无"定律。二是可扩播性。动作电位产生后并不局限于受刺激部位，而是迅速向周围扩播，直至整个细胞膜都依次兴奋并产生一次同样形式的动作电位。三是不衰减传导。动作电位在扩播过程中其幅度不因传导距离的加大而减小，这种特性称为不衰减传导。

动作电位的形成原因：

1.动作电位去极相产生的原因 当细胞膜受到阈上刺激时，首先引起细胞膜上钠通道蛋白构型的改变，细胞膜对 Na^+ 的通透性增高，引起 Na^+ 内流而使细胞内静息电位绝对值减小，当去极达到阈电位时，膜上的钠通道则完全开放，而钾通道趋于关闭状态，因此 Na^+ 迅速内流，于是膜内负电位也随着正电荷的进入而迅速消失，进而使膜内出现正电位，直至膜内正电位增大到足以对抗由浓度差所致的 Na^+ 内流时，这两种作用力达到平衡，Na^+ 内流停止，此时的跨膜电位相当于 Na^+ 的平衡电位。Na^+ 平衡电位是指随着 Na^+ 内流，会出现阻止 Na^+ 内流的阻力，当促进其内流的动力和阻止其内流的阻力达到平衡时，膜上 Na^+ 的净通量为零，此时膜两侧的电位差达到了一个新的平衡点，即 Na^+ 平衡电位。Na^+ 平衡电位也可以根据 Nernst 公式算出。计算出的 Na^+ 平衡电位数值与实验中实际测得的动作电位的超射值很接近。所以动作电位的上升支即去极相的出现，是由于刺激引起了膜对 Na^+ 通透性突然增大，Na^+ 迅速内流的结果。

2.动作电位复极相产生的原因　膜内电位停留在 Na^+ 的平衡电位的时间很短暂，此时 Na^+ 通道很快失活，使膜对 Na^+ 的通透性迅速下降，而膜对 K^+ 的通透性又升高，细胞内 K^+ 在浓度差的作用下向膜外扩散，随着 K^+ 外流，膜内电位由正再变负，直至达到原初静息时的膜电位水平。所以动作电位的复极相是 K^+ 外流所形成的。

动作电位产生过程中，不论是去极时的 Na^+ 内流，还是复极时的 K^+ 外流，离子的跨膜移动都是顺电-化学梯度进行的，不需要膜或细胞当时供给能量，离子移动时的动力来源于已蓄积起来的各离子的势能。另外，细胞每产生一次动作电位都有 Na^+ 内流和 K^+ 外流，但量是很小的，例如神经纤维每兴奋一次，进入膜内 Na^+ 的量只能使膜内 Na^+ 的浓度增大约 1/80000，因此对膜内外离子浓度差的影响并不大，细胞完全可以在短时间内连续地产生兴奋。而且细胞膜上的钠泵对膜内 Na^+ 浓度的增加十分敏感，因此在每次复极后，也就是细胞每产生一次动作电位后，都有钠泵活动的增强，将去极时进入膜内的 Na^+ 泵出，同时将复极流出膜外的 K^+ 泵入，使兴奋前原有的离子分布状态得以恢复。如果膜内的 Na^+ 蓄积过多，则钠泵活动增强，单位时间内泵出的 Na^+ 可超过泵入的 K^+，使膜内负电位相对增加，膜暂时发生超极化，这时的钠泵就属生电性钠泵。有人认为正后电位就是由于生电性钠泵作用的结果。至于负后电位，一般认为是由于复极时 K^+ 迅速外流而蓄积在细胞膜附近，阻碍了 K^+ 外流的结果。

（三）兴奋的引起和兴奋在同一细胞上的传导

1.刺激引起兴奋的条件　能引起可兴奋细胞发生反应的各种环境变化称为刺激。任何一种刺激都是由三个因素构成的，即刺激的强度、刺激的持续时间以及刺激强度对时间的变化率。要引起细胞兴奋，三个因素都必须达到某一最小的临界值。实验表明，在强度-时间变化率固定不变的情况下，在一定范围内，引起组织兴奋所需的最小刺激强度，一般与该刺激的作用时间呈反比关系。如果把能够引起兴奋的各个不同强度和与它们相对应的作用时间在坐标上描出，可得到一条曲线，该曲线就称为强度-时间曲线。在曲线上，每一点可代表一个具有一定强度和一定时程的能引起组织细胞发生兴奋反应的最小刺激量。该曲线表明，当刺激强度低于某一临界值时，即使刺激时间无限长，也不能引起组织细胞兴奋，表现为曲线的右下支与横坐标平行；同样，当作用时间短于某一临界值时，即使刺激强度无限大，也不能引起组织细胞兴奋，表现为曲线的左上支与纵坐标平行。在刺激作用时间足够长的条件下，能引起兴奋的最小刺激强度，称为基强度。若以 2 倍基强度刺激时，引起组织兴奋所需的最短时间，称为时值。时值大体上正好位于强度-时间曲线的最弯曲部分。时值和基强度能反映组织兴奋性的高低。但时值测定复杂，不便应用，最简便的方法是测定阈强度（阈值）。阈强度是指在刺激的作用时间和强度-时间变化率都固定不变的条件下，引起组织或细胞兴奋所必需的最小刺激强度，又简称为阈值。强度小于阈值的刺激，称为阈下刺激。强度大于阈值的刺激，称为阈上刺激。测定组织阈值的大小，可近似地反映组织的兴奋性高低。引起某组织兴奋所需要的阈值越小，说明该组织的兴奋性越高，反之阈值越大，说明该组织的兴奋性越低。

2.阈电位　前面已提到，决定动作电位出现的 Na^+ 通道是电压门控性的，刺激必须使静息电位去极达到一定数值时钠通道才能完全开放。我们把这个引起动作电位临界点时的跨膜电位数值称为阈电位。它是一切可兴奋细胞的一个重要特征参数，表示刺激要想引起组织兴奋，刺激所引起的膜的去极化至少必须达到这个程度。一般可兴奋细胞的阈电位要比正常静息电位的绝对值少 10 ~ 20mV。如在神经和肌肉细胞为 -70 ~ -50mV。

3.局部反应　当刺激强度小于阈值时，虽然不能引起动作电位，但可使受刺激局部的细胞膜对 Na^+ 的通透性增高，膜的静息电位轻度减小。由于这种电变化较小，只限于受刺激局部的细胞膜而不能向远处传播，故被称为局部反应或局部兴奋。目前认为，局部反应的产生，也是由于 Na^+ 通道的被激活，但在膜的去极化达到阈电位以前，由于被激活的 Na^+ 通道数量较少，只能形成少量的 Na^+ 内流，使膜产生轻度的去极化，但此时膜对 K^+ 的通透性仍然相对很高，于是 K^+ 外流很快使膜复极，膜电位最后又恢复到静息时的状态。局部反应可以提高细胞膜的兴奋性。

局部反应的特点：①不表现"全或无"的特性。在阈下刺激的范围内，当刺激强度增加时，局部电位变化的幅度也随之增大；②不能在膜上做远距离传播。这种局部变化一般是随着离开刺激点的距离增加，其反应的强度迅速减弱，以至消失。局部反应这种靠膜的基本电学特性向周围扩布的现象，称为电紧张性扩布；③总和现象。局部反应没有不应期，而且能持续短暂时间（若干毫秒），因而几个阈下刺激引起的局部反应可以叠加起来，称为总和。几次快速给予的连续阈下刺激引起的局部反应叠加起来，使膜电位达到阈电位水平，引起一次可传播的动作电位，称为时间性总和。如果两次以上的阈下刺激同时作用于相邻的两处膜时，也可以发生总和，引起一次可传播的动作电位，这称之为空间性总和。

4.兴奋在同一细胞上的传导　可兴奋细胞的特征之一，就是它的膜在任何一处产生的动作电位，都可沿着细胞膜向周围传播，使整个细胞膜都经历一次快速而可逆的电位波动。最初产生动作电位处膜两侧电位出现暂时性倒转，变为内正外负，但相邻的膜仍处于安静时的内负外正状态，由于膜两侧的溶液都是导电的，于是在已兴奋段和它相邻的未兴奋段之间，将由于电位差的存在而引起电荷移动，并由此产生局部电流。电流的流动方向是，膜外正电荷由未兴奋段流向已兴奋段，膜内正电荷由已兴奋段流向未兴奋段。这样流动的结果，使未兴奋段膜内电位升高而膜外电位降低，引起该处产生动作电位。所以动作电位的传导，实际是已兴奋的膜部分通过局部电流"刺激"了未兴奋的膜部分，使之出现动作电位，并使这样的过程在膜表面连续进行下去，就表现为兴奋在整个细胞的传导。

有髓神经纤维膜外轴突有髓鞘包裹，每段髓鞘长 1~2mm，两段髓鞘之间有 1~2μm 的轴突膜裸露区，称郎飞节，局部电流只能在郎飞结间发生（Na^+ 通道密集），表现为动作电位在一个个郎飞结间传导，称为跳跃式传导。由于动作电位只发生在郎飞节，因而减少了 AP 传导过程中跨膜流入和流出的离子数，也减少了将它们经主动转运返回时所消耗的能量，所以此传导形式速度更快，更节能，对于高等动物缩短对外界刺激做出反应的时间有重要意义。

（四）细胞兴奋及其恢复过程中兴奋性的周期变化

细胞受到刺激发生兴奋时，其自身的兴奋性会发生一系列的变化。在这一系列的变化中，包括以下几个时期：

1.绝对不应期　在细胞受到刺激发生兴奋后的一个较短时间内，无论给予多么强大的刺激，都不能产生新的兴奋，该期组织细胞的兴奋性降低到零，称为绝对不应期。

2.相对不应期　在绝对不应期之后的一段时间内，如果用较强的刺激，组织细胞有可能产生新的兴奋。可见，这一时期组织的兴奋性正在逐渐恢复，但仍低于正常，称为相对不应期。

3.超常期　在相对不应期之后，给予较小的刺激，组织细胞即可产生兴奋。可见，该期组织细胞兴奋性稍高于正常水平，称为超常期。

4.低常期　在超常期之后，组织细胞的兴奋性又转入低于正常的时期，称为低常期。

不同的组织细胞在兴奋后其兴奋性的变化规律大致相同，但在时程上有所差异。例如神经纤维和骨骼肌细胞的绝对不应期只有 0.5 ~ 2.0ms，而心肌细胞可达 200 ~ 400ms。绝对不应期的长短决定了组织细胞在单位时间内所能接受刺激产生兴奋的次数。

第二章 组 织

第一节 基本组织

组织是构成器官的基本成分，人体组织分为上皮组织、结缔组织、神经组织和肌肉组织四种。上述四种组织排序结合起来，组成具有一定形态并完成一定生理功能的器官。

一、上皮组织

上皮组织，简称上皮，是由密集排列、形态较规则的上皮细胞和极少量细胞间质构成。上皮组织具有明显的极性，即上皮细胞的不同表面在结构和功能上具有明显的区别。细胞朝向身体的表面或空腔器官腔面一端称为游离面；与游离面相对的一侧称之为基底面，常有基膜与结缔组织相连接。依功能和结构的特点可将上皮组织分为被覆上皮、腺上皮、感觉上皮等三类。其中被覆上皮分布最广。上皮组织具有保护、分泌、吸收等功能。

（一）被覆上皮

根据上皮细胞的排列层数可分为单层上皮和复层上皮两种，按照形状又将其分为以下七种：

1.单层扁平上皮　又称单层鳞状上皮，仅由一层扁平细胞组成，从表面看，细胞是不规则形或多边形，细胞边缘呈锯齿状或波浪状互相嵌合，从上皮的垂直切面看，细胞扁薄，胞质少，只有含核的部分略厚。核椭圆形，位于细胞中央。覆盖于心脏、胸腔、腹腔、血管和淋巴管腔面的上皮，称内皮，表面光滑有利于血液和淋巴的流动。覆盖于胸膜腔、腹膜腔和心包腔面的上皮，称间皮，能分泌少量浆液，保持表面湿润光滑，便于内脏活动。

2.单层立方上皮　由一层形似立方状的上皮细胞组成。从上皮表面观察，细胞呈六角形或多角形；在垂直切面上，细胞呈立方形，核圆、居中。如分布于甲状腺、肾小管的上皮等，具有分泌和吸收功能。

3.单层柱状上皮　由一层形似柱状的上皮细胞组成。从表面观察，细胞呈六角形或多角形；在垂直切面上，细胞呈柱状，核长圆形，常位于细胞近基底部，其长轴与细胞长轴一致。如衬贴于胃肠道、胆囊、子宫腔面的上皮，具有分泌、吸收等功能。

4.假复层纤毛柱状上皮　由柱状细胞、梭形细胞、锥形细胞和杯状细胞组成，其中柱状细胞最多。这种上皮的细胞高矮不等，在垂直切面上细胞核的位置也呈现高低不同，好像是复层，但每一个细胞的基部均位于基膜上，实际是单层。其游离面有许多纤毛，纤毛能有节律地朝一个方向摆动，借助这种摆动，一些分泌物或附着在表面的灰尘、细菌等异物得以清除。这种上皮主要分布于呼吸道的腔面，具有保护和分泌功能。

5.复层扁平上皮　又称复层鳞状上皮，由十余层或数十层细胞组成。在上皮的垂直切面上，细胞形状不一。紧靠基膜的一层基底细胞为矮柱状，为具有增殖分化能力的干细胞，部分子细胞向浅层移动。基底层以上是数层多边形细胞，再上为几层梭形或扁平细胞。仅靠近表面几层细胞为扁平状，基底层细胞能不断分裂增生，以补充表层衰老或损伤脱落的细胞。复层扁平上皮深层的结缔组织内有丰富的毛细血管，有利于复层扁平上皮的营养。这种上皮分布于皮肤表面、口腔、食管、阴道等器官的腔面，具有耐摩擦和防止异物侵入等保护作用，受损伤后，上皮有很强的修复能力。

6.复层柱状上皮　由数层细胞组成，其深部为一层或几层多边形细胞，浅部为一层排列较整齐的矮柱状细胞。这种上皮主要分布于结膜、男性尿道和一些腺的大导管处。

7.变移上皮　又名移行上皮，是复层上皮，衬贴在排尿管道的腔面。可分为表层细胞、中间细胞和基底细胞。其表层细胞大而厚，称盖细胞。一个盖细胞可覆盖几个中间层细胞。由于排尿管道的容积常有变化，上皮细胞的层数和形状也相应改变，从而使上皮的面积扩大和缩小。如膀胱空虚缩小时，上皮变厚，细胞层数较多，当膀胱充盈扩大时，上皮变薄，细胞层数减少，细胞形状也变扁。

（二）腺上皮

腺上皮是专门行使分泌功能的上皮。以腺上皮为主要成分组成的器官称腺。腺上皮是在胚胎时期，由原始上皮形成上皮细胞索，向深层结缔组织内生长、分化而形成。如果腺有导管与表面的上皮联系，腺的分泌物经导管排到身体表面或器官的管腔内，这种腺称为外分泌腺，又称有管腺，如汗腺、胃腺、唾液腺、胰腺等。如果在发生过程中，上皮细胞索逐渐与表面的上皮脱离，不形成导管，腺细胞呈索、团或滤泡状排列，其间有丰富的血管和淋巴管，腺的分泌物（称激素）进入细胞周围的血管或淋巴管，随血液或淋巴液运送到全身。这种腺称为内分泌腺，又称无管腺，如甲状腺、肾上腺等。

（三）上皮细胞的特殊结构

上皮组织与其功能相适应，在上皮细胞的各个面常形成不同的特殊结构。

1.上皮细胞侧面的连接

（1）紧密连接：常见于单层柱状上皮和单层立方上皮，位于上皮细胞顶部的周围。在紧密连接的连接区，相邻两细胞的胞膜上有呈网格状的脊，这些脊彼此相对并紧贴在一起，细胞游离端之间的间隙消失。因此，紧密连接不仅使细胞之间紧紧连接，而且更重要的是封闭了细胞间隙，能防止组织液和管腔液混合，维持二者的渗透梯度。因此，它又是阻碍物质扩散的屏障。

（2）中间连接和桥粒：这两种细胞连接的连接区，细胞间均有一定宽度的间隙，间隙内均有一定密度的丝状物，细胞膜的胞质面也都有致密物质和丝状物附着。它们能牢固地连接细胞。

（3）缝隙连接：在缝隙连接处，相邻两细胞相互靠近，相隔仅 2nm 左右，每一侧膜上都整齐地排列着若干"颗粒"，每个颗粒是由六个蛋白质亚单位组成，其中央有直径大约为 2nm 的孔道。相邻两细胞的颗粒彼此相接，孔道也连通。这种连接不仅存在于上皮细胞间，而且广泛存在于胚胎和成年的多种细胞间，不仅使细胞彼此连接，而且可供细胞互相交换某些小分子物质和离子，传递信息。

2.上皮细胞游离面特化结构

（1）微绒毛：是上皮细胞游离面伸出的微细指状突起，只能在电镜下见到。有些上皮细胞的微绒毛较少，长短不等，排列也不整齐；有些上皮细胞的微绒毛则多而长，且排列整齐。小肠柱状上皮细胞表面呈纵纹状的纹状缘和肾近曲小管上皮细胞表面的刷毛缘都由密集而排列整齐的微绒毛组成。微绒毛的中轴含有许多纵行的微丝，它自微绒毛顶部向下延伸，与细胞顶部的终末网的微丝相连。

（2）纤毛：是上皮细胞游离面伸出的能动的毛状突起。1 个上皮细胞可有数百根纤毛。每根纤毛长 5~10μm。电镜下观察，纤毛的表面有 1 层约 7nm 厚的薄膜，是细胞膜的延伸部分。

3.上皮组织基底面特化结构

（1）基膜：是上皮组织基底面与结缔组织相连的薄层结构。基膜的厚薄不一，如气管上皮和肾小管上皮的较厚，而血管的较薄，难以显示。电子显微镜下，较厚的基膜又可分为两层，与上皮基底面相贴连的叫基板，基板的下面是网板。基膜形成上皮与结缔组织的界面，其功能除了支持、连接和固着作用之外，同时还具有选择性的通透性，在血液与上皮组织间进行的物质交换过程中起着分子筛的作用。

（2）半桥粒：电子显微镜下可见上皮细胞与基膜接触部位，细胞膜的胞质面有完整桥粒一半的附着板，胞质中的张力丝也附于此板上并成襻状折回胞质，叫半桥粒，有使细胞固着于基膜的作用。

（3）胞膜内褶：上皮细胞基底面的细胞膜向胞体内凹入呈褶状。如肾脏近曲小管和远曲小管的基底面即有胞膜内褶。这种结构的褶间有纵行排列的杆状线粒体。胞膜内褶扩大了细胞基底表面积，有助于细胞的重吸收，主动或被动地传递液体和离子。

二、结缔组织

结缔组织均起源于胚胎时期的间充质。结缔组织由大量的细胞间质和散在其中的细胞组成。细胞种类较多，数量较少，分散而无极性。细胞间质包括基质、纤维和组织液。基质是无定形的胶体样物质，纤维为细丝状，包埋在基质中。结缔组织分布广泛，形态多样。如纤维性的肌腱、韧带、筋膜；流体状的血液；固体状的软骨和骨等。在机体内，结缔组织主要起支持、连接、营养、保护等多种功能。

结缔组织可分为疏松结缔组织、致密结缔组织、脂肪组织、网状结缔组织、软骨、骨和血液。

（一）疏松结缔组织

疏松结缔组织，又称蜂窝组织，广泛存在于各器官之间、组织之间甚至细胞之间。其特点是基质多、纤维较少、排列稀疏、呈蜂窝状。其具有连接、支持、营养、防御、保护和创伤修复等功能。

1.细胞　疏松结缔组织中的细胞种类较多，散在分布。其中有些是经常存在的较恒定的细胞，如成纤维细胞、脂肪细胞和未分化的间充质细胞。另有一些是可游走的或数量不定的细胞，如巨噬细胞、浆细胞、肥大细胞、血液渗出的白细胞等。

（1）成纤维细胞：成纤维细胞是疏松结缔组织的主要细胞成分。胞体较大，多突起，呈星状，胞质弱嗜碱性。胞核较大，染色质疏松，核仁明显。成纤维细胞具有生成胶原纤维、弹力纤维、网状纤维和基质的功能。

成纤维细胞处于功能静止状态时，称为纤维细胞。细胞变小，呈长梭形，胞核小，着色深，胞质嗜酸性。在一定条件下，如创伤修复，结缔再生时，纤维细胞又能再转变为成纤维细胞。

（2）巨噬细胞：又称组织细胞。数量多，分布广，形态多样，随功能状态而改变，通常有钝圆形突起，功能活跃者常伸出较长的伪足而形态不规则。胞核较小，卵圆形或肾形，多为偏心位，着色深，核仁不明显，胞质丰富，多呈嗜酸性。巨噬细胞有重要的防御功能，它具有趋化性定向运动、吞噬和清除异物及衰老伤亡的细胞、分泌多种生物活性物质以及参与和调节人体免疫应答等功能。

（3）浆细胞：浆细胞通常在疏松结缔组织内较少，而在消化道、呼吸道等部位较多。细胞卵圆形或圆形，核圆形，多偏居细胞一侧，染色质成粗块状沿核膜内面呈辐射状排列，使整个细胞核状似车轮。胞质丰富，嗜碱性，核旁有一浅染区。浆细胞具有合成、贮存与分泌抗体即免疫球蛋白的功能，参与体液免疫应答。浆细胞来源于 B 淋巴细胞。在抗原的反复刺激下，B 淋巴细胞增殖、分化，转变为浆细胞，产生抗体。抗体能特异性地中和、消除抗原。

（4）肥大细胞：肥大细胞常分布于毛细血管、小血管和小淋巴管周围。细胞呈圆形或卵圆形，核较小而圆，多位于中央。胞质内充满异染性颗粒，颗粒易溶于水。肥大细胞与变态反应有密切关系。

（5）脂肪细胞：脂肪细胞常沿血管分布，单个或成群存在。细胞体积大，常呈圆球形或相互挤压成多边形。胞质被一个大脂滴推挤到细胞周缘，核被挤压成扁圆形，位于细胞一侧。在 HE 标本中，脂滴呈空泡状。脂肪细胞有合成和贮存脂肪、参与脂质代谢的功能。

（6）未分化的间充质细胞：未分化的间充质细胞是保留在成体结缔组织内的一些较原始的细胞，它们保持着间充质细胞的分化潜能，在炎症与创伤时可增殖分化为成纤维细胞、脂肪细胞。间充质细胞常分布在小血管尤其是毛细血管周围,并能分化为血管壁的平滑肌和内皮细胞。

2.纤维

(1)胶原纤维:胶原纤维数量最多,新鲜时呈白色,有光泽,又名白纤维。HE染色切片中呈嗜酸性,着浅红色。纤维粗细不等,直径1～20μm,呈波浪形,并互相交织。胶原纤维的化学成分为Ⅰ型和Ⅱ型胶原蛋白,主要由成纤维细胞分泌。胶原纤维的韧性大,抗拉力强。

(2)弹性纤维:在新鲜标本上呈黄色,故又称黄纤维。直径为1到数微米,可有分支。弹性纤维是由弹性蛋白和胶原纤维构成。弹性纤维的弹性大,韧性小。它和胶原纤维交织成网,使疏松结缔组织既有一定弹性又有一定韧性。弹性纤维除分布于疏松结缔组织外,尤其集中分布于椎弓间黄韧带、声带、肺泡壁、弹性动脉及弹性软骨等处。

(3)网状纤维:网状纤维较细,分支多,交织成网。网状纤维由Ⅲ型胶原蛋白构成。银染法,网状纤维呈黑色,故又称嗜银纤维。网状纤维多分布在结缔组织与其他组织交界处,如基膜的网板、肾小管周围、毛细血管周围。在造血器官和内分泌腺,有较多的网状纤维构成它们的支架。

3.基质 是无定形的胶状物质。充满于纤维、细胞之间。基质的主要化学成分是黏蛋白、水、无机盐等。黏蛋白是由蛋白质和几种多糖结合而成。多糖成分中以透明质酸最重要。基质中含有的液体称组织液。细胞通过组织液与血液进行物质交换,即细胞代谢所需营养物质、氧气等从组织液中获得,细胞的代谢产物,首先进入组织液,然后组织液与血液进行物质交换。如此反复进行,组织液不断更新,为细胞提供适宜的生活环境。因此,组织液是细胞与血液进行物质交换的场所。

(二)致密结缔组织

致密结缔组织的组成与疏松结缔组织基本相同,两者的主要区别是,致密结缔组织中的纤维成分特别多,而且排列紧密,细胞和基质成分很少,故支持、连接和保护作用较强。如皮肤的真皮、肌腱、韧带等均是致密结缔组织。绝大多数的致密结缔组织以粗大的胶原纤维束为主要成分,其中含少量纤维细胞、小血管和淋巴管。

(三)脂肪组织

脂肪组织主要是由大量脂肪细胞集聚而成,并被疏松结缔组织分隔成小叶。根据脂肪细胞的结构和功能不同,可分为两种脂肪组织:

(1)白色脂肪组织:成人大多数的脂肪细胞均属此类,如皮下组织、系膜、网膜和黄骨髓等。脂肪组织除具有支持、缓冲保护和维持体温的功能外,还是机体贮存脂肪的脂库。

(2)棕色脂肪组织:棕色脂肪在新生儿体内含量较多,成人体内含量很少。在寒冷的环境下,棕色脂肪细胞内的脂类迅速氧化,产生大量热能。

(四)网状结缔组织

网状结缔组织是由网状细胞、网状纤维和基质组成。它是构成淋巴组织、淋巴器官和造血器官的基本组成成分。分布于消化道、呼吸道黏膜固有层、淋巴结、脾、扁桃体及红骨髓中。在这些器官中,网状组织成为支架,网孔中充满淋巴细胞和巨噬细胞,或者是发育不同阶段的各种血细胞。网状细胞则成为T淋巴细胞、B淋巴细胞和血细胞发育微环境的细胞成分之一。

三、肌组织

肌组织是由有收缩能力的肌细胞组成。肌细胞的收缩活动构成了人体各种形式的运动,例如四肢运动、胃肠蠕动、心脏搏动等。肌细胞细长呈纤维状,所以又称肌纤维。肌纤维的细胞膜称肌膜,细胞质称肌浆。在肌纤维间有神经、血管和少量结缔组织分布。根据肌细胞的结构和功能特点,可将肌组织分为骨骼肌、心肌和平滑肌三种。骨骼肌和心肌属于横纹肌。骨骼肌受躯体神经支配,为随意肌；心肌和平滑肌受自主神经支配，为不随意肌。

四、神经组织

神经组织是高度分化的组织，构成人体神经系统的主要成分。它广泛分布于人体各组织器官内，可联系、调节和支配各器官的功能活动，使机体成为协调统一的整体。神经组织由神经细胞和神经胶质细胞所组成。神经细胞是神经组织的主要成分，是高度分化的细胞，数量庞大，形态多样，结构复杂，在生理功能上具有感受刺激和传导冲动、产生反应的特点。它是神经组织的结构和功能单位，又称为神经元。神经胶质细胞，简称神经胶质，广泛分布于中枢神经系统内，具有支持、营养、吸收和调节某些活性物质的功能。

第二节 机体的内环境及稳态

一、体液与内环境

人体内含有大量液体，包括水分和其中溶解的物质，在成人，约占体重的60%，总称体液。体液的2/3在细胞内，称为细胞内液。其余1/3的体液称细胞外液，包括血管内的血浆、淋巴管内的淋巴液、细胞间隙和组织间隙的组织液。细胞外液的4/5在血管外构成组织液、淋巴液、脑脊液等；1/5在血管内成为血浆的组成成分。后者由于能在血管中不断循环流动，是内环境中最活跃的部分，成为沟通各部分组织液以及和外环境进行物质交换的中间环节。

机体的绝大部分细胞，并不直接与外界环境接触，而是生活在细胞外液之中，通过与细胞外液不断进行物质交换而维持其生命活动。这种构成细胞生活环境的细胞外液称为内环境，以区别于整个机体赖以生存的外环境。

二、内环境的稳态

外环境变化很大，内环境则因多种调节机制的作用而变化很小。内环境的相对稳定可使机体的组织器官少受乃至不受外界环境的干扰而保持其正常生理功能。生理学者把这种机体内环境相对恒定的功能状态，叫作内环境稳定。

内环境各项理化因素的相对恒定性，是高等动物生存的必要条件。因为机体新陈代谢过程是由细胞内许多复杂的酶促反应组成的，它要求的理化条件比较严格，如温度、pH值和其他离子浓度都必须保持在一定范围内，酶促反应才能完成。水分和其他物质通过细胞膜的运转才能正常进行。细胞内外的物质交换，一般还都要在水溶液中进行，并要保持细胞内外渗透压、离子浓度相对稳定。

然而在机体生命过程中，内环境理化性质是不断地在改变的，而体液中的各种化学成分过多或过少，会在不同程度上妨碍机体的生命活动。例如血糖太低时，大脑细胞兴奋性降低，会出现昏迷现象；血浆蛋白过低可引起组织水肿。体温的高低也直接关系到细胞内的化学反应速度和它的功能状态；血液酸碱度变化，机体的反应更为明显，当血液pH值低于7.0时，中枢神经系统处于抑制状态，可导致死亡。由此可见，内环境的稳定性遭到破坏，会导致严重的后果。

机体通过神经、体液和自身调节，使内环境的化学成分和理化特性始终保持在一定生理范围内，以免组织细胞受到伤害。这种在生理范围内的变动称为内环境相对稳定，是一种动态平衡。

第三节 机体功能的调节

一、生理功能的调节

外界环境发生改变或机体处于不同生理情况时，体内一些器官、组织的功能活动会发生相应改变，使被破坏的内环境稳态得以重建，从而使机体能够适应内、外环境的变化。当内、外环境发生改变时，机体各种功能活动发生相应变化的过程叫生理功能的调节。机体生理功能的调节方式有三种：神经调节、体液调节和自身调节。

1.神经调节　通过神经系统的活动，对各组织、器官和系统所进行的调节。它是由中枢神经系统参与的，经由反射弧途径，以反射方式控制效应器的活动。

神经调节的基本方式是反射。高等动物机体在中枢神经系统的参与下，对刺激产生的适应性反应，称为反射。反射是高级的、适应意义明显的反应活动，它不同于普通细胞、组织或器官对刺激所做出的简单的反应。完成反射所必需的结构称为反射弧。通常构成反射弧的五个环节是：感受器、传入神经、反射中枢、传出神经、效应器。神经调节的特点是反应迅速、部位准确、作用局限而短暂。人类和动物具有多种反射，大致可分为两大类，即条件反射和非条件反射。

2.体液调节　体内一些细胞能生成并分泌某些特殊的化学物质（如激素、肽类、细胞因子等），后者经由体液运输，到达全身的组织细胞或某些特殊的组织细胞，通过作用于细胞上相应的受体，对这些细胞的活动进行调节。体液调节的方式分为远距分泌、短距分泌、神经分泌。体液调节的特点是作用部位广泛，缓慢而持久。

3.自身调节　指某些细胞、组织和器官不依赖于外来的神经或体液调节的作用而产生的对环境改变的适应性反应。其特点为常局限于一个器官或一部分组织内，所能调节的幅度小，也不十分灵敏，但能在神经和体液调节尚未参与或并不参与的情况下，协助维持生理功能的稳态。

在三种生理功能调节方式中，神经调节最主要，体液调节起配合作用，自身调节作用虽小，但仍有一定的调节意义。

二、体内的控制系统

20世纪40年代，通过运用数学和物理学的原理和方法，分析研究各种工程技术的控制和人体的各种功能调节，得出了一些有关调节和控制过程的共同规律，产生了一个新的学科——控制论。人体存在数以千计的各种控制系统，任何控制系统都由控制部分和受控部分组成，从控制论的观点来分析，控制系统可分为非自动控制系统、反馈控制系统和前馈控制系统三大类。

1.非自动控制系统　由控制部分对受控部分发出活动的指令，但受控部分的活动不会影响控制部分的活动。控制方式是单向的，是一个开环系统。

2.反馈控制系统　由控制部分对受控部分发出活动的信号，而受控部分的活动可被一定的感受装置感受，感受装置再将受控部分的活动作为反馈信号送回到控制部分，使控制部分的活动发生相应的变化，从而对受控部分的活动进行调节，是一个闭环系统。在反馈控制系统中，若反馈调节使受控部分的活动向和它原先活动相反的方向发生改变，称为负反馈调节；若反馈调节使受控部分继续加强向原来方向的活动，则称为正反馈调节。

（1）负反馈控制系统：较多见，作用是使系统保持稳定。内环境稳态的维持就是因为有许多负反馈控制系统的存在和发挥作用。体内许多负反馈调节机制中都设置了一个"调定点"，负反馈调节机制对受控部分活动的调节就以这个调定点为参照水平，即规定受控部分的活动只能在靠近调定点的一个狭小范围内变动。在不同的条件下，调定点是可以发生变动的；生理学中将调定点发生变动的过程称为重调定。

（2）正反馈控制系统：较少见，能使整个系统处于再生状态，使这一过程最后到达极端，或结束这一过程。作用是破坏原先的平衡状态。

反馈控制系统的缺点是反应有一定的波动和时间滞后现象。

3.前馈控制系统　前馈控制系统是指在干扰信号作用于受控部分，引起其功能改变之前，监测装置提前检测到干扰信号并发出信号作用于控制部分，及时调整控制部分发出的信号以对抗干扰信号对受控部分的影响，从而保持受控部分功能状态的稳定。作用是有更好的预见性和适应性。前馈控制系统的缺点是有可能失误。

第三章 细胞和组织的适应、损伤与修复

在体内、外刺激因素的作用下，细胞和组织可以做出反应性调整，或呈现可逆或不可逆的改变，以及继之而来的重建。这一系列的现象被分别称为适应、损伤和修复。

第一节 适 应

适应是细胞、组织或器官能够耐受内、外环境中各种有害因子的刺激作用而得以存活的过程，但其形态结构发生变化，包括萎缩、肥大、增生和化生。

一、萎缩

发育正常的组织、器官内实质细胞体积缩小称为萎缩。通常伴有细胞数目减少。细胞萎缩的机制是蛋白质的分解代谢高于合成代谢，而发育不全与未发育不属于萎缩范畴。

萎缩的器官体积减小，重量减轻，质地变韧，颜色变深或呈现褐色，故又称为褐色萎缩，如心、脑的萎缩。光镜下实质细胞体积小或数目减少，间质出现纤维组织增生。萎缩细胞胞质内可见褐色的脂褐素沉着，常见于心肌细胞、肝细胞萎缩。

萎缩可分为生理性萎缩和病理性萎缩两种。生理性萎缩是生命过程中的正常现象，如青春期胸腺的萎缩、更年期性腺的萎缩等。病理性萎缩按其原因可分为以下类型。

1.营养不良性萎缩　局部营养不良性萎缩常见于局部缺血，如脑动脉粥样硬化时的脑萎缩。全身营养不良性萎缩见于长期饥饿、慢性消耗性疾病等；一般先发生于脂肪组织，其次为肌肉、脾、肝，最后为心、脑。

2.压迫性萎缩　组织、器官长期受压所致。如尿路梗阻时，肾盂内积水压迫肾实质引起的肾萎缩。

3.废用性萎缩　组织、器官长期功能和代谢下降所致。如骨折固定后，患侧肌肉的萎缩。

4.内分泌性萎缩　靶器官缺乏正常内分泌激素刺激而引起的萎缩。如 Simmonds 综合征时垂体功能低下，导致甲状腺、肾上腺及性腺等器官的萎缩。

5.神经营养不良性萎缩　神经损伤导致所支配的组织、器官萎缩。如脊髓灰质炎患者因前角运动神经元受损所致的肌肉萎缩。

萎缩的细胞、组织和器官功能下降。轻度萎缩一般是可恢复性的，原因消除后可逐渐恢复；若原因持续存在，则萎缩细胞将逐渐消失。

二、肥大

组织、器官内细胞的体积增大称肥大。细胞肥大的基础是细胞器增多，合成代谢增强。肥大常伴有细胞数量的增多，所以肥大常与增生并存，但是再生能力弱的组织细胞仅表现为细胞体积增大。生理情况与病理情况下都可发生肥大。肥大按发生原因可分为代偿性肥大与内分泌性肥大两类。

1.代偿性肥大　多由器官和组织工作负荷增加而引起，具有功能代偿作用，如经常锻炼的骨骼肌肥大、高血压病时引起的左心室心肌肥大。

2.内分泌性肥大　由激素引发的肥大称内分泌性肥大，如哺乳期的乳腺肥大、妊娠期的子宫平

滑肌肥大。

肥大的细胞功能增强，但肥大的细胞其功能代偿是有限度的，一旦超出代偿限度，肥大的组织器官最终出现功能衰竭而发生失代偿。

三、增生

组织、器官内实质细胞数量增多称为增生。增生是细胞有丝分裂活跃的结果，生理和病理情况下都可发生增生。常见的类型有：

1.内分泌性增生　如雌激素过多时的子宫内膜过度增生、乳腺增生。

2.代偿性增生　功能代偿也可引发增生，且常伴随代偿性肥大，如低血钙引发的甲状旁腺增生。

增生与肥大的原因十分相似，故两者常相伴出现。弥漫性细胞增生可致器官增大，局限性细胞增生可致结节形成。增生通常具有可调节性，当原因消除后可停止，但是过度增生的细胞有可能演变为肿瘤性增生。

四、化生

一种分化成熟的组织转化为另一种性质相似的分化成熟组织的过程称为化生。如柱状上皮转化为鳞状上皮，或一种间叶组织转化为另一种间叶组织。化生并非由已分化成熟的细胞直接转变为另一种细胞，而是该组织中具有分裂和多向分化能力的细胞横向分化的结果。常见的化生类型有：

1.鳞状上皮化生　如慢性支气管炎时支气管黏膜柱状上皮的鳞化；慢性宫颈炎时子宫颈柱状上皮的鳞化；慢性胆囊炎时胆囊上皮的鳞化。

2.肠上皮化生　如慢性萎缩性胃炎时胃黏膜上皮发生的肠上皮化生。

3.间叶组织化生　在正常不形成骨的部位，成纤维细胞化生为骨或软骨组织，如骨化性肌炎时的骨组织形成。

作为一种适应性反应，化生利害兼有。既可加强局部组织抵抗力，也可使原有组织丧失功能。如呼吸道黏膜柱状上皮发生鳞状上皮化生后，增加了局部的抵抗力，却减弱了呼吸道原有的自净功能。而在刺激因素长期存在状况下，化生往往成为肿瘤发生的基础，如胃黏膜的肠上皮化生与胃癌的关系密切，支气管鳞化后与肺癌的关系密切。

第二节　损　伤

损伤是超出细胞适应能力的刺激给细胞与组织造成的功能、代谢和形态的改变。损伤的主要原因有：①缺氧：可致线粒体氧化磷酸化受抑制，无氧糖酵解活化，从而使 ATP 生成减少，造成细胞膜钠-钾泵、钙泵功能低下，蛋白质合成障碍及脂肪代谢障碍等；无氧糖酵解时乳酸生成增多，细胞酸中毒，溶酶体膜破裂，并损伤 DNA 链。另外，缺氧导致活性氧类物质增多，膜磷脂丢失，脂质崩解，细胞骨架破坏等；②理化和药物因素：如机械性损伤可造成细胞破裂、组织断裂；高温可造成细胞的蛋白质变性；一些化学物质或药物的体内代谢物可具有细胞毒性；③生物因素：主要为病原体，如细菌、病毒、真菌、螺旋体、立克次氏体、支原体、衣原体和寄生虫等。病原体可通过产生的各种毒素、代谢产物、机械作用以及激活机体免疫系统而引起损伤；④营养失衡：机体一些营养物质缺乏或过剩都可能引起细胞损伤。如维生素 E 缺乏造成机体抗氧化功能降低，产生细胞损伤；脂肪酸过多可造成细胞损伤，如肝细胞脂肪变性造成脂肪肝等；⑤遗传变异：各种原因诱发的基因突变或染色体畸变，可致细胞某些结构蛋白合成低下，异常蛋白合成，核分裂受阻等，细胞可因缺乏必需的代谢物质而死亡。此外，免疫反应、内分泌因素、衰老、精神心理、医源性因素等也可造成细胞损伤。

细胞损伤的病理改变首先表现为代谢性变化，继而出现组织化学和超微结构变化，直至形成光镜及肉眼可见的形态学变化。细胞的轻度损伤呈可逆性变化，刺激因子消除后，受损的细胞可恢复正常，称可逆性损伤，又称亚致死性细胞损伤。严重受损细胞呈不可逆性变化，导致细胞死亡，称不可逆性损伤，又称致死性细胞损伤。

一、变性

变性系代谢障碍导致的细胞质或间质内出现异常物质或正常物质数量异常增加，常伴有细胞功能降低。致病因素消除后，细胞可恢复正常。常见的类型有：

（一）细胞水肿

细胞水肿又称为水变性，系指细胞质内水含量异常增多。为可逆性损伤中最早出现的改变，好发于肝、心、肾等脏器实质细胞。多因缺血、缺氧、感染、中毒等致使线粒体受损，ATP 生成减少，而导致细胞的能量供应不足，细胞膜上的钠泵功能障碍或细胞膜直接受损，致使细胞内水、钠增多所致。

肉眼观，病变组织、器官体积增大，包膜紧张，重量增加，颜色变淡，缺乏光泽。光镜下，弥漫性细胞肿胀，胞质内出现红染颗粒状物，常称为颗粒变性。严重者细胞体积增大，胞质异常疏松透亮，细胞肿胀如气球，体积可超过正常细胞的 2～3 倍，称气球样变。

去除病因后，水肿的细胞可恢复正常。但较重的细胞水肿可导致细胞功能降低；严重的细胞水肿，可逐渐发展成为细胞坏死。

（二）脂肪变性

脂肪变性系指非脂肪细胞质内出现脂肪的异常蓄积，主要由营养障碍、感染、中毒、缺氧、糖尿病、肥胖等因素引起。在常规石蜡切片中表现为空泡状，冰冻切片中苏丹Ⅲ可染成橘红色，锇酸染成黑色。

1.肝脂肪变性　肉眼见肝脏体积增大，色淡黄，边缘钝，切面有油腻感，称脂肪肝。镜下肝细胞胞质内可见大小不等的脂肪空泡，严重时可融合成大空泡，将核挤向一侧，形似脂肪细胞。

肝脏是脂质代谢的主要器官，因此肝细胞脂肪变性最常见。正常时肝细胞内大部分脂肪酸在内质网中合成磷脂和三酰甘油，并与载脂蛋白结合形成脂蛋白；少部分脂肪酸在线粒体中进行 β 氧化，提供能量。在上述过程中，任何一个环节发生障碍，均可造成肝细胞的脂肪变性：①肝细胞内脂肪酸增加，高脂饮食或脂肪组织大量分解（营养不良、糖尿病患者对糖利用障碍时），可致血中脂肪酸增加，若超过肝细胞氧化利用和合成脂蛋白能力时，中性脂肪便在肝内沉积；②脂肪酸氧化障碍，缺氧、线粒体受损，ATP 减少，β 氧化障碍等因素，使进入肝细胞的脂肪酸不能充分氧化而在肝细胞内沉积；③载脂蛋白合成障碍，缺氧、营养不良、肝毒物（CCl_4、酒精等）使载脂蛋白合成障碍，不能将脂肪运出肝细胞，造成脂肪在肝细胞内沉积；④三酰甘油合成过多，如长期饮酒，影响线粒体和内质网功能，使 α-磷酸甘油增多而促进三酰甘油合成。

2.心肌脂肪变性　严重贫血、缺氧或中毒时心肌细胞内脂肪增多，肉眼可见心内膜下心肌和乳头肌出现黄色（脂肪变性的心肌）与暗红色（正常心肌）相间排列的条纹，似虎皮斑纹，称为"虎斑心"。镜下可见心肌细胞内脂滴呈串珠状排列。心肌脂肪变性需区别于心肌脂肪浸润，后者指心外膜增生的脂肪组织沿间质向心肌层长入。

（三）玻璃样变性

玻璃样变性又称透明变性，系指细胞内或间质中出现均质、红染、半透明的蛋白质蓄积。不同组织发生玻璃样变性，其原因、机制有所不同。常见类型有：

1.结缔组织玻璃样变性　常见于瘢痕组织、纤维化的肾小球等。肉眼见病变组织呈灰白色半透明，质韧，弹性消失。镜下，胶原纤维增粗、融合，少有血管和纤维细胞。其发生机制不清。

2.血管壁玻璃样变性　常见于缓进性高血压病和糖尿病时的细动脉。由于血管内膜通透性增高，血浆蛋白渗入内膜，在内皮细胞下形成均匀红染无结构的物质。此时管壁增厚、变硬，管腔狭窄甚至闭塞，故又称为细动脉硬化。

3.细胞内玻璃样变性　多种原因导致细胞内蛋白质蓄积，胞质出现均质红染的圆形小体。如酒精性肝病时，肝细胞内的 Mallory 小体；肾小球肾炎伴有蛋白尿时，肾小管上皮细胞的玻璃样小滴；慢性炎症时，浆细胞胞质内的 Russell 小体等。

（四）黏液样变性

黏液样变性系指细胞间质内出现黏多糖与蛋白质的积聚。常见于间叶组织肿瘤、风湿病、动脉粥样硬化等。肉眼观，呈灰白半透明胶冻状。镜下，间质疏松，有星芒状纤维细胞散在于灰蓝色的黏液样基质中。去除病因后黏液样基质可吸收消散，但长期存在可引起纤维组织增生而硬化。

（五）病理性钙化

骨和牙齿以外的组织出现固体性钙盐沉积，称为病理性钙化。沉积的钙盐主要是磷酸钙和碳酸钙。组织内有少量钙盐沉积时，肉眼难以辨认；量多时，表现为石灰样坚硬颗粒或团块状外观。HE染色钙盐呈蓝色颗粒状或片状。

病理性钙化主要有营养不良性钙化和转移性钙化两种。营养不良性钙化常继发于变性、坏死的组织或异物中，如结核病灶、动脉粥样硬化斑块、坏死的寄生虫体等。其机制可能是坏死灶局部碱性磷酸酶升高，水解磷脂产生磷酸所致。因无全身性钙磷代谢障碍，故血钙不升高。转移性钙化较少见，多见于甲状旁腺功能亢进、维生素 D 摄入过多或骨肿瘤造成骨组织严重破坏时。由于全身性钙磷代谢障碍，故血钙或血磷升高。

病理性钙化一旦发生，一般长期存在，很难消散。其对机体的影响视情况而定，例如血管壁钙化使其弹性降低而容易破裂出血；结核病灶发生钙化，则可使结核杆菌逐渐丧失活力而减少复发。

二、细胞死亡

不可逆性损伤是损伤的最严重表现，主要指细胞死亡，表现为代谢停止、结构破坏和功能丧失。可分为坏死和凋亡两种类型。

（一）坏死

活体内局部组织细胞的非主动死亡称为坏死。细胞坏死几小时后光镜下可见其自溶性改变。其主要形态学标志是细胞核的改变：①核固缩：核体积缩小、凝聚、嗜碱性增强，提示 DNA 转录停止；②核碎裂：染色质崩解成致密蓝染的碎屑，散在于胞质中；③核溶解：染色质中的 DNA 和核蛋白被DNA 酶和蛋白酶分解，染色质碎片淡染，最后消失。

由于蛋白质变性、RNA 丢失等，坏死细胞胞质嗜酸性增强，更为红染。间质中基质和胶原纤维逐渐崩解液化，最后成为一片模糊、红染、无结构的物质。坏死物质可引起周围组织发生炎症反应，这是坏死与机体死亡后组织自溶的区别之一。细胞坏死时胞膜通透性增加，细胞内的酶释放入血，可作为诊断某些细胞坏死的参考指标，如心肌细胞坏死时的肌酸激酶、乳酸脱氢酶等增高。

坏死组织的大体改变可分为凝固性坏死、液化性坏死、纤维素样坏死和坏疽等类型。

1.凝固性坏死 常发生于心、肾、脾等实质器官的缺血性坏死。其特点是坏死组织因蛋白质凝固而呈灰白干燥的固态，周围可形成暗红色的充血出血带，与正常组织分界清楚。光镜下，坏死组织细胞结构消失，但组织轮廓在一段时间内仍然保存。干酪样坏死是凝固性坏死的特殊类型，是结核病的特征性病变。因脂质较多，坏死组织色淡黄，状似奶酪，故称干酪样坏死。镜下，因坏死组织崩解较彻底，所以坏死区为一片无结构的颗粒状红染物质。

2.液化性坏死 系组织溶解所产生，多发生于含蛋白少脂质多（如脑、脊髓）或产生蛋白酶多（如胰腺）的组织。脑组织的液化性坏死又称脑软化。化脓性炎症时，大量中性粒细胞渗出，释放出大量蛋白水解酶，可将坏死组织溶解液化，形成脓液。脂肪坏死属特殊类型的液化性坏死，可分为酶解性和外伤性两种。前者见于急性胰腺炎，胰腺组织受损，胰酶外逸并被激活，引起胰腺自身及其周围器官的脂肪组织分解为脂肪酸与甘油，其中的脂肪酸与钙结合形成钙皂，常呈灰白色斑点或斑块；后者多见于乳房创伤，此时受损伤的脂肪细胞破裂，脂滴外逸，并常在乳房内形成肿块。

3.纤维素样坏死 是结缔组织和小血管壁常见的坏死形式。局部组织结构消失，形成境界不清的无结构物质，强嗜酸性红染，因其形态和染色特点似纤维素而得名。常见于超敏反应性疾病，如风湿病、系统性红斑狼疮、新月体性肾小球肾炎，以及急进性高血压病、胃溃疡等。其发生机制与抗原-抗体复合物引发的胶原纤维肿胀崩解、结缔组织免疫球蛋白沉积及血液纤维素渗出有关。

4.坏疽 是指病变呈黑褐色的较大范围组织坏死，常伴有腐败菌感染；多发生于肢体或有管道与外界相通的内脏；主要由于腐败菌分解坏死组织而产生的硫化氢与红细胞破坏后游离出来的铁离子结合，产生硫化亚铁（黑色）所致。坏疽根据其形态学特点分为：①干性坏疽：多发生于肢体末端，常因动脉粥样硬化、血栓闭塞性脉管炎和冻伤等引起。由于动脉阻塞，但静脉回流仍通畅，故腐败菌感染较轻。由于水分易蒸发，故病变部位干燥皱缩，呈黑褐色，坏死组织与周围正常组织之间有明显分界线；②湿性坏疽：多见于与外界相通的内脏如子宫、肺、肠等，也可见于动脉阻塞合并静脉瘀血的四肢。因坏死组织含水分较多，腐败菌感染严重，局部出现明显肿胀，呈暗绿或污黑色。由于腐败菌分解坏死组织产生吲哚、粪臭素等而发出恶臭。此外，坏死组织分解产生的大量毒性物质可造成败血症，引起严重的全身中毒症状；③气性坏疽：是特殊类型的湿性坏疽，常继发于深达肌层的开放性创伤（特别是战伤），合并厌氧的产气荚膜杆菌感染时，细菌分解坏死组织，产生大量气体，使坏死组织肿胀，含气泡呈蜂窝状，按之有捻发感。气性坏疽发展迅速，毒素吸收多，后果严重。

坏死可有如下结局：①溶解吸收：坏死灶较小时，在坏死组织本身和中性粒细胞释放的蛋白水解酶的作用下，组织溶解液化，并由淋巴管、血管吸收，或被巨噬细胞吞噬清除。小范围坏死可被完全吸收、清除；②分离排出：坏死灶较大时，难以完全溶解吸收，可通过蛋白水解酶的作用使坏死组织与正常组织分离并通过各种途径排出。皮肤黏膜的坏死组织脱落形成组织缺损，较浅的缺损称为糜烂；较深的缺损称为溃疡。组织坏死后形成的一端开口于皮肤黏膜而另一端为盲端的病理性管道，为窦道；有两个及以上开口的病理性管道称为瘘管；肺、肾等内脏的坏死组织液化后，坏死物经支气管或输尿管等自然管道排出，留下的空腔称为空洞；③机化：如果坏死组织较大，不能被完全吸收，又不能分离排出时，则由肉芽组织长入并取代坏死组织，这个过程称为机化，最终形成瘢痕组织；④包裹：坏死灶较大，如不能被完全机化，则由周围增生的纤维组织将其包裹，包裹的坏死灶中心在某些条件下溶解后可形成囊腔；⑤钙化：坏死组织、异物等如不能溶解吸收和机化，可发生钙盐沉积而形成营养不良性钙化。

（二）凋亡

凋亡是活体内单个细胞或小团细胞的死亡，系指在生理和病理状态下，细胞发生由基因调控的有序的主动死亡过程，亦称程序性细胞死亡。它是不同于坏死的另一种细胞死亡方式（见表3-1）。

细胞凋亡的过程要经历一系列的形态变化。电镜下首先显现细胞质浓缩，细胞器皱缩，细胞体积缩小，染色质逐渐凝聚，并边集附于核膜周边，细胞核固缩呈均一的致密物，随后断裂为大小不一的片段，同时胞质芽突形成并不断脱落，细胞变成数个大小不等的由胞膜包被的含核碎片和/或细胞器碎片的凋亡小体，这是凋亡典型的形态学特征。光镜下凋亡细胞呈圆形，胞质红染，细胞核染色质聚集成团块状。病毒性肝炎形成的嗜酸性小体也属于细胞凋亡。凋亡细胞的细胞膜不破裂，不引起周围炎症反应，可被周围巨噬细胞或其他细胞吞噬降解。另外，凋亡细胞 DNA 被片段化降解，形成长度为 180~200bp 倍数的片段，在电泳图上可见细胞凋亡的特征性的阶梯状条带。

凋亡的发生机制尚未完全阐明，但其发生发展可分为以下几个阶段。

1.凋亡信号转导　在细胞凋亡诱导因素作用下，细胞产生与凋亡相关的第二信使物质，如 cAMP、Ca^{2+} 等，通过细胞内信号转导途径激活凋亡的发生。

2.凋亡基因激活　参与凋亡过程的相关基因有几十种，其中 *Bad*、*Bax*、*Bak*、*P53* 等基因可促进凋亡的发生，*Bcl-2*、*Bcl-XL* 等基因可抑制凋亡的发生。

3.细胞凋亡执行　凋亡调控基因激活后，细胞按程序启动并合成与凋亡相关的物质，尤其是核酸内切酶和凋亡蛋白酶合成后，可破坏细胞进行生命活动的指令信号，导致细胞的代谢和结构破坏而进入死亡执行阶段。

4.凋亡细胞的清除　凋亡的细胞被周围的吞噬细胞所吞噬和清除。

凋亡在生物体胚胎发育、器官形成等过程中发挥着重要作用，但也与疾病的发生发展有密切关系。如细胞凋亡过度可见于艾滋病（AIDS）、阿尔茨海默病等；凋亡不足可见于某些肿瘤及自身免疫性疾病等；细胞凋亡不足与过度并存可见于动脉粥样硬化等。

表 3-1　细胞凋亡与坏死的区别

	凋　亡	坏　死
诱导因素	病理性或生理性，较弱刺激	病理性，强烈刺激
基因调控	有，主动过程	无，被动过程
死亡范围	多为单个细胞	一般为大片细胞
形态特征	细胞固缩，核染色质边集，形成凋亡小体，细胞膜及细胞器完整	细胞肿胀，核染色质边集，细胞结构破裂，无凋亡小体
生化特征	主动耗能过程，有新蛋白质合成。DNA 降解为片段，电泳呈特征性梯带状	不耗能，无新蛋白质合成，DNA 降解不规则，电泳无梯带状
炎症反应	不引起周围组织炎症反应和修复	引起周围组织炎症反应和修复

第三节　修　复

修复是组织细胞受损后对缺损的修补和恢复过程，起着重建受损组织结构与恢复功能的作用。修复有两种形式，一是完全性再生，因组织损伤较轻，由邻近健康的同种细胞修复，可完全恢复原有组织的结构和功能；二是不完全性再生，因组织损伤严重，或细胞再生能力较弱，须由新生肉芽组织进行填补修复，最终形成瘢痕，又称纤维性修复（瘢痕修复）。

一、再生

再生分生理性和病理性两类。生理性再生是指在生理过程中，机体组织为同种细胞更新的过程。如表皮的基底细胞不断增生分化以补充不断角化脱落的表层细胞、血细胞定期衰老死亡而需不断增生补充、子宫内膜周期性脱落后又被新生内膜替代等。生理性再生始终保持着原有的结构和功能。病理性再生指在病理改变后损伤的细胞、组织发生的再生。本节所指的再生即为后者。

（一）细胞再生的类型

细胞的再生能力因类型而异，通常幼稚组织细胞强于分化程度高的组织细胞、低等动物组织细胞强于高等动物组织细胞，易受损伤或经常更新的组织细胞再生能力也较强。人体细胞按其再生能力强弱分为不稳定细胞、稳定细胞与永久性细胞三类。

1.不稳定细胞　这类细胞再生能力强。可不断增生以替代衰亡或被破坏的细胞，如表皮细胞、黏膜的被覆上皮细胞、淋巴及造血细胞等。干细胞的存在是这类组织不断更新的必要条件。如表皮的基底细胞和胃肠道黏膜的隐窝细胞即为典型的成体干细胞。

2.稳定细胞　这类细胞在正常情况下不表现出增生能力。只有在遭受损伤或某种刺激时才表现较强的增生能力，如肝、胰、涎腺、内分泌腺、汗腺、皮脂腺及肾小管上皮细胞等实质细胞，以及可分化为骨细胞、软骨细胞、脂肪细胞、成纤维细胞的原始间叶细胞。平滑肌细胞亦属于稳定细胞，但再生能力弱。

3.永久性细胞　这类细胞包括神经细胞、骨骼肌细胞以及心肌细胞。特点是再生能力无或微弱，损伤后只能通过瘢痕修复。但不包括神经纤维，在神经胞体存活的前提下，受损的神经纤维有活跃的再生能力。

（二）不同组织的再生过程

1.上皮组织的再生　可分为　①被覆上皮再生：鳞状上皮缺损时，由创缘或基底部的基底层细胞分裂增生，向缺损中心迁移，形成单层上皮，以后增生分化为鳞状上皮。黏膜上皮修复亦如此，新生的上皮细胞由扁平变为立方，最后形成柱状上皮；②腺上皮再生：再生情况依损伤的程度而异。若腺上皮缺损后而基底膜未被破坏，则可由残存细胞分裂补充而完全再生修复；若基底膜和其他支持结构被完全破坏，则难以恢复原有的腺体结构。如肝细胞坏死后，若网状纤维支架完整，则肝细胞可沿支架再生，肝小叶结构保持完整；而若网状纤维支架塌陷，再生的肝细胞就排列紊乱，难以恢复原来的小叶结构。

2.纤维组织的再生　损伤后局部静止的纤维细胞或间叶细胞分化为成纤维细胞，后者再进行分裂增生。幼稚的成纤维细胞胞质中含有大量粗面内质网和核蛋白体，有很强的合成胶原蛋白能力。当成纤维细胞停止分裂后，开始合成并分泌前胶原蛋白，在细胞周围形成胶原纤维，细胞逐渐成熟变成长梭形，胞质越来越少，核染色越来越深，成为纤维细胞。

3.血管的再生　毛细血管的再生是由血管内皮细胞分裂增生，先以出芽的方式形成实心的内皮细胞条索，在血流的冲击下出现管腔，形成毛细血管，进而彼此吻合构成毛细血管网。增生的内皮细胞分化成熟时分泌Ⅳ型胶原、层黏连蛋白和纤维连接蛋白形成基底膜基板；周边的成纤维细胞分泌Ⅲ型胶原及基质，组成基底膜的网板，成纤维细胞则成为血管外膜细胞，最终毛细血管形成。根据功能需要，部分毛细血管关闭，消失；部分管壁逐渐增厚改建为小动脉或小静脉。大血管断裂后需手术吻合，吻合处两端内皮细胞分裂增生，相互连接，覆盖断处。肌层再生能力弱，而由结缔组织增生予以修复。

4.神经组织的再生　神经细胞破坏后不能再生，只能由周围的胶质细胞及其纤维修补形成胶质瘢痕。神经纤维受损时，若其所属的神经细胞仍存活，则可完全再生，其过程是断处近端与远端的神经纤维髓鞘及轴突崩解吸收。然后两端神经膜细胞增生，将断端连接并产生磷脂，形成髓鞘，神经细胞轴突向远端髓鞘生长至末梢。此过程需数月以上才能完成。如果断离的两端相隔太远，或两端之间有其他组织阻隔，或因截肢失去远端，再生轴突不能到达远端，而与周围增生的结缔组织互相混杂，卷曲成团，则形成创伤性神经瘤，可引起顽固性疼痛。

二、纤维性修复

纤维性修复是指由损伤局部的间质新生出的肉芽组织机化坏死组织、异物，填补组织缺损，最终成熟为瘢痕组织的过程，又称瘢痕性修复。

（一）肉芽组织

肉芽组织是新生的幼稚结缔组织，主要由新生毛细血管和成纤维细胞构成，伴有炎细胞浸润。因肉眼表现为鲜红色、颗粒状、柔软湿润，形似鲜嫩的肉芽而得名。

1.肉芽组织的结构　镜下可见大量新生的毛细血管向着创面垂直生长，并以小动脉为中心，在其周围形成袢状弯曲的毛细血管网。在毛细血管周围有许多成纤维细胞，常伴有不同程度的液体渗出和炎细胞浸润。炎细胞的种类和数量与组织损伤的性质及感染状况有关，以巨噬细胞为主，也有多少不等的中性粒细胞和淋巴细胞。肉芽组织触之易出血，无痛觉（不含有神经纤维）。

2.肉芽组织的作用及结局　肉芽组织在损伤修复中有重要作用：①抗感染，保护创面；②填补伤口及局部组织缺损；③机化或包裹坏死组织、血栓、炎性渗出物及其他异物。

肉芽组织在损伤2~3d内即可出现，自下而上或自周围向中心生长并填补伤口或机化异物。随着时间的延长，成纤维细胞开始产生越来越多的胶原纤维，同时成纤维细胞逐渐转化为纤维细胞；毛细血管数量逐渐减少，闭塞甚至消失；水分逐渐吸收；炎细胞减少并逐渐消失，最终形成瘢痕组织。

（二）瘢痕组织

瘢痕组织是指肉芽组织经改建成熟所形成的纤维结缔组织。

1.瘢痕组织的结构　肉眼下呈灰白色、半透明、质地坚韧、缺乏弹性。镜下可见均质、红染、无结构物质，纤维细胞及血管稀少。

2.瘢痕组织的作用　表现为利弊两方面。有利方面：①填补伤口或缺损，保持组织的完整性；②大量的胶原纤维使瘢痕组织比肉芽组织的抗拉力强度要大，从而使组织、器官保持其坚固性。不利方面：①瘢痕收缩，可致关节挛缩、功能受限，有腔的器官可引起管腔狭窄，如胃溃疡瘢痕收缩可致幽门梗阻；②瘢痕性粘连可造成器官之间或器官与体腔壁之间发生粘连，常不同程度地影响器官功能；③广泛的纤维化和玻璃样变性可造成器官硬化；④瘢痕过度增生并突出于表面可形成瘢痕疙瘩；⑤瘢痕缺乏弹性，当内压增加，可使愈合处向外膨出而形成瘢痕膨出。在腹壁可形成腹壁疝，在心室壁可形成室壁瘤。

三、创伤愈合

创伤愈合是指因外力的作用使组织的连续性中断后，由完全性再生和纤维性修复协同作用产生的修复过程。

（一）皮肤创伤愈合

1.皮肤创伤愈合的基本过程

（1）伤口的早期变化：伤口局部有不同程度的组织坏死和血管断裂出血，数小时内便出现炎症反应，局部红肿。伤口中的血液和渗出液中的纤维蛋白原转化为纤维素，很快形成血凝块，干燥后形成痂皮，有保护伤口的作用。

（2）伤口收缩：2~3d后，炎症逐渐消退，创缘皮肤向中央收缩，伤口缩小。伤口收缩与肌成纤维细胞的牵拉作用有关。

（3）肉芽组织增生和瘢痕形成：约第3天开始，伤口底部及边缘长出肉芽组织填平伤口。第5~

6天起，成纤维细胞产生胶原纤维形成瘢痕组织。在伤后1个月左右，瘢痕完全形成。

（4）表皮及其他组织再生：在损伤后24h内，周围上皮的基底细胞开始分裂增生，并向伤口中心迁移，随后在创面形成一层单层上皮，并增生、分化为复层鳞状上皮。健康的肉芽组织对表皮的再生十分重要，因为它可提供上皮再生所需的营养及生长因子。如果肉芽组织发育不良，长时间不能将伤口填平（如水肿性肉芽）或形成瘢痕，则上皮再生将延缓。如果由于异物及感染等刺激而形成过度生长的肉芽组织，高出于皮肤表面，也会阻止表皮再生，因此临床常需将其切除清创。若伤口过大（直径超过20cm），则往往需要植皮。

皮肤附属器（毛囊、汗腺、皮脂腺等）如遭严重破坏，则不能完全再生，出现瘢痕修复。肌腱断裂后，初期一般也是瘢痕修复。随着功能锻炼，胶原纤维可以不断改建，达到完全性再生。

2.皮肤创伤愈合的类型　根据创伤的程度和有无感染，皮肤创伤愈合可分为一期愈合和二期愈合。

（1）一期愈合：见于组织缺损少、创缘整齐、无感染、对合紧密的创口，如皮肤的无菌手术切口。在皮肤切口被缝合后的第1天，少量血凝块便填充于切口，并出现轻微炎症反应。第2天有表皮再生覆盖创面，第3天急性炎症反应开始消退，肉芽组织长入并填充切口。第5天至第1周末，切口两侧胶原纤维连接形成，达到临床愈合标准，可以拆线。肉芽组织继续增生，不断产生胶原；随着炎细胞和血管减少、水肿消退，至第2周末，瘢痕开始"变白"。1月后切口的表皮结构基本正常，至第3个月时切口的抗拉力强度达到顶峰。一期愈合所需时间短，形成瘢痕较小。

（2）二期愈合：见于组织缺损大、创缘不整齐、伴有感染、对合不紧密的创口。二期愈合炎症反应明显，需控制感染，清除坏死物质后愈合才开始。这种伤口愈合时间长，填补创口所需肉芽组织量大，形成瘢痕多。

（二）影响创伤愈合的因素

创伤愈合除与组织损伤的程度和再生能力有关外，也和机体全身及局部因素相关。

1.全身性因素　主要涉及以下方面：①年龄：青少年愈合快，老年人则相反，主要与其组织再生能力降低、血管硬化、血液供应减少等有关；②营养：严重的蛋白质缺乏可使肉芽组织及胶原形成不足，伤口愈合延缓；维生素C缺乏使前胶原分子难以形成，从而影响胶原纤维的形成。钙、磷在骨折愈合中起重要作用，两者缺乏使骨折愈合障碍；微量元素锌的缺乏也会影响创伤的愈合，因此补锌可促进伤口愈合；③激素及药物：如肾上腺皮质激素、青霉胺可延缓伤口愈合。

2.局部因素　主要包括：①感染与异物：感染妨碍机体再生修复，因感染而产生的大量渗出物可增加局部创口张力，使创口无法愈合或缝合的创口裂开。另外，坏死物质及其他异物（如线头、纱布、死骨、弹片等）可妨碍肉芽组织生长并容易继发感染，必须及时清除；②局部血液循环：局部血液供应良好可保证组织再生所必需的氧和营养物质，能控制局部感染，促进坏死组织的吸收。反之，如静脉曲张、动脉粥样硬化、伤口包扎过紧等时，则伤口愈合延缓；③神经支配：正常的神经支配对组织再生有一定的作用。如麻风引起的溃疡不易愈合，是因为神经受损，致使局部神经性营养不良；④电离辐射：可损伤细胞及小血管，抑制组织再生，影响创伤愈合。

第四章 炎 症

炎症是指具有血管系统的活体组织对各种损伤因子刺激所发生的一种以防御为目的的局部血管反应为中心环节和主要特征的病理过程，其基本病变包括变质、渗出和增生。临床上除在炎症局部可出现红、肿、热、痛及功能障碍外，并有不同程度的全身性反应，如发热、白细胞增多、单核吞噬细胞系统增生及功能增强等。炎症反应可以作为共有的基本病理变化，不同程度地见于所有疾病的病理过程；也可以发展成为不同的独立的炎性疾病，在临床医学中占有重要地位。

第一节 炎症的原因

任何外源性或内源性的损伤因素都是炎症的原因，亦称为致炎因子。按致炎因子的性质和类型的不同，可将炎症的原因归纳为以下几类。

（一）物理性因子

高温、低温、放射线、紫外线及机械性创伤等。

（二）化学性因子

化学性因子包括外源性和内源性化学物质。外源性化学物质，如强酸、强碱及松节油、芥子气等；内源性毒性物质，如坏死组织的分解产物及在某些病理条件下体内产生的有毒性（有害）的代谢产物等。

（三）生物性因子

生物性因子是炎症最常见的原因，包括细菌、病毒、立克次体、支原体、真菌、螺旋体和寄生虫等。细菌和病毒不仅能产生毒素，或在细胞内繁殖导致组织损伤，而且也可通过其抗原性诱发免疫反应导致炎症。由生物病原体引起的炎症又称感染。

（四）免疫反应

免疫反应异常是造成组织损伤的常见原因之一，如超敏反应引起的过敏性鼻炎、荨麻疹、肾小球肾炎、结核病等；自身免疫性损伤引起的系统性红斑狼疮、类风湿关节炎等疾病。

致炎因子作用于机体，能否引起炎症以及炎症反应的强弱，一方面与致炎因子的性质、数量、强度和作用时间等有关，另一方面还与机体的防御功能状态以及对致炎因子的敏感性有密切关系。

第二节 炎症的基本病理变化

任何原因引起的炎症反应过程中，变质、渗出和增生三种基本病理变化是同时存在的，但是常以其中之一为主，且可以在一定条件下相互转化。

一、变质

炎症局部的组织和细胞所发生的变性和坏死，称为变质。细胞变质性改变包括细胞水肿、脂肪变性、凝固性坏死和液化性坏死；间质变质性改变则主要表现为黏液样变性和纤维素样坏死。炎症局部变质可以由致炎因子的直接损伤所致，或因炎症的局部血液循环障碍和有害产物的共同作用造成。

二、渗出

炎症局部组织血管内的液体、蛋白和细胞成分通过血管壁进入组织间、体腔、黏膜表面和体表的过程称为渗出。所渗出的液体、蛋白和细胞成分称为渗出液或渗出物。渗出是炎症最具有特征性的改变，渗出在局部中和、稀释、吞噬、清除致炎因子和坏死组织的过程中发挥重要的防御作用。渗出的全过程包括血管反应、液体渗出和白细胞渗出三部分。

（一）血管反应

1.血管口径和血流的改变　当组织受到致炎因子刺激时，通过神经反射及炎症介质的作用，细动脉迅速出现短暂性收缩，血流减少，持续数秒至数分钟。接着在炎症介质和轴突反射作用下，细动脉和毛细血管便转为扩张，血流加快，血流量增多，形成动脉性充血，即炎性充血，可持续数分钟至数小时不等。随着炎症的继续发展，炎区代谢障碍，无氧代谢过程增强，酸性中间产物堆积，使毛细血管后静脉平滑肌麻痹而扩张，同时炎症介质使毛细血管和细静脉通透性增高，血浆外渗，血液浓缩，黏性增加，血流缓慢，轴流和边流界限消失，形成静脉性充血或血流停滞。

2.血管壁的通透性升高　血管壁的通透性升高是导致炎症局部液体和蛋白质渗出的最重要原因。炎症时，由于致炎因子、炎症介质的作用，局部组织瘀血缺氧、酸中毒，使细静脉和毛细血管扩张、血管内皮细胞间隙增宽、内皮细胞受损及基底膜损伤，导致血管壁通透性升高，使血管内的液体和较大分子的物质得以渗出。此外，炎症时血管内皮细胞的吞饮现象活跃，血浆中分子较小的物质也可通过内皮细胞的吞饮作用而渗出到血管外。最后，损伤修复产生的新生毛细血管进一步增高血管壁通透性。

（二）液体渗出

在炎性充血、细静脉瘀血、血管壁通透性升高的基础上，血管内的液体成分通过细静脉和毛细血管壁渗出到血管外的过程，称为液体渗出。首先，炎症早期的血管的口径和血流状态发生改变使局部血流缓慢、淤滞，微循环内流体静压升高，致毛细血管内液体及小分子物质成分外出。随后，炎症局部血管壁通透性升高，使血管内富含蛋白的液体乃至细胞成分得以逸出进入周围组织内。再者，因为血浆的蛋白成分从血管内进入血管外组织间，必然造成血管内胶体渗透压降低，同时使血管外组织间胶体渗透压升高，进一步促进液体成分外出。

炎症时渗出液在组织间隙积聚称为炎性水肿，渗出液潴留于体腔则称为炎性积液。渗出液的成分可因致炎因子、炎症部位和血管壁受损伤程度的不同而有所差异。血管壁受损轻微时，渗出液中主要为水、盐类和分子较小的白蛋白；血管壁受损严重时，分子较大的球蛋白甚至纤维蛋白原也能渗出。

另外，在一些非炎症病理过程，可因血液循环障碍、血管内外流体静压平衡失调而造成液体漏出，形成漏出液。漏出液与渗出液的发生机制和内含成分均是不同的（见表4-1）。

表 4-1 渗出液与漏出液的比较

	渗出液	漏出液
原因	炎症	非炎症
蛋白量	30g/L 以上	30g/L 以下
比重	>1.018	<1.018
有核细胞数	>5×10⁸/L	<10⁸/L
Rivalta 试验	阳性	阴性
凝固性	能自凝	不自凝
外观	混浊	澄清

一方面，炎性渗出对机体是有利的，能稀释毒素，带来氧及营养物，运走炎症区内的有害物质；渗出液中的抗体和补体成分有利于消灭病原微生物；渗出的纤维蛋白原转变成纤维蛋白，交织成网，能限制病原菌扩散，使病灶局限，并有利于吞噬细胞发挥吞噬作用。另一方面，炎性渗出可影响器官功能，甚至造成不良后果，如肺泡腔内渗出液可影响换气功能，心包积液可压迫心脏，严重的喉头水肿可造成窒息等；渗出液中大量纤维蛋白不能完全被吸收时，发生机化粘连，如心包粘连可影响心脏的舒缩功能。

（三）白细胞渗出

血液的白细胞通过血管壁游出到血管外的过程，称为白细胞渗出，白细胞渗出是炎症反应过程中最具意义的细胞事件。渗出的白细胞则可以称为炎细胞。炎细胞在血管外组织出现的现象，则称为炎细胞浸润。

1.白细胞渗出的过程　白细胞从血管腔内渗出到血管外是极为复杂的连续过程，可以概括为如下步骤：

（1）白细胞边集和附壁：炎症局部血管内血流缓慢停滞，微循环的轴流消失，白细胞进入边流，集聚靠近血管壁，称为白细胞边集。继而，白细胞沿血管内皮表面滚动，之后附着于血管内皮细胞，称之为白细胞附壁。

（2）白细胞黏着：通过细胞黏附分子与特异受体结合的作用，附壁的白细胞与血管内皮细胞形成牢固的黏附，称之为白细胞黏着，为白细胞游出创造条件。

（3）白细胞游出和趋化作用：白细胞黏着于血管内皮细胞表面后，伸出伪足插入内皮细胞间隙，以阿米巴样运动方式穿出到血管外，称白细胞游出。白细胞在穿过血管内皮细胞的间隙时，可以分泌胶原酶降解基底膜，进一步游出到血管外。当血管壁受到严重损伤时，红细胞可被动漏出，那是血管内流体静压力把红细胞沿白细胞游出的途径，或血管内皮细胞坏死脱落形成的漏洞推出血管外。

中性粒细胞、单核细胞、淋巴细胞、嗜酸粒细胞和嗜碱粒细胞都是以此运动方式主动游出的。渗出白细胞的类型一方面取决于致炎因子类型和性质；另一方面，炎症反应的不同阶段游出的白细胞类型不同。急性炎症早期，中性粒细胞首先游出；24～48h 后单核细胞游出。主要原因是不同阶段有不同的细胞黏附分子和趋化因子表达；再者中性粒细胞寿命短，而单核细胞寿命长。

趋化作用是指白细胞沿浓度梯度向化学刺激物部位做定向移动的过程，而这些化学刺激物则称为趋化因子。在趋化因子的诱导下，游出的白细胞不断向炎症损伤部位移动聚集。不同类型的白细胞对趋化因子的反应能力不同，粒细胞和单核细胞对趋化因子的反应较强，而淋巴细胞对趋化因子的反应则相对较弱。

2.炎细胞的种类及功能

（1）中性粒细胞：有较强的吞噬能力和游走能力，可吞噬化脓菌、小的组织碎片及抗原抗体复合物。在急性炎症或化脓性炎症及炎症早期时，中性粒细胞大量渗出，构成细胞防御的第一道防线。中性粒细胞吞噬了毒性较强的细菌后，发生变性坏死变成脓细胞。中性粒细胞还能释放致热源，引起发热。当中性粒细胞功能缺陷时亦发生反复严重感染。

（2）巨噬细胞：炎区的巨噬细胞主要由血液中的单核细胞自血管游出后转化而来，亦可由局部组织内的组织细胞增生而来。它具有较强的吞噬功能，能吞噬较大的病原体、异物、坏死组织碎片甚至整个细胞。常见于急性炎症后期、慢性炎症，某些非化脓性炎症（结核、伤寒等）、病毒及寄生虫感染时。因其吞噬物质的性质不同，可发生形态改变，如：①上皮样细胞：吞噬了结核杆菌，其脂酶在消化菌体蜡脂膜时，细胞形状变得似单层扁平上皮；②泡沫细胞：吞噬了大量脂质后，胞浆疏松呈泡沫状。动脉粥样硬化时镜下可见大量泡沫细胞堆积；③多核巨细胞：细胞体积极大，胞浆丰富，核不定数增多。依其核的排列方式不同，可分为朗罕氏巨细胞和异物巨细胞：前者核呈花环状排列在细胞的周边部，主要见于结核病灶，后者核杂乱地堆列，出现在组织内异物周围。

此外，单核细胞还能释放干扰素、前列腺素、血小板活化因子、白细胞介素等生物活性物质；摄取并处理抗原，把抗原信息传递给免疫活性细胞，参与特异性免疫反应等。有时，巨噬细胞吞噬的病原体（如结核杆菌、伤寒杆菌等）未能被杀死，可随巨噬细胞的游走而在体内播散，对机体产生不利影响。

（3）嗜酸性粒细胞：具有一定的吞噬能力，能吞噬抗原抗体复合物，杀伤寄生虫。多见于各种慢性炎症。如果炎区内有大量的嗜酸性粒细胞浸润，常提示为寄生虫感染（如血吸虫病）或变态反应性炎症（如哮喘、过敏性鼻炎等）。

（4）嗜碱性粒细胞和肥大细胞：嗜碱性粒细胞来自血液，肥大细胞主要分布在全身的结缔组织和血管周围。炎症时，两种细胞脱颗粒释放组胺、嗜酸性粒细胞趋化因子（ECF-A）、5-HT、血小板活化因子等。多见于变态反应性炎症。

（5）淋巴细胞和浆细胞：淋巴细胞多见于慢性炎症，尤其是结核杆菌、病毒、梅毒螺旋体、立克次体感染时。T淋巴细胞受到抗原刺激后，转变为致敏淋巴细胞。当其再次与相应抗原接触时，致敏的淋巴细胞释放多种淋巴因子，发挥细胞免疫作用。如淋巴毒素能直接杀伤带有特异性抗原的靶细胞；趋化因子能吸引巨噬细胞和中性粒细胞；游走抑制因子可抑制巨噬细胞或中性粒细胞从炎区移动分散，使其聚集于炎灶内；巨噬细胞激活因子可增强巨噬细胞的吞噬和杀菌能力。B淋巴细胞在抗原刺激下，可以增殖转化为浆细胞。浆细胞能产生抗体，引起体液免疫反应。淋巴细胞和浆细胞是进行免疫反应的主要细胞。

3.炎细胞在局部的作用　炎症局部聚集的白细胞能有效地杀伤病原微生物，构成炎症防御反应中极其重要的一环。炎细胞在局部的作用有三方面：吞噬作用、免疫作用和损伤作用。

（1）吞噬作用：吞噬作用是指在炎症局部聚集的白细胞吞入、杀伤、降解病原体和组织碎片的过程。具有吞噬作用的白细胞主要有中性粒细胞和巨噬细胞。吞噬过程包括识别和黏附、吞入及降解三个阶段。吞噬细胞借其表面的F_c和C_{3b}受体，能识别被调理素（抗体或补体）包被的异物（如细菌），通过抗体或补体与其相应受体结合，细菌就附着在吞噬细胞的表面；此时吞噬细胞膜内褶和外翻形成伪足将其包围，并摄入胞质内形成吞噬体；吞噬体与胞质内的溶酶体融合形成吞噬溶酶体，细菌在吞噬细胞吞噬溶酶体内被杀伤、降解。

（2）免疫作用：在炎症反应过程发挥免疫作用的白细胞主要有单核细胞（巨噬细胞）、淋巴细胞、浆细胞。抗原进入体内，先经单核（巨噬）细胞吞噬处理，再将抗原信息递呈给T或B淋巴细胞，使淋巴细胞被致敏而活化，分别参与细胞免疫和体液免疫发挥作用。

（3）损伤作用：白细胞在被趋化、激活和吞噬过程中可向细胞外释放溶酶体酶、活性氧自由基、前列腺素和白细胞三烯等，具有强烈的介导血管内皮细胞和组织损伤的作用。此外，坏死崩解的白细胞也能释放大量损伤性物质。白细胞介导的组织损伤在许多人类疾病中都能见到，如急性肾小球肾炎、缺血再灌注损伤、急性移植排斥反应、类风湿性关节炎及动脉粥样硬化等。

【附】炎症介质

炎症介质是指在致炎因子作用下，参与或引起炎症反应的化学活性物质，故亦称化学介质。炎症介质有外源性（细菌及其产物）和内源性两大类，但主要是后者。内源性炎症介质又可分为细胞源性和血浆源性两类，通常以其前身或非活性状态存在于体内，在致炎因子的作用下，大量释放并变为具有生物活性的物质，在炎症过程中对某些病理变化的发生发展发挥重要的介导作用。由细胞释放的炎症介质有血管活性胺、前列腺素、白细胞三烯、溶酶体成分和淋巴因子等，由血浆产生的炎症介质包括激肽系统、补体系统、凝血系统和纤溶系统。炎症介质在炎症过程中的主要作用是使血管扩张、血管壁通透性升高和对炎细胞的趋化作用。此外，还可以引起发热、疼痛和组织损伤等（见表4-2）。

表 4-2 主要炎症介质及其作用

作用	主要炎症介质
扩张血管	组胺，缓激肽，前列腺素（PGI_2，PGE_2，PGD_2，$PGF_{2\alpha}$），NO
增加血管壁通透性	组胺，缓激肽，C_{3a} 和 C_{5a}，白三烯 C_4、D_4、E_4，PAF，P 物质
趋化作用	LTB_4，C_{5a}，细菌产物，阳离子蛋白，细胞因子
发热	IL-1，IL-2，$TNF\alpha$，PGE_2
疼痛	PGE_2，缓激肽
组织损伤	氧自由基，溶酶体酶，NO

三、增生

在致炎因子、组织坏死的崩解产物或某些理化因子的刺激下，炎症局部的巨噬细胞、血管内皮细胞和纤维母细胞等均可发生增生。在某些情况下，炎症病灶周围的上皮细胞或实质细胞也发生增生。增生主要见于慢性炎症，但也有少数急性炎症是以细胞增生性改变为主，如链球菌感染后的急性肾小球肾炎，病变以肾小球的血管内皮细胞和系膜细胞增生为主；伤寒病时，病变以单核巨噬细胞增生为主。炎症增生是一种防御反应。例如，增生的巨噬细胞具有吞噬病原体和清除组织崩解产物的作用；增生的纤维母细胞和血管内皮细胞形成肉芽组织，有助于使炎症局限化和最后形成瘢痕组织而修复。但过度的增生也可影响器官功能，如上述急性肾小球肾炎时的细胞增生可引起肾小球缺血，原尿生成减少。

第三节 炎症的类型

炎症可按其发病的缓急、病程的长短和病变性质进行分类。根据病程可分为超急性炎症（数小时至数天）、急性炎症（数天至一个月）、亚急性炎症（1~3个月）及慢性炎症（半年以上）。超急性炎症呈爆发性经过，炎症反应强烈，在短期内即可引起组织器官的严重损伤，甚至功能衰竭，渗出、变质为病变特点，例如器官移植后的超急性排斥反应。急性炎症起病急，症状明显，常以变质、渗出为主，大量中性粒细胞浸润。亚急性炎症渗出过程较轻，增生逐渐增强，常有嗜酸性粒细胞浸润。慢性炎症局部以增生为主，主要是淋巴细胞、浆细胞和单核细胞浸润。

根据炎症局部基本病变的性质，从形态学角度可分为变质性炎、渗出性炎和增生性炎。

一、变质性炎

变质性炎是以组织和细胞的变性、坏死为主要病变的炎症，而渗出和增生性反应相对较轻。常发生于肝、肾、心、脑等实质性器官，见于某些重症感染、中毒及变态反应等，由于器官的实质细胞变性、坏死明显，常引起相应器官的功能障碍。例如急性重型病毒性肝炎时，肝细胞广泛坏死，出现严重的肝功能障碍；流行性乙型脑炎时，神经细胞变性、坏死及脑软化灶形成，造成严重的中枢神经系统功能障碍；又如白喉外毒素引起的中毒性心肌炎，心肌细胞变性坏死，导致严重的心功能障碍。

二、渗出性炎

渗出性炎是指以渗出为主要病变的炎症，以炎症局部有大量渗出物形成为主要特征，伴有不同程度的变质和轻微的增生。根据渗出物的主要成分和病变特点的不同，一般将渗出性炎分为浆液性炎、纤维素性炎、化脓性炎、出血性炎等类型。

（一）浆液性炎

浆液性炎是以浆液渗出为主的渗出性炎症。渗出物中主要成分为血清，仅含 2%～5% 白蛋白，其中混有少量细胞和纤维蛋白。物理性因素如高温、化学性因素如强酸强碱、生物性因素如细菌毒素以及蛇毒、蜂毒等均可引起浆液性炎，亦可见于某些急性炎的早期。浆液性炎好发于疏松结缔组织、皮肤、黏膜、浆膜和滑膜。在疏松结缔组织，炎症局部形成炎性水肿；在皮肤，渗出的浆液积聚于皮肤的表皮内和皮下形成水泡，如皮肤烫伤；在黏膜的浆液性炎，如感冒初期，鼻黏膜排出大量浆液性分泌物形成浆液性卡他性炎；发生在浆膜和滑膜的浆液性炎，如渗出性结核性胸膜炎、风湿性关节炎可引起浆膜腔和滑膜腔炎性积液。

浆液性炎一般较轻，病因消除后，炎症易于消退。但是，浆液性渗出过重也可导致较严重的后果，如喉炎时严重的炎性水肿，可致呼吸困难；心包腔和胸腔内大量的炎性积液时可压迫心、肺，而影响其功能。

（二）纤维素性炎

纤维素性炎是以渗出物中含有大量纤维蛋白为特征的渗出性炎症。由于毛细血管和小静脉的损伤较重，通透性明显升高，大量纤维蛋白原渗出到血管外，在坏死组织释出的组织因子的作用下，转化为纤维蛋白。HE 切片中呈红染颗粒状、条索状或网状，多混有多量中性粒细胞及其坏死碎片。

纤维素性炎多由某些细菌毒素（如白喉杆菌、痢疾杆菌和肺炎双球菌的毒素）或多种内源性（如尿毒症时的尿素）、外源性毒素（如升汞）所引起。

好发部位及其病变特征：

1.黏膜　特别是在呼吸和消化道黏膜，病变特征是形成假膜。如白喉、细菌性痢疾，其渗出的纤维蛋白与白细胞和坏死的黏膜组织及病原菌等混杂在黏膜表面可形成一层灰白色膜状物（假膜），覆盖于黏膜上，故称假膜性炎。由于局部组织结构特点不同，有的假膜与深部组织结合较松而易于脱落，如气管白喉，脱落的假膜可阻塞支气管而引起窒息，造成严重后果。而咽喉部白喉的假膜，则因其所在黏膜与深部组织结合牢固而不易脱落。

2.浆膜　多见于胸膜和心包膜，病变特征是在胸膜腔和心包腔出现多量纤维蛋白渗出，并影响呼吸或心脏的功能。如纤维素性心包炎，其心包腔出现大量纤维蛋白渗出，心脏的搏动使心包的脏、壁两层渗出的纤维蛋白呈绒毛状，形成绒毛心，严重影响心脏功能。

3.发生于肺脏的纤维素性炎　其特征性的改变是弥漫性的肺实变，肺泡腔内大量纤维蛋白渗出，形成大叶性肺炎。

纤维素性炎一般为急性过程，如为少量纤维蛋白渗出物，可以被中性粒细胞释放的蛋白酶溶解吸收；若纤维蛋白渗出量多、中性粒细胞渗出少，则难以溶解吸收，容易发生机化、粘连，甚至造成严重后果。如胸膜的纤维性粘连，可以使胸膜腔闭塞；大叶性肺炎的大量纤维蛋白渗出物的机化，使肺发生肉质变。

（三）化脓性炎

化脓性炎是指局部以中性粒细胞大量渗出，并伴有不同程度的组织坏死和脓液形成为特征的一种渗出性炎症。炎症局部大量中性粒细胞坏死、崩解，其释放溶酶体酶将坏死组织溶解液化的过程称为化脓；所形成的浑浊液状物称为脓液，其内主要含大量渗出的中性粒细胞和脓细胞（变性坏死的中性粒细胞），还含有细菌、被溶解的坏死组织碎片和少量浆液，颜色呈黄色、黄绿色，黏稠或稀薄。

化脓性炎多由葡萄球菌、链球菌、脑膜炎双球菌、大肠杆菌等化脓菌引起，亦可因某些化学物质（如松节油、巴豆油）和机体坏死组织所致。因渗出物中的纤维蛋白已被中性粒细胞释出的蛋白水解酶所溶解，故脓液一般不凝固。

化脓性炎因其病因和发病部位的不同，表现为不同的病变类型。

1.脓肿　脓肿是局限性化脓性炎，其主要特征为局部组织发生坏死、溶解，形成充满脓液的囊腔，即脓腔。好发于皮肤和内脏，如皮肤的疖、痈，肺、肝、肾、脑等内脏的脓肿等。脓肿主要病原是金黄色葡萄球菌，其产生的血浆凝固酶可以使渗出的纤维蛋白原转变为纤维蛋白，因而病变较局限。此外，金黄色葡萄球菌具有层粘连蛋白受体，因而可以黏附于血管壁，并通过血管引起转移性脓肿。

脓肿早期，在病原菌感染的局部组织发生密集的中性粒细胞浸润和组织坏死，进一步发展形成脓腔。在慢性期，脓肿周围肉芽组织增生，包绕脓肿形成脓肿壁。脓肿壁具有吸收脓液、限制炎症扩散的作用。小的脓肿，如病原菌被消灭，脓液可逐渐吸收、消散，由肉芽组织修复愈合；大的脓肿由于脓液量多，吸收困难，需要切开排脓或穿刺抽脓，而后由肉芽组织代替修复。

疖是指毛囊、皮脂腺及其附近组织所发生的脓肿。疖中心部分软化、液化后，脓肿可自行穿破。痈是多个疖融合形成，在皮下脂肪筋膜组织中形成多个相互沟通的脓肿，一般只有及时切开引流、排脓后，局部方能修复愈合。

皮肤或黏膜的化脓性炎，由于局部皮肤或黏膜坏死、崩解脱落，可形成溃疡。深部脓肿则可以向体表或自然管道穿破，形成窦道或瘘管。例如肛门周围组织的脓肿，可向皮肤穿破，形成窦道；也可以既向皮肤穿破，又向肛管穿破，形成瘘管。窦道或瘘管的管壁由肉芽组织构成，可长期不愈合，并从管中不断排出脓性渗出物。

2.蜂窝织炎　发生在疏松结缔组织的弥漫性化脓性炎症，称蜂窝织炎。常见于皮下组织、肌肉和阑尾。溶血性链球菌为其主要致病菌，既能产生透明质酸酶降解结缔组织中的透明质酸，又能分泌链激酶，溶解纤维蛋白，使细菌容易在组织内蔓延扩散，而病变不易被局限。组织学特征是炎症局部组织高度炎性水肿和中性粒细胞弥漫性浸润，与周围组织无明显分界。但局部组织一般不发生明显的坏死和溶解，故单纯蜂窝织炎痊愈后多不留痕迹。

3.表面化脓和积脓　表面化脓是指发生于黏膜或浆膜表面的化脓性炎症。其特征是脓性渗出物主要向黏膜或浆膜表面渗出，而黏膜下或浆膜下的病变相对较轻。

表面化脓有时可以不破坏黏膜或浆膜的基本结构而完全愈合，如化脓性支气管炎或化脓性尿道炎；有时，因为脓液不易排出而造成积脓，产生严重后果，如胸腔积脓、输卵管积脓、胆囊积脓。

（四）出血性炎

出血性炎是一种伴以出血为特征的渗出性炎症。炎症局部发生了严重血管损伤，使渗出物中含有大量红细胞。常见于一些烈性传染病，如流行性出血热、钩端螺旋体病和鼠疫等。

由于渗出物中可以有两种主要成分同时并存，故两种不同类型的渗出性炎可以混合存在，如浆液纤维素性炎；在炎症过程中也可由一种类型的渗出性炎转变为另一种类型的渗出性炎，如浆液性炎转化为纤维素性炎。

三、增生性炎

增生性炎局部病变多以增生改变为主，变质和渗出改变较轻；炎细胞浸润多以淋巴细胞、巨噬细胞和浆细胞为主。根据形态学特点，分为非特异性增生性炎和特异性增生性炎两大类。

（一）非特异性增生性炎

病变主要表现为纤维母细胞、血管内皮细胞和组织细胞增生，伴有淋巴细胞、浆细胞和巨噬细胞等慢性炎细胞浸润，同时局部的被覆上皮、腺上皮和实质细胞也可伴随增生。非特异性增生性炎在某些特定部位可以出现特殊的形态特征。

1.炎性息肉　　炎性息肉是在慢性炎症刺激下，局部黏膜上皮、腺体和间质增生向黏膜表面突起形成的炎性肿块。常见于鼻黏膜和子宫颈，基底部常形成蒂；镜下，黏膜上皮、腺体和间质增生，间质常呈明显炎性水肿伴慢性炎细胞浸润。

2.炎性假瘤　　炎性假瘤是指慢性炎症增生时形成境界较清楚的肿瘤样的肿块，常发生于眼眶和肺。如肺的炎性假瘤，主要由增生的纤维组织和肺泡上皮构成，显著的各类慢性炎性细胞浸润、肺泡上皮和纤维组织增生及不同程度的纤维化是其重要的组织学特征。影像学检查时，其形态与肿瘤相似，故有炎性假瘤之称。

（二）特异性增生性炎

特异性增生性炎又称肉芽肿性炎，是由某些病原微生物引起的以特异性肉芽组织增生为特征的炎症过程。根据致炎因子的不同，一般将肉芽肿性炎分为：感染性肉芽肿和异物性肉芽肿两类。

1.感染性肉芽肿　　由生物病原体感染引起的肉芽肿性炎。常见病原有结核杆菌、伤寒杆菌、麻风杆菌、梅毒螺旋体、霉菌和寄生虫等，常形成具有诊断价值的特殊形态的结节状病灶。

2.异物性肉芽肿　　是由异物引起慢性肉芽肿性炎症，包括外科缝线、粉尘、滑石粉、木刺等异物。病变特征是以异物为中心，围以数量不等的巨噬细胞、异物巨细胞、纤维母细胞和淋巴细胞等，形成结节状病灶。

第四节 炎症的局部表现和全身反应

一、炎症的局部表现

炎症局部表现包括红、肿、热、痛和功能障碍，特别在急性炎症更为突出。炎症局部血管的扩张、充血和血流速度改变，造成局部血量增加、代谢增强、产热增多，使局部病变颜色变红（红）、温度升高（热）。由于炎性充血、渗出和炎性水肿，造成局部肿胀（肿）。炎症局部疼痛与多种因素有关，局部肿胀牵拉、压迫神经末梢和炎症介质的刺激等，均为引起疼痛（痛）的重要原因。局部实质细胞变性和坏死，局部肿胀造成的阻塞、压迫等，疼痛引发的保护性反射，均可影响局部病变组织和器官的功能（功能障碍）。

二、炎症的全身反应

较严重的炎症性疾病常出现明显的全身性反应，常见的全身反应有：

（一）发热

引起发热的化学物质称致热原。致热原可分为外源性和内源性两类。细菌内毒素、病毒、立克次体和疟原虫等，是重要的外源性致热原。内源性致热原主要是白细胞（中性粒细胞、单核巨噬细胞和嗜酸性粒细胞）的释放产物（细胞因子）。外源性的致热原不直接致热，而是通过激活白细胞释放内源性致热原而引起发热。

体温升高，能使机体代谢增强，促进抗体的形成，增强吞噬细胞的吞噬功能和肝脏的屏障解毒功能，从而提高机体的防御功能。但高热或长期发热，则可干扰机体的代谢，引起多个系统，特别是中枢神经系统的功能紊乱，甚至实质细胞的变性坏死。反之，如果炎症病变严重，而体温反而不升高，则说明机体防御反应差，抵抗力低下。

（二）外周血白细胞增多

外周血白细胞计数升高是炎症的重要而常见的全身反应。细菌感染以中性粒细胞升高为主；病毒感染或慢性炎症则表现为淋巴细胞升高；嗜酸性粒细胞升高则见于寄生虫感染和过敏反应。

此反应的原因主要是细胞因子，如 IL-1 和 TNF 等，刺激白细胞从骨髓释放加速，以提高机体防御功能。但是，有的病原，例如某些病毒（流感病毒、肝炎病毒等）、立克次体、细菌（伤寒）感染，及某些自身免疫性疾病（如 SLE）等，外周血中白细胞往往不增加，有时反而减少。

（三）单核吞噬细胞系统增生

单核吞噬细胞系统增生是机体提高防御反应能力的重要表现。在炎症，尤其是病原微生物引起的炎症过程中，全身的单核吞噬细胞系统常有不同程度的增生，包括骨髓、肝、脾、淋巴结中的巨噬细胞增生；同时，淋巴细胞也增生。临床常表现为局部淋巴结肿大，或肝、脾肿大。

（四）实质细胞的病变

局部炎症严重时，由于病原微生物及其毒素的损伤、局部血液循环障碍、发热等多因素协同作用，部分器官如心、脑、肝、肾等重要器官将受影响。严重时，心、脑、肝、肾的实质细胞可发生不同程度的变性，甚至坏死，造成不同程度的器官功能障碍。

第五节 炎症的经过和结局

炎症反应过程的发生发展主要取决于三方面因素：致炎因子、局部因素和全身性状况。致炎因子的类型、强度（毒力、数量）以及作用时间的长短，构成损伤的方面；机体的全身和局部状态，包括机体的免疫、营养、内分泌状态、局部血液循环状态和治疗等，构成机体抗损伤的另一方面。二者决定着炎症的发生、发展和结局。如损伤方面占优势，则炎症加重，甚至全身播散；如抗损伤方面占优势，则炎症趋向痊愈；若损伤因子持续存在，或机体的抵抗力相对较弱，则炎症可转变为慢性过程。如免疫功能缺陷，则机体抗感染能力低下；全身性营养状态不良，则影响机体的抗病能力和修复能力；糖尿病患者的抵抗能力下降，易发生感染；糖皮质类固醇可抑制炎症反应，但同时也压制机体的防御能力，甚至可引起病原微生物在机体内的播散；局部的血液循环不良或渗出物引流不畅，可致炎症的愈复不良。

炎症的结局，大致可有以下三种情况：

（一）痊愈

多数情况下，由于机体抗病能力强或经过适当治疗，病原微生物被消灭，炎症局部坏死组织和渗出物被溶解、吸收或清除，通过局部组织细胞的再生达到痊愈。如果病变范围小，常可完全恢复组织原来的结构和功能，达到完全痊愈；若损伤范围大，坏死较重，则由肉芽组织修复，不能恢复原有的结构和功能，形成不完全痊愈。如果瘢痕组织形成过多或发生在某些重要器官，可引起明显功能障碍。

（二）迁延不愈或转为慢性

如果机体抵抗力较低或治疗不彻底，致炎因子不能被清除而持续存在，可不断损伤组织，使炎症过程迁延不愈。如慢性支气管炎多由急性支气管炎转化而来，而且可以多年迁延不愈。

（三）蔓延播散

在病人抵抗力低下或病原微生物毒力强、数量多的情况下，炎症不断发展并蔓延播散。

1.局部蔓延　炎症局部的病原微生物可经组织间隙或自然管道向周围组织和器官蔓延。如肺结核病，当机体抵抗力低下时，结核杆菌可沿组织间隙蔓延，使病灶扩大；亦可沿支气管播散，在肺的其他部位形成新的结核病灶。

2.淋巴道播散　病原微生物随淋巴液回流或直接侵入淋巴管，通过淋巴道播散，引起局部淋巴结炎，表现为淋巴结肿大。如手部感染可以引起腋窝淋巴结炎，下肢感染引起腹股沟淋巴结炎。各级淋巴结可以组成阻挡病原微生物扩散的防线，但感染严重时，病原体可通过淋巴道途径进入血循环，引起血道播散。

3.血道播散　炎症病灶内的病原微生物及其毒素或毒性产物可以直接侵入或回流进入血循环，造成炎症的血道播散。分别引起菌血症、毒血症、败血症和脓毒败血症等。

（1）菌血症：炎症病灶的细菌经血管或淋巴管进入血液，血液中可查到细菌，但病人无全身中毒症状，称为菌血症。一些炎症性疾病的早期都有菌血症，如大叶性肺炎和流行性脑脊髓膜炎等。此时进行血培养或瘀点涂片，可找到细菌。菌血症阶段，肝、脾、淋巴结的吞噬细胞组成一道道防线，可以将病原体吞噬清除。

（2）毒血症：细菌的毒素或毒性产物由炎症局部被吸收入血，并引起全身中毒症状，称为毒血症。临床上可以出现高热、寒战等中毒症状，常同时伴有心、肝、肾等实质细胞的不同程度的变性或坏死，严重者可出现中毒性休克等严重后果；但血培养常为阴性，即找不到细菌。

（3）败血症：细菌由炎症局部进入血液，并在血液中大量繁殖，产生毒素引起全身性严重的中毒症状，称为败血症。患者除了有严重的毒血症的临床表现外，还常出现皮肤、黏膜的多发性出血斑点、脾肿大及全身淋巴结肿大等反应，严重者可发生中毒性休克造成死亡。此时，血培养常可查到致病菌。

（4）脓毒性败血症：由化脓菌引起的败血症称为脓毒败血症。化脓菌在血液大量繁殖，随血流可到达全身各部，在多个脏器同时形成多发性栓塞性脓肿，或迁移性脓肿，造成严重后果。显微镜下，除典型的化脓性炎的特征外，病灶中央或毛细血管和小血管中常见到细菌菌落。

第五章 肿 瘤

肿瘤是一类常见病和多发病，其中恶性肿瘤是危害人类健康和生命最严重的重大疾病之一。不同的国家和地区恶性肿瘤的发病率、病理类型和死亡率有所不同，有些肿瘤还存在性别上的差异。目前最常见的恶性肿瘤按死亡率高低排列，在男性分别为肺癌、胃癌、肝癌、结直肠癌、食管癌、前列腺癌、胰腺癌、白血病等，在女性分别为乳腺癌、肺癌、胃癌、结直肠癌、子宫颈癌、肝癌、卵巢癌、食管癌等。目前，肿瘤的确诊和类型判定仍然依赖病理诊断。因此，掌握肿瘤的病理学基本知识，积极开展肿瘤学前沿领域研究，对于早期、准确地诊断肿瘤和有效地防治肿瘤具有重要意义。

第一节 肿瘤的概念

肿瘤是机体在致瘤因子刺激下，局部组织的细胞发生基因调控异常，导致异常增生而形成的新生物。根据肿瘤形态结构和生物学行为，一般将肿瘤分为良性和恶性肿瘤两大类。

肿瘤性增殖是与机体不相适应的、不协调的和有害的细胞异常增殖，多数情况下呈现不可逆的、自主性生长。机体在生理状态下及在炎症、损伤修复时的病理状态下也常有局部组织的细胞增殖，但这属于非肿瘤性增殖或反应性增生。这类增殖一般是机体所需要的、可逆的、自限性的，细胞分化成熟，并具有正常形态和功能，原因一旦消除后就不再继续增殖。这与肿瘤性增殖有着本质区别。

目前的研究表明，肿瘤本质上是基因病。各种环境致癌因素和遗传因素可能以协同或序贯的方式引起细胞非致死性的 DNA 损害，从而激活原癌基因和/或灭活肿瘤抑制基因，加上凋亡调节基因及 DNA 修复基因的改变，使细胞发生转化。被转化的细胞可先呈多克隆性的增生，经过一个漫长的多阶段的演化过程，其中一个克隆相对无限制地扩增。通过附加突变，选择性地形成具有不同特点的亚克隆，从而获得浸润和转移的能力，形成恶性肿瘤。

第二节 肿瘤的命名和分类

人体任何组织器官几乎都可发生肿瘤，肿瘤的种类繁多，它们的组织起源、生长部位、生物学行为和临床表现各不相同。因此，对肿瘤做正确的命名和科学的系统分类是非常必要的。

一、肿瘤的命名

肿瘤命名的一般原则是：①表明肿瘤的组织发生来源；②表明肿瘤的良性或恶性。

（一）良性肿瘤的命名

良性肿瘤在其组织起源名称之后加"瘤"字。例如来自脂肪组织的良性肿瘤称为脂肪瘤；来源于腺体和导管上皮的良性肿瘤称为腺瘤；同时来源于腺体和纤维两种成分的良性肿瘤则称纤维腺瘤。有时结合一些肿瘤形态特点命名，如来源于皮肤鳞状上皮的良性肿瘤，外观呈乳头状，称为鳞状上皮乳头状瘤或简称乳头状瘤；腺瘤呈乳头状生长并有囊腔形成，称为乳头状囊腺瘤。

（二）恶性肿瘤的命名

来源于上皮组织的恶性肿瘤统称为癌，命名时在其来源组织名称之后加"癌"字。如来源于鳞状上皮的恶性肿瘤称为鳞状细胞癌；来源于腺体和导管上皮的恶性肿瘤称为腺癌。有些癌还结合其形态特点命名，如形成乳头状及囊状结构的腺癌则称为乳头状囊腺癌；由透明细胞构成的癌称为透明细胞癌。

由间叶组织（包括纤维结缔组织、脂肪、肌肉、脉管、骨、软骨组织等）发生的恶性肿瘤统称为肉瘤。其命名方式是在组织来源名称之后加"肉瘤"，如纤维肉瘤、横纹肌肉瘤、骨肉瘤等。

有少数肿瘤中既有癌的成分又有肉瘤的成分，称为癌肉瘤。

（三）肿瘤的特殊命名

有少数肿瘤不按上述原则命名。例如，来源于幼稚组织的肿瘤称为母细胞瘤，其中大多数为恶性，如视网膜母细胞瘤、髓母细胞瘤和肾母细胞瘤等；也有良性者如骨母细胞瘤、软骨母细胞瘤和脂肪母细胞瘤等。有些恶性肿瘤因成分复杂或由于习惯沿袭，则在肿瘤的名称前加"恶性"二字，如恶性畸胎瘤和恶性脑膜瘤等。有些恶性肿瘤冠以人名，如尤文肉瘤和霍奇金淋巴瘤。至于白血病则是少数采用习惯名称的恶性肿瘤。有些是以瘤命名的恶性肿瘤，如淋巴瘤、黑色素瘤和精原细胞瘤。瘤病常用于多发性良性肿瘤，如神经纤维瘤病、脂肪瘤病等。

二、肿瘤的分类

肿瘤的分类通常依据其组织来源和生物学行为（见表 5-1）。

表 5-1 肿瘤分类举例

	组织来源	良性肿瘤	恶性肿瘤
	鳞状上皮	乳头状瘤	鳞状细胞癌
	基底细胞		基底细胞癌
	腺上皮	腺瘤	腺癌
上皮组织		乳头状腺瘤	乳头状腺癌
		囊腺瘤	囊腺癌
		多形性腺瘤	恶性多形性腺瘤
	移行上皮	乳头状瘤	移行上皮癌
	纤维结缔组织	纤维瘤	纤维肉瘤
	纤维组织细胞	纤维组织细胞瘤	恶性纤维组织细胞瘤
	脂肪组织	脂肪瘤	脂肪肉瘤
	平滑肌组织	平滑肌瘤	平滑肌肉瘤
	横纹肌组织	横纹肌瘤	横纹肌肉瘤
间叶组织	血管组织	血管瘤	血管肉瘤
	淋巴管组织	淋巴管瘤	淋巴管肉瘤
	骨组织	骨瘤	骨肉瘤
	软骨组织	软骨瘤	软骨肉瘤
	滑膜组织	滑膜瘤	滑膜肉瘤
	间皮	间皮瘤（孤立性）	恶性间皮瘤

	组织来源	良性肿瘤	恶性肿瘤
淋巴造血组织	淋巴组织		淋巴瘤
	造血组织		白血病
神经组织	神经鞘膜组织	神经纤维瘤	神经纤维肉瘤
	神经鞘细胞	神经鞘瘤	恶性神经鞘瘤
	星形胶质细胞	星形细胞瘤	间变性星形细胞瘤，胶质母细胞瘤
	神经元	节细胞瘤，中枢神经细胞瘤	神经母细胞瘤；髓母细胞瘤
	脑膜组织	脑膜瘤	恶性脑膜瘤
	交感神经节	节细胞神经瘤	神经母细胞瘤
其他肿瘤	黑色素细胞	色素痣	黑色素瘤
	胎盘滋养叶细胞	葡萄胎	绒毛膜上皮癌
	生殖细胞		精原细胞瘤；无性细胞瘤；胚胎性癌
	三个胚叶组织	畸胎瘤	恶性畸胎瘤

第三节 肿瘤的形态和结构

一、肿瘤的大体形态

肿瘤的种类繁多，其大体形态是多种多样的，它和肿瘤的性质、发生部位和生长时间等因素有关。

（一）肿瘤的数目和大小

肿瘤数目不一，通常为单发。但某些肿瘤有多发的倾向，如子宫平滑肌瘤。继发肿瘤常为多个。肿瘤的体积大小不一，常与肿瘤的良恶性、生长时间及发生部位有一定关系。生长在狭小腔道（如颅腔、椎管）内的肿瘤一般较小，生长于体表或腹腔内的良性肿瘤常可较大。恶性肿瘤一般生长迅速，很快可引起转移和患者死亡。

（二）肿瘤的形状

肿瘤的形状多种多样，与其发生部位、组织来源、生长方式和肿瘤的良恶性密切相关。生长在组织深部者，良性瘤多呈结节状或分叶状，有时为囊状，具有完整包膜；恶性瘤则形状不规整，常呈树根状向周围浸润性生长，与周围组织分界不清。生长在皮肤及黏膜表面的肿瘤，良性瘤常向表面突出，形成息肉状、蕈状或乳头状；恶性瘤常呈菜花状，表面有坏死及溃疡，并向深部浸润。

（三）肿瘤的颜色

肿瘤的颜色与肿瘤组织起源、血供情况、色素多少、有无出血及坏死情况有关。良性一般接近其起源组织的颜色；如血管瘤呈暗红色，脂肪瘤呈黄色，纤维瘤呈灰白色。恶性肿瘤的切面色泽不均一，多呈灰白或灰红色，坏死区域可呈灰黄色。

（四）肿瘤的硬度

肿瘤的质地与肿瘤的种类、瘤细胞与间质的比例以及有无变性坏死等有关，不同肿瘤差别较大。如骨瘤、软骨瘤硬度大，脂肪瘤、脑星形细胞肿瘤质软。肿瘤内间质成分影响肿瘤硬度。瘤细胞多于间质的肿瘤一般较软，反之则较硬；瘤组织发生坏死时变软，有钙盐沉着（钙化）或骨质形成（骨化）时则变硬。

二、肿瘤的组织结构

一般将肿瘤组织分为实质和间质两部分，观察和认识肿瘤组织结构是进行肿瘤组织病理学诊断的基础。

（一）肿瘤的实质

肿瘤实质成分是指瘤组织内肿瘤细胞的总称，它是肿瘤的主要成分。通常根据镜下肿瘤细胞形态来识别肿瘤的组织起源，判断肿瘤细胞分化程度，从而进行肿瘤的分类、命名和组织学诊断，确定肿瘤的良恶性。肿瘤的实质通常只有一种成分，但少数肿瘤可以含有两种甚至多种实质成分。如乳腺纤维腺瘤中增生的纤维组织和腺组织均为肿瘤实质成分，畸胎瘤含有三个胚层来源的多种分化的肿瘤实质成分。

（二）肿瘤的间质

肿瘤组织中实质成分以外的成分一般都属于肿瘤间质，主要由结缔组织和血管组成，可有淋巴管。通常生长缓慢的肿瘤，其间质血管较少；而生长迅速的肿瘤，其间质血管和淋巴管较丰富。肿瘤间质对实质细胞起支持和营养作用，同时间质也是恶性肿瘤侵袭和转移的重要途径和条件。

（三）肿瘤的异型性

在胚胎学中，原始或幼稚细胞发育成为成熟细胞的过程称为分化。在肿瘤中，瘤细胞和组织与其起源组织的成熟细胞和组织存在一定程度的相似，这种相似程度即肿瘤分化程度。无论在瘤细胞形态还是在组织学结构上，肿瘤都与其来源的正常组织有不同程度的差异，这种差异性称为异型性。肿瘤异型性的大小反映了肿瘤的分化程度。异型性小，表示肿瘤与其来源的正常细胞和组织相似，分化程度高；异型性大，表示肿瘤分化程度低。异型性大小是区别肿瘤性增生和非肿瘤性增生、诊断良恶性肿瘤以及判断恶性肿瘤的恶性程度高低的主要组织学依据。恶性肿瘤常具有明显的异型性。

1.肿瘤组织结构的异型性　肿瘤组织结构的异型性是指肿瘤组织在空间排列方式上（包括瘤细胞的极向、排列的结构及其与间质的关系等方面）与其来源的正常组织之间存在的差异性。由于良性肿瘤的细胞异型性不明显，因此，诊断良性肿瘤的主要依据是其组织结构的异型性。恶性肿瘤组织结构异型性明显，表现为瘤细胞排列更为紊乱，失去正常的排列结构、层次或极向。

2.肿瘤细胞的异型性　良性肿瘤的瘤细胞分化较成熟，异型性小，而恶性肿瘤的瘤细胞具有明显异型性，尤其是细胞核的异型性，这是恶性肿瘤病理诊断的重要依据。

（1）肿瘤细胞的多形性：瘤细胞多形性是指瘤细胞形态和大小极不一致。形态不一，表现为有的瘤细胞呈圆形、卵圆形或多边形，有的呈梭形或不规则形，形状多种多样；大小不一，表现为大小差异大，小至淋巴细胞大小，大至数十倍、数百倍于正常细胞，体积巨大的瘤细胞称为瘤巨细胞。

（2）肿瘤细胞核的异型性：恶性肿瘤细胞核的体积大，胞核与胞浆的比例增大（正常为 1:4~1:6，恶性肿瘤细胞则接近 1:1）。核大小、形状不一，可出现双核、多核、巨核或畸形核。由于核内DNA增多，核着色加深，染色质呈粗颗粒状，分布不均匀，常堆积在核膜下，使核膜显得"增厚"。核仁肥大，数目也可增多（可达 3~5 个）。细胞核有丝分裂象不同程度地增多，甚至出现不对称性、多极性及顿挫型等核分裂象，称为病理性核分裂象，对诊断恶性肿瘤具有重要的价值。

（3）肿瘤细胞胞质特点：肿瘤细胞的胞质随着核蛋白体增多而嗜碱性增强。有些肿瘤细胞质内可出现异常物质或发生代谢产物堆积，如黏液、糖原、脂质、角质和色素等，有些物质还可分泌到细胞外。这些物质可用组织化学或免疫组织化学染色显示出来，有助于判断肿瘤组织起源。

第四节 肿瘤的生长和扩散

一、肿瘤的生长

（一）生长方式

肿瘤的生长方式与肿瘤部位、类型和良恶性有关。

1.膨胀性生长　是大多数良性肿瘤的生长方式。肿瘤逐渐增大，像膨胀的气球，将瘤周组织挤开，一般不侵袭周围正常组织。因此，肿瘤往往呈结节状，有完整包膜，与周围组织分界清楚。对周围组织的主要影响是挤压和阻塞。临床检查时肿瘤移动性良好，手术容易切除彻底，切除后一般也不复发。

2.浸润性生长　为大多数恶性肿瘤的生长方式。肿瘤实质侵入周围组织间隙、淋巴管和血管内，像树根扎入土壤一样，浸润并破坏周围组织。因此肿瘤无包膜，与邻近组织紧密连接在一起。临床检查时移动性差或固定。手术切除范围应适当扩大，否则术后易复发。

3.外生性生长　发生在体表、体腔或管道器官（如消化道、泌尿道等）表面的肿瘤，常向表面生长，形成向外突起的乳头状、息肉状、蕈状或菜花状肿物。良、恶性肿瘤都可呈现外生性生长。但恶性肿瘤在向表面呈外生性生长的同时，其基底部往往呈浸润性生长，而且常由于其生长迅速，血液供应不足，容易发生坏死脱落而形成底部不平、边缘隆起的恶性溃疡。

（二）生长速度

各种肿瘤的生长速度有很大差别，一般来说，良性肿瘤生长缓慢，有时可呈间断性的生长与停滞。恶性肿瘤生长快，短时间内即可形成明显的肿块，并由于血液及营养供应相对不足而易发生变性、坏死、出血及感染等继发性改变。良性肿瘤如果短期内生长突然加快，应考虑有恶变的可能。

二、肿瘤的扩散

恶性肿瘤不仅可以在原发部位继续生长，还可以发生肿瘤的扩散。

（一）直接蔓延

恶性肿瘤细胞常沿着组织间隙、淋巴管或血管外周间隙、神经束衣浸润，破坏邻近正常器官和组织，并继续生长。例如，胰头癌可蔓延到肝脏、十二指肠，晚期乳腺癌可穿过胸肌和胸腔蔓延至肺脏。

（二）转移

恶性肿瘤细胞从原发部位侵入淋巴管、血管或体腔，迁徙到他处而继续生长，可以形成与原发瘤同样类型的肿瘤，这个过程称为转移。所形成的肿瘤称为转移瘤。

1.淋巴道转移　恶性肿瘤细胞侵入淋巴管后，随淋巴流首先到达局部淋巴结，聚集于边缘窦，逐渐累及整个淋巴结，受累的淋巴结逐渐增大、变硬，切面呈灰白色。有时由于瘤组织侵出被膜而使多个淋巴结相互融合成团块。局部淋巴结转移后，可继续转移至下一站的其他淋巴结，最后可经胸导管进入血流再继续发生血道转移。有的肿瘤可以发生逆行转移或越过引流淋巴结发生跳跃式转移。上皮组织恶性肿瘤多经淋巴道转移。例如乳腺癌常先转移到同侧腋窝淋巴结；肺癌首先转移到肺门淋巴结。在临床上最常见的癌转移淋巴结是左锁骨上淋巴结，其原发部位多位于肺和胃肠道。

2.血道转移　恶性肿瘤细胞侵入血管后可随血流到达远隔器官继续生长，形成转移瘤。各种恶性肿瘤均可发生，尤多见于肉瘤、肾癌、肝癌、甲状腺滤泡性癌及绒毛膜癌。血道转移的途径与栓子运行途径相同，即进入体循环静脉的肿瘤细胞经右心到肺，在肺内形成转移瘤，例如绒癌的肺转移；侵入门静脉系统的肿瘤细胞，首先发生肝转移，例如胃、肠癌的肝转移等；进入肺静脉的肿瘤细胞或肺内转移瘤通过肺毛细血管而进入肺静脉的瘤细胞，可经左心随主动脉血流到达全身各器官，常见转移到脑、骨、肾及肾上腺等处；侵入与椎静脉丛有吻合支的静脉内的瘤细胞，可引起脊椎及脑内转移，例如前列腺癌的脊椎转移。

血道转移可见于许多器官，但最常见的是肺，其次是肝和骨。转移瘤的形态学特点是边界相对清楚并常多发散在分布，多位于器官近被膜处。有时由于瘤结节中央出血、坏死而下陷，可形成"癌脐"。

3.种植性转移　当肿瘤细胞侵及体腔器官表面时，瘤细胞可以脱落，种植在体腔内各器官的表面甚至侵入其下生长，形成转移瘤。如胃癌破坏胃壁突破浆膜后，可在腹腔脏器表面形成广泛的种植性转移。胃黏液癌经腹腔种植到卵巢表面浆膜再侵入卵巢，可形成卵巢的 Krukenberg 瘤。肺癌常在胸腔形成广泛的种植性转移。脑恶性肿瘤如小脑髓母细胞瘤亦可经过脑脊液种植性转移到脑的其他部位。经体腔转移常伴有体腔积液和脏器间粘连，积液多为血性。

第五节 肿瘤对机体的影响

肿瘤对机体的影响主要取决于肿瘤的生物学特性，生长部位、生长时间和有无并发症等各种因素。

一、良性肿瘤对机体的影响

良性肿瘤由于分化较成熟，生长缓慢，无浸润和转移，一般对机体影响较小。主要表现为：

（一）局部压迫和阻塞

这是良性肿瘤对机体的主要影响，如消化道良性肿瘤可引起肠梗阻或肠套叠，呼吸道良性肿瘤可引起严重的呼吸困难，颅内良性肿瘤压迫脑组织可引起相应的神经系统症状和体征。

（二）产生激素或激素样物质

内分泌腺的良性肿瘤因能引起某种激素分泌过多而对全身产生影响，如垂体前叶腺瘤可分泌大量的生长激素，在儿童可引起巨人症，在成年可引起肢端肥大症；胰岛细胞瘤可分泌过多的胰岛素，而引起阵发性低血糖；甲状旁腺瘤可产生过多的甲状旁腺激素，导致纤维囊性骨病等。

（三）继发性改变

良性肿瘤可发生继发性改变，并对机体造成不同程度的影响。如肠的乳头状腺瘤、膀胱的乳头状瘤和子宫黏膜下肌瘤等肿瘤，表面可发生溃疡而引起出血和感染；支气管壁的良性肿瘤阻塞气道后引起分泌物潴留可导致肺内感染。

二、恶性肿瘤对机体的影响

恶性肿瘤由于分化不成熟，生长快，破坏器官的结构，引起功能障碍，并可发生转移，因而对机体的影响严重。恶性肿瘤除可引起局部压迫和阻塞症状外，还可引起：

（一）破坏器官的结构和功能

恶性肿瘤可破坏原发部位并可通过浸润及转移破坏邻近以及远隔器官的组织结构。机体重要器官结构破坏引起的功能丧失是恶性肿瘤患者死亡的重要原因之一。如肝癌可破坏肝脏而引起肝功能衰竭，骨肉瘤可破坏骨而引起病理性骨折，胃癌可致胃穿孔而引起急性腹膜炎，食管癌可侵入气管使食物流入肺而引起急性肺炎。

（二）继发性改变

肿瘤侵蚀大血管，可引起致命的出血；肿瘤坏死后继发细菌感染，可产生恶臭及引起发热，严重感染可以致命；肿瘤压迫、浸润局部神经可引起顽固性疼痛。

（三）恶病质

恶性肿瘤晚期，肌体严重消瘦、无力、贫血和全身衰竭的状态称为恶病质，可导致患者死亡。其机制尚未完全阐明，可能由于进食减少、出血、感染、发热或因肿瘤组织坏死所产生的毒性产物等引起机体的代谢紊乱所致。此外，恶性肿瘤所致的顽固性疼痛、肿瘤快速生长消耗大量营养物质等，也是导致恶病质的重要因素。

（四）异位内分泌综合征和副肿瘤综合征

有些非内分泌腺发生的肿瘤能产生和分泌激素或激素类物质，引起内分泌紊乱而出现相应的临床症状，称为异位内分泌综合征。此类肿瘤以癌多见，如肺癌、胃癌、肝癌、胰腺癌、结肠癌；也可见于纤维肉瘤、平滑肌肉瘤、横纹肌肉瘤和未分化肉瘤等。这类肿瘤可产生促肾上腺皮质激素（ACTH）、甲状旁腺素（PTH）、胰岛素、抗利尿素（ADH）、人绒毛膜促性腺激素（HCG）、促甲状腺素（TSH）、生长激素（GH）、降钙素等十多种，可引起相应激素过多的临床症状。

由于肿瘤的产物（包括异位激素产生）或异常免疫反应（包括交叉免疫、自身免疫和免疫复合物沉着等）或其他不明原因，所引起内分泌、神经、消化、造血、骨关节、肾脏及皮肤等系统发生病变，出现相应临床表现，称为副肿瘤综合征。这些表现不是由原发肿瘤或转移瘤直接引起，而是通过产生某种物质间接引起的。认识此类肿瘤及相应综合征对于早期发现肿瘤和对肿瘤治疗有效性的判定具有十分重要的临床意义。

第六节 良性肿瘤与恶性肿瘤的区别

肿瘤的正确诊断对于临床治疗具有重要的实际意义。良性肿瘤一般易于治疗，疗效好；恶性肿瘤危害大，治疗措施复杂，疗效也不够理想。如果把恶性肿瘤误诊为良性肿瘤，就会延误治疗或治疗不彻底，造成复发、转移；如果把良性肿瘤误诊为恶性肿瘤，进行了不必要的损伤性治疗，就会使患者遭受伤害和负担。因此，区别良性肿瘤与恶性肿瘤十分重要。二者的区别主要依据病理形态学即肿瘤的异型性，并结合其生物学行为（侵袭、转移）综合判断和分析（见表5-2）。

表 5-2 良性肿瘤与恶性肿瘤的区别

	良性肿瘤	恶性肿瘤
分化程度	分化好，异型性小。与起源组织和细胞的形态相似	分化不好，异型性大，与起源组织和细胞的形态差别大
核分裂象	无或少，一般无病理性核分裂象	易见，可见多少不等的病理性核分裂象
生长速度	缓慢	较快
生长方式	常呈膨胀性或外生性生长，前者常有包膜形成，与周围组织一般分界清楚，故通常可推动	常呈浸润性或外生性生长，前者包膜不明显，与周围组织分界不清楚，通常不能推动，后者常伴有浸润性生长
继发改变	少见	常发生出血、坏死、溃疡等
转移	不转移	常有转移
复发	彻底切除后不复发或很少复发	手术难以彻底切除，治疗后容易复发
对机体的影响	较小，主要为局部压迫或阻塞作用。仅发生于重要器官时才引起严重后果	较大，除压迫、阻塞外，还可破坏邻近组织和器官，引起坏死、出血、合并感染，并可出现发热和恶病质

上述各项指标，单就哪一项来说都是相对的，必须综合判定。良性肿瘤与恶性肿瘤并没有绝对界限，有些肿瘤的组织形态和生物学行为介于二者之间，称为交界性肿瘤，如卵巢交界性浆液性乳头状囊腺瘤，此类肿瘤有恶变倾向，在一定的条件下可逐渐向恶性发展。恶性肿瘤的恶性程度也各不相同，有的较早发生转移，如鼻咽癌；有的转移较晚，如子宫体腺癌；有的几乎不发生转移，如皮肤的基底细胞癌。此外，肿瘤的良恶性也并非一成不变，某些良性肿瘤如不及时治疗，可转变为恶性肿瘤，称为恶变，如结肠息肉状腺瘤可恶变为腺癌。

第七节 常见肿瘤的举例

一、上皮组织肿瘤

（一）上皮组织良性肿瘤

1.乳头状瘤 被覆上皮发生的良性肿瘤。肿瘤向表面呈外生性生长，形成许多手指样或乳头状突起，并可呈菜花状或绒毛状外观。肿瘤根部常有蒂与正常组织相连。镜下，每一乳头表面覆盖增生的上皮，乳头轴心由具有血管的分支状结缔组织间质构成。常见于外阴、鼻腔、喉、膀胱、输尿管和肾盂等处。

2.腺瘤 腺上皮发生的良性肿瘤，多见于甲状腺、卵巢、乳腺、涎腺和肠等处。黏膜的腺瘤多呈息肉状。腺器官内的腺瘤则多呈结节状，且常有包膜，与周围正常组织分界清楚。根据腺瘤的组成成分或形态特点，又可将其分为囊腺瘤、纤维腺瘤、多形性腺瘤和息肉状腺瘤等类型。

（1）囊腺瘤：由于腺瘤中的腺体分泌物淤积，腺腔逐渐扩大并互相融合，肉眼上可见到大小不等的囊腔。囊腺瘤常发生于卵巢，偶见于甲状腺及胰腺。卵巢囊腺瘤主要有两种类型：一种为腺上皮向囊腔内呈乳头状生长，并分泌浆液，故称为浆液性乳头状囊腺瘤；另一种分泌黏液，常为多房性，囊壁光滑，称为黏液性囊腺瘤。其中浆液性乳头状囊腺瘤较易发生恶变，转化为浆液性囊腺癌。

（2）纤维腺瘤：常发生于女性乳腺，是乳腺常见的良性肿瘤。肿瘤有完整包膜，切面分叶状、有裂隙。镜下，见乳腺导管扩张，上皮增生；纤维间质增生明显并有黏液样变，常挤压导管。

（3）多形性腺瘤：由腺组织、黏液样及软骨样组织等多种成分混合组成。常发生于涎腺，特别是腮腺。本瘤生长缓慢，但切除后可复发，少数可以发生恶变。

（4）息肉状腺瘤：又称腺瘤性息肉。发生于黏膜，可呈息肉状、乳头状或绒毛状，常有蒂与黏膜相连。多见于直肠和结肠。表面呈乳头状或绒毛状者恶变率较高。结肠多发性腺瘤性息肉病常有家族遗传性，不但癌变率高，而且易早期发生癌变。

（二）上皮组织恶性肿瘤

癌是人类最常见的一类恶性肿瘤，多见于40岁以上的人群。癌常以浸润性生长为主，故与周围组织分界不清。发生在皮肤、黏膜表面者外观上常呈息肉状、蕈伞状或菜花状，表面常有坏死及溃疡形成；发生在器官内的常为不规则的结节状并呈树根状或蟹足状向周围组织浸润。切面常为灰白色，质地较硬，较干燥。镜下，癌细胞可呈腺状、巢状或条索状排列，与间质分界清楚，网状纤维出现在癌巢的周围。

1.鳞状细胞癌　简称鳞癌，常发生在身体原有鳞状上皮覆盖的部位，如皮肤、口腔、唇、子宫颈、阴道、食管、喉、阴茎等处，也可发生在有鳞状上皮化生的部位，如支气管、胆囊、肾盂等处。肉眼上，鳞癌外观常呈菜花状，表面有坏死脱落时可形成溃疡状；切面可见癌组织向深层浸润性生长，边界不清。镜下，癌细胞呈团状分布，形成癌巢，与间质界限清楚。高分化鳞癌的癌巢中，癌细胞间可见到细胞间桥，癌巢中央可见层状或团状角化物，称为角化珠或癌珠。

2.基底细胞癌　多见于老年人面部如眼睑、颊及鼻翼等处。癌巢主要由浓染的基底细胞样癌细胞构成。此癌生长缓慢，表面常形成溃疡，并可浸润破坏深层组织。但几乎不发生转移，对放射治疗很敏感，临床上呈低度恶性经过。

3.移行细胞癌　来源于肾盂、膀胱等处尿路上皮。临床上常有无痛性血尿。肿瘤常为多发，呈乳头状或菜花状，可溃破形成溃疡或广泛浸润深层组织。镜下，癌细胞似移行上皮，呈多层排列，有异型性。

4.腺癌　腺上皮发生的恶性肿瘤。根据其形态结构和分化程度，可分为管状腺癌、黏液癌、髓样癌等。

（1）管状腺癌：较多见于胃、肠、甲状腺、胆囊、子宫体和卵巢等处。癌细胞形成大小不等、形状不一、排列不规则的腺样结构，即癌巢，细胞常排列成多层，核大小不一，核分裂象多见。当腺癌伴有大量乳头状结构时称为乳头状癌；腺腔高度扩张呈囊状的腺癌称为囊腺癌；伴乳头状生长的囊腺癌称为乳头状囊腺癌。

（2）黏液癌：常见于胃和大肠。肉眼观，癌组织呈灰白色半透明如胶冻样，又称为胶样癌。镜下黏液可堆积在腺腔内，并可由于腺体的崩解而形成黏液湖，则称其为黏液腺癌；若黏液聚积在癌细胞内，将核挤向一侧，使该细胞呈印戒状，称为印戒细胞癌。

（3）髓样癌：属一种低分化腺癌，恶性程度较高。多发生于乳腺和甲状腺。癌巢为实体性，癌巢较大而多，无腺样结构，癌细胞异型性明显，核分裂象多见；间质结缔组织相对较少，并可伴有较丰富的淋巴细胞浸润，质软如脑髓，所以称为髓样癌。

（三）癌前病变、非典型性增生及原位癌

1.癌前病变　癌前病变是指具有癌变潜在可能性的病变，即这些病变长期存在并经演变有可能转变为癌。临床上常见的癌前病变有以下几种：黏膜白斑；乳腺增生性纤维囊性变；结肠、直肠的息肉状腺瘤；慢性萎缩性胃炎及胃溃疡；慢性溃疡性结肠炎；皮肤慢性溃疡；肝硬化。

2.非典型性增生　是癌前病变的形态学改变。指增生的上皮细胞形态和结构出现一定程度的异型性，但还不足以诊断为癌。表现为增生的细胞大小不一，核大深染，核浆比例增大，核分裂象增多，但一般不见病理性核分裂；细胞层次增多、排列较乱，极性消失。非典型性增生多发生于鳞状上皮，也可发生于腺上皮。鳞状上皮的非典型性增生，根据其异型性程度和/或累及范围可分为轻、中、重度三级。轻、中度非典型性增生（分别累及上皮质下部的1/3和2/3），在病因消除后可恢复

正常。而重度非典型性增生（累及上皮质下部超过 2/3 尚未达全层）则很难逆转，常转变为癌。

3.原位癌　指异型增生的细胞已累及上皮的全层，但尚未侵破基底膜而向下浸润生长者。例如子宫颈、食管及皮肤的原位癌。原位癌是一种早期癌，如果早期发现和积极治疗，可防止其发展为浸润性癌，从而提高癌的治愈率。

二、间叶组织肿瘤

（一）间叶组织良性肿瘤

1.纤维瘤　外观呈结节状，有包膜，切面灰白色，可见编织状的条纹，质地韧硬，常见于四肢及躯干的皮下。瘤细胞由分化良好的纤维细胞构成，呈编织状排列，瘤细胞间有丰富的胶原纤维。此瘤生长缓慢，手术切除后不再复发。

2.脂肪瘤　常见于背、肩、颈及四肢近端的皮下组织。外观为扁圆形或分叶状，有包膜、质地柔软，切面色淡黄，有油腻感。肿瘤大小不一，单发或多发。镜下与正常脂肪组织的主要区别在于有包膜和纤维间隔。脂肪瘤一般无症状，极少恶变，手术易切除。

3.脉管瘤　分为血管瘤及淋巴管瘤两类，其中血管瘤最常见，多为先天性，常见于儿童的头面部皮肤。内脏血管瘤以肝脏最多见。血管瘤又分为毛细血管瘤（由增生的毛细血管构成）、海绵状血管瘤（由扩张的血窦构成）及混合型血管瘤（即两种改变并存）三种。肉眼上无包膜，呈浸润性生长，在皮肤或黏膜可呈突起的鲜红斑块，或呈暗红、紫红色斑，内脏血管瘤多呈结节状。血管瘤一般随身体发育而长大，成年后即停止发展，较小者可自然消退。淋巴管瘤由增生的淋巴管构成，内含淋巴液。淋巴管可呈囊性扩大并互相融合，内含大量淋巴液，称为囊状水瘤，多见于小儿颈部。

4.平滑肌瘤　最多见于子宫，其次为胃肠道。瘤组织由形态比较一致的梭形平滑肌细胞构成。瘤细胞互相编织呈束状或呈栅状排列，核呈长杆状，两端钝圆，核分裂象少见。

（二）间叶组织恶性肿瘤

间叶组织恶性肿瘤统称肉瘤。肉瘤比癌少见，多发于青少年。肉眼观呈结节状或分叶状。由于其生长较快，除浸润性生长外，也可挤压周围组织形成假包膜。肉瘤体积常较大，质软，切面多呈灰红色或灰白色，质地细腻，湿润，呈鱼肉状，故称肉瘤。肉瘤易发生出血、坏死、囊性变等继发改变。镜下，肉瘤细胞大多弥漫分布，不形成细胞巢，与间质分界不清，肉瘤细胞间有纤细的网状纤维。肿瘤间质结缔组织少，但血管丰富，故肉瘤先易发生血道转移。区分癌与肉瘤，对肿瘤的病理诊断及临床治疗均有实际意义（见表 5-3）。

表 5-3　癌与肉瘤的区别

	癌	肉瘤
组织来源	上皮组织	间叶组织
发病率	较常见，约为肉瘤的 9 倍，多见于 40 岁以上成人	较少见，大多见于青少年
大体特点	质较硬、色灰白、较干燥	质软、色灰红、湿润、鱼肉状
组织学特点	多形成癌巢，实质与间质分界清楚，纤维组织常有增生	肉瘤细胞多弥漫分布，实质与间质分界不清，间质内血管丰富，纤维组织少
网状纤维	癌细胞间多无网状纤维	肉瘤细胞间多有网状纤维
转移	多经淋巴道转移	多经血道转移

常见的肉瘤有以下几种：

1.纤维肉瘤　来自纤维结缔组织的肉瘤，其发生部位与纤维瘤相似，以四肢皮下组织为多见。

分化好的纤维肉瘤，瘤细胞多呈梭形，异型性小，与纤维瘤有些相似；分化差者有明显异型性。纤维肉瘤分化好者生长缓慢，转移及复发少见；分化差者生长快，易发生转移，切除后易复发。

2.脂肪肉瘤　是肉瘤中较常见的一种。多见于40岁以上的成人，常发生在大腿及腹膜后等深部软组织。肉眼观大多数肿瘤呈结节状或分叶状，表面常有一层假包膜，黄红色有油腻感，有时可呈鱼肉状或黏液样外观。镜下，肿瘤细胞大小形态各异，可见分化差的星形、梭形、小圆形或呈明显异型性和多样性的脂肪母细胞，胞浆内含有大小不等的脂肪空泡，也可见成熟的脂肪细胞。

3.平滑肌肉瘤　较多见于子宫及胃肠道，偶可见于腹膜后、肠系膜，大网膜及皮下软组织。患者多见于中老年人。肉瘤细胞多呈梭形，呈轻重不等的异型性。

4.骨肉瘤　起源于骨母细胞，是最常见的骨恶性肿瘤。常见于青少年。好发于四肢长骨，尤其是股骨下端和胫骨上端。肉眼观肿瘤位于长骨干骺端，呈梭形膨大，切面灰白色鱼肉状，常见出血坏死，侵犯破坏骨皮质，并可侵犯周围组织。肿瘤表面的骨外膜常被瘤组织掀起，上下两端可见骨皮质和掀起的骨外膜之间形成三角形隆起，在X线上称为Codman三角。此外，在被掀起的骨外膜和骨皮质之间可形成与骨表面垂直的放射状反应性新生骨小梁，在X线上表现为日光放射状阴影，这种现象与Codman三角对骨肉瘤的诊断具有特异性。镜下见瘤细胞由明显异型性的梭形或多边形肉瘤细胞组成，瘤细胞可直接形成肿瘤性骨样组织或骨组织是病理诊断骨肉瘤的最重要组织学依据。骨肉瘤呈高度恶性，生长迅速，常在发现时已经有血行转移至肺。

三、神经外胚叶源性肿瘤

神经外胚叶起源的肿瘤种类繁多，包括中枢神经系统肿瘤、周围神经系统肿瘤、能分泌多肽激素及胺的APUD系统来源的肿瘤、视网膜母细胞瘤、色素痣和黑色素瘤等。

1.视网膜母细胞瘤　是来源于视网膜胚基的恶性肿瘤。绝大多数发生在3岁以内的婴幼儿。多为单侧。肉眼观肿瘤为灰白色或黄色的结节状物，切面有明显的出血及坏死，并可见钙化。肿瘤最初在视网膜上生长，以后向周围浸润性生长。镜下见肿瘤由小圆形细胞构成，核圆形、深染，核分裂象多见，有的瘤细胞围绕一空腔做放射状排列，形成菊形团。转移一般不常见，如发生转移时多经血道转移至骨、肝、肺、肾等处。淋巴道转移只在眼眶软组织被累及时才发生，多转移到耳前及颈淋巴结。预后不良，多在发病后一年半左右死亡。偶见自发性消退。

2.色素痣与黑色素瘤

（1）皮肤色素痣：来源于表皮基底层的黑色素细胞（痣细胞），为良性错构性增生性病变，但有的可恶变成为黑色素瘤。根据其在皮肤组织内发生的部位不同，可分为交界痣（即痣细胞在表皮和真皮的交界处生长，形成痣细胞巢，此型较易恶变）、皮内痣（是最常见的一种，痣细胞在真皮内呈巢状或条索状排列）和混合痣（即交界痣和皮内痣兼而有之）三种。如色素痣的色素加深，体积增大，生长加快或破溃，发炎或出血等可能是恶变的象征。

（2）黑色素瘤：又称恶性黑色素瘤，是一种能产生黑色素的高度恶性肿瘤。大多见于30岁以上成人，发生于皮肤者以足底、外阴及肛门周围多见。可以一开始即为恶性，但通常由交界痣恶变而来。此瘤也可发生于黏膜和内脏器官。肉眼观肿瘤突出或稍突出于皮肤表面，多呈黑色，与周围组织界限不清。镜下黑色素瘤的组织结构呈多样性，瘤细胞可呈巢状、条索状或腺泡样排列。瘤细胞可呈多边形或梭形，核大，常有粗大的嗜酸性核仁。胞浆内可有黑色素颗粒。黑色素瘤的预后多数较差，晚期可有淋巴道及血道转移。

四、多种组织构成的肿瘤

由两种或两种以上不同类型的组织构成的肿瘤，称为混合瘤。最复杂的混合瘤是畸胎瘤，由来源于多个胚层的各种类型组织混杂在一起构成。此外，肾母细胞瘤和癌肉瘤因成分多样也属于混合瘤。

（一）畸胎瘤

畸胎瘤是由种质细胞或胚胎干细胞衍生而来的瘤性组织，多含有两个以上胚层的多种组织成分，排列结构错乱。根据外观又可分为囊性和实性两种；根据其组织分化成熟程度不同，又分为良性畸胎瘤和恶性畸胎瘤。畸胎瘤常发生于卵巢和睾丸，偶尔可见于纵隔、骶尾部、腹膜、松果体等部位。实性者多为恶性。

（二）癌肉瘤

同一肿瘤中既有癌又有肉瘤成分的恶性肿瘤称为癌肉瘤。癌的成分可为鳞癌、腺癌或未分化癌等；肉瘤成分可为纤维肉瘤、平滑肌肉瘤、横纹肌肉瘤、骨肉瘤、软骨肉瘤等。癌和肉瘤成分可按不同比例混合，通常含癌和肉瘤成分各一种，偶尔不止一种，如腺癌与平滑肌肉瘤和骨肉瘤混合。

第六章 运动系统

运动系统由骨、骨连结及骨骼肌组成。骨通过骨连结互相连结组成骨骼。骨骼肌附于骨上，在神经系统支配下引起各种运动。运动系统构成人体支架，并有支持和保护功能。

第一节 骨 骼

一、骨

（一）骨的形态

骨是一个器官，由骨细胞、胶原纤维和骨基质构成。占成人体重的 1/5，而新生儿仅占 1/7。骨的形状与其功能有关，按骨的形态可分为长骨、短骨、扁骨及不规则骨四类。长骨呈中空管状，分布于四肢，如肱骨、股骨等。长骨中部细长称骨干，两端膨大称骺，在肢体运动中起杠杆作用。短骨呈立方形，位于连结牢固、运动较复杂的部位，如腕骨、跗骨等。扁骨较宽呈板状，主要构成颅腔、胸腔和盆腔的壁，对器官起保护和支持作用，如顶骨、髋骨。不规则骨形状不规则，如椎骨等。由于骨与邻近骨的连接或肌肉附着、神经和血管的通过等，使其外形有沟、孔、凹、窝、突起等结构特点。

（二）骨的构造

骨由骨质、骨膜、骨髓和血管等构成。

1.骨质　是骨的主要成分，分为骨密质和骨松质。骨密质坚硬，抗压，构成长骨干和其他类型骨及骺的外层。骨松质由骨小梁构成，呈海绵状，分布于骨骺或短骨内部，骨小梁的排列与骨所承受力的方向一致。

2.骨膜　是一层纤维结缔组织膜，覆于关节面以外的骨表面上。骨膜含有丰富的血管、神经、成骨细胞和破骨细胞，对骨的营养、生长和再生有重要意义。如骨膜剥离太多或损伤过大，则骨折愈合困难。

3.骨髓　骨髓充填于骨髓腔和骨松质间隙内，分红骨髓和黄骨髓。胎儿和幼儿的红骨髓内含有大量不同发育阶段的红细胞和某些白细胞，有造血功能。随着年龄增大，骨髓腔内的红骨髓逐渐为脂肪所代替，成为黄骨髓。然而骨骺内终生是保持着造血功能的红骨髓，因此临床上常选择髂骨进行骨髓穿刺。

（三）骨的理化特性

成年人的骨由 1/3 的有机质（主要是骨胶原纤维和粘多糖蛋白）和 2/3 的无机质（主要是碱性磷酸钙）组成，使骨既坚硬又有一定弹性。幼儿的骨有机质和无机质各占一半，故较柔韧，易变形，遇到暴力可发生不完全性骨折。老年人骨无机质相对较多些，骨的脆性较大，易骨折。

（四）骨折愈合

骨的再生能力很强。骨折愈合的预后与骨折的原因、骨折的部位、错位的程度等因素相关。一般而言，复位良好的骨折，数月内可完全愈合。骨折愈合的过程包括以下几个阶段：

1.血肿形成　骨折时骨折两端及周围软组织常伴有大量出血，形成血肿，可在数小时后发生凝固，并出现轻度的炎症反应。

2.纤维性骨痂形成　骨折后 2~3d，血肿开始由肉芽组织取代并机化，继而发生纤维化，形成纤维性骨痂。骨折局部呈梭形肿胀，起连接、固定骨折断端的作用。纤维性骨痂中含有的成纤维细胞实质上多是软骨母细胞及骨母细胞的前身。

3.骨性骨痂形成　上述纤维性骨痂逐渐分化出骨母细胞，并形成类骨组织，再钙化转变成编织骨，即骨性骨痂。纤维性骨痂的软骨组织也经软骨化骨过程演变为骨组织，至此骨性骨痂形成。

4.骨痂改建或再塑　编织骨结构不够致密，骨小梁排列比较紊乱，不能达到正常功能的需要，需改建为成熟的板层骨，恢复骨小梁的排列结构及骨皮质和髓腔的正常关系。改建是在破骨细胞的骨质吸收及成骨细胞的新骨质形成的协调作用下完成的。

（五）骨质疏松症

骨质疏松症是指骨小梁的数量绝对值减少，而骨小梁的结构及骨基质的钙化均正常。骨质疏松乃由于各种原因引起的骨形成减少或骨吸收增强或两者兼而有之所致。骨质疏松症可分为局限型与弥漫型两种。

1.局限型骨质疏松症　多因患肢的长期不活动或瘫痪引起，如见于小儿麻痹症或骨结核治疗时，大约数周内即可出现，表现为松质骨的小梁减少、变细，皮质骨变薄、变疏松。X 线检查可以早期发现，病变为灶性，特别在软骨下的关节或干骺端明显，可能因该处骨质代谢较旺盛所致。在肌肉恢复运动时，骨小梁形成增加，可逐渐恢复正常状态，尤其在小儿比较明显。

2.全身性骨质疏松症　由于：①营养缺乏：如蛋白质、钙或维生素 C 或 D 缺乏。②多种内分泌系统疾患，如 Cushing 综合征、甲状腺功能亢进或性腺功能低下。以上也称为继发性骨质疏松症。另有一种原发性或特发性骨质疏松症，常见于中年以后，女性比男性多见，特别是绝经期后妇女更为多见，故也称为老年或绝经期后骨质疏松症。其发生机制尚未完全阐明，可能由于雌激素缺乏，促进骨质吸收有关。患者血清碱性磷酸酶及钙、磷水平均正常，故和骨软化不同。有人报告服用雌激素可使此种骨质吸收停止，并增加钙的存留。本病也可见于卵巢切除后的年轻妇女。

全身性骨质疏松症可导致脊柱塌陷，椎骨凹陷，常易发生压迫性骨折及疼痛。长骨的轻微外伤即可引起骨折，尤其常见于股骨颈部，其次为腕及肱骨上端。

二、骨连结

骨与骨之间借纤维组织、软骨或骨组织相连，构成骨连结。由于身体各部分骨的形态和功能不同，按其连结的方式分为两类，即直接连结和间接连结。直接连结是骨与骨之间由纤维组织（如颅骨之间的缝）或软骨（如椎体之间的椎间盘）直接连结，其间无间隙，不活动或仅有少许活动。间接连结又称关节，是人体骨连结的主要形式，相对的骨面（关节面）之间有腔隙及滑液，周围借纤维组织相连，因而能做较大的活动。

（一）关节的结构

1.关节面　是相邻两骨的接触面，一般为一凸一凹，即关节头和关节窝。关节面上覆盖光滑的关节软骨，可以减少运动时的摩擦、震荡和冲击。

2.关节囊　由结缔组织构成的膜性囊，附于关节面以外的骨面密闭关节腔。关节囊分两层，外层为纤维层，厚而坚韧；内层为滑膜层，薄而柔润。滑膜层能分泌滑液，可以润滑并减少关节在运动时的摩擦。

3.关节腔　即关节囊内、关节面之间密封的腔隙，内含少量滑液。

关节除具有以上三个基本结构外，还有不同形态的辅助结构，以适应关节的灵活性和稳定性。如韧带，由致密结缔组织束构成，分布在关节囊内或囊外，具有加强连接、增加稳固性的作用。关节盘由纤维软骨构成，位于两骨关节面之间，能缓和外力对关节的冲击。

（二）关节的运动形式

1.屈和伸　运动时两骨腹侧面互相靠拢，夹角变小称屈；相反，角度增大为伸。如指关节的屈、伸动作。

2.内收和外展　运动时骨向躯干正中线靠拢为内收，远离正中线为外展。如肩关节能使上肢外展或内收。

3.旋转　围绕垂直轴或本身的纵轴转动称旋转，如头可以左右旋转。

4.环转　运动时骨的近端在原地转动，而远端做圆周动作。

三、骨骼的分部与组成

成人共有骨206块，各骨以骨连结互相结合构成骨骼，按部位不同，可分为颅骨（29块）、躯干骨（51块）和四肢骨（126块）三部分。

（一）颅骨及连结

颅由23块骨组成（3对听小骨未计入）。除下颌骨及舌骨外，其余骨借缝或软骨牢固相连，保护、支持和容纳脑、感觉器官及消化系统和呼吸系统的起始部分。颅分为脑颅和面颅两部分。脑颅位于颅的后上方，容纳脑。面颅位于前下方，形成面部的轮廓。

1.脑颅　由额骨、顶骨、颞骨、枕骨和蝶骨等共同围成颅腔。脑颅可分为颅盖和颅底两部。颅盖各骨之间以结缔组织相连称之为缝。有冠状缝、矢状缝、人字缝和蝶顶缝等。颅底内面承托脑，有三个呈阶梯状的窝与脑底面形状相适应。颅底内、外面有很多孔和裂，有脑神经、血管出入，如颅后窝的枕骨大孔，脊髓通过此孔与脑相连。

2.面颅　面颅各骨分别围成眶腔、鼻腔和口腔。眼眶容纳眼球及附属结构，呈锥体形，前宽，后尖，有视神经管与颅中窝相通。骨性鼻腔位于面颅中央，由鼻中隔分为左、右两部。鼻腔周围的颅骨内有大小不同的含气骨腔，称鼻旁窦，开口于鼻腔外侧壁上，能调节进入鼻腔内空气的温度和湿度。骨性口腔由上、下颌骨等组成，围成牙槽突及牙齿，与鼻腔以硬腭相隔。下颌骨的下颌头与颞骨的下颌窝构成颞下颌关节，能使下颌骨上提、下降、前进、后退及侧方移动。它不仅具有咀嚼功能，还参与语言活动。

（二）躯干骨及连结

躯干骨由椎骨、12对肋骨和胸骨组成。

1.脊柱　位于躯干背部中央，由24块椎骨（颈椎7块，胸椎12块，腰椎5块）、1块骶骨（5块骶椎融合而成）和1块尾骨（4块尾椎融合而成）组成。每块椎骨由椎体和椎弓两部分构成，二者合围成椎孔。相邻椎体以椎间盘相连，椎弓的上、下有关节突，分别与相邻关节组成椎间关节。椎弓与椎体相接处较细称椎弓根，相邻椎骨的椎弓根之间围成椎间孔，有脊神经通过。椎体前、后面都有韧带加强。脊柱是人体躯干的支架，上承头颅，下部与髋骨相连，构成骨盆，将人体重力传给下肢，故椎体由上向下逐渐增大。椎间盘由外部环形的纤维环及内部的髓核组成，纤维环牢固地连接椎体，允许脊柱向各种方向的运动，富有弹性的髓核可承受压力、缓冲震荡。从侧面可见脊柱呈颈、胸、腰、骶4个弯曲，形似弹簧，可减少运动时对脑的振荡。

2.胸廓　由12块胸椎、12对肋骨和1块胸骨构成。成人胸廓近似圆锥体，上窄下宽，横径大于前后径。有上、下两口，胸廓上口的前缘低于后缘，下口不规则。其前壁正中有胸骨，侧壁有12对弯曲成弓状的肋，肋骨后端与胸椎构成关节，1～7肋骨前端与胸骨两侧构成关节，8～10肋软骨连于上位肋软骨，形成左右肋弓，第11、12肋骨前端游离，相邻肋骨之间的间隙称肋间隙。胸廓内有心、肺、肝和脾等重要器官，起保护和支持的作用，并参与呼吸运动。

（三）四肢骨及连结

上、下肢骨的组成基本相同，分为肢带部和游离部。上肢骨包括上肢带骨（肩胛骨和锁骨）和上肢骨的游离部（肱骨、桡骨、尺骨、腕骨、掌骨和指骨）。下肢骨包括下肢带骨（髋骨）和下肢骨的游离部（股骨、胫骨、腓骨、跗骨、跖骨和趾骨）。

1.上肢骨骼 上肢骨骼纤细轻小，关节囊薄而松弛，关节腔大，韧带少而弱，运动灵活。上肢带的肩胛骨与脊柱借肌肉联系，左右锁骨内端与胸骨相连，外端将肩胛骨支撑于胸廓外，保证上肢的灵活运动。肩关节由肱骨头与肩胛骨关节盂构成，肱骨头大，关节盂浅，关节囊薄而松弛，能做三轴性运动。由肱骨下端与尺骨、桡骨的上端构成的肘关节和桡尺连结，能使肘部屈、伸，又能使前臂和手做旋后、旋前动作。桡骨和尺骨下端与近侧列腕骨构成可屈伸又可收展的桡腕关节。手的骨骼较小而数量多，结构复杂，有利于手的精细动作。

2.下肢骨骼 下肢骨骼坚实粗壮，关节常有韧带加强，稳定性强。骨盆由髋骨、骶骨和尾骨构成一完整骨环，利于重力的传递，同时容纳并保护盆腔内脏器，如膀胱、直肠、子宫、卵巢等。髋骨的髋臼与股骨头构成髋关节，股骨下端、胫骨上端及髌骨组成膝关节，韧带多而紧，关节腔小，结合紧密。下肢的胫、腓骨上端构成微动的胫腓关节，下端为韧带联合，二骨体间借骨间膜紧密连结。胫、腓骨下端与距骨滑车构成踝关节，结构牢固。附骨和跖骨借其连结而形成足弓，具有弹性，减少跳跃时对身体的冲击。

第二节 骨骼肌

骨骼肌是随意肌，受躯体神经支配，产生收缩和舒张，完成各种躯体运动。

一、肌肉的一般形态与功能

（一）肌肉的形态与构造

每块骨骼肌由肌腹和肌腱两部分构成。肌腹主要由肌纤维组成，色红，柔软，有舒缩功能。肌腹外包有结缔组织外膜。由肌外膜发出纤维隔进入肌腹内将其分割为较小的肌束。肌腱位于肌腹两端，主要由平行的胶原纤维束构成，色白，坚韧，无收缩功能，肌肉一般以腱附着在骨骼上。

肌的形态多种多样，按其外形大致可分为长肌、短肌、阔肌和轮匝肌四种。长肌多分布在四肢，收缩时可引起大幅度的运动。短肌多分布在躯干深部，具有明显的节段性，收缩幅度较小。阔肌扁而薄，多分布在胸腹壁，除运动外兼有保护内脏的作用。轮匝肌主要由环形的肌纤维构成，位于孔裂的周围，收缩时可以关闭孔裂。

（二）肌肉的起止点、配布和作用

肌肉通常以两端附着于两块或两块以上的骨面，中间跨过一个或多个关节。肌肉收缩时，使两骨彼此靠近而产生运动。肌肉的配布特点与人体直立姿势，行走、劳动及身体重心位置有关。通常把接近身体正中线的附着点称为肌肉的起点或定点，另一端称止点或动点。在实际生活中，由于运动复杂多样化，肌肉的起点、止点也可以相互置换。在日常活动时，任何一个动作均由几组肌群在神经系统的统一支配下共同完成，这些肌或肌群分别跨越关节的不同方面，因而产生不同方向的运动。

此外，在肌肉周围有许多协助肌肉进行活动的辅助结构，包括筋膜和腱鞘等。

1.筋膜　分浅筋膜与深筋膜。浅筋膜位于真皮之下，包被全身各部。由疏松结缔组织构成，内含浅动脉、皮下静脉、皮神经和脂肪等。深筋膜位于浅筋膜深面，遍布全身。由致密结缔组织构成，包裹肌肉并插入肌群附着于骨上，构成肌间隔，使肌肉能单独进行活动，免受摩擦。深筋膜还可包绕血管和神经等组成血管神经鞘。在病理情况下，筋膜与脓液的潴留、限制炎症的扩散、推测蔓延方向有密切关系。

2.腱鞘　是包围在某些活动幅度较大、与坚硬骨面邻近的肌腱（如手指、足趾等处）表面的鞘管，使肌腱固定于一定位置并减少与骨面的摩擦。

二、人体肌肉的分部

人体肌肉分为躯干肌、头肌、上肢肌和下肢肌四部。

（一）躯干肌

躯干肌可分为背肌、颈肌、胸肌、膈肌、腹肌及会阴肌。

1.背肌　位于躯干后面的肌群，可分为浅、深两层。浅层为阔肌，主要有斜方肌和背阔肌。斜方肌可上提、下降肩部，使肩胛骨向脊柱靠拢。背阔肌可使上肢内收、后伸和旋内。深层肌群主要有位于脊柱两侧的竖脊肌，下起骶骨和髂骨，上止椎骨、肋骨和枕骨，可使脊柱后伸和仰头。

2.颈肌　颈浅肌群的胸锁乳突肌是颈部重要体表标志，该肌位于颈前外侧，收缩时使头向同侧倾斜，脸转向对侧。颈深层肌肉位于颈椎的前方与两侧，是脊柱的屈肌或侧屈肌。

3.胸肌　浅层的胸大肌宽而厚，覆盖胸廓前壁的大部，当上肢上举时可上提肋骨，以助吸气。位于胸廓侧壁的前锯肌，可拉肩胛骨向前，助臂上举。位于11个肋间隙内的肋间外肌和肋间内肌是呼吸肌，肋间外肌能提肋助吸气，肋间内肌可降肋助呼气。

4.膈肌　为向上膨隆呈穹窿形的阔肌，位于胸腹腔之间。肌束起自胸廓下口，止于中央的中心腱，分隔胸腹腔。膈肌收缩时穹窿下降，扩大胸腔；松弛时穹窿回升，缩小胸腔。膈肌与腹肌同时收缩能增加腹压，协助排便、呕吐及分娩等活动。膈上有三个裂孔，分别为腔静脉孔、食管裂孔和主动脉裂孔。

5.腹肌　腹前壁、侧壁和后壁的大部分均为腹肌构成。腹肌上附着于胸廓下部，下附着于骨盆。腹前壁正中线两侧有一对纵行的腹直肌，两侧是三层宽阔扁肌，即腹外斜肌、腹内斜肌和腹横肌，这三层肌的肌束方向彼此交叉，各肌的腱膜向前包绕腹直肌于腹前壁正中线，终于白线。腹外斜肌腱膜的下缘卷曲增厚，称为腹股沟韧带。在腹前外侧壁的下部及腹股沟韧带内侧部的上方有一个斜行的肌和腱之间的裂隙，长约4.5cm，称腹股沟管，有男性精索和女性子宫圆韧带通过。在病理情况下，腹腔内容物可经腹股沟管下降入阴囊，构成腹股沟斜疝。

6.会阴肌　骨盆的下口由软组织封闭。此区呈菱形，前部三角区有会阴肌及筋膜、尿道和女性阴道穿过。后部三角区有盆膈覆盖于该肌上、下面的筋膜，有直肠通过。盆膈及会阴肌除承托盆腔脏器外，还对尿道、阴道和肛门有括约作用。

（二）头肌

头肌可分为面肌和咀嚼肌二部。

1.面肌　分布于头面部皮下，位于眼裂、口裂周围，分为环形肌和辐射肌两种，可使眼裂、口裂张开或闭合，能显示喜、怒、哀、乐各种表情。

2.咀嚼肌　是作用于下颌关节的肌肉，如颞肌和咬肌，能上提下颌骨，参加咀嚼运动。

（三）上肢肌

上肢肌可分为上肢带肌、臂肌、前臂肌和手肌四部。

1.上肢带肌　可运动肩关节，如三角肌，从前、后、外三方包绕肩关节，构成圆隆的肩部，使上臂外展。

2.臂肌　分前、后两群。前群的肱二头肌是强有力的屈肘肌肉，后群的肱三头肌为伸肘肌肉。前臂肌数目多，且多是长肌，分别跨越肘、腕、掌、指各部。

3.前臂肌　分前、后两群。前肌群位于尺、桡骨前面，主要有屈腕、屈指和使前臂旋前的肌肉。后肌群位于尺、桡骨后面，主要有伸腕、伸指和使前臂旋后的肌肉。

4.手肌　除有从前臂来的长肌腱外，还有很多短小的手肌。手肌均集中在手的掌侧，可分外侧、中间和内侧三群。外侧肌群在拇指根部形成一隆起称鱼际，能使拇指做屈、收、展和对掌等动作。中间肌群位于前臂来的屈指肌腱的深面，主要有骨间肌，收缩时能使各指向中指靠拢或分开。外侧肌群称小鱼际，能使小指做屈、外展和对掌等作用。

（四）下肢肌

下肢肌可分为髋肌、大腿肌、小腿肌和足肌。

1.髋肌　主要起始于骨盆的内面和外面，跨越髋关节，止于股骨上部。位于盆内的腰大肌使大腿前屈，位于骨盆后外面的臀大肌使大腿后伸。

2.大腿肌　分前、后、内三肌群。前肌群主要是股四头肌，是膝关节强有力的伸肌。内侧肌群位于大腿内侧，能内收大腿。后肌群位于大腿后面，如股二头肌和半腱肌等，能屈小腿和后伸大腿。

3.小腿肌　分三群，前肌群在胫、腓骨之前，主要有伸趾肌并帮助足背屈。后肌群主要有小腿三头肌（腓肠肌和比目鱼肌），位于小腿上部形成膨隆的小腿肚，向下续为跟腱，收缩时提起足跟并能屈小腿；在三头肌深面还有屈趾等肌肉。外侧肌群包括腓骨长、短肌，作用是使足外翻。

4.足肌　可分足背肌和足底肌，足背肌为伸趾肌。足底肌的配布和作用与手掌肌近似，其主要功能是维持足弓。

三、骨骼肌纤维

骨骼肌的基本组成成分是骨骼肌纤维。骨骼肌纤维为细长圆柱形。长 $1\sim40\mu m$，直径 $10\sim100\mu m$，有数十个到数百个椭圆形细胞核位于肌膜下方，肌浆中含有丰富的肌原纤维和肌管系统，在肌原纤维之间还有大量的线粒体、糖原颗粒等。

（一）肌原纤维

肌原纤维呈细丝状，直径 $1\sim2nm$，其长轴与肌纤维的长轴一致，一条肌纤维中含数百到数千条肌原纤维。每条肌原纤维均由明带和暗带相间的结构构成，各条肌原纤维的明带和暗带又排列于同一水平上，因而，肌纤维显示出明暗交替的横纹，又称横纹肌。明带又称 I 带，暗带又称 A 带。在明带中部有深色的细线称 Z 线，在暗带中部有较明亮的 H 带，在 H 带的中部有色深的中线称 M 线。在相邻两条 Z 线之间的一段肌原纤维称为肌节。每个肌节是由 1/2 I 带 + A 带 + 1/2 I 带组成。一个肌节的长度可变动在 $1.5\sim3.5\mu m$ 之间，在骨骼肌安静时，其肌节长度为 $2.0\sim2.2\mu m$。肌节是骨骼肌纤维结构和功能的基本单位。用电镜观察，可见肌原纤维是由许多条粗、细肌丝有规律地平行排列组成。粗肌丝位于暗带中，长度与暗带相同，约 $1.5\mu m$，直径约为 $10nm$。M 线可能是对粗肌丝起固定作用的某种结构。细肌丝的长度约 $1.0\mu m$，直径约为 $5nm$，它们的一端固定于 Z 线，另一端伸向 Z 线两侧的明带和暗带，游离于粗肌丝之间，和粗肌丝处于交错和重叠的状态。一个肌节两端的细肌丝游离端之间的距离是 H 带。明带长度的增减使 H 带也相应地增减。在肌节的不同位置将肌原纤维横切，从横断面上看到，肌丝在空间上规则地排列：通过明带的横断面只有细肌丝，它们所在位置相当于六边形的各顶点；通过 H 带的横断面只有粗肌丝，它们位于正三角形顶点；通过 H 带两侧的暗带横断面，粗、细肌丝交错存在，每条粗肌丝位于六条细肌丝的中央，这为粗、细肌丝之间的相互作用创造了条件。两种肌丝在肌节内的这种规则排列以及它们的分子结构及其特性，是肌纤维收缩功能的重要基础。

（二）肌管系统

肌管系统是与肌纤维的收缩功能密切相关的另一重要结构。它是由凹入肌细胞内的肌膜和肌质网组成。肌膜凹入肌细胞内部，形成小管，穿行于肌原纤维之间，其走行方向和肌原纤维相垂直，称横管，又称 T 管，位于明带和暗带交界的水平，横管与细胞外液相通。肌原纤维周围还包绕有另一组肌管系统，即肌质网，它们和肌原纤维平行，故称纵管，又称 L 管。纵管互相沟通，并在靠近横管处管腔膨大并互相连接形成终池。这使纵管以较大的面积和横管相靠近，每一横管和其两侧的终池共同构成三联体。横管和纵管的膜在三联体处很接近，二者之间仅有约 12nm 的间隙。这种结构有利于细胞内外信息的传递。肌质网膜上有丰富的钙泵，它可将肌浆中的 Ca^{2+} 转运到肌质网中贮存。

四、肌肉收缩

（一）神经-肌肉接头处兴奋的传递

1.结构基础　支配骨骼肌的运动神经来自中枢神经系统内的运动神经元。运动神经元的轴突在接近肌肉时，失去髓鞘并分出若干末梢分支，一般情况下每一分支支配一根肌纤维。因此，一个运动神经元可支配若干根肌纤维。一个运动神经元连同它支配的肌纤维一起构成一个运动单位。

在电镜下观察到，神经纤维末梢与所支配的肌纤维之间并无原生质的联系，二者之间有 20nm 的间隙。神经纤维末梢膜仅与肌膜相接触，称为神经肌接头，它与神经元间的化学突触极为相似。轴突末梢嵌入肌膜的凹陷中，轴突末梢的膜称为接头前膜，凹陷的这部分肌膜称为接头后膜（或称终板）。终板膜又向肌浆侧凹陷成许多小皱褶，从而增加了接头后膜的面积。轴突末梢内含有丰富的线粒体和大量突触小泡，突触小泡的直径约为 50nm，其中含有乙酰胆碱递质。

2.传递过程　突触小泡中的乙酰胆碱是兴奋传递的化学物质。乙酰胆碱是在轴浆中合成的，合成后由小泡摄取并贮存在小泡内，在一定情况下小泡内的乙酰胆碱可以释放入接头间隙，释放时小泡内的物质全部进入间隙，称为量子式释放。在神经纤维处于安静状态时，仅有少数小泡随机地与接头前膜接触融合，通过出胞作用将小泡中的乙酰胆碱释放入间隙；由于释放的乙酰胆碱量很少，对接头后膜只起微弱的去极化作用，不会产生肌细胞的兴奋。但当神经纤维有冲动抵达末梢时，在动作电位去极化的影响下末梢膜的 Ca^{2+} 通道开放，造成 Ca^{2+} 的内流。Ca^{2+} 可能具有两方面作用，一方面使轴浆的黏滞性减小，另一方面可中和接头前膜内的负电荷，从而使小泡易于向前膜移动而融合。在 Ca^{2+} 的作用下，导致较大量的小泡移向前膜并接触融合，发生出胞作用并向间隙释放出足够量的乙酰胆碱。足量的乙酰胆碱扩散到终板膜表面，和该膜上的特殊受体结合。这种受体是膜上的特殊蛋白质，由两部分组成：一部分可与乙酰胆碱结合，另一部分是离子通道。当受体未与乙酰胆碱结合时，通道处于关闭状态；而当受体与乙酰胆碱结合时，通道即行开放，使终板膜对 K^+、Na^+、Cl^- 通透性增加（主要是 Na^+ 通透性增加），造成终板膜较大程度的去极化，形成终板电位。这种通道与前述的电压依从式通道不同，它是化学依从式通道，即它是在化学信号（如乙酰胆碱）与受体结合时才改变其功能状态的，亦即通道从关闭状态改变成开放状态，离子通透性从而增加。终板电位是局部兴奋，它只能以电紧张的方式影响其周围的肌膜，使肌膜也发生去极化。当肌膜去极化达到阈电位水平时，就引发肌膜的动作电位，此动作电位随即向整个肌细胞膜进行"全或无"式的传导，从而完成了神经肌接头兴奋传递的全过程。乙酰胆碱在完成传递作用后，将被终板膜上的胆碱酯酶水解而失活，终极电位也就消失，以便使下一个神经冲动到来时再发生新的神经肌接头传递。

3.特点

（1）化学性兴奋传递：神经肌接头的兴奋传递要依靠释放化学物质（乙酰胆碱）来进行，它与同一细胞上依靠局部电流的作用进行的传导是不同的。

（2）单向传递：神经肌接头的兴奋传递只能从接头前膜传向终板膜，不能反向传递。因为只有接头前膜处能释放乙酰胆碱，而终板膜只能接受乙酰胆碱的作用。

（3）时间延搁：神经肌接头的兴奋传递要历时 0.5～1.0ms，因此传递过程比兴奋在同一细胞上的传导要慢。虽然接头前、后膜相距仅 20nm，但传递时需要前膜释放乙酰胆碱，乙酰胆碱需要扩散至接头后膜等过程，这些均要较长的时间。

（4）易受药物或其他环境因素的影响：由于神经肌接头兴奋传递的化学性质，因此比兴奋在同一细胞的传导易受药物或其他环境因素的影响。因为兴奋的传导依靠局部电流来进行，在一定程度上是具有物理性的。

（二）骨骼肌的兴奋-收缩耦联

刺激在引起肌肉收缩之前，都是先在肌细胞膜上产生一个可传导的动作电位，然后才出现肌细胞的收缩反应，我们把由膜的动作电位过渡到肌丝的滑行的中间过程叫作兴奋-收缩耦联。目前认为，它至少包括三个主要步骤：电兴奋通过横管系统传向肌细胞的深处；三联管结构处的信息传递；肌浆网对 Ca^{2+} 的贮存、释放和再聚积。

实际测定，肌肉在安静时，细胞内的 Ca^{2+} 约有 90% 以上贮存在终末池内，因而肌浆中 Ca^{2+} 浓度低于 $10^{-7}mol/L$。当动作电位传至三联管结构时，使终末池膜上的 L 型钙通道开放，表现为终末池膜对 Ca^{2+} 的通透性突然升高，终末池内的 Ca^{2+} 就顺着浓度差迅速释放入肌浆中，短时间内上升到 $10^{-5}mol/L$，即升高了 100 倍之多，肌浆中 Ca^{2+} 浓度升高能触发肌丝滑行，产生肌肉收缩。释放到肌浆中的 Ca^{2+} 由肌浆网膜上存在的一种特殊的离子转运蛋白质即钙泵回收至肌浆网。

钙泵是一种 $Ca^{2+}-Mg^{2+}$ 依赖式 ATP 酶，它可以分解 ATP 以获得能量，同时将 Ca^{2+} 在逆浓度差的情况下从肌浆转运到肌浆网内腔中去。由于肌浆中 Ca^{2+} 浓度的降低，和肌钙蛋白结合的 Ca^{2+} 随即解离，引起肌肉舒张。

（三）骨骼肌收缩的分子机制

目前已知，骨骼肌在收缩时，并无肌丝或它们所含的分子结构的缩短或卷曲，而只是在每个肌小节内发生了细肌丝向粗肌丝之间的滑行，结果是使相邻的各 Z 线都互相靠近，肌小节长度变短，造成肌原纤维以至整条肌肉长度的缩短。对于肌肉收缩的上述解释称为滑行理论。这一理论的最直接证明是，肌肉收缩时暗带的长度不变，而只能看到明带长度的缩短，同时暗带中央的 H 带也相应地变窄，这只能说明，细肌丝在肌肉收缩时没有缩短，只是它们向暗带中央移动，和粗肌丝发生了更大程度的重叠。

粗肌丝主要由肌凝蛋白（亦称肌球蛋白）组成，一条粗肌丝含有 200～300 个肌凝蛋白分子，每个分子长 150nm，呈长杆状，而在一端有球状膨大部。球状部裸露在粗肌丝主干的表面，称为横桥。肌凝蛋白的杆状部朝向 M 线聚合成束，形成粗肌丝的主干。横桥的分布位置是严格而有规律的，在粗肌丝主干上，同一横断面的一对横桥彼此相隔成 180°，而与相隔 14.3nm 的下一对横桥则有 60° 的夹角。故在粗肌丝主干的表面每隔两对的横桥就排列在同一条纵线上，并且每一列横桥正好对准一条细肌丝。横桥的主要特征有二：一是横桥在一定条件下可以和细肌丝上的肌纤蛋白分子呈可逆性的结合，同时出现横桥向 M 线方向的扭动，从而拖动细肌丝向暗带中央滑行，继而解离、复位，然后再同细肌丝另外的点结合，出现新的扭动，如此反复，使细肌丝不断地移动。二是横桥具有 ATP 酶的活性，可以分解 ATP 而获得能量，作为横桥移动做功的能量来源。

细肌丝至少由三种蛋白质组成，其中 60% 是肌纤蛋白（亦称肌动蛋白）。肌纤蛋白与肌丝滑行有直接的关系，故肌纤蛋白和肌凝蛋白一同被称为收缩蛋白。肌纤蛋白分子的单体呈球状，但它们在

60

细肌丝中聚合成双螺旋状，构成细肌丝的主干。细肌丝中的另外两种蛋白质称为调节蛋白质，其中一种是原肌凝蛋白，也呈双螺旋结构，在细肌丝中和肌纤蛋白的双螺旋链并行，在肌肉安静时，原肌凝蛋白的位置正好在肌纤蛋白和横桥之间，起到阻碍二者相互结合的作用。另一种是肌钙蛋白（亦称原宁蛋白），分子呈球形，以一定的间隔出现在原肌凝蛋白的双螺旋结构之上。肌钙蛋白含有三个亚单位：亚单位 T 的作用是把整个肌钙蛋白分子结构结合于原肌凝蛋白上，亚单位 C 对肌浆中出现的 Ca^{2+} 有很大的亲和力，而亚单位 I 的作用是在亚单位 C 与 Ca^{2+} 结合时，把信息传递给原肌凝蛋白，引起后者的分子构象发生改变，解除它对肌纤蛋白和横桥相互结合的阻碍作用。

根据上述粗、细肌丝的分子结构和功能特点，目前一般公认的肌丝滑行的基本过程是：当肌浆中 Ca^{2+} 浓度升高时，作为 Ca^{2+} 受体的肌钙蛋白与足够的 Ca^{2+} 结合，引起构象改变，并将信息传递给原肌凝蛋白，原肌凝蛋白的双螺旋结构发生某种扭转，这就把安静时阻止肌纤蛋白和横桥相互结合的阻碍因素除去，出现了两者的结合，继而摆动、解离、再结合，使细肌丝向暗带中央移动，产生肌肉的收缩。当肌浆中 Ca^{2+} 浓度下降时，Ca^{2+} 又同肌钙蛋白分离，于是上述过程沿相反的方向进行，其结果是原肌凝蛋白又回到了横桥和肌纤蛋白分子之间的位置，阻止它们之间的相互作用，出现了肌肉舒张。可见肌浆中 Ca^{2+} 浓度的改变是引起肌丝滑行的一个重要因素。

（四）肌肉收缩的外部表现和力学分析

1.肌肉收缩的外部表现

（1）等张收缩和等长收缩：当肌肉发生兴奋出现收缩时，根据肌肉的长度与张力的改变可分为等张收缩和等长收缩两种形式。肌肉收缩时长度明显缩短，但张力始终不变，这种收缩形式称为等张收缩。肌肉收缩时只有肌肉张力增加而无肌肉长度缩短，这种收缩形式称为等长收缩。例如，在正常体内，一些与维持身体姿势和对抗重力有关的肌肉，如比目鱼肌、颈后部肌肉等，收缩时以产生张力为主，近于等长收缩；而一些与肢体运动和屈曲有关的肌肉，则因收缩时遇到的阻力较小，而表现出以肌肉长度缩短为主的等张收缩。

（2）肌肉的单收缩和强直收缩：整块骨骼肌或单个肌细胞受到一次短促的刺激时，先是产生一次动作电位，紧接着出现一次机械收缩，这称为单收缩。如果给肌肉以连续的刺激，在频率较低时，每个刺激都引起一次单收缩；当频率增高时，后一次刺激有可能在前一次收缩的舒张期结束前引起收缩，这就发生了收缩过程的复合，形成不完全强直收缩。其特点是在描记的曲线上出现锯齿形波。若频率继续增高，后一次刺激有可能在前一次收缩的收缩期结束前引起收缩，从而形成完全强直收缩。其特点是描记的曲线上收缩波融合，锯齿形波消失。不完全强直收缩与完全强直收缩均称为强直收缩。强直收缩产生的最大张力可达单收缩的四倍。

2.肌肉收缩的力学分析　肌肉收缩做功总是要克服一定负荷的，在体内或实验条件下可能遇到的负荷主要有两种：一种是在肌肉收缩之前就加在肌肉上的负荷，称为前负荷。前负荷使肌肉在收缩前就处于某种被拉长状态，使它在具有一定初长度的情况下进入收缩。另一种是肌肉在开始收缩时才遇到的负荷，称为后负荷。后负荷不增加肌肉收缩前的初长度，但能阻碍收缩时肌纤维的缩短程度。

（1）前负荷对肌肉收缩的影响：前负荷使肌肉在收缩前就处于某种被拉长的状态，使其具有一定的长度，称为初长度。肌肉收缩产生的张力是与能和细肌丝接触的横桥数目成比例的。能产生最大主动张力的肌肉初长度，称为最适初长度；此时的前负荷称为最适前负荷。达到最适前负荷后再增加负荷或增加初长度，肌肉收缩力降低。可见，一定范围内肌肉初长度与肌张力呈正比；超过一定值，呈反比。

（2）后负荷对肌肉收缩的影响：在前负荷固定不变的情况下，观察不同的后负荷对同一肌肉收缩时的张力和收缩程度的影响，可以发现后负荷越大，肌肉缩短前所产生的张力也就越大，在克服后负荷阻力后肌肉开始收缩的时间也越晚，缩短的程度也越小。

（3）肌肉的收缩能力对肌肉收缩的影响：肌肉的收缩能力是指决定肌肉收缩效能的内在特性，与前、后负荷无关，只与肌肉收缩和舒张过程各环节的肌肉内部功能状态有关。显然，肌肉收缩能力提高后，收缩时产生的张力和/或肌肉缩短的程度，以及肌肉缩短的速度都会提高。肌肉这种内在的收缩特性主要取决于兴奋-收缩耦联期间胞浆内 Ca^{2+} 的水平和肌凝蛋白的 ATP 酶活性。神经和体液等因素可通过上述途径影响肌肉的收缩能力。

第三节 类风湿性关节炎

类风湿性关节炎是一种慢性全身性自身免疫性疾病。主要侵犯全身各处关节，呈多发性和对称性慢性增生性滑膜炎，由此引起关节软骨和关节囊的破坏，最后导致关节强直畸形。除关节外，身体其他器官或组织也可受累，包括皮下组织、心、血管、肺、脾、淋巴结、眼和浆膜等处。本病发病年龄多在 25～55 岁间，也见于儿童。女性发病率比男性高 2～3 倍。本病呈慢性经过，病变增剧和缓解反复交替进行。绝大多数患者血浆中有类风湿因子（RF）及其免疫复合物存在。

一、病因和发病机制

目前多认为本病属于一种自身免疫性疾病，其始动因子尚不清楚，可能是感染因子（如病毒、支原体或细菌等）进入人体后，其所含某些成分（如寡糖或糖肽碎片）被关节内滑膜细胞摄取并组合到滑膜细胞所合成的蛋白多糖中，使其结构发生改变而具抗原性。这种自身抗原不仅可使机体产生抗体（IgG），同时还导致 IgG 分子的 Fc 片段结构发生改变，形成新的抗原决定簇，从而激发另一种抗体形成，即类风湿因子（RF）。血清中 RF 最主要的成分是 IgM，亦有 IgG、IgA 和 IgE 等。IgM 型的 RF 见于 85%～95% 的类风湿性关节炎患者，是临床诊断的重要指标。各种免疫球蛋白类型的 RF 与 IgG 形成的免疫复合物存在于血循环中。RF 和免疫球蛋白可以在关节内合成并结合成免疫复合物，循环中 RF-IgG 复合物亦可以沉积于局部组织，这与关节和关节外器官和组织病变的发生有密切关系。关节滑膜内 RF-IgG 复合物可以固定及激活补体，产生 C3a 和 C5a，吸引中性粒细胞和单核细胞渗出。中性粒细胞、单核细胞及滑膜细胞（A 型细胞）吞噬了上述免疫复合物后，被激活并合成和释放溶酶体酶，包括中性蛋白酶、胶原酶等以及各种介质，如前列腺素、白三烯、IL-1 等，导致滑膜及关节软骨的破坏。IL-1 是类风湿关节炎的主要介质，由激活的巨噬细胞和滑膜细胞产生。IL-1 可使滑膜细胞和软骨细胞合成和释放胶原酶和其他蛋白溶解酶，并抑制软骨细胞合成蛋白多糖，本身又是一种破骨细胞激活因子。滑膜内不仅有 RF、各种免疫球蛋白及补体等，而且经免疫荧光和组织培养亦说明它们可由滑膜内 B 细胞和浆细胞产生。即使在始动因子（如感染因子）已不复存在的情况下，RF 仍不断产生，结果导致炎症病变反复发作，成为慢性炎症。

研究结果表明，除上述体液免疫因素外，本病与细胞免疫亦有密切关系。随滑膜病变转为慢性，T 细胞和浆细胞明显增加，其中主要是 T4 辅助细胞。T4 与 B 细胞协同作用，参与 RF 和免疫球蛋白合成，滑膜内 HLA-DR 阳性巨噬细胞和树突细胞增加，与 T4 相互作用，亦与造成关节损害的免疫机制有关。

关于感染因子与本病的关系，近年来注意到 EB 病毒感染的作用。65%～93% 的类风湿性关节炎患者血清中有 EB 病毒核心抗体，而其他关节炎患者则仅为 10%～29%；又本病患者细胞培养的 B 细胞，经 EB 病毒转化后可产生 RF。

二、病理变化

（一）基本病变

类风湿性关节炎作为一种全身性免疫性疾病，在关节和其他受累器官及组织内，有与免疫反应密切相关的淋巴细胞、浆细胞和巨噬细胞浸润，并可伴淋巴滤泡形成。另外，本病病变主要累及结缔组织，属于胶原疾病，全身间质胶原纤维和血管可呈现纤维素样变性或坏死（很可能由局部免疫复合物沉积所致），表现为：①类风湿性肉芽肿或称类风湿小结形成，具有一定特征性。镜下，小结中央为大片纤维素样坏死，周围有核呈栅状或放射状排列的类上皮细胞，再外围为增生的毛细血管及纤维母细胞，伴上述炎症细胞浸润。最后则纤维化。类风湿小结主要发生于皮肤，其次为心、肺、脾和浆膜等处。②血管炎：主要发生于小静脉和小动脉，轻重不一，少数严重者出现纤维素样坏死性动脉炎，常伴有血栓形成。

（二）各器官的病变

1.关节病变　最常见，多为多发性及对称性，常累及手足小关节，尤其是近侧指间关节、掌指关节及跖趾关节，其次为膝、踝、腕、肘、髋及脊椎等关节。

（1）滑膜病变：早期，主要病变在滑膜，可分为急性及慢性两阶段，两者间没有明显界限。

急性滑膜炎时关节肿胀，滑膜充血、水肿，表面滑膜组织可见灶性坏死和纤维素被覆。此期虽可见中性粒细胞浸润，但以淋巴细胞和巨噬细胞为主。关节腔内有混浊的乳状积液，或可见纤维蛋白凝块。

慢性滑膜炎具有较特征性的改变，表现为：①滑膜内有大量淋巴细胞、巨噬细胞和浆细胞浸润，并可形成淋巴小结，病程较久者可见生发中心。②滑膜细胞活跃增生，可形成多层状，并可见多核巨细胞。后者胞浆略嗜碱性，核有 2～12 个不等，多位于胞浆外围呈花环状排列。电镜下，增生的滑膜细胞以 B 型（纤维母细胞样细胞）为主，而多核巨细胞则形态上与 A 型滑膜细胞（巨噬细胞样细胞）相似。③滑膜绒毛状增生及血管翳形成。滑膜的慢性炎症，导致新生血管和纤维组织增生，滑膜呈不规则增厚，并形成许多绒毛状突起伸向关节腔。绒毛直径 1～2mm，长度可达 2cm。上述淋巴小结常位于绒毛末端。滑膜内可见血管炎改变，或有灶性坏死，或小灶性出血和含铁血黄素沉着，滑膜和绒毛表面可见纤维素沉着。④滑膜内炎性肉芽组织向关节软骨边缘部扩展，形成血管翳，并逐渐覆盖和破坏关节软骨。

（2）关节软骨变化：急性滑膜炎可以消退而不累及关节软骨，但当炎症反复发作并转变为慢性时，关节软骨几乎必然受损。最早表现为基质的异染性减弱或消失，用甲苯胺蓝染色可以证实。关节软骨边缘形成的血管翳直接侵蚀破坏关节软骨，两者交界面可见软骨糜烂和小灶性坏死。随着血管翳逐渐向心性伸展和覆盖整个关节软骨表面，关节软骨严重破坏，最终被血管翳取代。

长期的慢性炎症和反复发作，滑膜不断增生，纤维组织日益堆积，关节腔内纤维素性渗出物又不断机化和瘢痕化，使关节腔变窄，同时关节软骨破坏和被血管翳取代，两关节面发生纤维性粘连，形成纤维性关节强直，最后可发展为骨性关节强直。由于关节周围肌肉痉挛及肌腱松弛，可造成关节脱位或半脱位，加重了关节畸形。

（3）关节相邻组织的变化：①慢性类风湿性关节炎会引起关节邻近骨组织吸收和骨质疏松以及关节软骨下骨质破坏，有时可见小囊腔形成，偶尔附近骨皮质被侵蚀破坏，可导致病理性骨折。这些改变与破骨细胞和巨噬细胞进行骨质吸收、长期应用皮质激素类药物治疗以及受关节炎症波及等有关。②关节附近肌腱、韧带和肌肉常受累，有局灶性淋巴细胞、浆细胞和巨噬细胞浸润，偶见类风湿小结。肌肉有废用性萎缩。③关节病变的引流淋巴结肿大，淋巴组织增生，生发中心明显，偶见类风湿肉芽肿形成。

2.关节以外的类风湿病改变　并不常见，多伴发于有明显活动性关节病变者。

（1）皮下结节：是关节以外类风湿病中最常见者，见于20%～25%的病例，多位于关节旁，最常发生于鹰嘴突等骨质突出和受压部位。单个或多个，大小由数毫米至2cm不等，质硬、无压痛。肉眼观呈灰白色，中央为黄色坏死区，镜下呈典型类风湿性肉芽肿改变。皮下结节存在的时间较长，可持续数月或数年不退。

（2）心和肺等病变：类风湿性肉芽肿、血管炎和淋巴细胞、浆细胞和巨噬细胞浸润等改变可出现于许多器官和组织，但较常见于心脏（心内膜、心肌和心外膜）和肺，最终导致心和肺灶性或弥漫性间质纤维化。偶尔引起心瓣膜变形和关闭不全。浆膜受累造成纤维素性心包炎和胸膜炎，最后引起心包和胸膜广泛增厚、粘连。

（3）血管病变：偶尔出现急性纤维素样坏死性动脉炎，常伴血栓形成和引起相应组织的梗死。主动脉亦可受累。

第七章 血 液

血液是一种流动性结缔组织，循环于心血管系统内。它将身体必需的营养物质和氧输送至各个器官、组织和细胞；同时将机体不需要的代谢产物运送到排泄器官，以排出体外。血液还对入侵机体的微生物、病毒、寄生虫等，以及其他有害物质产生反应，保护机体免遭损害。血液是体液的一个重要组成部分，在维持机体内环境相对稳定方面起着重要的作用。

第一节 概 述

一、血液的组成

血液是在心血管内循环流动的液态组织，占体重的 7%～8%。血液由血浆和血细胞组成。在采出的血液中加入适量抗凝剂（如肝素或枸橼酸钠），经自然沉降或离心沉淀后，血液可分出三层：上层为淡黄色的血浆，下层为细胞，中间薄层膜状为白细胞和血小板。血浆是无形成分，相当于结缔组织的细胞间质，约占血液容积的 55%，其中 90% 是水，其余为血浆蛋白（白蛋白、球蛋白、纤维蛋白原）、脂蛋白、脂滴、无机盐、酶、激素、维生素和各种代谢产物。其余为血液的有形成分，包括红细胞、白细胞和血小板。

在正常生理情况下，血细胞和血小板有一定的形态结构，有相对稳定的数量。血细胞形态结构的光镜观察，通常采用 Wright 或 Giemsa 染色法染血涂片。血细胞形态、数量、百分比和血红蛋白含量的测定称血常规。患病时，血常规常有显著变化，故检查血常规对了解机体状况和诊断疾病十分重要。

二、血浆的化学成分及其生理功能

血浆是血液的液体成分，包括水、溶解于其中的电解质与有机物质。有机溶质中以血浆蛋白含量最高。血浆蛋白是血液中所含多种蛋白质的总称，应用盐析法可将血浆蛋白分成白蛋白（A）、球蛋白（G）和纤维蛋白原三大类。球蛋白用电泳法分为 α 球蛋白、β 球蛋白和 γ 球蛋白。正常成人总蛋白质含量为 60～80g/L，白蛋白含量为 40～50g/L，球蛋白含量为 20～30g/L。白蛋白/球蛋白（A/G）比值为 1.5～2.0。

血浆蛋白的主要功能有：①形成血浆胶体渗透压；②白蛋白、α 球蛋白和 β 球蛋白可作为载体运输激素、脂类物质、离子、维生素及多种代谢产物；③参与凝血、抗凝血以及纤溶过程；④抵抗病原微生物的防御功能；⑤营养和缓冲血浆 pH 值等功能。

三、血液的理化特性

（一）血液的比重

血液的比重为 1.050～1.060，血浆的比重为 1.025～1.030。全血的比重取决于红细胞的数量，血浆的比重取决于血浆蛋白的含量。

（二）血液的黏滞性

通常是在体外测定血液或血浆与水相比的相对黏滞性。血液的相对黏滞性为 4 ~ 5，血浆为 1.6 ~ 2.4。全血的黏滞性主要取决于红细胞数量，血浆的黏滞性主要取决于血浆蛋白含量。

（三）血浆渗透压

渗透压是溶液本身的一种特性。当两种不同浓度的同种溶液，中间用一半透膜隔开时，则浓度低的一侧的水分子可通过半透膜向浓度高的一侧扩散，这种现象称为渗透现象。产生这种渗透现象的力称为渗透压力，即溶液中溶质吸引溶媒的力量。溶液渗透压与单位体积溶液中溶质颗粒的数量成正比，而与溶质的种类及颗粒大小无关。

血浆渗透压由两部分组成：晶体渗透压和胶体渗透压。由血浆中各种盐类离子、尿素、葡萄糖等晶体物质所形成的渗透压称为晶体渗透压；由血浆蛋白等胶体物质所形成的渗透压称为胶体渗透压。在血浆蛋白中，由于白蛋白数量大于球蛋白，白蛋白分子量较小，故血浆胶体渗透压主要由白蛋白形成。血浆渗透压是相对稳定的，其生理意义是：血浆晶体渗透压保持稳定，能维持细胞内外水的平衡；血浆胶体渗透压保持稳定，能维持血管内外的水平衡。

在临床和生理实验中使用的各种溶液，其渗透压和血浆渗透压相等的，称为等渗溶液。如 0.9%NaCl 溶液、5% 葡萄糖溶液等。高于或低于血浆渗透压的则相应地称为高渗溶液或低渗溶液。由于 NaCl 和葡萄糖都不易通过细胞膜，红细胞可在这些等渗溶液中维持正常的形态和体积，因而 0.9%NaCl 溶液和 5% 葡萄糖溶液又称为等张溶液。所谓张力，是指溶液中不能透过细胞膜的颗粒所形成的渗透压。1.9% 尿素溶液虽然是等渗溶液，但尿素易通过细胞膜，红细胞置于其中会立即出现溶血，所以不是等张溶液。

（四）血浆的 pH 值

正常血浆 pH 值为 7.35 ~ 7.45。它主要取决于血浆中主要缓冲对 $NaHCO_3/H_2CO_3$ 比值，这一比值约为 20。另外血浆中还含有蛋白质钠盐/蛋白质、Na_2HPO_4/NaH_2PO_4，在红细胞内还有血红蛋白钾盐/血红蛋白、氧合血红蛋白钾盐/氧合血红蛋白、K_2HPO_4/KH_2PO_4、$KHCO_3/H_2CO_3$ 等缓冲对。当一定量的酸或碱进入血液时，由于有这些缓冲系统的作用，对血浆 pH 值的影响已减至很小，此外，由于肺和肾又不断地排出体内过多的酸或碱，从而保持血浆 pH 值的相对稳定。

四、血液的生理功能

血液的生理功能主要是：维持内环境稳态、具有运输功能、参与调节体温、发挥免疫和防御功能。血液作为机体内环境的重要组成部分，对于维持内环境中各种营养物质及电解质的含量、渗透压、温度、pH 值等各种成分和理化性质的相对稳定起重要作用。血液可通过血浆蛋白运送很多物质，通过红细胞运输氧和二氧化碳，血液还运输各种内分泌腺分泌的激素到达相应的靶器官和靶细胞以发挥其调节作用。血液可通过两种方式参与体温调节。一是缓冲作用，血浆中有大量的水，水的比热较大，可以吸收体内产生的热量；二是运输作用，可将机体深部热量运输到体表。血液中含有各种免疫物质，能使机体抵抗病原微生物的侵袭，白细胞对侵入机体的病原微生物有吞噬和分解破坏作用，血小板和血浆凝血因子有止血和凝血作用。

第二节 血细胞

一、红细胞

（一）红细胞的形态和数量

红细胞呈双凹圆盘状，直径 7.5~8.5μm，中央较薄（1.0μm），周缘较厚（2.0μm），故光镜下观察血涂片标本发现中央染色较浅、周缘较深。红细胞的这种形态使它具有较大的表面积（约140μm²），从而能最大限度地适应其功能——携带 O_2 和 CO_2。

红细胞膜除具有一般细胞膜的共性外，还存有一类镶嵌蛋白质，它决定着人类的血型系统，如 ABO 血型抗原、Rh 抗原等。这在临床输血时有重要意义，如血型不合可造成血红胞破裂，血红蛋白逸出即溶血。溶血后残留的红细胞膜囊称血影。

成熟的红细胞内无细胞核，也无细胞器，胞质内充满了血红蛋白（Hb）。血红蛋白是一种含铁的蛋白质，约占红细胞重量的33%。红细胞内的功能蛋白质主要是血红蛋白（Hb），在正常状态下，每单位容积血液中，红细胞数目越多，血红蛋白就越高。我国正常成年男性血红蛋白的含量为 120~160g/L，成年女性为 110~150g/L，新生儿可达 200g/L。

我国正常成年男性红细胞数为（4.5~5.5）×10¹²个/L，平均为 5.0×10¹²个/L；成年女性的红细胞数为（3.8~4.6）×10¹²个/L，平均为 4.2×10¹²个/L。新生儿红细胞数高达 6.0×10¹²/L。

（二）红细胞的生理特征

1.红细胞膜的通透性　红细胞膜和其他细胞膜一样，也是以脂质双分子层为基架的半透膜。O_2、CO_2、脂溶性小分子物质均可自由通过红细胞膜。红细胞膜内高 K^+、低 Na^+，与钠泵活动有关。低温贮存较久的血液，血浆 K^+浓度升高，这是因为低温下代谢减缓，钠泵活动减弱的缘故。

2.红细胞的可塑变形性　红细胞在循环中，常要挤过直径比它小的毛细血管和血窦孔隙，这时红细胞将发生卷曲变形，通过后又恢复原状，称为红细胞的可塑变形性。正常红细胞的双凹圆碟形状使其表面积与体积之比较球形时大，气体扩散的距离也较短，这有利于红细胞的可塑变形性。红细胞表面积与体积之比大，则变形能力强。衰老红细胞、球形红细胞、血红蛋白异常均可降低红细胞的可塑变形性。

3.红细胞的悬浮稳定性和血沉　红细胞能较稳定地悬浮于循环血浆中不下沉的特性，称为红细胞的悬浮稳定性。但将血液取出后置于含有抗凝剂的沉降管中，则红细胞因其比重大于血浆而逐渐下沉。通常以红细胞在第一小时末下沉所析出的血浆柱距离来表示红细胞的沉降速度，称为红细胞的沉降率（ESR），简称血沉。正常男性 0~15mm/h，女性 0~20mm/h。红细胞下降缓慢，说明它有一定的悬浮稳定性，红细胞沉降率越小，表示悬浮稳定性越大。

红细胞沉降率在某些疾病时（如活动性肺结核、风湿热等）加快，这主要是由于许多红细胞能较快地互相以凹面相贴，形成一叠红细胞，这种情况称为叠连。红细胞叠连起来，其总的外表面积与体积之比减小，因而摩擦力减小，下沉加快。促使红细胞发生叠连的因素在于血浆，血浆的球蛋白与纤维蛋白原以及胆固醇可促使叠连增加，因此，血浆中球蛋白、纤维蛋白原及胆固醇含量增多时，红细胞沉降加速。

4.红细胞的渗透脆性　红细胞在低渗溶液中发生膨胀、破裂的特性，称为红细胞的渗透脆性。正常人的红细胞一般在 0.42% 的 NaCl 溶液中开始有部分破裂溶血，在 0.35% 的 NaCl 溶液中全部破裂溶血。若红细胞在高于 0.42% 的 NaCl 溶液中即开始破裂，表示其脆性大，在低于 0.42% 的 NaCl 溶液中才开始破裂者，表示其脆性小。渗透脆性大，表示红细胞对低渗溶液的抵抗力小。衰老红细胞和球形红细胞的渗透脆性较大。

（三）红细胞的功能

红细胞的主要功能是运输 O_2 和 CO_2。红细胞的功能主要是由它所含的血红蛋白来完成的。另外，红细胞内的缓冲对可以缓冲血液的酸碱物质。

二、白细胞

（一）白细胞的数量及分类

白细胞为有核的球形细胞，体积比红细胞大，能做变形运动，具有防御和免疫功能。成人白细胞的正常值为（4~10）× 10^9/L。男女无明显差别，可受各种生理因素的影响，如劳动、运动、饮食及妇女月经期，均略有增多。在疾病状态下，白细胞总数及各种白细胞的百分比值皆可发生改变。光镜下，根据白细胞胞质有无特殊颗粒，可将其分为有粒白细胞和无粒白细胞两类。有粒白细胞：中性、嗜酸性、嗜碱性粒细胞；无粒白细胞：单核细胞和淋巴细胞两种。各种白细胞的比例是临床医生常用的血液指标之一（见表7-1）。

表7-1 血细胞分类和正常值

分类计数	正常值	
	男	女
红细胞	（4.5~5.5）× 10^9/L	（3.5~5）× 10^{12}/L
白细胞	（4~10）× 10^9/L	
中性粒细胞	50%~70%	
嗜酸粒细胞	0.5%~3%	
嗜碱粒细胞	0~1%	
淋巴细胞	25%~30%	
单核细胞	3%~8%	
血小板	（1~3）× 10^{11}/L	

（二）白细胞的生理特性和功能

1.中性粒细胞　是白细胞中数量最多的一种。细胞呈球形，直径 10~12μm。光镜下核深染，形态多样，有的呈腊肠状，称杆状核；有的呈分叶状，叶间有细丝相连，称分叶核。分叶核一般分为 2~5叶，正常人以 2~3叶者居多。在某些疾病情况下，如急性炎症感染，杆状叶的细胞增多，称为核右移。1~2叶核细胞百分率增高，称为核左移，均表明骨髓造血功能障碍。一般说核分叶越多，表明细胞越近衰老。

中性粒细胞的胞质较丰富，胞质染成粉红色，含有许多细小颗粒，其中浅紫色的是嗜天青颗粒，浅红色的为特殊颗粒。嗜天青颗粒约占总数的20%，体积较大，呈圆形或卵圆形，直径 0.6~0.7μm，电子密度高，是一种溶酶体，含酸性磷酸酶、过氧化物酶和很多种水解酶等，能消化分解吞噬的细菌和异物。特殊颗粒约占颗粒总数的80%，体积小，直径 0.3~0.4μm，数量多，呈哑铃或椭圆形，含有碱性磷酸酶、溶菌酶、吞噬素等。

中性粒细胞具有很强的趋化作用和吞噬功能，当机体受细菌等病原微生物侵犯时，中性粒细胞受细菌产物与感染组织释放的某些化学物质的趋化作用，穿出血管，聚集在细菌侵犯部位，吞噬细菌，形成吞噬体。吞噬体与特殊颗粒和溶酶体融合，细菌即被颗粒内的各种水解酶、溶菌酶等杀死，并消化分解。因此，机体受某些细菌感染时，白细胞总数增加，中性粒细胞的比例也显著提高。中性粒细胞在吞噬细菌后，自身也死亡成为脓细胞。中性粒细胞从骨髓进入血液，停留 6~8h，在组织中可存活 2~3d。

2.嗜酸粒细胞　呈球形，直径 10～15μm。光镜下，核为分叶状，以 2 叶核居多，胞质内充满粗大、均匀、呈橘红色并略带折光性的嗜酸性颗粒（直径 0.5～10μm）。电镜下，颗粒多呈圆形或椭圆形，有膜包被，内含颗粒状基质和方形或长方形晶体。颗粒含有酸性磷酸酶、芳基硫酸酯酶、过氧化物酶和组胺酶等，因此也是溶酶体。

嗜酸粒细胞也能做变形运动，并具有趋化性，可吞噬异物或抗原–抗体复合物，灭活组胺或抑制其释放，从而减弱过敏反应；还可借助抗体与某些寄生虫结合，释放颗粒内物质，杀死虫体或虫卵。因此在过敏性疾病和寄生虫病的时候嗜酸粒细胞有所增多。嗜酸粒细胞在血液中一般停留 6～8h，在组织中可存活 8～12d。

3.嗜碱粒细胞　数量最少，细胞呈球形，直径 10～12μm。光镜下，核呈分叶状、S 形或不规则形，着色较浅。胞质内含有大小不等、分布不均、蓝染的嗜碱颗粒，覆盖在核上并将其遮盖。电镜下，嗜碱颗粒内含有细小微粒，呈均匀状或螺纹状分布。颗粒内含有肝素、组胺和白三烯等，这些物质可使平滑肌收缩，小血管通透性增高，因此，颗粒内容物释放，可导致过敏反应。轻者表现为荨麻疹，重者可出现过敏性休克。嗜碱粒细胞在组织中可存活 12～15d。

嗜碱粒细胞与肥大细胞来源于骨髓中的同种造血祖细胞，部分祖细胞在骨髓中分化为嗜碱粒细胞后进入血液，部分祖细胞在幼稚阶段进入血液，然后进入结缔组织，分化为肥大细胞。

4.单核细胞　是白细胞中体积最大的细胞，直径 14～20μm，呈圆形或椭圆形。光镜下，核呈卵圆形、肾形、马蹄形或不规则形等；核常偏位，染色质着色较浅。胞质丰富，呈弱嗜碱性，含有许多细小的嗜天青颗粒。颗粒内含有过氧化物酶、酸性磷酸酶、非持异性酯酶和溶菌酶，这些酶不仅与单核细胞的功能有关，而且可作为与淋巴细胞的鉴别点。电镜下，细胞表面有皱褶和微绒毛，胞质内有许多吞噬泡、线粒体、粗面骨质网和颗粒。单核细胞具有活跃的变形运动、明显的趋化性和一定的吞噬功能。单核细胞是巨噬细胞的前身，单核细胞在血液中停留 12～48h，然后进入结缔组织或其他组织，分化为巨噬细胞等具有吞噬功能的细胞。

5.淋巴细胞　呈圆形或椭圆形，大小不等。直径 6～8μm 的小淋巴细胞最多，9～12μm 的为中淋巴细胞，13～20μm 的为大淋巴细胞（主要在淋巴组织中）。光镜下，核圆形，占细胞的大部，一侧有小凹陷，染色质致密呈块状，着色深；胞质很少，染成蔚蓝色，含少量嗜天青颗粒。中淋巴细胞和大淋巴细胞的核椭圆形，染色质较疏松，着色浅，胞质较多，可见少量嗜天青颗粒。电镜下，胞质内主要是大量的游离核糖体，其他细胞器均不发达。

淋巴细胞是体内功能与分类最为复杂的细胞群。淋巴细胞可根据它们的发生来源、表面特征、免疫功能的不同，分为 T 细胞、B 细胞和自然杀伤（NK）细胞等类型。周围血中的 T 细胞数较多，约占淋巴细胞总数的 75%，它参与细胞免疫，如排斥异体移植物、抗肿瘤等，并具有免疫调节功能；B 细胞则占 10%～15%，受抗原刺激后增殖分化为浆细胞、产生抗体，参与体液免疫。

三、血小板

（一）血小板的形态和数量

血小板是骨髓中巨核细胞脱落下来的胞质小块，故无细胞核，表面有完整的细胞膜。正常数值为 $10^{11}\sim3\times10^{11}$ 个/L。

血小板体积甚小，直径 2～4μm，呈双凸扁盘状。血小板受到机械或化学刺激时，则伸出突起，呈不规则形。光镜下观察血涂片发现血小板成簇成群分布，单个血小板常呈多角形，中央部分有着蓝色紫色的颗粒，称颗粒区；周边部呈均质浅蓝色，称透明区。电镜下，血小板的膜表面有糖衣、细胞内无核，有较多的细胞器，如小管系、线粒体、微丝和微管、血小板颗粒和糖原颗粒等。其中血小板颗粒包括特殊颗粒、致密颗粒等，它们与膜上的凝血因子一道参与血液凝固的多个环节而启动凝血过程。血小板寿命为 7～14d。

（二）血小板的生理特性

1.黏附　　是指血小板与非血小板表面的黏着过程。一般认为血小板膜糖蛋白、内皮下组织（主要是胶原）以及血浆成分与黏附过程有密切关系。

2.聚集　　是指血小板互相粘连在一起的过程。目前已知许多生理性因素和病理性因素均可引起血小板聚集。引起血小板聚集的因素总称为致聚剂。生理性致聚剂有胶原、ADP、5-羟色胺、组胺、凝血酶、前列腺素类物质等。病理性致聚剂有细菌、病毒、免疫复合物、药物等。

3.释放　　血小板受刺激后，在发生黏附和聚集的同时，将原贮存在致密体α颗粒或溶酶体中的多种活性物质释放出来的过程称为释放。

4.收缩　　因为含有收缩蛋白，可使形成的血凝块回缩。

5.吸附　　血小板表面吸附血浆中的多种凝血因子，在发生黏附时，使局部凝血因子浓度升高，利于血液凝固和生理止血。

（三）血小板的生理功能

1.参与生理性止血全过程，在生理性止血中处于中心地位

2.促进血液凝固

（1）激活的血小板提供磷脂表面，利于血液凝固反应。

（2）血小板吸附大量凝血因子，使局部凝血因子浓度升高，相继激活，极大提高凝血酶原转变为凝血酶过程。

（3）血小板颗粒释放纤维蛋白原，增加纤维蛋白形成，可加固血凝块。

（4）血块中的血小板伸出伪足进入纤维蛋白网，血小板内收缩蛋白收缩，使血块回缩形成坚实的止血栓，牢固封闭血管破口。

3.保持毛细血管内皮细胞完整性　　血小板能融合入血管内皮细胞，而且能随时沉着于血管壁，以填补内皮细胞脱落留下的空隙，因此其对血管内皮细胞的修复具有重要作用。

四、血细胞的生成与破坏

人的血细胞最初是在胚胎时期卵黄囊壁的血岛生成，随着卵黄囊血管的出芽成网并成胚体的血管连通，血岛的造血干细胞便迁移到胚体内，先后播散到肝、脾和骨髓等器官内，造血干细胞增殖分化成各种血细胞，从胚胎后期至出生后，骨髓成为主要的造血器官。

（一）骨髓的结构

骨髓是人体最大的造血器官，占体重的 4%~6%，分为红骨髓和黄骨髓。胎儿及婴儿时期的骨髓都是红骨髓，从 5 岁开始，长骨骨干内的骨髓出现脂肪组织，并随年龄增长而逐渐增多，最后成为黄骨髓，这时，红骨髓则主要分布在扁骨、不规则骨和长骨骺端的骨松质中，造血功能活跃。黄骨髓内仅有少量幼稚血细胞（主要是脂肪组织），当机体需要时，这些有分化潜能的造血细胞可转变为红骨髓进行造血。在组织结构上，红骨髓主要由造血组织和血窦组成。

1.造血组织　　由网状组织构成的支架和堆积在上面的各发育阶段的造血细胞所组成。网状组织包括网状细胞和网状纤维；网孔中除各种造血细胞外，还有少量造血干细胞、巨噬细胞、脂肪细胞和间充质细胞等，它们形成骨髓中的基质细胞，与骨髓内的神经成分、微血管、基质等成分一起构成血细胞赖以生长的造血诱导微环境，调节造血细胞的增殖和分化。

在骨髓内，幼稚红细胞常位于血窦附近并嵌附在巨噬细胞表面，构成幼红细胞岛，成熟后穿过内皮成为周围血中的网织红细胞；幼稚粒细胞则多远离血窦，至晚幼粒细胞才接近并穿入血窦。巨核细胞常常紧靠血窦内皮间隙，将指状胞质突起伸入窦腔，脱落形成血小板。这种分布状况说明表

面造血组织的不同部位具有不同的微环境造血诱导作用。

2.血窦　骨髓内扩大的毛细血管，腔大而迂曲，形状不规则。窦壁衬贴有孔内皮，内皮基膜不完整，呈断续状，基膜外有扁平多突的周细胞覆盖。当造血功能活跃，覆盖面减小，利于血细胞穿过。血窦壁内外的单核细胞和巨噬细胞有吞噬清除血流中异物、细菌及衰老细胞的功能。

（二）造血干细胞和造血祖细胞

在骨髓内，造血干细胞又称多能干细胞，经微环境的调节增殖分化成造血祖细胞，失去了多能分化能力，但能向一个或多个细胞系定向分化，故称定向干细胞。

1.造血干细胞（多能干细胞）　源于受精 3 周时的人胚卵黄囊血岛，随血岛四周出芽血管的建立并与胚体循环连通，经血流迁入胚肝，开始造血。出生后，造血干细胞则主要存在于红骨髓，其次为脾、淋巴结等处。造血干细胞的存在最初是用小鼠的脾集落生成实验证实的，其基本特征是：有很强的增殖潜能（受造血生长因子、细胞动员剂等因素作用，造血干细胞能大量分裂），有多向分化能力，有自我复制能力。造血干细胞的形态结构至今尚无定论，说法不一。

2.造血祖细胞　由造血干细胞分化而来，形成的分化方向确定的干细胞，也称定向干细胞，能分化成不同的、形态可辨认的幼稚细胞系。

已确知的造血祖细胞及集落刺激因子有：①红细胞系造血祖细胞，在促红细胞生成素（EPO）作用下生成红细胞；②粒细胞–单核细胞系造血祖细胞，在 GM–CSF 等作用下生成中性粒细胞和单核细胞；③巨核细胞系造血祖细胞，在促血小板生成素（TPO）作用下形成巨核细胞集落，最终产生血小板。

造血祖细胞重要的生物学特征有：

（1）造血祖细胞仍有高度增殖的能力；它失去了自我复制的能力，依赖造血干细胞增殖分化来补充。

（2）失去了多向分化的能力，其细胞膜上存在某种造血调控因子的受体，能接受相应因子的调控而定向分化。

（三）血细胞发生过程的形态演变

血细胞的发生从幼稚到成熟大致可分为三个时期：原始阶段、幼稚阶段（又分早、中、晚三期）和成熟阶段。每个阶段都有自己的形态结构特点，是血液病诊断的重要依据。一般规律大致如下：①胞体由大变小，但巨核细胞由小变大；②胞核由大变小，红细胞的核最后消失，粒细胞的核由圆形逐渐变成杆状乃至分叶，巨核细胞的核由小变大，呈分叶状。核染色质由稀疏变浓密，核的着色由浅变深，核仁由明显渐至消失；③胞质由少变多，胞质嗜碱性逐渐变弱，但单核细胞和淋巴细胞仍保持嗜碱性。胞质内的特殊结构或蛋白质成分均从无到有；④细胞分裂能力从有到无，但淋巴细胞仍保持很强的分裂能力。

1.红细胞发生　历经原红细胞、早幼红细胞、中幼红细胞、晚幼红细胞，后者脱去胞核成为网织红细胞，最终成为成熟红细胞。红细胞的成熟需 3~4d。各阶段红细胞的一般形态特点见表7-2。

表7-2 红细胞发育各阶段特点

各阶段红细胞	胞体	胞核	胞质
原红细胞	圆而大，11~20μm	核圆，染色质细，多个明显核仁	强嗜碱性成墨水蓝状，无血红蛋白
早幼红细胞	圆，11~19μm	核圆，染色质粗，核仁少见	嗜碱性成墨水蓝状，有血红蛋白
中幼红细胞	圆，10~14μm	核圆，染色质呈块状，胞质核仁消失	弱嗜碱性，大量血红蛋白呈红色
晚幼红细胞	圆，9~12μm	核圆，染色质呈致密块状，无核仁	大量血红蛋白，胞质红色
网织红细胞	圆盘状，7~9μm	残存核呈细网状	红色
成熟红细胞	双凹圆盘状，7~9μm	无核	红色

2.粒细胞发生　历经原粒细胞、早幼粒细胞、中幼粒细胞、晚幼粒细胞进而分化为成熟的杆状核和分叶核粒细胞，成熟过程需 4~6d。各阶段粒细胞的一般形态特点见表 7-3。

表 7-3　粒细胞发育各阶段特点

各阶段粒细胞	胞体形态、大小/μm	胞核	胞质
原粒细胞	圆，11~18μm	核圆，染色质细网状，核仁 2~6 个	强嗜碱性，蓝色，无颗粒
早幼粒细胞	圆，13~30μm	核卵圆，染色质粗网状，核仁偶见	弱嗜碱性，淡蓝色，大量颗粒
中幼粒细胞	圆，11~16μm	核半圆，染色质网块状，核仁消失	弱嗜碱性，浅红色，特殊颗粒增多
晚幼粒细胞	圆，10~15μm	核肾形，染色质网块状核仁消失	极弱嗜碱性，浅蓝色，特殊颗粒明显
杆状核粒细胞	圆，10~15μm	核呈带状，染色质粗块状，核仁消失	无嗜碱性，红色，大量特殊颗粒
分叶核粒细胞	圆，10~15μm	核分叶，染色质粗块状核仁消失	淡红色，嗜天青颗粒少，特殊颗粒多

3.单核细胞发生　经过原单核细胞和幼单核细胞变为单核细胞。在骨髓内，幼单核细胞增殖力很强，当机体需要时（如出现炎症或免疫功能活跃），能加速分裂增殖，以提供大量的单核细胞。

4.血小板发生　经原巨核细胞、幼巨核细胞发育为巨核细胞，其胞质块脱落形成血小板。在幼巨核细胞时，胞体变大，核常呈肾形，胞质内出现血小板颗粒，核经数次分裂形成巨核，胞体不分裂而变大。巨核细胞呈不规则形，直径 40~70μm，核呈分叶门面。胞质内有许多滑面内质网形成的网状小管，将胞质分隔成若干小区，每个小区即是一个未来的血小板，内含颗粒。有时可见到巨核细胞伸出胞质突沿血窦壁伸入窦腔内，其末端膨大脱落即形成血小板。每个巨核细胞可生成约 2000 个血小板。

5.淋巴细胞发生　一部分淋巴性造血干细胞经血流进入胸腺皮质，分化为 T 细胞，一部分在骨髓内发育为 B 细胞和 NK 细胞。淋巴细胞的发育主要表现为细胞膜蛋白和功能状态的变化，形态结构的演变不很明显，故不易从形态上划分淋巴细胞的发生和分化阶段。

（四）各类血细胞的生成的调节

1.红细胞　蛋白质和 Fe^{2+} 是合成红细胞内血红蛋白的基本原料。在人体缺铁时，血红蛋白合成量不足，表现为低色素小细胞性贫血（缺铁性贫血）。叶酸和维生素 B_{12} 是促进红细胞发育成熟的主要因素。食物中的维生素 B_{12} 只有与胃腺的壁细胞分泌的"内因子"（糖蛋白）结合后才能被小肠黏膜吸收。当维生素 B_{12} 和叶酸缺乏时，表现为大细胞性贫血（巨幼红细胞性贫血）。此外，红细胞的生成还需要氨基酸、维生素 B_6、维生素 B_2、维生素 C、维生素 E 和微量元素铜、锰、钴、锌等。红细胞生成的调节与爆式促进活性物（BPA）、促红细胞生成素（EPO）有关。此外，雄激素、甲状腺激素、生长素、糖皮质激素也可刺激红细胞生成。红细胞的平均寿命为 120d。红细胞破坏的场所，可分为血管外和血管内，以血管外为主，血管外破坏在脾、肝、骨髓等网状内皮系统进行。当红细胞衰老时，细胞膜脆性增加而变形能力减退，在血流湍急处因冲击而破损（血管内破坏），或通过微小孔隙时发生困难，因而滞留在脾、肝、骨髓中，被巨噬细胞所吞噬（血管外破坏）。

2.白细胞　白细胞的分化增殖受组织造血生长因子的调节。这些因子主要由淋巴细胞、单核细胞、成纤维细胞和内皮细胞生成和分泌。由于有些造血生长因子在体外可刺激造血干细胞生成集落，故称为集落刺激因子（CSF），其中根据 CSF 刺激体外培养的造血干细胞所形成的集落类型，可分为粒系集落刺激因子（G-CSF）、粒-巨噬细胞集落刺激因子（GM-CSF）、巨噬系集落刺激因子（M-CSF）、多系集落刺激因子（multi-CSF）以及 EPO 等，除 EPO 调节红细胞生成以外，其余因子均参与白细胞生成。

3.血小板　血小板生成的调节主要与促血小板生成素（TPO）有关。

第三节 生理性止血

一、生理性止血

正常情况下，小血管受损后引起的出血在几分钟内就会自行停止的现象，是机体重要的保护机制之一。临床上用小针刺破耳垂或指尖（小血管），测定血液自行流出到自行停止的出血所需时间，正常值为 1~3min，此为出血时间，可以反映生理性止血功能的状态。生理性止血主要包括血管收缩、血小板血栓形成和血液凝固三个过程。

1.血管收缩　血管的小破损口可因局部血管收缩而封闭，血液流动变缓利于血小板的黏附、聚集和凝血因子作用。

2.血小板止血栓的形成　破损血管暴露内皮胶原，使血小板在此黏附、聚集形成松软的血小板止血栓，堵塞伤口，初步止血（一期止血）。

3.血液凝固　受损局部发生血凝，生成的纤维蛋白网罗血细胞，并与血小板止血栓一起形成血凝块，构成牢固止血栓，有效止血（二期止血）；最后局部纤维组织长入血凝块，永久止血。

二、血液凝固

血液凝固简称血凝，是指血液由流体状态变为不流动的胶冻状态的过程。凝血是一个复杂的生化反应过程，其最终表现是纤维蛋白的生成。生成的纤维蛋白交织成网，网住血细胞，形成凝血块。凝血后 1~2h，凝血块会发生收缩，并释出淡黄色液体，即血清。血清与血浆的主要区别是，在血清中缺乏凝血因子。

（一）凝血因子

血浆与组织中直接参与凝血的物质，统称为凝血因子。以罗马数字编号的有 12 种，另外还有前激肽释放酶、高分子激肽原以及来自血小板的磷脂（见表 7-4）。

表 7-4 凝血因子的分类

凝血因子编号	名称	生成部位	功能	参与凝血途径
I	纤维蛋白原	肝细胞	凝块结构	共同
II	凝血酶原	肝细胞	酶原	共同
III	组织因子	内皮、巨核细胞等	细胞辅因子	外源
V	前加速因子	肝、巨核细胞	血浆辅因子	共同
VII	前转化素	肝细胞	酶原	外源
VIII	抗血友病甲因子	肝细胞	血浆辅因子	内源
IX	抗血友病乙因子	肝细胞	酶原	内源
X	Stuart 因子	肝细胞	酶原	共同
XI	抗血友病丙因子	肝细胞	酶原	内源
XII	Hageman 因子	肝细胞	酶原	内源
XIII	纤维蛋白稳定因子	肝、单核细胞、血小板	酰胺基转移	共同
PK	前激肽释放酶	肝细胞	酶原	内源
HK	高分子量激肽原	肝、内皮细胞	血浆辅因子	内源

（二）凝血过程

凝血过程大致可分为三个步骤：凝血酶原激活物的生成、凝血酶的形成、纤维蛋白的形成。凝血过程又因发生凝血的部位和参加凝血的物质不同而分为内源性凝血和外源性凝血两个途径。

1.内源性凝血途径　内源性凝血途径是指参与凝血的因子全部来自血液。

血液与带负电荷的异物表面接触，FⅫ结合到异物表面，激活为FⅫa裂解前激肽释放酶，生成激肽释放酶（反过来激活FⅫ形成更多的FⅫa，形成表面激活的正反馈效应），FⅫa使FⅪ转变为FⅪa（表面激活），FⅪa再激活FⅨ成为FⅨa（Ca²⁺参与），FⅨa生成后再与FⅧa、Ca²⁺在血小板磷脂膜上结合为复合物，激活FX成为FXa，内源和外源两条凝血途径成为同一途径。

2.外源性凝血途径　外源性凝血途径是指始动凝血的组织因子（TF）来自组织，又称凝血的组织因子途径。

当血管损伤暴露的组织因子或血管内皮细胞、单核细胞受到细菌内毒素、补体C5a、免疫复合物、肿瘤坏死因子等刺激时，表达的组织因子得以与血液接触，作为Ⅶa的受体与其相结合形成1：1复合物，FⅦa-组织因子复合物在Ca²⁺的存在下迅速激活FX（FXa又能激活FⅦ成为FⅦa，生成更多的FXa，形成外源性凝血途径的正反馈效应）；FⅦa-组织因子复合物在Ca²⁺的参与下激活FⅨ成为FⅨa，FⅨa能与FⅧa等结合形成复合物激活FX，使内源与外源性凝血途径联系起来共同完成凝血过程，两条途径生成FXa，在磷脂膜上形成FXa-Va-Ca²⁺-磷脂的凝血酶原激活物，激活凝血酶原，生成凝血酶（凝血酶是一种多功能的凝血因子，主要作用是使纤维蛋白原分解）。

三、抗凝系统

血浆中重要的抗凝物质有抗凝血酶Ⅲ（ATⅢ）、肝素、蛋白质C（PC）和组织因子途径抑制物（TFPI）。抗凝血酶Ⅲ是由肝细胞和血管内皮细胞合成的脂蛋白，抗凝血酶Ⅲ在血液中能与凝血因子FⅨa、FXa、FⅪa、FⅫa，以及凝血酶分子中活性部位的丝氨酸残基结合，使之失活。肝素主要由嗜碱性粒细胞和肥大细胞产生，存在于大多数组织中。肝素能与抗凝血酶Ⅲ结合形成复合物，加速对凝血因子的灭活。蛋白质C以酶原形式存在于血浆中，受FⅡa的激活。激活的蛋白质C发挥以下作用：①在磷脂和Ca²⁺存在的情况下灭活FVa、FⅧa；②阻碍FXa与血小板磷脂结合，削弱FXa对凝血酶原的激活；③刺激纤溶酶原激活物的释放，增强纤溶酶活性，促进纤维蛋白溶解。组织因子途经抑制物是体内主要的生理性抗凝物质。其抗凝机制分为两个过程：一是与FXa结合，直接抑制其活性；二是在Ca²⁺存在条件下，TFPI-FXa复合物与TF-FⅦa复合物结合，从而抑制TF-FⅦa复合物活性，发挥负反馈性抑制凝血作用。

四、纤维蛋白溶解系统

纤维蛋白溶解简称纤溶，是指体内纤维蛋白凝块或沉积物的分解。纤溶的作用是使生理止血过程中所产生的局部或一过性的纤维蛋白凝块能随时溶解，防止血管内血栓形成，保证血流通畅，而且有利于受损组织的再生。纤溶系统对保持血管内血流处于液体状态、限制凝血过程的发展具有重要意义。纤溶的基本过程可分为两个阶段，即纤溶酶原的激活和纤维蛋白的降解。纤溶酶原的激活途径有两条：一是通过内源性凝血系统的有关因子，如FⅫa、FⅪa、PK、K、HK等使纤溶酶原转为纤溶酶，现在认为这些因子主要与抗血栓形成有关；二是通过来自各种组织和血管内皮细胞合成的组织型纤溶酶原激活物和由肾脏合成的尿激酶型纤溶酶原激活物对纤溶酶原的激活。纤溶的关键在于激活物的量。纤溶酶原激活后形成纤溶酶，纤溶酶能使纤维蛋白水解，同时，纤溶酶还能水解纤维蛋白原及凝血因子Ⅱ、Ⅱa、Ⅴ、Ⅷ、Ⅹ、Ⅺ、Ⅻ等。纤维蛋白被水解后生成的可溶性小分子多肽不再凝固,有些还具有抗凝作用。人体内存在许多可抑制纤溶系统活性的物质，主要的纤溶抑制物有：

①纤溶酶原激活物的抑制剂（PAI）；②α₂-抗纤溶酶；③凝血酶激活纤溶抑制物（TAFI）；④α₂-巨球蛋白。

第四节 血栓形成

在活体的心脏或血管内血液有形成分形成固体质块的过程，称为血栓形成。在这个过程中所形成的固体质块称为血栓。

在生理状态下，血液中的凝血因子不断、有限地被激活从而产生凝血酶，形成微量纤维蛋白，沉着于血管内膜上，随即这些微量的纤维蛋白又被激活了的纤维蛋白溶解系统所溶解，同时被激活的凝血因子也不断地被单核吞噬细胞系统所吞噬。在一定条件下，这种平衡被打破，血液在心血管腔内凝固，形成血栓。

一、血栓形成的条件和机制

（一）心血管内膜的损伤

1.心血管内皮细胞的抗凝作用　正常心血管内皮具有一定的抗凝功能，主要包括以下几方面的作用：

（1）内皮细胞的隔离作用：正常心血管内膜表面为单细胞层的薄膜屏障，把血液中的凝血因子、血小板和能促发凝血的内皮下细胞外基质隔离开来。

（2）内皮细胞合成抗血小板凝集物质：合成前列环素、NO、二磷酸腺苷酶（ADP酶）。

（3）内皮细胞合成抗凝血酶或凝血因子物质：内皮细胞表面表达膜相关肝素样分子（硫酸乙酰肝素）和凝血酶调节蛋白，前者是抗凝血酶Ⅲ的协同因子；后者是凝血酶受体，与凝血酶结合后使凝血酶转化为抗凝物质，能激活蛋白C（PC），在蛋白S（PS）的协同下，降解激活的凝血因子Ⅴ、Ⅷ。

（4）生成纤溶酶原活化因子，有促进纤维蛋白溶解的作用。

2.内膜损伤引起血栓形成的机制

（1）组织因子释放和胶原暴露：心脏和血管内膜受到外伤、化学药物腐蚀、内膜炎症或动脉粥样硬化等各种因素损伤时，内皮细胞可发生变性、坏死、脱落，损伤的内皮可释放组织因子，同时暴露出内皮下的胶原，可活化血小板和凝血因子Ⅻ，启动内源性和外源性凝血系统。

（2）血小板活化：血小板在血液凝固和血栓形成过程中起关键性作用。能激活血小板的物质有胶原、凝血酶、ADP和血栓素A₂（TXA₂）等，在内皮损伤后，首先激活血小板的是与血小板接触的胶原，随后凝血连锁反应被启动而产生凝血酶，凝血酶促进血小板的进一步活化，血小板被活化后释出ADP和TXA₂，进一步加强血栓的活化。血小板的活化包括以下三个反应。

①黏附反应：血小板黏附于局部胶原，同时由于其胞质内微丝和微管的收缩而变形，血小板的颗粒逐渐消失而使胞质同质化。

②释放反应：血小板的α颗粒（含有纤维蛋白原、纤维连接蛋白、抗肝素即血小板第4因子、血小板生长因子及血小板所合成的凝血酶敏感蛋白）和致密颗粒（含有丰富的ADP、Ca^{2+}、去甲肾上腺素、组胺、5-HT）的内容物向血小板外释出。

③黏集反应：促使血小板彼此黏集成集群因子的主要是ADP、TXA₂和凝血酶。最初黏集是可复性的，即一旦血流加速，黏集的血小板仍可散开；但随着血小板黏集增多，活化后释出的ADP也增多，在TXA₂、内源性ADP和凝血酶的共同作用下，血小板连接更加牢固，成为附着于心血管壁损伤处的灰白色小结。

临床上血栓常发生于风湿性和细菌性心内膜炎病变的瓣膜上、心肌梗死区的心内膜以及严重动脉粥样硬化斑块溃疡、创伤性或炎症性的血管损伤部位。

（二）血流状态的改变

正常血流为层流，血液中的有形成分如红细胞、白细胞及血小板在血流的中轴部流动（轴流），外周是一层血浆带（边流），血细胞因而与病变的血管壁、损伤的静脉瓣隔离。当血流缓慢（如外科手术或心肌梗死时）或产生旋涡时，血小板得以进入边流，增加了与血管内膜接触的机会，血小板粘连于内膜的可能性增大。此外，血流缓慢或产生旋涡时，被激活的凝血因子和凝血酶能在局部达到凝血过程所必需的浓度。同时，血流缓慢，内皮细胞因严重缺氧发生变性坏死，不但丧失了抗凝因子的合成和分泌，而且内皮下胶原也得以暴露于血流，如此可触发内源性和外源性凝血途径。

由于静脉不似动脉那样随心脏搏动而舒张、收缩，其血流有时甚至可出现短暂的停滞；静脉壁较薄，容易受压；血流通过毛细血管到静脉后血液的黏性有所增加。上述几方面的因素均造成了静脉较动脉易于形成血栓，大多发生于心力衰竭、久病卧床或静脉曲张患者的静脉内。除了血流缓慢因素外，静脉瓣内的血流呈旋涡状，因此静脉血栓形成往往以瓣膜为起始点。心脏和动脉内的血流快，不易形成血栓，但在血流较缓和出现旋涡时，也会有血栓形成，如二尖瓣狭窄时左心房血流缓慢并出现旋涡，动脉瘤内的血流呈旋涡状流动，此时易并发血栓形成。动脉血栓形成最常见于冠状动脉、脑动脉、肾动脉和下肢动脉。

（三）血液凝固性增加

血液凝固性增加或称血液的高凝状态，是指血液比正常易于发生凝固的状态，由血液中血小板增多、血小板黏性增大、纤溶活性降低等因素引起。可分为遗传性和获得性两种。

1.遗传性高凝状态　很少见，主要有凝血因子V（其编码蛋白能抵抗蛋白C的降解）基因突变，使蛋白C失去抗凝活性。其次为抗凝血因子，如抗凝血酶Ⅲ、蛋白C、蛋白S先天缺乏。

2.获得性高凝状态

（1）大量失血后，血中补充了黏性较大的幼稚血小板，同时纤维蛋白原、凝血酶原等增多。

（2）大面积烧伤后，血液浓缩，血小板也相应增多。

（3）异型输血时，血小板和红细胞大量破坏，释放凝血因子。

（4）妊娠后期或使用大剂量肾上腺皮质激素时，机体内纤溶功能减低。

（5）一些恶性肿瘤（如肺、胃、胰、前列腺癌等）及胎盘早剥，细胞内组织因子释放，激活外源性凝血系统。

上述血栓形成的条件往往同时存在，并常以某一条件为主。

二、血栓形成的过程及其形态

典型的血栓形成过程是：血管内膜损伤，在伴有血流缓慢和/或涡流存在的条件下，使血小板黏集在损伤处，开始黏附聚集的血小板可重新散开，但随着血栓形成过程的发展，血小板体积增大，发生变形，借伸出的伪足互相接触，同时释放ADP，在凝血酶、内源性ADP及TAX$_2$的共同作用下，血小板粘连更加牢固，黏集的血小板肿胀，相互融合，边界不清。血小板颗粒大量释放，血小板内颗粒极度减少或完全消失，逐渐形成均质无结构的形态。这一过程不断进行，血小板黏集不断增多，最终形成血小板丘，色灰白，称白色血栓，在延续性血栓，它构成了血栓的头部。血栓头部形成后，该处血流减慢，涡流形成，血小板进一步黏集并形成许多珊瑚状小板小梁，血小板小梁在血管内伸展并相互吻合，流经其中的血液更加缓慢，血小板发生变性崩解，释放许多凝血相关物质，活化的凝血酶易于在局部达到较高的浓度，凝血过程启动，纤维蛋白原形成纤维蛋白（纤维素）。于是，血小板小梁之间出现了许多纤维素网，其网眼中网罗许多红细胞、白细胞而形成红白相间的血凝块，

76

称为混合血栓，它构成了延续性血栓的体部。如果血栓不断地延长增大，可使血管完全阻塞，血流停止，血液则迅速凝固形成红色血栓，这就是血栓的尾部。

血栓大致可分为以下几种类型：

1.白色血栓　发生于血流较快的部位（如动脉、心室、心瓣膜）或静脉血栓的起始部（即延续性血栓的头部）。镜下，白色血栓主要由血小板和少量纤维蛋白构成；肉眼，呈灰白色，表面粗糙，质硬，紧密黏着。

2.混合血栓　主要见于静脉延续性血栓的体部。镜下，见血小板小梁呈珊瑚状，表面有许多中性粒细胞黏附，小梁之间纤维素呈网状，网眼内含有多量红细胞和白细胞。肉眼，呈粗糙、干燥的圆柱状，与血管壁黏着，有时可见灰白色与褐色相间的条纹，称为层状血栓。二尖瓣狭窄、心房纤颤时左心房形成的球形血栓和动脉瘤内的血栓也是混合性血栓。

3.红色血栓　发生在血流极度缓慢甚或停止之后，其形成过程与血管外凝血过程相同。因此，红色血栓见于混合血栓逐渐增大阻塞管腔，局部血流停止后，往往构成延续性血栓的尾部。镜下，在纤维素网眼内充满如正常血液分布的血细胞。肉眼，呈暗红色，新鲜的红色血栓湿润，有一定的弹性，陈旧的红色血栓由于水分被吸收，变得干燥、易碎、失去弹性，并易于脱落造成栓塞。

4.透明血栓　这种血栓发生于微循环小血管内，只能在显微镜下见到，故又称微血栓，主要由纤维素构成，见于弥散性血管内凝血。

三、血栓的结局

（一）溶解或脱落

激活的凝血因子XII在启动凝血过程的同时，也激活纤维蛋白溶酶系统，开始降解纤维蛋白和溶解血栓；血栓中的白细胞崩解后释放出蛋白溶解酶，对血栓溶解也起一定的作用。小的血栓溶解后可被完全吸收。较大的血栓如果在它附着于内膜的部分被溶解，则可被血流冲击而脱落，形成栓子，引起栓塞。

（二）机化与再通

当血栓不能脱落或被软化吸收时，其附着处的血管内膜长出肉芽组织，逐渐代替血栓，这个过程叫作血栓机化。血栓机化一般于血栓形成后 1 ~ 2d 开始，至 3 ~ 4d 即可使血栓较牢固地附着于血管壁上。中等大小的血栓，经过 2 周左右即可完成机化。在机化过程中，内皮细胞覆盖于血栓裂隙，使血栓上下游的血流得以部分地沟通，这种现象称为再通。

（三）钙化

陈旧的血栓内发生钙盐的逐渐沉积，叫作血栓钙化，可形成静脉结石或动脉结石。

四、血栓形成对机体的影响

（一）有利方面

当血管破裂后，在血管损伤处形成血栓，可封闭伤口止血（如外伤、手术、胃及十二指肠溃疡出血、空洞性肺结核出血等）；在炎症病灶周围小血管内形成血栓，有防止局部感染蔓延的作用。因此，在一定条件下，血栓形成是机体的一种防御性措施。

（二）不利方面

在多数情况下血栓形成对机体是不利的，主要是堵塞管腔、引起血液循环障碍，其影响大小与血栓发生部位、阻塞血管的供血范围、阻塞程度、能否建立有效侧支循环等因素有关。若动脉完全性阻塞，又缺乏有效侧支循环时，则引起局部组织缺血甚至坏死，例如心冠状动脉血栓形成可引起心肌梗死；若堵塞静脉又未能建立有效的侧支循环则引起局部组织瘀血和水肿。另外，在血栓尚未机化前，因与血管壁粘连不紧密，可一部分或全部脱落，随血流运行而被带至他处引起栓塞。如果栓子内含有细菌，则细菌可随栓子运行而蔓延扩散，引起败血症或脓毒血症等严重后果。发生在心瓣膜上的血栓机化后，可引起心瓣膜病。当广泛的微循环内透明血栓形成时，大量凝血物质被消耗，可继发引起全身广泛性出血和休克。

第五节 弥散性血管内凝血

弥散性血管内凝血（disseminated intravascular coagulation，DIC）是一种复杂的病理过程，可出现于各种疾病及危急状态。DIC 的基本特征是在某些致病因素的作用下，机体的凝血因子及血小板被激活，血液中出现大量的凝血物质，血管内凝血酶增多，微循环中可见大量纤维蛋白构成的微血栓阻塞血管，大范围微血栓的形成，消耗了机体的凝血物质，从而继发纤维蛋白溶解过程，发生纤溶亢进，血液由高凝状态过渡至低凝状态，形成出血倾向。DIC 时可见出血、溶血性贫血、休克、多器官功能障碍等一系列临床症状。

一、弥散性血管内凝血的病因与发病机制

（一）病因

可引起 DIC 发生的基础疾病很多，如大手术、感染、严重的烧伤或创伤、癌症或肉瘤、产科意外等（见表 7-5）。在临床中诊断 DIC 时，需要考虑患者所患疾病是否可以引起 DIC，遇到可引起 DIC 的基础疾病，且患者有原因不明的出血情况，应意识到是否发生了 DIC。

表 7-5 可引发 DIC 的基础疾病

分类	基础疾病
感染性疾病	革兰氏阳性或阴性细菌感染、败血症等；病毒性肝炎、流行性出血热、病毒性心肌炎、斑疹伤寒等
妇产科疾病	流产、羊水栓塞、胎盘早期剥离、绒毛膜炎、不全流产刮宫术、宫内死胎滞留、妊娠中毒症、子痫及先兆子痫、腹腔妊娠、剖宫产手术、子宫破裂等
创伤及手术	严重软组织创伤、大面积烧伤、挤压综合征、多发性开放性骨折、断肢，肝、脑、肺、胰腺、前列腺等脏器大手术，器官移植、体外循环等
肿瘤性疾病	胰腺癌、结肠癌、食管癌、肝癌、胃癌、胆囊癌、白血病、前列腺癌、膀胱癌、肾癌、绒毛膜上皮癌、子宫颈癌、卵巢癌、不成熟葡萄胎等，转移性癌尤其多见
其他	出血性、过敏性、内毒素性休克，类风湿性关节炎、硬皮病、糖尿病、高脂血症、大动脉瘤、急性心肌梗死、不适合的输血、肝硬化、肾小球肾炎等

（二）发病机制

1.启动外源性凝血系统　组织和细胞的损伤可释放出组织因子，大量的组织因子进入血液与凝血因子Ⅶ结合，启动了外源性凝血系统。组织因子（TF）是由 263 个氨基酸残基构成的跨膜糖蛋白，又称凝血因子Ⅲ，广泛存在于各部位的组织细胞中，其中脑、肺、胎盘和恶性肿瘤中含量较多，因此大手术、外伤、感染、产科意外、恶性肿瘤等均破坏组织或细胞表面，从而暴露组织因子。不与

组织因子结合的凝血因子Ⅶ在血液中是以蛋白酶原的形式存在的，不具备凝血功能，其在 Ca^{2+} 的介导下与组织因子结合形成复合物，凝血因子Ⅶ被激活。除此之外，激活状态的凝血因子 X、Ⅻ 等也可激活凝血因子Ⅶ。TF 和凝血因子Ⅶ复合物激活凝血因子 X，其与 Ca^{2+}、凝血因子 V 和血小板磷脂相互作用形成凝血酶原激活物，完成凝血过程。研究表明，凝血因子Ⅶ的活性，有 TF 和无 TF 相差40000 倍。血管外层结构中的平滑肌细胞、成纤维细胞、周细胞、星形细胞等长期表达 TF，而与血液直接接触的血管内皮细胞，血液中的白细胞正常时不表达 TF，在感染等刺激下可表达 TF。如败血症时，TF 增多，外源性凝血系统激活，易发生 DIC。

2.启动内源性凝血系统　Ⅻ因子是启动内源性凝血系统的关键因子。激活Ⅻ因子的因素很多，如血管内皮细胞破损后暴露的胶原组织、感染时的内毒素等，胶原组织、内毒素等带有负电荷，可使血中无活性的Ⅻ因子精氨酸残基的胍基立体构型改变，丝氨酸残基暴露，转为激活状态；另外，Ⅻ因子与负电荷结合后，同高分子激肽原分子中含组氨酸的阳离子部位结合，形成 PK（血浆激肽释放酶原）-Ⅺ因子-高分子激肽原-Ⅻ（Ⅻa）因子复合物，这一复合物中的 PK 可被Ⅻa 分解为激肽释放酶。激肽释放酶和胰蛋白酶、纤溶酶都是可以水解Ⅻ和Ⅻa 因子生成Ⅻf 因子的，Ⅻf 因子也是激肽释放酶原的激活物，其可将激肽释放酶原激活为激肽释放酶，加速Ⅻ因子的活化，进一步激活内源性凝血系统。

所有损伤血管内皮的因素，如螺旋体、高热、持续的缺氧、酸中毒、免疫复合物沉积等，均可引起内源性凝血系统的激活；同时，血管内皮细胞损伤也暴露组织因子或释放组织因子，因此，也启动了外源性凝血系统。除此之外，羊水、转移的肿瘤细胞及其他异物颗粒在血液中通过表面接触，也可使Ⅻ因子转变为Ⅻa 因子，启动内源性凝血系统。

3.血小板被激活　血小板在凝血中有重要作用，在 DIC 的发生发展中的作用也不可忽视。血小板内含有丰富的促凝物质和血管活性物质，血管内皮下的胶原暴露后，血小板膜糖蛋白 GPⅠb 通过血管性假血友病因子（vWF 因子）与胶原结合，发挥黏附功能；同时胶原也激活了血小板，血小板脱颗粒，释放促凝物质，如血小板第二因子、第三因子、第四因子等，进一步加强血小板聚集，促进血栓形成。各种促凝物质的作用不同，如血小板第二因子可促进纤维蛋白原转变成纤维蛋白；血小板第三因子能加速凝血酶原的激活和凝血因子 X 的激活；血小板第四因子能中和肝素并使可溶性纤维蛋白多聚体沉淀。体外实验可见，胶原、TXA2、凝血酶、ADP、肾上腺素等均可激活血小板，引起释放反应。各种激活物与血小板膜上受体结合，通过 G 蛋白介导的信号转导系统发挥生理效应。在一定条件下，血小板活化状态还可直接激活因子Ⅻ和因子Ⅺ。

4.血细胞的大量破坏　血液中的红细胞和白细胞出现损伤可以促进 DIC 的发生发展。红细胞大量破坏时，如异型输血、溶血性贫血、恶性疟疾等，释放 ADP 和红细胞素，激活血小板，促进其黏附、聚集、释放反应，导致凝血。红细胞的增多也增加了血液黏稠度，使流速减慢，阻力增大，进一步损伤血管内皮及组织。白细胞中的中性粒细胞和单核细胞含有促凝物质，受损的内皮细胞有趋化作用并激活单核巨噬细胞、T 淋巴细胞，这些细胞相互作用，释放 TNF、IL-1、干扰素等加剧内皮细胞损伤和促进组织因子的释放。

5.其他促凝物质入血　细菌、病毒、恶性肿瘤、抗原抗体复合物、锯鳞蝰蛇毒等本身就可以通过其他凝血途径激活凝血系统。急性坏死性胰腺炎时释放的胰蛋白酶可激活凝血酶原，促进凝血。某些恶性肿瘤细胞既可表达组织因子，也能分泌特有的具有促凝作用的蛋白质，直接激活 X 因子，促进凝血。

6.继发性纤溶功能亢进　由于凝血系统的活化，血管内形成广泛的微血栓，导致各种凝血因子和血小板被大量消耗，降低血液凝固性，进而出现纤维蛋白溶解功能增强，纤溶系统的生理意义是维持凝血与纤溶的相对平衡，或促进止血栓溶解和损伤修复过程使血管再通，但 DIC 时纤溶系统过度增强，使微血栓溶解的同时，加剧了机体止血、凝血功能的障碍，从而引起出血。急性 DIC 的特征之一就是继发性纤溶亢进。

综上所述，在多数情况下 DIC 的发生发展是由多种因素综合或相继作用的结果，这是一个凝血和抗凝血的动态过程，微血栓形成和溶解不能完全分开，二者可有重叠，并因此产生一系列临床症状。

二、弥散性血管内凝血的分期和分型

（一）DIC 的分期

DIC 的发病过程是一个动态过程，根据其临床特点及病理生理学变化将其分为三期。

1.高凝期　发病早期，大量促凝物质进入血液后激活凝血系统，全身微循环中可见不同程度的微血栓。此时血中凝血酶含量增高，血液处于高凝状态，但部分患者可无明显的临床症状，在急性DIC 时，此期极短，不易察觉。

2.消耗性低凝期　此期机体的凝血物质因为大量消耗而减少，血液中血小板、凝血因子浓度降低，部分患者已可见纤溶功能异常。临床表现已经有不同程度的出血症状，也可能有休克或某器官功能障碍的情况。

3.继发性纤溶亢进期　凝血酶及 Ⅻa 因子等激活了纤溶系统，产生大量的纤溶酶，实验室检查中继发性纤溶功能亢进相关指标变化明显，如 3P 试验阳性、凝血酶时间延长等。该期患者大多有不同程度的出血，严重者出现休克和多器官功能障碍。

（二）DIC 的分型

1.按 DIC 发生、发展的快慢分型

（1）急性 DIC：在数小时或 1~2d 内发生的 DIC。此型发作迅速而强烈，临床表现明显，以休克和出血为主，分期不明显，实验室检查明显异常。可见于创伤、羊水栓塞、严重感染、异型输血、急性移植排斥反应等。

（2）慢性 DIC：此型发病缓慢、病程较长，由于机体的代偿能力，临床表现不明显，较轻，常以某器官功能不全为主要表现，有时仅有实验室检查异常，尸检时始被发现。常见于恶性肿瘤、结缔组织病、慢性溶血性贫血等。

（3）亚急性 DIC：介于急性和慢性 DIC 之间，在数天内逐渐形成。常见于恶性肿瘤转移、宫内死胎等。

2.按 DIC 的代偿情况分型

DIC 病程中，因凝血因子和血小板的消耗，肝脏合成凝血因子及骨髓造血能力同时增强用以代偿消耗。根据凝血物质消耗及机体代偿情况，将 DIC 分为：

（1）失代偿型：多为急性 DIC，体内凝血因子和血小板的消耗超过其代偿能力。实验室检查见血小板和纤维蛋白原等凝血因子明显减少，患者有明显的出血和休克等临床表现。

（2）代偿型：多见于慢性 DIC，凝血因子和血小板的消耗和代偿基本上保持平衡。实验室检查常无明显异常，临床表现不明显，或只有轻度的出血和血栓形成症状，易被忽略。

（3）过度代偿型：见于慢性 DIC 后期或急性 DIC 恢复期，凝血因子和血小板的代偿迅速，甚至超过消耗。实验室检查凝血因子和血小板可高于正常，但血小板活化产物、凝血因子激活标志物和纤溶相关产物仍明显高于正常。患者临床症状与体征逐步减轻或消失。

此外，局部 DIC 是局限于某一脏器的多发性微血栓，全身有轻度的血管内凝血存在，多见于静脉瘤、心脏室壁瘤、主动脉瘤、体外循环、器官移植后的排斥反应、人造血管等，可以说是全身性DIC 的一种局部表现。

三、弥散性血管内凝血的临床表现

（一）出血倾向

1.临床特点　发生率为84%～95%。自发性、多发性出血，部位可遍及全身，发病原因无法用原发性疾病进行解释；出血比较突然，可同时伴有DIC其他临床症状，且一般的止血药治疗无效；出血严重程度不同，严重者可多处出血不止，后果严重，轻者可能仅表现为局部伤口或注射针头部位渗血。

2.发病机制

（1）凝血物质大量消耗：大量微血栓的形成消耗了大量的血小板和凝血因子，肝脏和骨髓的生成不足以代偿消耗，尤其是急性DIC时，血液中的凝血因子和血小板水平显著降低，凝血功能障碍，导致出血。

（2）继发性纤溶功能增强：凝血酶、凝血因子Ⅺ、Ⅻ、激肽释放酶等可激活纤溶系统。子宫、前列腺、肺等器官和组织含有丰富的纤溶酶原激活物，因此这些组织器官的血管内形成微血栓，发生变性、坏死，可释放大量的纤溶酶原激活物，激活纤溶系统。此时的血管内皮发生损伤，释放纤溶酶原激活物增多，激活纤溶系统。纤溶酶不仅可以降解纤维蛋白，而且可以水解凝血因子Ⅴ、Ⅷ、Ⅻa等，加剧凝血障碍，加重出血。

（3）纤维蛋白（原）降解产物的形成：纤溶酶降解纤维蛋白原和纤维蛋白后产生各种片段，这些片段是分子量大小不等的蛋白质组分和多肽物质，统称为纤维蛋白（原）降解产物（FDP）。这些片段有极强的抗凝作用，可与血小板膜结合降低血小板的黏附、聚集和释放功能，FDP的检测在DIC诊断中具有重要意义，检测方法如"3P"试验（鱼精蛋白副凝试验）、D-二聚体检查等。

（4）血管壁损伤：DIC的过程中，各种原始原因或继发原因都可引起缺氧、酸碱平衡紊乱和自由基、细胞因子增多，从而损伤血管内皮；FDP、缓激肽有增加血管壁通透性的作用，以上均可加重出血。

（二）休克或微循环衰竭

发生率为30%～80%。可见一过性或持续性血压下降，肾、肺、大脑等器官的功能不全在DIC的早期即有表现，可见少尿、肢体湿冷、呼吸困难、发绀、神志改变等。休克程度与出血量不成比例，休克与DIC两者可互为因果，形成恶性循环，顽固性休克是DIC病情严重、预后不良的指征。DIC时大量的微血栓和血小板聚集阻塞微循环，回心血量不足，促进休克；DIC时的凝血因子Ⅻa可相继激活激肽系统、补体系统、纤溶系统，激肽、C3a、C5a、FDP可刺激血管活性物质释放，增加微血管通透性，舒张血管平滑肌，使外周血管阻力降低，回心血量减少；大量出血也减少了血容量。这些因素使全身微循环障碍加重，促进休克发生、发展。

（三）多器官功能障碍

发生率为40%～70%。DIC时的器官功能障碍主要是由于微循环中微血栓形成，微循环血运障碍，灌流不足，可导致缺血性坏死，引起器官功能障碍。DIC发生的原因各异，微循环受累程度不同，故各受累组织器官表现也不相同，轻者仅有部分功能异常，重症者常会同时或相继出现两种或两种以上器官功能障碍，形成多器官功能障碍综合征（MODS），这是DIC患者死亡的重要原因。

微血栓发生在浅表部位，如皮肤、黏膜等处时，皮肤可见发绀、脱落及坏死，主要见于眼睑、胸背、四肢、会阴等处，黏膜损伤多见于口腔、消化系统等处。微血栓发生在深部器官，多见于肾、脑、肺等处，肾脏是DIC时最易受损的器官，患者肾小球入球小动脉和毛细血管丛微血栓形成，重症可见肾坏死和肾功能衰竭。

（四）微血管病性溶血

约有25%患者可见，表现为进行性贫血，即微血管病性溶血性贫血（MHA），是在DIC等一些疾病时出现的一种特殊类型的贫血，与出血量不成比例，临床可见发热、无力、血红蛋白尿、少尿、面色苍白，偶见皮肤和巩膜黄染。外周血涂片可见裂体细胞，这是一些具有特殊形态的红细胞，外形呈新月形、盔形、星形等，此类红细胞脆性高，易破裂溶解。主要机制为：①微血栓中的纤维蛋白形成了纤维蛋白网，血管内的红细胞黏附于网上，血流冲击下引起红细胞破裂；②缺氧、酸中毒时红细胞变形能力下降，此时红细胞通过纤维蛋白网更易受到机械性损伤；③微循环中的大量微血栓使血运障碍，加上血管内皮细胞损伤出现裂隙，可使血管内红细胞被挤压出血管，这种机械作用同样使红细胞变形、破裂。

第六节 血型和输血

血型通常指的是红细胞膜上特异抗原的类型。根据红细胞血型抗原的不同，目前已经确定23个独立的血型系统以及一些亚型。但临床最重要的还是ABO血型系统及Rh血型系统。若将血型不同的两个人的血滴在玻片上混合，其中的红细胞就会凝集成簇，这种现象称为红细胞凝集。红细胞凝集是一种抗原-抗体反应，它是免疫反应的一种形式。

一、ABO血型

在人的红细胞上有两种凝集原（血型抗原），分别用A、B命名。根据红细胞膜上的凝集原的不同，把血液分为四型：红细胞膜上有A凝集原（A抗原）的为A型；有B凝集原（B抗原）的为B型；既有A凝集原（A抗原）又有B凝集原（B抗原）者为AB型，而A、B凝集原都没有者为O型。

与凝集原发生凝集作用的物质是存在于血清中的两种凝集素（血型抗体），分别命名为α凝集素（抗A抗体）和β凝集素（抗B抗体）。血清中ABO血型系统的血型抗体的分布特点是，凡是红细胞具有某一型抗原的，血清中就不会有这一型的抗体。

目前已经知道，一些血型抗原是镶嵌于红细胞膜上的糖蛋白或糖脂。这些糖蛋白或糖脂所含的糖都是由少数糖基组成的寡糖链。这些寡糖链暴露于红细胞表面，血型抗原的特异性就决定于这些寡糖链的组成与联结顺序。ABO血型系统血型抗原的前身物质是含四个糖基的寡糖链，这四个糖基的顺序是：半乳糖—乙酰葡萄糖胺—半乳糖—葡萄糖。若在第一个半乳糖基上接一个岩藻糖，则成为ABO血型系统的H抗原。在H抗原的基础上，在第一个半乳糖基上再接一个乙酰半乳糖胺基，则成为A抗原，若接上的是一个半乳糖，则成为B抗原。所以，ABO血型系统的抗原特异性都是在H抗原的基础上形成的，若红细胞膜上只有H抗原，则为O型血。

ABO血型系统的血型抗体是IgM球蛋白，为天然抗体，因分子量大，不能通过胎盘。ABO血型是由遗传决定的，血型抗原是染色体上特定基因的产物，一组基因控制一种抗原的产生。ABO血型系统的基因位于第9号染色体的等位基因上。因此，在法医上可应用血型测定来判断血缘关系。

二、Rh血型

现在已经知道，Rh血型系统有D、C、c、E、e五种抗原与临床关系密切。在5种抗原中，D的抗原性最强。医学上通常将红细胞膜上含有D抗原的称为Rh阳性，不含D抗原而含有其他抗原的称为Rh阴性。在我国，汉族Rh阳性的人约占99%，Rh阴性的人只占1%左右。

Rh 血型系统的特点是，人的血清中不存在能与该抗原起反应的天然抗体。但 Rh 阴性的人若接受了 Rh 阳性的血液后，可通过体液免疫产生出抗体来，这样产生的抗体一般主要是 IgG，它可以透过胎盘。当第二次再输入 Rh 阳性血液时，即可发生凝集反应。

三、输血原则

在输血前，首先必须鉴定 ABO 血型，保证供血者与受血者血型相合。对于生育年龄妇女或需要反复输血的病人，还必须注意 Rh 血型相和。

即使是 ABO 血型相和、Rh 血型也相和的人之间输血，在输血前也必须进行交叉配血实验。

把供血者的红细胞与受血者的血清进行配合试验，称为交叉配血主侧；把受血者的红细胞与供血者的血清进行配合试验，称为交叉配血次侧；如果交叉配血实验的两侧都没有凝集反应，即为配血相和，可以输血；如果主侧有凝集反应，则为配血不和，不能输血；如果主侧无凝集反应，而次侧有凝集反应，只能在紧急情况下输血，且不易太多太快，并密切观察，如发生输血反应，应立即停止输血。

第八章 循环系统

循环是指各种体液（如血液、淋巴液）不停地流动和相互交换的过程。循环系统是连续而封闭的管道系统，由心血管系统和淋巴系统组成。

心血管系统包括心脏、动脉、毛细血管和静脉。心脏是血液循环的动力器官。动脉将心脏输出的血液运送到全身各器官，是离心的管道。静脉则把全身各器官的血液带回心脏，是回心的管道。毛细血管是位于小动脉与小静脉间的微细管道，管壁薄，有通透性，是进行物质交换和气体交换的场所。

根据血液在心血管系统中的循环途径和功能不同，可将血液循环分为体循环（大循环）与肺循环（小循环）两部分。①体统循环：血液由左心室射出，经主动脉及其各级分支流向全身毛细血管网，然后流经小静脉、大静脉，汇集成上、下腔静脉，最后回流到右心房。血液在体循环中，把 O_2 和营养物质运送到身体各部组织，同时又把各部组织在新陈代谢中所产生的 CO_2 和代谢产物运送到肺和排泄器官；②肺循环：血液由右心室射出，经肺动脉及其各级分支，再经肺泡壁毛细血管网，最后经肺静脉回流到左心房。在肺循环中，血液中的 CO_2 经肺泡排出体外，而吸入肺内的 O_2 则经肺泡进入血液。

血液循环是高等动物机体生存的重要条件之一，一旦血液循环停止，细胞的正常代谢将无法进行，时间稍久，就会引起细胞死亡。大脑皮质的血液循环停止 3~10s，人就会丧失意识，停止 5~6min，大脑皮质将出现不可逆的损伤。

淋巴系统包括淋巴管和淋巴器官，是血液循环的支流，协助静脉运回体液入循环系统，属循环系统的辅助部分。

第一节 心 脏

一、心脏的形态结构

（一）心脏的形态和位置

心脏位于胸腔内，膈肌的上方，二肺之间，大约 2/3 居正中线的左侧，1/3 居右侧。心脏是由心肌所组成的中空器官。其大小似本人拳头，呈圆锥体。心脏分心尖部与心底部。心尖向左前下方，为游离端；心底朝右后上方，与大血管（主动脉、肺动脉、腔静脉、肺静脉）相连，将心脏固定在胸腔中。心脏的表面有四条浅沟。近心底处，有一环形的冠状沟，冠状沟将心房与心室分开。从冠状沟发出两条纵行的浅沟，其一自心脏的前面（胸肋面）向下至心尖右侧，称前室间沟。另一自心脏的膈面向下至心尖右侧称后室间沟。前、后室间沟是左、右心室在心表面的分界。冠状沟和室间沟内均有心脏的血管经过。在心底，右上、下肺静脉与右心房交界处的浅沟称房间沟，与房间隔后缘一致，是左、右心房在心表面的分界。

（二）心腔的结构

心脏由中隔分为互不相通的左右两半，每半各分为心房和心室。心房的耳形突出部分称为心耳。心房与心室之间有致密胶原纤维构成的房室环相连接，而无心肌连接，故心房与心室可在不同时间内收缩。心脏共有四个腔，即右心房与右心室、左心房与左心室。每侧心房和心室借房室口相通。

右心房与上下腔静脉相连，左心房与肺静脉相连，右心室与肺动脉相连，左心室与主动脉相连。

在心房与心室交界处的房室口有房室瓣。右房室瓣共有三个瓣叶称三尖瓣。左房室瓣有两个瓣叶，称二尖瓣。房室瓣开向心室，其边缘有许多纤细而坚韧结缔组织的索，称为腱索。腱索的另一端附着于心室内壁的乳头肌上。腱索、乳头肌的生理意义在于防止房室瓣在心肌收缩时倒翻入心房，使瓣膜关闭严密，以免血液逆流，从而保证了血液的定向流动。在右心室与肺动脉之间、左心室与主动脉之间各有三个半月形的瓣膜，分别称为肺动脉瓣和主动脉瓣，各个瓣膜呈口袋形，袋口开向动脉方向，血液自心室流向动脉时半月瓣开放；血液由动脉回流时，半月瓣被血液充盈而相互靠紧使动脉和心室之间的口关闭，防止血液倒流回心室。心腔内的瓣膜、腱索、乳头肌都是保证血液定向流动的结构，它们是防止血液逆流、保证血液循环正常进行的重要装置。因此，任何一个瓣膜发生病变（瓣膜口狭窄或闭锁不全）都能给血液循环带来极大的障碍。

（三）心壁

心脏是一个肌性器官，有较强的收缩能力。心壁由心内膜、心肌层和心外膜三层组成。

1.心内膜　是心壁最内的一层结构，表面为单层鳞状上皮（内皮）被覆。心内膜表面极为光滑，有利于血液流动。心内膜下层含有少量血管、结缔组织和心脏传导系统的末梢支浦肯野纤维。心内膜在房室口和动脉口处突入心腔折叠成房室瓣和半月瓣。当瓣膜发炎时，其中结缔组织常常增生致使瓣膜变形，造成瓣膜病变。

2.心肌层　是心壁最厚的一层，主要由内纵、中环和外斜三层排列的心肌细胞又称心肌纤维所组成，心室肌比心房肌厚，两者是不连续的。心肌之间有少量结缔组织，内有神经、血管等。

心肌纤维呈短柱状，有横纹，肌节的结构与骨骼肌纤维的结构基本相同，但心肌有以下特点：心肌纤维有分支，并互相连接，其连接处称闰盘，闰盘对心肌细胞间连接的牢固性以及兴奋在心肌细胞间的迅速传导均起重要作用；每一心肌纤维一般只有一个胞核，位于细胞中央；肌原纤维不如骨骼肌那样规则和明显；横管较粗，纵管和终池不发达，三联体极少，因而心肌的贮 Ca^{2+} 能力较骨骼肌纤维低，心肌细胞内的 Ca^{2+} 需不断通过细胞膜进出细胞；心肌肌浆丰富，线粒体特别多，这与它能持久地进行节律性收缩的特点相适应。心肌属于不随意肌，在无外来刺激的情况下，心肌能自动地产生节律性收缩和舒张。在完整机体内，它受自主神经调节。

3.心外膜　为心脏最外面的一层，即心包的脏层，由单层鳞状上皮（间皮）及其下方的结缔组织和脂肪细胞所组成。冠状血管行于心外膜内。

心包包绕心脏外面，由紧贴心脏表面的脏层（心外膜）与外面的纤维层在大血管处相连，形成一个密闭的心包腔，腔内含有少量液体，起润滑作用，有利于心脏的搏动。

（四）心脏的传导系统

心脏壁内有特殊心肌纤维组成的传导系统，其功能是发生冲动并传导到心脏各部，使心房肌和心室肌按一定的节律收缩。它比一般心肌纤维粗，肌原纤维少，肌浆较多，没有收缩能力，而具有自动节律性兴奋的能力。心脏的传导系统包括窦房结、房室结、房室束和浦肯野纤维。

窦房结是心脏正常的起搏点，位于右心房壁内，上腔静脉入口处的心外膜深面，呈梭形，含有起搏细胞（P细胞）和过渡细胞。P细胞发生的兴奋通过过渡细胞传至心房肌，使心房肌收缩。同时兴奋可经结间束下传至房室结。房室结位于房间隔下部，右房室口与冠状窦口之间的心内膜下。由房室结发出房室束进入心室。房室结将窦房结发出的冲动传至心室。房室束又名希氏（His）束，进入室间隔分成左、右束支，分别沿心室内膜下行，最后以细小分支即浦肯野纤维分布于心室肌。

（五）心脏的血管和神经

心脏的营养是由冠状循环血管来供应的。冠状血管是由冠状动脉、毛细血管和冠状静脉所组成。左右两支冠状动脉，分别起于主动脉起始部，右冠状动脉主要分布于右心房、右心室和室间隔后部，也分布于左心室后壁。左冠状动脉又分为两支，一支为降支，一支为旋支，它们分布于左心房、左心室和室间隔前部，也分布于右心室的前面。心肌中的毛细血管极为丰富，几乎每一根肌纤维都伴有一条毛细血管，毛细血管汇成小静脉。心脏静脉绝大部分汇集于冠状静脉窦，并由此回到右心房，另有两条静脉直接进入右心房与右心室。在心肌横截面上，每平方毫米面积内约有2500根毛细血管，因此，心肌和冠状循环之间的物质交换可以很快进行。冠状动脉之间有吻合支。在人体，这些吻合支在心内膜下较多，正常时这些吻合支口径较细小，只有少量血液通过。因此当冠状动脉突然闭塞时，不能很快建立侧支循环，常常导致心肌急性缺血，影响心脏功能。如果血管阻塞是逐渐形成的，则吻合支可逐渐扩张，建立足够的侧支循环，起到代偿作用。

心脏受交感神经和副交感神经双重支配。

二、心脏的生理功能

（一）心脏泵血功能

1.心动周期与心率　心脏每收缩和舒张一次，构成一个心脏的机械活动周期，称为心动周期。在一个心动周期中，首先是两心房收缩，继而心房舒张。当心房开始舒张时，两心室几乎同时收缩，然后心室舒张。接着心房又开始收缩，进入下一个心动周期。

单位时间内心脏搏动的次数称为心搏频率，简称心率（HR）。正常成年人安静状态下，心率为60～100次/min。心率有明显的个体差异，不同年龄、不同性别和不同生理情况下，心率各不相同。新生儿的心率很快，可达140次/min以上，以后随着年龄增长而心率逐渐减慢。成年人中，女性的心率比男性稍快。经常进行体力劳动和体育锻炼的人，安静时心率较慢，如运动员安静时心率可低于60次/min。

心动周期时程的长短与心率有关，如心率为75次/min，则每一心动周期约为0.8s。其中心房收缩期约0.1s，舒张期为0.7s；心室收缩期约0.3s，舒张期约0.5s。如果心率增快，心动周期缩短，则收缩期和舒张期都缩短，但舒张期缩短得更明显。在一个心动周期中，不论是心房还是心室，其舒张期均长于收缩期。从全心分析，心房和心室同处于舒张状态约占半个心动周期，称为全心舒张期。舒张期内心肌耗能较少，有利于心脏休息。

2.心脏的泵血过程　心脏泵血功能的完成，主要取决于两个因素：①心脏节律性收缩和舒张造成心室和心房以及动脉之间的压力差，形成推动血液流动的动力；②心脏内4套瓣膜的启闭控制着血流的方向。每一心动周期心脏泵血一次，在一个心动周期中，随着心房和心室的收缩与舒张，伴有瓣膜的开和闭，心房内压、心室内压以及大动脉血压的改变。心脏的泵血过程以左心室为例叙述如下：

（1）心室收缩期：①等容收缩期：心室开始收缩，室内压迅速升高，当室内压高于房内压时，房室瓣关闭，但此时半月瓣尚未开放，心室处于等容的封闭状态。这时心室收缩张力不断增加，但心室腔内的血量不变，心室肌纤维的长度和心室容积也不变，故称等容收缩期，占时约0.06s；②快速射血期：心室肌继续收缩，心室内压不断升高，当心室内压超过主动脉压和肺动脉压时，半月瓣开放，血液被迅速射入主动脉，故称为快速射血期，占时约0.10s；③减慢射血期：快速射血期之后，心室肌收缩力和心室内压开始下降，射血速度减慢，心室容积逐渐缩小。此期称为减慢射血期，占时约0.14s。此期末，心室收缩结束，进入心室的舒张过程。

（2）心室舒张期：①等容舒张期：减慢射血期结束，心室开始舒张，室内压迅速下降，当心室内压低于主动脉内压，血液即返流推动半月瓣关闭。此时室内压仍然高于房内压，房室瓣仍处于关闭状态，心室再一次形成封闭的腔，虽有心室舒张，室内压迅速下降，但心室的容积不变，故称为等容舒张期，此期占时约0.07s；②快速充盈期：当心室内压下降到低于房内压时，房室瓣开放，心房和腔静脉内的血液迅速流入心室，称为快速充盈期，占时约0.11s。此期进入心室的血液约为总充盈量的 2/3；③减慢充盈期：随着心室内血液充盈，心室和心房之间的压力差减小，血液流入心室的速度减慢，故此期称为减慢充盈期，占时约 0.22s；④房缩期：在心室减慢充盈期的后段，心房开始收缩，使心房内压升高，将其中血液进一步挤入心室。心房收缩占时约 0.10s，称为房缩期。心房收缩结束后随即舒张，而心室则立即开始下一次收缩和舒张过程。

3.心脏泵功能评价

（1）心脏的输出量：①每搏输出量与射血分数：一侧心室每次收缩所输出的血量，称为每搏输出量（SV）。正常人在安静状态下，每搏输出量 60~80ml。人在安静时，心室舒张末期的容积为 130~145ml，所以在射血期末，心室内尚留有一定量的血液。每搏输出量与心室舒张末期容积之比称为射血分数（EF）。心肌收缩力越强，则每搏输出量越多，在心室内留下的血量将越少，射血分数也越大。正常人安静时的射血分数为 50%~60%；②每分输出量与心指数：每分钟由一侧心室输出的血量，称为每分输出量，简称心输出量。它等于每搏输出量乘以心率，如心率按每分钟 75 次计算，则每分输出量 4.5~6.0L。每分输出量不同的人相差较大，身材矮小和身材高大的人心脏的大小不一样，他们的每分输出量也有明显的差别。因此，用每分输出量作为指标对不同个体进行心脏功能的比较是不全面的。实验资料表明，人体静息时每分输出量和基础代谢率一样，并不与体重成正比，而是与体表面积成正比，故对不同人的心功能进行比较时，用心指数这一指标较为合适。心指数是指安静、空腹状态下每平方米体表面积的每分心输出量，又称静息心指数。

中等身材的成年人体表面积为 1.6~1.7m^2。一般正常成年人的心指数为 3.0~3.5L/（min·m^2）。心指数随着不同的生理条件而不同。年龄在 10 岁左右时，静息心指数最大，可达 4L/（min·m^2）以上，以后随年龄增长逐渐下降，到 80 岁时其静息心指数接近于 2L/（min·m^2）。从性别来看，由于女性的基础代谢率一般较同年龄的男性为低，故女性的心指数一般较男性低 7%~10%。肌肉运动时，心指数随运动强度的增加而大致成比例地增高。妊娠、情绪激动和进食等，心指数均可增高。

（2）心脏做功：心室每收缩一次所做的功称为搏出功。搏出功乘以心率即为每分功。搏出功约为 0.82J，每分功约为 61.5J/min。用心脏做功来评价心脏泵血功能要比单纯的心输出量更全面。

4.影响心脏泵血功能的因素

（1）每搏输出量的影响：①前负荷对每搏输出量的影响：前负荷是指心室肌收缩前所承受的负荷，它决定心肌的初长度。心室肌的初长度取决于静脉回心血量，静脉回心血量越多，心室舒张末期容积越大，而心室肌收缩前被拉长的长度越长。在一定范围内，心肌收缩前被拉得越长，收缩力就越大，每搏输出量就越多，从而保证了每搏输出量经常与静脉回心血量相等。心肌细胞的收缩强度在一定范围内随心肌初长度的改变而改变，不需要神经和体液因素参与，这种调节方式称为异长自身调节；②后负荷对每搏输出量的影响：后负荷指心室肌收缩后所遇到的负荷，相当于大动脉压力。在其他条件不变的情况下，动脉压升高，后负荷即增大，将导致心室等容收缩期延长，心室射血期缩短，心肌缩短速度和缩短程度均减小，因而每搏输出量减少。但在正常情况下，由于每搏输出量减少，则剩余在心室内的血量增加，如果其他条件不变，则心室舒张末期容积将增大，可通过异长自身调节使每搏输出量恢复正常；③心肌收缩力对每搏输出量的影响：心肌收缩力是指心肌收缩成分所处的功能状态，是与收缩蛋白的生化反应和能量释放速度密切相关的一种内在性质，与前、后负荷无关，主要受神经体液因素的影响。比如，交感神经兴奋、或血中儿茶酚胺浓度增加等，可使心肌收缩力增强，每搏输出量增加；迷走神经兴奋，或乙酰胆碱等，可使心肌收缩力减弱，每搏输出量减少。在不改变心肌初长度和后负荷的情况下，通过改变心肌本身内在的特性和收缩能力，也能引起心肌收缩强度发生相应的改变，这种调节方式称为等长自身调节。

（2）心率的影响：心率在一定范围内变化，可影响每分输出量。心率在 40~160 次/min 范围内，若每搏输出量不变，则每分输出量随心率增加而增多。如果心率过快，达到 170~180 次/min，心室舒张期将明显缩短，导致心室充盈不足，而使每分输出量明显减少。反之，心率过慢低于 40 次/min，也可使每分输出量显著减少。

5.心力储备　心输出量随机体代谢需要而增长的能力，称为心力储备。健康成人静息时，每分输出量 5~6L，而强体力劳动时，每分输出量可增加到 25~30L，即达到所谓最大输出量。最大输出量与静息输出量的差值，即代表心力储备的能力。心力储备分为心率储备和每搏输出量储备两部分。

心率从 75 次/min 随代谢需要而增加至 160 次/min 左右，此为心率储备；每搏输出量从 60ml 随代谢需要而增加至 150ml 左右，此为每搏输出量储备。心力储备的大小反映心脏泵血功能对代谢需要的适应能力，反映心脏的健康和强壮程度。

（二）心肌细胞的生物电现象

1.心肌细胞的分类　组成心脏的心肌细胞，根据其组织学特点和功能的不同，可分为两大类型：一类是构成心房肌和心室肌的普通心肌细胞，其主要功能是产生收缩，故又称工作细胞。它具有接受刺激产生兴奋和传导兴奋的能力，但不能自动地产生节律性兴奋，故属于非自律细胞。另一类为特殊分化的心肌细胞，组成心脏的特殊传导系统，它们具有自动产生节律性兴奋的能力，称为自律细胞，主要功能是产生兴奋和传导兴奋，但没有收缩功能。自律细胞包括 P 细胞和浦肯野细胞，前者位于窦房结中，后者是构成房结区、结希区、房室束、左右束支及浦肯野纤维的主要细胞。

2.心肌细胞的跨膜电位

（1）工作细胞的跨膜电位：心肌细胞跨膜电位是指心肌细胞膜内和膜外之间的电位差，它包括静息电位和动作电位。应用微电极插入单个心肌细胞内，即可测出心肌细胞膜内外之间的这种电位差。下面以心室肌细胞为例进行说明。①静息电位：心肌细胞处于安静状态时，膜内外之间的电位差称为静息电位。人与哺乳类动物心室肌细胞的静息电位为 -90~-80mV。心肌工作细胞静息电位的形成机制与神经细胞和骨骼肌细胞相同，即在静息状态下，细胞膜对 K^+ 的通透性较高，对其他离子的通透性很低，因此，K^+ 顺浓度差向膜外扩散是形成工作细胞静息电位的离子基础；②动作电位：心肌工作细胞的动作电位与神经细胞和骨骼肌细胞的明显不同。其特征是持续时间较长、复极过程复杂以及动作电位的升支和降支不对称。心室肌细胞的动作电位包括去极和复极两个过程，分为 0、1、2、3、4 共 5 期。

去极过程又称 0 期，即膜内电位由静息状态下的 -90mV 迅速上升到 +30mV 左右，上升的幅度达 120mV，构成动作电位的上升支。0 期（去极）所占时间很短，仅为 1~2ms。膜内电位上升速度很快，0 期最大去极速度为 200~300V/s。0 期形成的机制和神经细胞、骨骼肌细胞相似，是由于 Na^+ 快速内流所致。决定 0 期去极化的 Na^+ 通道是一种激活快、开放快、失活也快的快通道，属于电压依从性快通道，可被河豚毒所阻断。

复极过程可分为 4 期，分别是复极 1 期、2 期、3 期和 4 期。

心室肌细胞膜电位在去极达 0 期的顶峰后，即快速下降至 0mV 左右（由 +30mV 下降到 0mV）形成复极 1 期，又称快速复极初期，历时约 10ms。去极 0 期和 1 期形成了所谓的峰电位。1 期的产生主要是 K^+ 外流引起的。K^+ 通道可被四乙铵和 4-氨基吡啶等所阻断。2 期是指继 1 期之后膜电位下降速度变缓，几乎停滞在接近零的等电位线上，形成平台，故又称为平台期或缓慢复极期。历时 100~150ms。平台期是心肌细胞动作电位区别于神经和骨骼肌细胞动作电位的主要特征。此期的形成现在认为是 Ca^{2+} 缓慢的内流和 K^+ 少量的外流二者互相作用的结果。由于 Ca^{2+} 通道激活和失活均较缓慢，称为慢通道。Ca^{2+} 通道可被 Mn^{2+}、双氢吡啶类（如硝苯地平）和苯烷胺类的维拉帕米所阻断。3 期（快速复极末期）是指膜内电位由 0mV 左右迅速下降到 -90mV，复极速度加快，称为快速复极末期，历时 100~150ms。形成的原因是此时膜对 Ca^{2+} 的通透性降低，而膜对 K^+ 的通透性增高，K^+ 顺浓度差迅速外流，使膜电位很快恢复到静息电位水平。4 期又称恢复期。4 期膜电位基本上稳定于静息电位水平，在此期内离子的越膜主动转运增强。通过钠-钾泵的作用将动作电位形成过程中进入细胞内的 Na^+ 运出，并摄回外流的 K^+，以恢复细胞内外离子的正常浓度差。至于 2 期进入细胞内的 Ca^{2+}，则是通过 Na^+-Ca^{2+} 交换移出细胞外的。交换时每摄入 3 个 Na^+ 排出 1 个 Ca^{2+}。Ca^{2+} 的主动转运是由钠-钾泵间接提供能量。

同属工作细胞的心房肌细胞跨膜电位与心室肌相似，但心房肌不形成明显的平台期，故其动作电位1期2期分界不清。

（2）自律细胞的跨膜电位：心肌自律细胞的跨膜电位与非自律细胞（心房肌细胞、心室肌细胞）有一个明显的不同点：动作电位复极4期的电位并不稳定在恒定水平，当3期复极化终了膜电位达到最大值（称最大舒张电位，即4期起点处的膜电位）之后，立即又开始自动地、缓慢地去极化，使膜内负电位逐渐减小，称为4期自动去极化（或称舒张期自动去极）。当这种缓慢去极化达到阈电位水平时，便引起膜产生0期去极化，即又出现一次动作电位。心肌自律细胞的4期自动去极化，是心肌自律细胞能自动产生兴奋的原因。①浦肯野细胞的跨膜电位：浦肯野细胞的跨膜电位与心室肌细胞相似，也分为0、1、2、3、4共5期，不同点是浦肯野细胞的4期并不稳定于静息电位水平，而是膜电位自动地缓慢地去极化。浦肯野细胞的4期自动去极速度慢，为5~40mV/s，自律性低。浦肯野细胞的4期自动去极与I_f内向离子流有关。研究资料表明，在浦肯野细胞复极4期可记录到一种随时间推移而逐渐增强的内向电流（I_f）。这种内向电流的膜通道在动作电位3期复极电位达−60mV左右开始被激活开放，其激活程度随着复极化的进行膜内负电位的增加而增加，至−100mV左右就被充分激活。这说明，动作电位复极期膜电位的变化是引起这种内向电流启动和发展的因素。内向电流的产生和增强导致膜的进行性去极化，而膜的去极化达到阈电位水平时即可引起一次动作电位，同时中止了这种内向电流。浦肯野氏细胞膜电位4期的这种内向电流，也称为起搏电流，其主要离子为Na^+。I_f通道虽然允许Na^+通过，但并不同于快Na^+通道，两者激活的电压水平不同，I_f可被铯（Cs）所阻断，而不能被河豚毒（TTX）阻断；②窦房结P细胞的跨膜电位：窦房结P细胞的跨膜电位分为0、3、4三期，没有明显的复极1期和平台期。它的最大复极电位约为−70mV，阈电位约为−40mV。0期去极速度较慢，约10V/s，去极化幅度低，时程较长，可达7ms。4期自动去极速度快，约为0.1V/s。窦房结P细胞0期去极是由Ca^{2+}内流引起的。K^+外流形成复极3期。窦房结P细胞的4期自动去极决定于三种因素：I_k通道通透性逐渐降低所造成的K^+外流的进行性衰减，K^+外流逐渐减少，这一作用较为重要。T型钙通道激活和Ca^{2+}内流，窦房结P细胞上钙通道有两种：一类是L型，另一类是T型。L型钙通道开放Ca^{2+}内流引起窦房结P细胞0期去极。T型钙通道开放Ca^{2+}内流参与窦房结细胞自动去极后期的形成；I_f进行性增强的内向离子（主要为Na^+）电流，使膜内正电荷逐渐增加，但I_f对窦房结细胞起搏活动所起的作用较小，窦房结P细胞4期自动去极主要决定于I_k的衰减。

3.心肌细胞的电生理类型　根据动作电位0期去极的速度及其产生的原理，将心肌细胞分为快反应细胞和慢反应细胞，它们的动作电位相应称为快反应电位和慢反应电位。

（1）快反应细胞：快反应细胞包括心房肌、心室肌、房室束和浦肯野细胞。快反应细胞产生动作电位称为快反应动作电位。快反应电位的特点是：跨膜电位由0、1、2、3、4共5期组成，0期去极化的速度快，幅度高，因此兴奋传导也快。静息电位或最大舒张期电位较大，约为−90mV，当膜去极化达到阈电位（约−70mV）时，可激活快钠通道，细胞外Na^+快速内流，形成0期去极。在复极过程中出现平台的特征，这是钙离子缓慢内流所致。快反应细胞既有快通道又有慢通道。

（2）慢反应细胞：慢反应细胞包括窦房结细胞和房室交界细胞。慢反应细胞产生慢反应动作电位。其膜静息电位或最大舒张电位数值较小（−70~−60mV），0期去极化速度慢，幅度低，复极过程缓慢而没有明确的分期。0期去极化主要由Ca^{2+}缓慢内流形成。慢反应细胞只有慢通道而没有快通道。

在某些实验条件或病理情况下，快反应细胞和慢反应细胞可发生转化。如以河豚毒作用于快反应细胞，阻断快通道的Na^+内流，而Ca^{2+}经慢通道内流的缓慢去极化作用仍然存在，使原来的快反应动作电位转变为慢反应动作电位。又如心室肌细胞属于快反应细胞，产生快反应动作电位，但在心肌供血不足严重缺氧时，使其静息电位由正常的−90mV降到−70mV或更低的水平时，心室肌细胞就会产生慢反应动作电位。

在心肌细胞分为快或慢反应细胞的基础上，再结合其有无自律性，可将心肌细胞分为4种类型。

①快反应非自律细胞：包括心房肌细胞和心室肌细胞。

②快反应自律细胞：包括房室束及其分支和浦肯野纤维的浦肯野细胞。

③慢反应自律细胞：窦房结细胞、房室交界的房结区和结希区细胞。

④慢反应非自律细胞：房室交界处的结区细胞。

（三）心肌细胞的生理特性

心肌细胞的生理特性包括兴奋性、自律性、传导性和收缩性。其中自律性、兴奋性和传导性是在心肌细胞跨膜电位的基础上产生的，故三者又称电生理特性。收缩性则属于心肌细胞的机械特性。

1.心肌细胞的电生理特性

（1）自律性：心肌细胞在没有外来刺激的条件下，仍然能够自动发生节律性兴奋的特性，称为自动节律性，简称自律性。能产生自动节律性兴奋的细胞称为自律细胞。自律性的高低以单位时间内自动发生兴奋的次数作为衡量的指标。①心脏的起搏点：心脏内由自律细胞构成的组织称为自律组织，它包括窦房结、房室交界的房结区和结希区、房室束以及浦肯野纤维。在正常情况下，窦房结的自律性最高，每分钟能自动兴奋约100次；房室交界自律细胞每分钟能自动兴奋约50次；心室的浦肯野细胞自律性最低，每分钟能自动兴奋约30次。窦房结是心脏正常起搏点。以窦房结为起搏点的心脏兴奋节律，称为窦性节律。窦房结以外的心脏自律组织，正常时不表现其自律性，称为潜在起搏点。在某些异常情况下，潜在起搏点替代窦房结控制心脏的活动，则称为异位起搏点，由此引起的心脏兴奋节律称为异位节律；②窦房结对潜在起搏点的控制方式：窦房结对潜在起搏点的控制是通过下列两种方式实现。抢先占领：窦房结的自律性高于潜在起搏点，所以，在潜在起搏点细胞舒张期自动去极尚未达到阈电位水平之前，它们已经受到窦房结发出的冲动所激动，产生了动作电位，使它们本身的节律没有机会表现出来，这一现象称为抢先占领。抢先占领是自律性高的组织控制自律性低的组织的主要方式。超驱动阻抑：窦房结的快速节律活动对潜在起搏点较低频率的兴奋有直接抑制作用，称为超驱动阻抑。超驱动阻抑具有频率依从性，即超速驱动频率与自律细胞固有的频率差别越大，抑制作用就越强，在超速驱动停止后，心脏停搏的时间也越长。这一事实提示，在人工起搏的情况下，如若需要暂时中断起搏器时，应使驱动频率逐渐减慢，以避免心搏骤停；③决定和影响自律性的因素：决定和影响自律性的因素主要有，舒张期自动去极速度的变化、最大舒张电位水平的改变以及阈电位的改变。

（2）兴奋性：兴奋性是指心肌细胞对适宜刺激能够产生兴奋的能力或特性。衡量心肌细胞兴奋性的高低可用阈刺激的大小（即阈值）作为指标。

①决定和影响兴奋性的因素：心肌兴奋性的高低决定于静息电位与阈电位之间的距离改变，静息电位和阈电位都可影响其兴奋性。

静息电位水平：静息电位绝对值增大时，静息电位与阈电位距离加大，引起兴奋所需的阈刺激增大，则兴奋性降低；反之，在静息电位绝对值减小时，静息电位与阈电位的距离缩小，所需的阈刺激也小，则兴奋性增高。

阈电位水平：阈电位绝对值减小与静息电位之间的距离加大，引起兴奋所需刺激增大，则兴奋性降低；反之，阈电位绝对值增大与静息电位之间的距离缩小，引起兴奋所需的阈刺激减小，则兴奋性增高。

Na^+通道的功能状态：快反应心肌细胞兴奋的产生是以钠离子通道能被激活为前提的。钠离子通道有激活、失活、备用三种功能状态，处于其中哪一种状态，则决定于当时跨膜电位的水平和时间进程。静息电位为-90mV时，钠离子通道处于备用状态，此时给予刺激，使膜去极达-70mV，则钠离子通道开放，钠离子快速内流，导致动作电位的爆发。钠离子通道处于失活状态，无论给予多强的刺激都不能产生动作电位。同样，心肌慢反应细胞兴奋的产生，则决定于钙离子通道处于何种功能状态。

②心肌兴奋性的周期性变化：心肌细胞与其他可兴奋组织一样，当接受刺激发生兴奋时，在兴奋的过程中，随着跨膜电位的一系列变化，其兴奋性也发生相应的改变。现以心室肌为例说明如下：

绝对不应期和有效不应期：当心肌发生兴奋，从动作电位的去极 0 期开始到复极 3 期膜内电位约–55mV 时的这段时间内，不论给予多强的刺激均不会发生反应，即不能使膜再次去极或部分去极，这段时间称为绝对不应期（ARP）。此期心肌的兴奋性等于零。

在膜电位复极化从–55mV 到达–60mV 的这段时间内，心肌细胞兴奋性开始恢复，给予强大的刺激可使膜部分去极化，即产生局部兴奋，但仍不能产生扩播性兴奋（动作电位），这段时间称为局部反应期。

从去极 0 期开始到复极 3 期膜内电位恢复到–60mV 为止，这段时间内给予刺激时不能产生动作电位，称为有效不应期（ERP），它包括绝对不应期和局部反应期。有效不应期的存在是由于在此期内心肌细胞膜快钠通道处于失活状态，因而不能产生动作电位。

相对不应期：有效不应期后，膜电位从复极–60mV 到–80mV 的期间内，用较强刺激（阈上刺激）可使膜去极化产生动作电位，这段时间称为相对不应期（RRP）。此期膜的快钠通道可被激活，但由于复极化不完全，跨膜电位还没有恢复到正常静息电位水平，故动作电位去极 0 期的速度和幅度仍低于正常。

超常期：继兴奋性的相对不应期之后，心肌细胞膜电位从复极–80mV 到–90mV 这段时间，用低于正常阈值的刺激（阈下刺激）就可引起动作电位，可见，在这个时期内心肌的兴奋性超过了正常，故称超常期（SNP）。此期兴奋性增高的原因是，此时膜电位（–80mV 到–90mV）比静息电位更接近于阈电位水平。

最后膜复极化完毕，进入 4 期（静息期），兴奋性恢复正常。

心肌兴奋性周期性变化的特点是有效不应期长（比骨骼肌和平滑肌都长），200～300ms，相当于心室活动的整个收缩期加舒张早期，即在心室收缩期内心肌对任何强度的刺激都不会再发生扩播性兴奋，使心脏不发生强直收缩，从而保证了心室收缩和舒张的交替进行。这样，心脏的充盈和射血才可能正常进行。

③期前收缩和代偿间歇：正常心室肌是按照窦房结的节律进行收缩和舒张的，但在某些实验或病理情况下，如果在心室肌有效不应期之后到下一次窦房结兴奋传来之前，受到一次来自窦房结之外的刺激，则心室肌可接受这一额外刺激，提前产生一次兴奋和收缩，此收缩称期前收缩。在一次期前收缩之后，常常出现一个较长的心室舒张期，称为代偿间歇。

（3）传导性：心肌的传导性是指兴奋（动作电位）沿着心肌细胞膜向外扩布的特性。心肌细胞兴奋传导的原理与神经和骨骼肌细胞的兴奋传导基本相同，即通过局部电流的形式不断地向外扩布，不同之处是心肌局部电流不仅在心肌的单一细胞内传导，而且能在细胞与细胞之间传递，使心脏成为一个功能性合体细胞。这是因为心肌细胞之间的闰盘（缝隙连接）为低电阻区，允许局部电流通过。动作电位沿细胞膜传播的速度可作为衡量传导性的指标。

①兴奋在心脏内传导的途径和特点：心脏的特殊传导系统和普通心肌细胞都有传导性，正常兴奋传导主要依靠特殊传导系统。

由窦房结起搏点发出的兴奋先传至两心房，再经心房肌传至房室交界。窦房结和房室交界之间并未证实有传导束存在，但研究发现右心房有一部分心房肌纤维排列方向较整齐一致，传导速度较其他心房肌快，这部分心房组织从功能上构成窦房结和房室交界之间的优势传导通路，窦房结的兴奋经此通路下传至房室交界，再由房室交界将兴奋传至房室束及左右束支，最后经浦肯野纤维网传至心室肌。

心脏内兴奋传导的特点：心脏各部位的心肌细胞，其传导性各不相同，故兴奋在不同部位的传导速度也不相同。兴奋从窦房结开始传导到心室外表面为止，整个心内传导时间约为 0.22s，其中心房内传导约需 0.06s，心室内传导约需 0.06s，而房室交界处传导占时较长，约需 0.10s。在心脏内，浦肯野纤维传导速度最快，2~4m/s，可以将兴奋几乎同时传到所有的心室肌细胞，对保证两心室同时兴奋和收缩很重要。房室交界处的结区传导速度最慢，只有 0.02m/s。房室交界处兴奋传导速度较慢，使兴奋通过房室交界时，延搁的时间较长，称为房室延搁。这一传导延搁，使心房和心室不会同时兴奋，心房兴奋收缩时，心室仍处于舒张状态。房室延搁的生理意义是保证心房和心室按先后顺序收缩和保证心房有足够的时间向心室充盈血液。

房室交界是兴奋由心房进入心室的唯一通道，由于房室交界的传导速度较慢，容易发生传导阻滞，轻者表现为房室传导时间延长，重者则心房下传的兴奋有一部分被阻滞不能下传至心室，甚至完全被阻滞而不能下传。

②决定和影响传导性的因素：心肌的传导性取决于心肌的结构特点和电生理特性。与神经纤维一样，心肌细胞兴奋传导的速度与细胞直径的粗细有关。直径较粗，横截面积大，电阻较小，兴奋传导较快。反之，直径较细，则兴奋传导较慢。例如，浦肯野纤维细胞直径粗则传导速度快，而房室交界细胞直径细，其传导速度慢。

在同一心肌细胞，其直径变化不大，影响传导性的主要因素有以下几点：

0 期去极的速度与幅度：细胞兴奋部位 0 期去极化与邻近未兴奋部位膜之间产生的电位差所引起的局部电流是兴奋传导的基础。0 期去极速度越快，幅度越大，局部电流的形成就越快、越强，因而兴奋传导速度也就越快。反之，0 期去极速度慢、幅度小，兴奋传导速度就慢。

静息电位或舒张电位水平：在一定范围内，兴奋前静息电位绝对值大，兴奋时产生的 0 期去极速度快、幅度大，兴奋传导速度快。反之，静息电位绝对值小，0 期去极速度慢、幅度小，则兴奋传导速度慢。静息电位水平及其所激发的 0 期去极最大速度之间的关系，称为膜反应性。膜反应性是决定传导速度的重要因素，如果心肌由于局部病变而部分去极时，会使静息电位绝对值变小，膜反应性降低，传导速度减慢。临床应用抗心律失常药如奎尼丁、苯妥英钠，就是通过改变膜反应性而发挥作用的。

阈电位水平：阈电位水平下移（绝对值大），静息电位与阈电位的距离小，兴奋发生得快，传导性增高。反之，阈电位水平上移（绝对值小），传导性降低。

邻近未兴奋部位膜的兴奋性：兴奋在心肌细胞膜上的传导，就是细胞膜依次兴奋的过程。只有未兴奋部位心肌细胞膜的兴奋性是正常的，兴奋才可正常传导。如果未兴奋部位的细胞膜受到额外刺激而处于额外兴奋的有效不应期内，则正常兴奋部位的局部电流到来时就不能引起兴奋，结果导致传导阻滞。

2.心肌细胞的机械特性　心肌工作细胞兴奋时首先产生动作电位，然后再由电变化引起机械性收缩，这一特性称为收缩性。

（1）同步收缩（全或无式收缩）：心室内特殊传导组织的传导速度快，而心肌细胞之间的闰盘电阻又低，因此兴奋在心房和心室内传导很快，几乎同时到达所有心房肌或心室肌，从而引起所有心房肌或心室肌同时收缩，称为同步收缩。同步收缩力量大，泵血效果好，有利于心脏射血。由于心肌同步收缩这一特点表现为，阈下刺激不能引起收缩，而阈刺激即能引起同步收缩，因此又称为"全或无"式收缩。

（2）不发生强直收缩：心肌发生一次兴奋后，兴奋性周期变化的特点是有效不应期长，相当于整个收缩期加舒张早期。即在此期内，任何刺激都不能使心肌组织兴奋收缩。因此，心脏不会产生强直收缩，而始终保持着收缩与舒张交替的节律活动，这样有利于心脏的充盈和射血的进行。

（3）对细胞外 Ca^{2+} 有依赖性：Ca^{2+} 是兴奋-收缩耦联的中介离子。心肌细胞的肌浆网终末池很不发达，贮钙少。因此，心肌兴奋-收缩耦联所需要的 Ca^{2+}，除从肌浆网终末池释放外，还依赖平台期细胞外液的 Ca^{2+} 内流。当兴奋过后，肌浆中的 Ca^{2+} 一部分返回终末池贮存，另一部分通过钠-钙交换过程移出细胞。在一定范围内，细胞外液的 Ca^{2+} 浓度升高，心肌收缩增强。反之，细胞外液 Ca^{2+} 浓度降低，心肌收缩减弱。当细胞外液中 Ca^{2+} 浓度降得很低，甚至无 Ca^{2+} 时，心肌虽然仍能兴奋，爆发动作电位，但不能引起肌细胞收缩，这一现象称为兴奋-收缩脱耦联。

（四）心音和心电图

1.心音　心动周期中，由于心肌收缩、瓣膜开闭、血流冲击心室壁和大动脉壁以及形成的涡流等因素引起的机械振动所产生的声音，称为心音。若用换能器将这些机械振动转换成电信号，经电子仪器放大后记录下来即为心音图（PCG）。在每一心动周期中可有4个心音，使用听诊器一般可以听到两个心音，分别是第一心音和第二心音，部分人可以听到第三心音，单凭听诊器很难听到第四心音，但在心音图上可记录到第四心音。

（1）心音的组成及特点

①第一心音：第一心音发生在等容收缩期之初，标志着心室收缩的开始。形成原因包括心室肌的收缩、房室瓣关闭以及随后血液射入动脉引起的振动。第一心音于心尖搏动处（左胸第五肋间锁骨中线，二尖瓣听诊区）以及第四肋间胸骨上或胸骨右缘（三尖瓣诊区）听得最清楚，特点是音调较低，持续时间较长，历时 $0.12 \sim 0.14s$。在心音图上，第一心音包括四个成分：第一成分是低频低幅的振动波，是由心肌收缩所引起；第二成分是高频高幅振动波，由左房室瓣关闭和左侧房室血流突然中断所致；第三成分也是高频高幅振动波，由右房室瓣关闭和右侧房室血流突然中断所致；第四成分可能是心室射血引起大血管扩张及产生湍流而发生的低频振动。

②第二心音：第二心音发生在等容舒张期初，标志着心室舒张的开始。第二心音包括主动脉音和肺动脉音，分别在主动脉瓣听诊区（胸骨右缘第二肋间）和肺动脉瓣听诊区（胸骨左缘第二肋间）听得最清楚。第二心音是由于主动脉瓣和肺动脉瓣迅速关闭、血流冲击动脉壁根部以及心室内振动所产生的。特点是音调较高，持续时间较短，历时 $0.08 \sim 0.10s$。在心音图上，第二心音有两种成分：第一成分与主动脉瓣关闭相联系，第二成分与肺动脉瓣关闭有关，两成分相距约 $0.02s$。

③第三心音：第三心音发生在快速充盈期末，故也叫快速充盈音。是一种低频低振幅的声音。它是血液自心房快速流入心室所形成的涡流而产生的声音。在儿童和青少年中常常可听到，特别是在运动后。

④第四心音：第四心音也称为心房音。它是由于心房收缩时血液冲击心室壁而产生的。它发生在第一心音之前，并与之相连续，一般不易听到。

（2）心音听诊及临床意义：心音和心音图在临床诊断心脏瓣膜功能方面具有重要意义，用简便的听诊方法来判断心脏瓣膜疾病是临床诊断的最基本内容，心音图还是无创测定心功能的重要指标之一。由于第一心音标志着心室收缩开始，第二心音标志着心室舒张开始，因此，从第一心音开始到第二心音开始这段时间即代表心缩期，持续时间较短；从第二心音开始到下次第一心音开始这段时间即代表心舒期，持续时间较长。诊断心脏瓣膜疾病时，准确区别第一心音和第二心音，即可判断杂音出现的时期，如杂音发生在第一心音与第二心音之间，则是收缩期杂音；若杂音发生在第二心音与下一心动周期的第一心音之间，则是舒张期杂音，进一步再根据在哪个听诊区杂音最响亮而判定病变瓣膜。例如在心尖部听到响亮的收缩期杂音，多为二尖瓣关闭不全，而在此部位听到舒张期杂音，则多为二尖瓣狭窄。

2.心电图　心肌在兴奋过程中产生传布性的电位变化称为心电。这种电位变化可传到全身各处。用仪器记录到每个心动周期中的心脏综合电变化的波形，称为心电图（ECG）。

（1）心电图导联：测量人体心电过程中，放置引导电极的方法及其与心电图机的连接方式称为导联。常用的导联有以下几种：

①标准导联（双极肢体导联）

有以下三种：

标导Ⅰ：将左上肢电极板与心电机的正极端相连，右上肢电极板与心电机负极端相连。

标导Ⅱ：将左下肢电极板与心电机的正极端相连，右上肢电极板与心电机负极端相连。

标导Ⅲ：将左下肢电极板与心电机的正极端相连，左上肢电极板和心电机负极端相连。

②单极胸导联

将心电机的无关电极与中心电端连接，探查电极按下列部位放置。

V_1　胸骨右缘第四肋间

V_2　胸骨左缘第四肋间

V_3　V_2和V_4连线的中点

V_4　左侧第五肋间与锁骨中线相交处

V_5　左腋前线与V_4水平线相交处

V_6　左腋中线与V_4水平线相交处

③加压单极肢体导联

将上述单极胸导联中的引导电极分别放在左臂、右臂、左足，同时将该肢体与中心电端连线断开，即成 aVR、aVL、aVF。

（2）正常心电图的波形及其生理意义：心电图纸的横线和竖线之间的距离均为 1mm，横线表示时间，如走纸速度为 25mm/s 时，每 1 小格（1mm）相当于 0.04s。竖线表示电压，如标准电压为 10mm/mV 时，每 1 小格（1mm）相当于 0.1mV。

①P 波：是左右心房去极时产生的电位变化。正常 P 波的宽度不超过 0.11s，P 波振幅在肢体导联不超过 0.25mV，在心前导联不超过 0.2mV。P 波小，一般无临床意义。P 波时间超过 0.12s，且伴有明显切迹，多系左心房增大所引起（二尖瓣型 P 波）。如 P 波的振幅超过 0.25mV，多系右心房增大所引起（肺型 P 波）。

②P-R 间期：是自 P 波的起点至 QRS 波群起点的时间间隔，代表自心房开始去极至心室开始去极的时间。如 QRS 波群最初是一个 Q 波，则 P-R 间期实际是 P-Q 间期，但习惯仍称之为 P-R 间期。正常成年人 P-R 间期在 0.12～0.20s 之间。通常 P-R 间期随心率及年龄而异。一般规律是心率快，P-R 间期可缩短；心率缓慢的老年人 P-R 间期可延长。P-R 间期延长，表示激动通过房室交界区的时间延长（房室传导阻滞）。

③QRS 波群：是左右心室去极时产生的电位变化。QRS 波群的时间代表全部心室肌去极过程所需要的时间，正常成人在 0.06～0.11s 之间，若超过 0.12s，则表示心室内传导阻滞。在不同导联 QRS 波群的形状和振幅各不相同。在 V_1 导联多呈 rS 型；在 V_3 导联 R 波和 S 波振幅大致相等，称为零电位波型；在 V_5 导联 R 波振幅较高多呈 Rs 型。在心前导联自 $V_1 \rightarrow V_6$，R 波逐渐增高，S 波逐渐减小，V_1 导联 R/S<1，V_5 导联 R/S>1。V_5 导联的 R 波平均为 1.2～1.8mV，最高不超过 2.5mV，如超过此数值，称为左心室高电压。Ⅱ导联的 QRS 波群主波向上多呈 qRs 型。aVR 导联的 QRS 波群基本向下，多呈 rS 或 Qr 型。若肢体导联每个 QRS（R+S 或 Q+R）电压都不超过 0.5mV 或每个心前导联 QRS 不超过 0.8mV，称为低电压。

④S-T 段：自 QRS 波群的终点至 T 波起点的区间称为 S-T 段。QRS 波群的终末部分与 S-T 段的起始部之交接点称为 J 点。S-T 段的时间随心率而异，通常心率越快，S-T 段越短。正常 S-T 段在等电位线上，可以轻微向上或向下偏移，但在任一导联 S-T 段降低都不应超过 0.05mV。S-T 段抬高在肢体导联与 V5、V6 导联不应超过 0.1mV。S-T 段的异常改变，提示心肌可能有缺血或损伤性改变。

⑤T 波：代表心室肌复极时的电位变化。波形多不对称，后支较前支为陡。T 波的电轴与 QRS 波群的电轴基本一致，因此大体上在 QRS 波群主波向上的导联，T 波直立；在 QRS 波群主波向下的导联，T 波向下。一般情况下Ⅱ导联和 V_5 导联 T 波出现低平、双向或倒置，称为 T 波改变，这种 T 波改变主要与心肌缺血有关。

⑥Q-T 间期：是自 QRS 波起点至 T 波终点的时间间隔，代表心室肌去极与复极全过程所需的时

间。Q-T间期的正常范围在0.32~0.44s之间。Q-T间期的长短与心率的快慢有密切关系，心率越快，Q-T间期越短。

⑦U波：是在T波之后0.02~0.04s出现的宽而低平的小波，方向一般与T波一致。U波的振幅较小，在肢体导联中不易辨认，在V_3导联比较清楚。U波升高常见于低血钾及心室肥厚；U波倒置可见于高血钾。关于U波产生的原理目前主要有两种见解：一是后电位学说，认为U波是由心室肌细胞动作电位的负后电位形成的，它相当于超常期。在U波的位置容易发生期前收缩。二是浦肯野纤维学说，认为U波是心室浦肯野纤维在复极过程中产生的。浦肯野纤维对钾离子的作用较敏感，低钾可使浦肯野纤维动作电位复极过程持续时间明显延长，波幅增高，因此表现U波增高。

第二节 血 管

一、血管的种类

血管系统由动脉、静脉和毛细血管所组成。

1.动脉　动脉是把血液从心脏输送到毛细血管的管道。大动脉分成若干中动脉，中动脉再分成若干小动脉，这样几级分支最后成微动脉。管径随分支由大逐渐变小，大动脉的内径约为25mm，微动脉的内径仅为20~30μm。微动脉可再分支为后微动脉。动脉管壁较厚，可分为内、中、外三层。内膜的表层为一层单层扁平内皮，内皮下是一薄层结缔组织，接近中膜处往往有一层由弹性纤维组成的弹性膜。中膜较厚，主要由环行平滑肌及弹性膜等组织所组成，动脉具有弹性与收缩性，外膜由结缔组织组成，内有营养血管和神经等。大动脉的中膜厚，主要由弹性膜组成，也有少量平滑肌，由于其弹性大，故又称弹性动脉，可缓冲收缩压，维持舒张压。中动脉的管壁主要由平滑肌组成，平滑肌纤维间夹杂着一些弹性纤维和胶原纤维，其收缩性强，故又称肌性动脉，具有将血液输送至各组织器官分配血流的功能。动脉越分支，其管壁越薄，口径越小，弹性纤维逐渐减少而平滑肌成分增多。小动脉和微动脉管壁富有平滑肌，通过平滑肌的舒缩活动，可以改变血管的口径，从而改变血流的阻力。由于小动脉和微动脉中的血流速度较快，血管口径又小，因此血流阻力很大，故称阻力血管。

2.静脉　静脉是输送血液返回心脏的管道。静脉与相邻的动脉血管相比，其口径较粗而管壁较薄，数量多，因而容量较大，易扩张。循环系统有60%~70%的血液在静脉系统中，因此静脉又称为容量血管，静脉容量的改变对循环血量影响很大。静脉亦可分大、中、小三种，管壁也可分外膜、中膜与内膜三层。中层弹性纤维及平滑肌均少，故弹性与收缩性较小。静脉有深、浅静脉之分。深、浅静脉互相连通。深静脉常与同名动脉伴行。如肾动脉、肾静脉；股动脉、股静脉等。浅静脉位于皮下，常是注射、输液或抽血的常用静脉，如上肢皮下的肘正中静脉、头静脉，下肢皮下的大隐静脉，颈部皮下的颈外静脉以及头皮静脉等。静脉内有瓣膜，有防止血液倒流的作用。尤其下肢静脉，易受重力影响，静脉瓣最多；胸腹腔内的大静脉，如门静脉、肝静脉及上、下腔静脉则没有静脉瓣，由于心脏的舒张和吸气时的胸腔内压下降，腹内压升高等，可促进上述静脉血回流入心脏。

3.毛细血管　毛细血管是体内分布最广、管壁最薄、口径最小的血管，一般仅能容纳1~2个红细胞通过。其管壁主要由一层内皮细胞构成，在内皮外面有一薄层结缔组织。另外还常见到一种扁而有突起的细胞贴在毛细血管的管壁外面，称为周细胞。有实验表明，内皮细胞受某些化学物质或机械性刺激时，它本身就可收缩而改变管径的大小，毛细血管的内径平均约为8μm，长0.2~4mm，它们互相联系成网状，布满全身，毛细血管总横断面积大于主动脉数百倍。平时一般仅有小部分毛细血管轮流开放。由于毛细血管壁薄和有较高通透性，使血液中的O_2和营养物质能通过管壁进入组织，组织中的CO_2和代谢产物也能通过管壁进入血液，从而完成血液与组织间的气体交换和物质交换，故毛细血管又称交换血管。

二、全身血管主干的主要分支与分布

（一）肺循环的血管

肺循环的血管包括肺动脉和肺静脉。肺动脉短而粗，从右心室发出，在主动脉弓下方分左、右肺动脉，分别经左、右肺门进入左、右肺。肺动脉内的血液为静脉血。肺静脉左、右各两条，分别由左、右肺门出肺，注入左心房。肺静脉内的血液为动脉血。

（二）体循环的血管

体循环的血管包括从心脏发出的主动脉及其各级分支，以及返回心脏的上腔静脉、下腔静脉、冠状静脉窦及其各级属支。

1.体循环的动脉　体循环的动脉从左心室发出，分布于全身。

（1）主动脉：是体循环动脉的主干，主动脉从左心室发出后，先向上行，然后弯成弓形，再沿脊柱下行，到第四腰椎处分为左、右髂总动脉。左、右髂总动脉在骶髂关节前方又各分为髂内、髂外动脉。主动脉全长分为升主动脉、主动脉弓和降主动脉三段。降主动脉又分为两段，即胸主动脉和腹主动脉。从升主动脉的起始部发出左、右冠状动脉，分布于心脏。由主动脉弓向上发出三支大动脉干，即无名动脉（头臂动脉）、左颈总动脉和左锁骨下动脉。无名动脉上升后再分为右颈总动脉和右锁骨下动脉。

（2）头颈部的动脉：颈总动脉是营养头颈部的动脉主干。在颈内、外动脉分叉处的后壁上有一小体称颈动脉体，是血液的化学感受器，能接受血液中 O_2 和 CO_2 分压变化的刺激，反射地调节呼吸运动。颈内动脉的起始处稍膨大称颈动脉窦，内有压力感受器，可反射性地调节血压。

（3）上肢的动脉：锁骨下动脉是营养上肢的动脉主干。

（4）胸部的动脉：胸主动脉是营养胸腔脏器（肺、支气管和食管）和胸壁的动脉主干，可分为脏支和壁支。

（5）腹部的动脉：腹主动脉是营养腹腔脏器和腹壁的动脉主干，亦分为脏支（成对和不成对）和壁支。

（6）盆部的动脉：髂内动脉是营养盆腔内脏、盆壁、会阴和外生殖器等的动脉主干。亦分为脏支和壁支。

（7）下肢的动脉：髂外动脉是营养下肢的动脉主干。

2.体循环的静脉　体循环的静脉从各部的毛细血管网开始，逐渐汇合成较大静脉，最后汇合成上腔静脉、下腔静脉和冠状静脉窦，注入右心房。每一较大的静脉所接受的小静脉支，均称为该静脉的属支。体循环静脉可分为三大系统，上腔静脉系、下腔静脉系（包括门静脉系）和心静脉系。上腔静脉系是收集头颈、上肢和胸背部等处的静脉血回到心脏的管道。下腔静脉系是收集腹部、盆部、下肢部静脉血回心的一系列管道。门静脉系主要是收集腹腔内消化管道、胰和脾的静脉血入肝的静脉管道，门静脉进入肝脏，在肝内又分成毛细血管网（与肝动脉血一起注入肝内血窦），然后再由肝静脉经下腔静脉回流入心脏。心静脉系是收集心脏的静脉血液管道。

三、血管系统中的血流动力学

（一）血流量和血流速度

在单位时间内流经血管某一截面的血量称为血流量，也称容积速度。血流量的大小主要取决于两个因素，即血管两端的压力差和血管对血流的阻力。在整个体循环系统中，动脉、毛细血管和静脉各段血管的总横截面的血流量是相等的，即都等于心输出量。

血流速度是指血液中某一质点在单位时间内所移动的距离。在正常的机体，为保证各类血管的总横截面的血流量相等，必须改变各类血管的流速。各类血管中血液的流速与同类血管的总横截面积成反比。故血流速度在主动脉中最快，在毛细血管的血流速度最慢。

1.层流　血液稳定流动时，血管轴心的流速最快，外层离轴心越远则流速越慢，到靠血管壁的那一薄层血浆基本上不流动。血液流动时，血细胞浓度也是越接近轴心越大。在血流中，血液中各个质点流动的方向一致，与血管的长轴平行，这种流动叫层流。

2.湍流　血液的流速增加超过一定数值，正常的层流即被破坏，血液中各质点产生不规则运动，这叫作湍流。

人体的血液循环系统在正常情况下属于层流形式。但在心室快速射血期，主动脉与肺动脉根部的血流速度很高，可以出现湍流。

（二）血流阻力

血液在血管内流动所遇到的阻力称为血流阻力。血流阻力来源于血液内部的摩擦力，以及血液与血管壁之间的摩擦力。

在整个体循环总外周阻力中，大、中动脉阻力约占19%，小动脉及微动脉约占47%，毛细血管约占27%，静脉约占7%。可见小动脉及微动脉是产生外周阻力的主要部位。

（三）血压

血压（BP）是指血管内流动的血液对单位面积血管壁的侧压力，也即压强。测定血压时，是以血压与大气压做比较，用超过大气压的数值表示血压的高低，过去以 mmHg 为单位，现在以 kPa 为单位（1mmHg=0.133kPa）。血压形成的基本因素有两个：

1.心血管系统内有血液充盈　循环系统中血液充盈的程度可用循环系统平均充盈压来表示，或称体循环平均压。在动物实验中，如果使心脏暂时停止搏动，血流也就暂停，循环系统中各处的压力很快即能取得平衡。此时在循环系统中任何一点测得的血压都是相同的。循环系统中这种单纯由于血液充盈所产生的压力称为循环系统平均充盈压。一般情况下，循环系统平均压约为 0.93kPa。

2.心脏射血　心室肌收缩时所释放的能量可分为两部分，一部分消耗在推动血液的流动上，这部分是血液的动能；另一部分形成对血管壁的侧压，并使血管壁扩张，这部分是势能。在心室舒张期，大动脉弹性回位，又将势能转变为推动血液的动能，使血液在血管中继续向前流动，维持舒张压。

四、动脉血压和动脉脉搏

（一）动脉血压

1.动脉血压及正常值　动脉血压是指血液对动脉管壁的侧压力。通常所说的血压系指体循环的动脉血压。动脉血压在心动周期中同样有周期性变化。心室收缩射血时，动脉血压迅速上升，达到最高值，称为收缩压。心室舒张时，动脉血压降低，直至舒张末期，动脉血压达到最低值，称为舒张压。收缩压与舒张压的差值，称为脉搏压。整个心动周期内各瞬间动脉血压的平均值，称为平均动脉压。由于心室收缩期比舒张期短，故平均动脉压数值较接近于舒张压数值。平均动脉压的计算公式为：平均动脉压 = 舒张压 + 1/3 脉压。

我国健康成年人在安静状态时的收缩压为 12.00 ~ 18.70kPa（90 ~ 140mmHg），舒张压为 8.00 ~ 12.00kPa（60 ~ 90mmHg），脉搏压为 4.00 ~ 5.33kPa（30 ~ 40mmHg），平均压为 9.33 ~ 13.78kPa（70 ~

103mmHg）。一般来说，成年人如果安静时的收缩压高于18.70kPa（140mmHg），舒张压持续超过12.00kPa（90mmHg），即可认为是高于正常水平（高血压）。如果舒张压低于6.67kPa（50mmHg），收缩压低于12.00kPa（90mmHg），则为低于正常水平（低血压）。

2.动脉血压的形成　心血管系统是一个密闭的管道，必须有足够的血液充满这一管道系统，才能产生血压。因此，足够量的血液充盈血管是形成血压的基础。在这一基础上，还必须有心室的射血、外周阻力和大动脉弹性的协同作用，才能形成动脉血压。

心脏射血是产生动脉血压的基本因素。心室肌收缩所做的功，一方面成为推动血液的动力，另一方面也是血液对动脉管壁产生侧压的能量来源。如果只有心室肌收缩而没有外周阻力，则心室收缩所释放的能量将全部用于推动血液流至外周，而不能产生侧压力。由此可见，动脉血压的形成是心室射血和外周阻力两者相互作用的结果。

大动脉管壁弹性在缓冲收缩压和维持舒张压方面起重要作用。当心脏收缩射血时，由于大动脉的扩张以及外周阻力的存在，仅有1/3血液流向外周，其余2/3暂时贮存在主动脉和大动脉内，将主动脉和大动脉进一步扩张，使收缩压不致过高，即心室收缩时所释放的能量中有一部分以势能的形式被贮存在血管壁中。当心室舒张时，主动脉和大动脉管壁弹性回位，势能重新变成动能，继续推动心舒期的血液流动，并维持心舒期的血压。

3.影响动脉血压的因素

（1）每搏输出：当每搏输出量增加时，射入主动脉的血量增多，收缩压升高。由于收缩压升高，血流加速，致使舒张期末大动脉内存留血量增加的不多，故舒张压增高不明显而脉压增大。反之，当每搏输出量减少时，收缩压即降低。可见，在一般情况下，收缩压的高低主要反映心脏每搏输出量的多少。

（2）心率：在一定范围内，心率加快则心输出量增加，动脉血压升高。反之，心率减慢则心输出量减少，动脉血压降低。心率的改变主要影响舒张压。心室每次收缩时射入主动脉的血液，只有一部分在心缩期流至外周，其余部分将在心舒期流至外周。如果心率加快，而每搏输出量和外周阻力都不变，则由于心舒期短，在心舒期内流至外周的血液将减少，导致心舒期末主动脉内存留的血量增多，舒张压增高。反之，心率减慢时舒张压降低。

（3）外周阻力：外周阻力改变时，对收缩压和舒张压都有影响，但对舒张压影响较为显著。这是因为在心舒期血液流向外周的速度主要决定于外周阻力。当外周阻力增大时，阻碍血液流向外周的力量也增大，动脉血流速度减慢，心舒期留在动脉内的血量增多，舒张压升高。反之，外周阻力减小时，舒张压降低。因此，舒张压主要反映外周阻力的大小，临床常见的高血压病，主要是由于外周阻力过高所致。

（4）大动脉管壁的弹性：大动脉管壁的弹性具有缓冲收缩压和维持舒张压的作用，也就是有降低脉压的作用。大动脉管壁的弹性在一般情况下短时间不会发生明显的变化，但到老年，大动脉管壁由于胶原纤维的增生而导致弹性下降，扩张性减弱，因而使收缩压升高，舒张压降低，脉压增大。

（5）循环血量和血管系统容量的比例：循环血量和血管系统容量的比例相适应，才能产生一定的循环系统平均压。机体在正常情况下，循环血量和血管容量是相适应的，血管系统的充盈程度变化不大。但在失血时，循环血量减少，此时如果血管系统容量改变不大，则体循环平均压必然降低，从而使动脉血压降低。在另外一些情况下，如果循环血量不变而血管系统容量增大，也会造成动脉血压的下降。

上述影响动脉血压的各种因素，为了便于分析，都是在假设其他因素不变的条件下，探讨某一因素变化时对动脉血压的影响。实际上，在完整机体内，动脉血压的变化往往是各种影响因素综合作用的结果。

（二）动脉脉搏

随着心脏的舒缩，大动脉内的压力发生周期性的波动，这种压力变化可引起动脉管壁起伏搏动，称之为动脉脉搏。搏动从主动脉开始沿动脉管壁依次向全身动脉传播，一般在身体的浅表动脉（桡动脉，颞浅动脉）处均可摸到。正常情况下，脉搏的频率与心率一致。

1.动脉脉搏的波形　将压力换能器放在浅表动脉外表的皮肤上，应用脉搏描记仪可以记录下浅表动脉脉搏的波形，称为脉搏图。动脉脉搏的波形可因描记方法和记录的部位不同而不同，但一般包括以下几个组成部分：

（1）上升支。在心室快速射血期，动脉血压迅速上升，管壁被扩张，形成上升支。曲线上升的速度和幅度受心输出量、心室射血速度、动脉外周阻力以及血管弹性等因素的影响。

（2）下降支。在心室射血的后期，射血速度减慢，进入动脉的血量少于流至外周的血量，动脉血压下降，形成下降支前段。随着心室舒张，心室内压力迅速下降，在主动脉瓣关闭的瞬间，血液向心室方向倒流，由于这时主动脉瓣已关闭，倒流的血液被主动脉瓣挡回，动脉血压再次稍有上升，在下降支形成一个短暂的向上波动，称为降中波，其前面的切迹称为降中峡。然后，在心室舒张中，动脉血压继续下降，形成降支后段。

2.动脉脉搏波的传播速度　动脉脉搏波可以沿着动脉管壁向外周血管传播，它是一种能量的传播，传播的速度远远超过血流的速度。因为人安静时，主动脉血流平均速度仅为 20～30cm/s。而脉搏波的传播速度在主动脉段为 3～5m/s，到小动脉段则可加快到 15～35m/s。一般来说，动脉管壁的弹性越大，脉搏波的传播速度就越慢。在动脉系统中，主动脉的弹性最大，故脉搏波在主动脉段的传播速度最慢，老年人主动脉壁的弹性变小，脉搏波的传播速度可增加到 10m/s。由于动脉脉搏与心输出量、动脉管壁的弹性以及外周阻力等因素有密切关系，因此，在某种情况下脉搏可以反映心血管系统的功能状态。

五、静脉血压和静脉回心血量

（一）静脉血压

1.外周静脉压　通常是指各器官的静脉血压。有如下特点：血压低、重力和体位对静脉血压影响大、静脉充盈程度受跨壁压的影响较大。

2.中心静脉压（CVP）　是指胸腔大静脉或右心房的压力。正常人中心静脉压变动范围为 0.4～1.2kPa。测定中心静脉压具有一定的临床意义，因为它反映心脏和血管两方面的功能状态。测量时可将静脉导管从颈外静脉或股静脉插入，经大静脉直接进入上下腔静脉与右心房交界处。如心脏功能良好，静脉血液回流心房很通畅，则中心静脉压低；心脏射血功能减弱时，右心房与腔静脉瘀血，中心静脉压升高。输血、输液过多过快或超过心脏负担时，中心静脉压将升高。一般认为中心静脉压超过 1.57kPa 时，输液要慎重。在缺乏测量中心静脉压的条件时，可以采用简便方法来确定补液的速度。其方法是让病人以半仰卧位，观察颈外静脉瘀血的情况。一般情况下，颈外静脉瘀血部分不会高于胸骨柄的水平，若高于这一水平，即表示中心静脉压过高。

（二）静脉回心血量及其影响因素

单位时间内的静脉回心血量取决于外周静脉压和中心静脉压之差以及静脉对血流的阻力。故凡能影响外周静脉压、中心静脉压以及静脉阻力的因素，都能影响静脉回心血量。

1.体循环平均压　体循环平均压是反映血管系统内血液充盈程度的指标。当血量增加或容量血管收缩时，体循环平均压升高，静脉回心血量也就增多。反之，当血量减少或容量血管舒张时，体循环平均压降低，静脉回心血量就减少。

2.心肌收缩力　心脏收缩时，将血液射入动脉，心缩力越强，每搏输出量就越多，心室舒张时心室内压力下降就越明显，抽吸静脉血液回流心脏的力量就越大，静脉血回流入心的速度就越快。当右心力衰竭时，不能及时把回心的血液排出，而导致大量的血液淤积在右心房和腔静脉内，造成静脉高压，静脉血回流受阻，患者可出现颈静脉怒张、肝肿大、下肢浮肿等症状。同样，左心力衰竭则会引起肺静脉高压，易造成肺瘀血和肺水肿。

3.重力和体位改变　在平卧体位，全身各静脉大都与心脏在同一水平上，重力对静脉回流不起重要作用。当变为直立体位时，则因重力关系，大量血液将滞留于心脏水平以下的血管中。由于静脉管壁薄而易于扩张，其容量大增，可多容纳约500ml血液，故回心血量减少。体位改变时对静脉回心血量的这种影响，在高温环境中更加明显，因为在高温环境中皮肤血管舒张，皮肤中的血流量显著增加。如果人在高温环境中长时间站立不动，回心血量就会明显减少，导致心输出量减少和脑供血不足，常可引起头晕甚至昏厥。

4.骨骼肌的挤压作用　骨骼肌收缩时，肌肉间隙中的压力升高，静脉血管受到挤压，可使静脉血流加快。下肢静脉内有静脉瓣存在，肌肉收缩时静脉内的血液只能向心脏方向流动而不能逆流。这样，骨骼肌和静脉瓣一起，对静脉血回流起了一种"泵"的作用，称为"静脉泵"或"肌肉泵"。例如步行时，下肢肌肉有节律地舒缩，就起到了肌肉泵的作用。当肌肉收缩时，将静脉内的血液挤向心脏；当肌肉舒张时静脉内的压力降低，有利于血液从毛细血管流入静脉而使静脉充盈。骨骼肌的这种"泵"功能对于克服重力的影响，减少血液在下肢的淤滞具有重要意义。例如，站立不动时，足部的静脉压力为12.00kPa（90mmHg），而在步行时，则可降至3.33kPa（25mmHg）以下。跑步时，两下肢肌肉泵每分钟挤出血液可达数升，这说明下肢肌肉泵加速了静脉血的回流。

5.呼吸运动　吸气时，胸内压下降，能使胸腔的大静脉和心房扩张，容积增大，内压下降，有利于外周静脉血液进入胸腔。呼气时，胸腔容积缩小，胸内压增高，静脉血回流减慢。可见，呼吸运动对静脉血回流也起着"泵"的作用。

六、微循环

微循环是指微动脉和微静脉之间的血液循环。微循环是心血管系统与组织细胞直接接触并进行物质交换的场所。

（一）微循环的组成及血流通路

典型的微循环结构是由微动脉、后微动脉、毛细血管前括约肌、真毛细血管、通血毛细血管、动静脉吻合支和微静脉等七个部分组成的。血流通路有三条：

1.直捷通路　安静时流经微循环的大部分血液，从微动脉经后微动脉和通血毛细血管，直接流向微静脉。这一条通路比较简捷，不经过真毛细血管网，很少进行物质交换，故称为直捷通路。作用是使一部分血液能迅速通过微循环进入静脉。

2.迂回通路　血液从微动脉经后微动脉、毛细血管前括约肌，流入真毛细血管网，经物质交换后流至微静脉，这一条通路称为迂回通路或营养通路。真毛细血管为微循环的交换血管，数量多，分布广，管壁薄，通透性大，血流缓慢，与组织细胞接触面积大，与体内任何一个细胞的距离不超过50μm。迂回通路是血液与组织细胞进行物质交换的主要微循环通路。

3.动—静脉短路　动—静脉短路是指血液从微动脉经过动静脉吻合支直接进入微静脉。这条通路的血管壁较厚，血流迅速，故血液流经这一通路时基本上不进行物质交换。在人的皮肤，特别是手掌、足底、耳廓等处这类通路较多。在一般情况下，动静脉吻合支因管壁平滑肌收缩而关闭。当温度升高时，动—静脉短路开放，皮肤血流量增加，有利于发散热量；当温度下降时，则动—静脉短路关闭，皮肤血流量减少，有利于保存热量。因此，皮肤微循环中的动—静脉短路在体温调节中有重要作用。

（二）微循环的生理特点

血压低、血流速度慢、潜在血容量大、灌流量易变是微循环的生理特点。

（三）微循环血流量的调节

小动脉、微动脉、小静脉和微静脉均受交感肾上腺素能缩血管神经支配，一般认为，后微动脉和毛细血管前括约肌不受交感神经支配，主要受体液因素的调节，肾上腺素、去甲肾上腺素和血管紧张素等体液因素有收缩血管平滑肌的作用。组织细胞的代谢产物如 CO_2、腺苷等有舒张微动脉、后微动脉以及毛细血管前括约肌的作用，对微循环血流量有调节作用。

七、器官循环

（一）冠脉循环

1.冠状动脉血管的特点　心肌的血液由左、右两冠状动脉供应。其中左冠状动脉的血液流经毛细血管后主要由冠状窦流入右心房。右冠状动脉的血液流经毛细血管后主要由心前静脉进入右心房。供应心肌内层的血管常由心肌外层垂直地穿透心肌，在心内膜下层分支成网。这样的分支形式，使心室内膜下层血管的血流量受心肌内压力的影响。左心室内压较高，故左心室内膜下心肌较易发生缺血、缺氧。心肌内毛细血管丰富，与心肌纤维平行排列，单位横截面积的毛细血管比骨骼肌多6倍。冠状动脉之间有吻合支，有时甚至和心脏以外的动脉（如支气管动脉）互相连通，但这种侧支较少而细。冠状动脉分支闭塞后，要增加到足够量的侧支循环，需要数周的时间，因此冠状动脉较大的分支突然闭塞时，由于侧支循环不足，常可在数小时内危及生命。

2.冠脉循环的血流特点　①流速快，血流量大：在安静状态下，人体冠脉的血流量为每百克心肌每分钟 60～80ml。在中等体重的人中，总冠脉的血流量为 200～250ml/min，占心输出量的 4%～5%；②心舒期供血为主：心肌供血以心舒期为主。由于冠脉的大部分分支深埋于心肌内，心肌收缩时能压迫埋于心肌中的血管，使血流受阻，心肌舒张时血流畅通。因此心肌的节律性收缩对冠脉血流有很大的影响，特别是左冠脉血流所受的影响更为明显。影响冠脉血流量的重要因素是心舒期的长短和动脉舒张压的高低。体循环的外周阻力增大时，动脉舒张压升高，冠脉的血流量增多。心率加快时，由于心动周期的缩短主要是心舒期的缩短，故冠脉血流量减少。右心室肌肉比较薄弱，收缩时对血流的影响不如左心室明显，在安静状态下，右心室收缩期的血流量和舒张期的血流量相差不多；③动、静脉血的氧差大：一般情况下，100ml 动脉血含氧量 20ml，经过组织换气后，成为静脉血，含氧量降低。不同器官从血液中摄取和利用氧的速度和数量不同。如安静情况下，动脉血流经骨骼肌后，100ml 静脉血含氧量约为 15ml，即被骨骼肌摄取和利用了 5ml 氧；同样条件下，100ml 动脉血经心脏后，被心肌摄取和利用的氧达 12ml，静脉血含氧量降低。因此，当机体活动增强、耗氧量增加时，心肌从血液中摄取和利用氧的潜力已很小，主要依靠扩张冠脉，增加血流量来解决。

3.冠状动脉血流量的调节　调节冠脉血流量的各种因素中，最重要的是心肌本身的代谢水平。自主神经也支配冠脉血管平滑肌，但它们对冠脉血流量的调节作用是次要的。①心肌代谢水平对冠脉血流量的调节：实验证明，冠脉血流量是和心肌的代谢水平成正比的。当切断支配心脏的神经后，这种关系仍旧存在。心肌的活动增强，耗氧量也相应增加，通过舒张冠脉，使冠脉的血流量迅速增加，最多时可增加 5 倍以上。引起冠脉舒张的原因并不是低氧本身，而是心肌的某些代谢产物，其中最重要的是腺苷。腺苷具有强烈舒张小动脉的作用。腺苷生成后，在几秒钟内即被破坏，因此不会引起其他器官的舒血管效应；②冠脉血流量的神经调节：冠状动脉受迷走神经和交感神经的支配。心迷走神经对冠状动脉的直接作用是使之舒张。但完整机体电刺激迷走神经时，冠脉血流量往往无明显改变，这是因为迷走神经兴奋使心脏活动减慢减弱，心肌耗氧量下降，这些因素可抵消迷走神经对冠状动脉的直接舒张作用。心交感神经对冠状动脉的直接作用是使冠状动脉收缩。但在实验中电刺激交感神经时，可使冠脉先收缩后舒张，这是由于心肌活动加强，代谢产物增多所引起的冠状动脉舒张的结果。

（二）肺循环

1.肺循环的生理特点　①血流阻力小，压力低：肺循环途径短于体循环，肺血管分支多而短，口径粗，外周阻力小，压力低，是一个低压系统；②肺泡中无组织液生成：由于肺毛细血管血压低，约为 0.93kPa（7mmHg），远低于血浆胶体渗透压 3.33kPa，故正常情况下有效滤过压是负值，不能在肺泡中生成组织液。如果肺泡中有液体则将被吸收入血；③肺血容量变化大：由于肺组织和肺血管具有很大的扩张性，因而血液容量变化也很大。

2.肺循环血流量的调节　①肺泡气低氧和 CO_2 分压升高的作用：肺泡气低氧引起肺血管收缩，局部血流阻力增大，血流量减少。CO_2 分压升高也可引起肺血管收缩；②神经调节：肺循环血管受交感神经及迷走神经支配。刺激交感神经引起肺血管收缩，刺激迷走神经引起肺血管舒张，但作用均较弱；③其他体液因素：在体液性因素中，组胺、肾上腺素、去甲肾上腺素、5-羟色胺、血管紧张素 Ⅱ 等均能引起肺血管收缩，乙酰胆碱、异丙肾上腺素则引起肺血管舒张。

（三）脑循环

脑的血液循环来自左、右颈内动脉及椎动脉。两条椎动脉在脑底汇合成基底动脉，然后与两侧颈内动脉构成脑底动脉环，由此发出大脑前、中、后动脉和其他分支，分别供应脑的各部。脑静脉血进入静脉窦后，主要通过颈内静脉流入腔静脉。

1.脑循环的特点　①血流量大、耗氧量多；②血流量变化小；③存在血-脑脊液屏障和血-脑屏障。

2.脑循环的调节　脑血管的舒缩活动受多种体液因素的影响，其中，CO_2 起着主导作用。当血液中 CO_2 分压升高或 O_2 分压降低时，脑的阻力血管舒张，脑血流量增加；相反，当过度通气时，CO_2 呼出过多，动脉血 CO_2 分压降低，脑血流量减少，可引起头晕等脑缺血症状。脑的各个部位血流量和脑组织的代谢程度有关，实验表明，大脑皮质不同部位的血流量是不同的，当某一部分脑的代谢活动强时，该部分脑的血流量就增多。其机制可能是 O_2 分压降低以及 H^+、K^+、腺苷等引起脑血管舒张所致。

脑血管受交感缩血管纤维和副交感舒血管纤维支配，但神经因素在脑血管活动的调节中所起的作用很小。切断支配脑血管的交感或副交感神经后，脑血流量没有明显的变化。在各种心血管反射中，脑血流量一般不受影响。

脑血流量取决于脑动、静脉的压力差和脑血管的血流阻力。但当平均动脉压在 8.00~18.62kPa（60~140mmHg）范围内变动时，脑血流由于有自身调节而保持相对稳定。

八、组织液生成及回流

组织液（细胞间液）浸浴着机体的每一个细胞，是细胞从血液中摄取养料和细胞代谢产物进入血液的中介。

（一）组织液的生成及回流

在毛细血管，血浆中的水和营养物质透过毛细血管壁进入组织间隙，这个过程称为组织液的生成；组织液中的水和代谢产物回到毛细血管内的过程称为组织液的回流。组织液是血浆滤过毛细血管壁而形成的。毛细血管血压和组织液中的胶体渗透压是推动滤过的力量；组织液的静水压和血浆胶体渗透压是阻止滤过、促进回流的力量。这两种力量的对比，决定着液体进出方向和流量。滤过力量和回流力量之差，称为有效滤过压。其关系可用下列算式表示：

有效滤过压 =（毛细血管压 + 组织液胶体渗透压）-（血浆胶体渗透压 + 组织液静水压）

当滤过的力量大于回流的力量时，有效滤过压为正值，液体就由毛细血管滤出。反之，当回流的力量大于滤过的力量时，有效滤过压为负值，液体就从组织间隙回流入毛细血管。正常时，组织液不断生成而又不断回流到血管中去，构成了动态平衡。如果某些原因使组织液生成过多，或组织液回流障碍，即破坏了动态平衡，都将导致组织间隙中有过多液体积存而形成水肿。

（二）影响组织液生成与回流的因素

1.毛细血管血压　毛细血管血压与毛细血管前、后阻力有关。如微动脉扩张时，毛细血管前阻力减小，毛细血管血压升高，组织液生成增多；如小静脉收缩或静脉回流受阻时，毛细血管后阻力增大，毛细血管血压也会升高，组织液的生成也会增加，并可导致组织水肿。因此毛细血管前、后阻力之比对组织液的生成量有很大影响。

2.血浆胶体渗透压　血浆胶体渗透压降低，可导致有效滤过压增大，组织液生成增多，回流减少，因而出现水肿。

3.淋巴回流　淋巴回流受阻，组织液积聚，可引起局部水肿。

4.毛细血管通透性　毛细血管通透性增加，部分血浆蛋白渗出，使组织液胶体渗透压升高，组织液生成增多，回流减少，可出现局部水肿。

九、淋巴循环

（一）淋巴系统的组成

淋巴系统是循环系统的一个组成部分，由输送淋巴液的淋巴管和产生淋巴细胞和生成抗体的淋巴器官（包括淋巴结、扁桃体、脾、胸腺和消化管内的各种淋巴组织等）所组成。

淋巴管道可分为毛细淋巴管、淋巴管、淋巴干和淋巴导管。淋巴导管最后注入静脉角内。毛细淋巴管壁由一层扁平上皮细胞构成，彼此吻合成网，并逐渐汇合成越来越大的淋巴管。淋巴管的管壁极薄，主要由内皮细胞、弹性纤维与少量平滑肌组成，故也具有收缩功能，以推动淋巴前进，淋巴管内和静脉一样，也有瓣膜存在，可防止淋巴液倒流。

淋巴结形态大小不一，通常为圆形或椭圆形的小体，由网状内皮组织及淋巴组织所构成。淋巴液可以由输入淋巴管进入淋巴结，经滤过后由输出淋巴管流出。全身淋巴结数目较多，常常聚集成群在血管周围、关节的屈侧或腋窝、腹股沟等处，在内脏多位于肺门、肝门等人体各器官或各部位的淋巴液，一般都汇至其附近的局部淋巴结，当人体某器官或部位发生病变（炎症或肿瘤）时，局部淋巴结可引起反应而肿大，常可追查到其所收集的器官或部位的病变，故了解局部淋巴结的位置、收集淋巴的范围及其淋巴引流的方向，有重要临床意义。如下肢发炎时，可引起腹股沟浅淋巴结肿大。患恶性肿瘤时，肿瘤细胞还可沿淋巴结转移到别处。

脾是略呈椭圆形的暗红色器官，位于胃和胰的左侧，恰与第 9~11 肋相对。脾的内侧面近中央是脾门，为血管和神经的出入处，脾的表面包以被膜。被膜外面覆盖间皮，被膜中含有弹性纤维和少量平滑肌纤维。脾的实质可分为白髓和红髓两部分。白髓主要由密集的淋巴组织构成。白髓是脾产生淋巴细胞的地方。红髓是位于白髓之间的血窦（脾内毛细血管），血窦的内皮细胞有较强的吞噬能力，可吞噬血液中的细菌、衰老的红细胞和其他异物。脾能储血 200ml 左右，当机体急需时（如突然大失血、剧烈运动等），脾的被膜收缩，可将储备的血送入血液循环。因此脾是一个造血、破血和储血的器官。

胸腺位于胸骨柄后方，上纵隔前部，贴近心包上方，大血管的前面。胸腺一般分为不对称的左、右两叶，两者借结缔组织相连，每叶多呈扁条状，质软。胸腺有明显的年龄变化，新生儿和幼儿的胸腺相对较大，重 10～15g；性成熟后最大，重达 25～40g，此后逐渐萎缩、退化，成人胸腺常被结缔组织所代替。胸腺与机体建立完善的免疫功能密切相关。骨髓产生的淋巴干细胞不具有免疫功能，这些细胞经血循环入胸腺，在胸腺复杂的微环境中，淋巴干细胞被培育、增殖、转化成具有免疫活性的 T 淋巴细胞，然后再经血液转入淋巴结和脾，在这些部位增殖并参与机体的免疫反应。此外，增殖分化的 T 淋巴细胞还在胸腺内被选择和被淘汰。

（二）淋巴液生成及回流

毛细淋巴管一端为盲端，起于组织细胞间隙。一部分组织液（包括由毛细血管透出的蛋白质）经毛细淋巴管吸收再进入淋巴管道系统，成为淋巴液。毛细淋巴管内皮细胞有收缩性，每分钟能收缩若干次，推送淋巴越过瓣膜向大淋巴管流动。由于瓣膜作用，淋巴不能逆流，造成毛细淋巴管腔内的低压，吸引组织液进入毛细淋巴管，并使淋巴只能向单一方向流动。肌肉收缩是推动淋巴流动的重要因素。淋巴液向心脏流动，途中经过一系列淋巴结，并获得淋巴细胞，最后汇入两支总淋巴管。两下肢、腹部及左上半身的淋巴管汇入胸导管（胸导管位于食管后方，脊柱的左前方，上达颈根部）。右上半身的淋巴汇成右淋巴导管。胸导管和右淋巴导管分别汇入左静脉角。正常人在安静情况下，每小时约有 120ml 淋巴液进入血液循环。由于淋巴来自组织液，故影响组织液生成的因素亦可影响淋巴的生成，增加毛细血管血压和毛细血管通透性都能增加组织液和淋巴的生成。

淋巴循环是血液循环的辅助装置，主要功能如下：

（1）回收蛋白质及运输营养物质，由于组织液中的蛋白质可透入毛细淋巴管而进入血液，故淋巴液回流的最重要意义是回收蛋白质。每天有 75～200g 蛋白质由淋巴液带回到血液中，使组织液中的蛋白质能保持较低的水平。此外，小肠黏膜吸收的营养物质特别是脂肪可由小肠绒毛的毛细淋巴管吸取而转运至血液中。

（2）消除组织中的红细胞、细菌、异物功能。进入组织间隙的红细胞或侵入体内的细菌、异物，由于淋巴毛细管的通透性较大，故可进入淋巴液。淋巴液流经淋巴结时，被淋巴结中的巨噬细胞吞噬。此外，淋巴结尚能产生淋巴细胞和浆细胞，参与免疫反应。故淋巴系统还具有防御的功能。

第三节 心血管活动的调节

一、神经调节

（一）心脏的神经支配和作用

心脏受自主神经系统即交感和副交感神经纤维支配。

1.心交感神经及其作用　心交感神经的节前神经元在胸部脊髓 1～5 节段灰质侧角，其纤维出脊髓后在相应的椎旁交感神经节中上行，在颈部星状神经节更换神经元。心交感神经节后纤维组成心上、心中和心下神经进入心脏。右侧心交感神经主要支配窦房结和右心房、右心室；左侧心交感神经主要支配左心房、房室交界、心室内传导系统和左心室。但也有一定程度的重叠支配。心交感神经节后纤维末梢释放的递质为去甲肾上腺素（NE），心肌细胞上的肾上腺素能受体为 β_1 受体。去甲肾上腺素与 β_1 受体结合后引起的效应，主要是使心脏活动加快加强。心交感神经的主要作用有以下几个方面：

（1）心率加快-正性变时作用：去甲肾上腺素可使窦房结细胞的慢钙通道的通透性增高，Ca^{2+} 内流加快，4 期自动去极速度加快，自律性增高，心率加快。去甲肾上腺素还能使复极 3 期 K^+ 外流加快，从而使复极过程加速，有效不应期缩短，以有利于加快心率。也称正性变时作用。

（2）房室传导速度加快-正性变传导作用：在慢反应细胞，由于 0 期 Ca^{2+} 内流加速，其动作电位上升的速度和幅度增加，传导速度加快，特别是兴奋经过房室交界时传导速度加快。也称正性变传导作用。

（3）心肌收缩力加强-正性变力作用：去甲肾上腺素使复极 2 期 Ca^{2+} 内流增加，兴奋-收缩耦联过程增强；去甲肾上腺素促进糖原分解，提供心肌活动所需能量，心房肌和心室肌收缩力加强。称为正性变力作用。

2.心迷走神经及其作用　心迷走神经的节前纤维起源于延髓的迷走神经背核和疑核。节前纤维进入心脏后与心内神经节细胞发生突触联系。大多数心内神经节位于窦房结与房室交界附近。迷走神经节后纤维支配窦房结、心房肌、房室交界、房室束及其分支，心室肌仅有少量的纤维分布。右侧迷走神经主要支配窦房结，左侧迷走神经主要支配房室交界，但两侧迷走神经的支配互有重叠。迷走神经节后纤维末梢释放乙酰胆碱(ACh)，它与心肌细胞膜上的 M 型胆碱受体结合后产生的效应，主要是引起心脏活动抑制，使心率减慢，心房肌收缩力减弱，使房室传导速度减慢。心迷走神经的主要作用有以下几个方面：

（1）心率减慢-负性变时作用：乙酰胆碱使窦房结细胞复极 3 期 K^+ 外流增加，最大舒张电位增大，4 期 K^+ 外流增加，两种作用都能使 4 期自动去极减慢，因而自律性降低，心率减慢。称为负性变时作用。

（2）房室传导速度减慢-负性变传导作用：乙酰胆碱使房室交界细胞 Ca^{2+} 通道抑制，动作电位 0 期 Ca^{2+} 内流减少，0 期去极化速度幅度均下降，兴奋传导速度慢，甚至引起房室传导阻滞。称为负性变传导作用。

（3）心房肌收缩力减弱-负性变力作用：乙酰胆碱使心房肌细胞动作电位复极 2 期 Ca^{2+} 内流减少，心房肌细胞内 Ca^{2+} 浓度降低，兴奋-收缩耦联减弱，心房肌收缩力减弱。称为负性变力作用。

（二）血管的神经支配和作用

1.交感缩血管神经　交感缩血管神经节前纤维起源于脊髓胸 1～腰 3 节段灰质侧角，随脊神经前根离开脊髓后在椎旁神经节交换神经元。交感缩血管神经的节后纤维分布到全身绝大部分的血管平滑肌上，节后纤维末梢释放去甲肾上腺素，主要与血管平滑肌细胞上的 α 受体结合，使血管平滑肌收缩，血管口径缩小。在安静状态下，交感缩血管神经持续地发放低频率的冲动，称为交感缩血管神经的紧张性活动。这种紧张性活动使血管平滑肌处于一定程度的收缩状态。当交感缩血管神经活动增强时，血管收缩；当交感缩血管神经活动减弱时，血管舒张。人体大多数血管只受交感缩血管神经的单一支配。

2.舒血管神经

（1）交感舒血管神经：有一些动物的骨骼肌微动脉，除接受交感缩血管神经支配外，还接受交感舒血管神经的支配。其节后纤维释放的递质是乙酰胆碱，与血管平滑肌的 M 受体结合，使血管舒张。并不是所有动物的骨骼肌都由交感舒血管神经支配。交感舒血管神经在平时并无紧张性活动，只有在动物处于激动和准备做剧烈肌肉运动等情况下才发放冲动，使骨骼肌血管舒张。人体中可能也有此种神经存在。

（2）副交感舒血管神经：体内有少数器官的微动脉除由交感缩血管神经支配外，同时也接受副交感舒血管神经支配。如面神经中含有使软脑膜血管舒张的副交感舒血管纤维；盆神经中含有使外生殖器、膀胱和直肠血管舒张的副交感舒血管纤维；迷走神经中含有使肝脏血管舒张的副交感舒血管纤维。这些舒血管神经的节后纤维末梢释放的递质是乙酰胆碱，它与血管平滑肌细胞上的 M 受体结合，引起血管舒张。舒血管神经一般无紧张性活动，只分布在少数器官，因此只有调节局部血流的作用，而对整个血液循环的外周阻力影响很小。

（3）脊髓背根舒血管纤维：脊髓背根舒血管纤维末梢释放的递质尚不清楚，可能有组胺、ATP、缓激肽、P物质、降钙素基因相关肽等。降钙素基因相关肽有强烈的舒血管作用。

（三）心血管中枢

心血管中枢是指在中枢神经系统内，与心血管活动调节有关的神经细胞群，它分布于中枢神经系统的各个部位。

1.脊髓心血管神经元　脊髓胸、腰段灰质侧角中有支配心脏和血管的交感节前神经元，在骶段还有支配盆腔血管的副交感节前神经元。正常情况下，这些神经元的活动完全受来自延髓和延髓以上的心血管中枢的控制。在脊髓和脑干之间离断的情况下，心血管反射活动将暂时消失，动脉血压明显下降（脊髓休克）。

2.延髓心血管中枢　最基本的心血管中枢位于延髓。动物实验发现，在延髓上缘横断脑干后，动物的血压并无明显变化，刺激坐骨神经引起的升血压反射也仍存在；但如果将横断水平逐步移向脑干尾端，则动物血压就逐渐降低，刺激坐骨神经引起的升血压反射也逐渐减弱。当横断水平下移至延髓闩部时血压降低至40mmHg。这些结果说明，心血管的正常的紧张性活动起源于延髓。只要保留延髓及其以下中枢部分的完整，就可以维持心血管正常的紧张性活动，并完成一定的心血管反射。

延髓心血管中枢的神经元是指位于延髓内的心迷走神经元和控制心交感神经和交感缩血管神经活动的神经元。这些神经元存在紧张性活动，分别称为心迷走紧张、心交感紧张和交感缩血管紧张。在机体处于安静状态下，这些神经元的紧张性活动表现为心迷走神经纤维、心交感神经纤维和交感缩血管神经纤维维持持续的低频放电活动。

心交感中枢和心迷走中枢之间存在着相互拮抗作用。当心交感中枢兴奋时，心迷走中枢的活动受到抑制。反之，当心迷走中枢兴奋时，心交感中枢的活动受到抑制。两个中枢的活动既对立又统一，共同调节心脏的活动。正常成人安静时，心迷走紧张作用占优势，处于主导地位，两个中枢共同作用的结果，使心率保持在75次/min左右。

一般认为，延髓心血管中枢至少包括以下四个部位的神经元：①缩血管区：引起交感缩血管神经正常紧张性活动的延髓心血管神经元的细胞体位于延髓头端的腹外侧部，它们的轴突下行到脊髓的中间外侧柱。心交感紧张也起源于此区神经元；②舒血管区：位于延髓尾端腹外侧部的神经元，在兴奋时可抑制缩血管区神经元的活动，导致交感缩血管紧张降低，血管舒张；③传入神经接替站：延髓孤束核的神经元接受由颈动脉窦、主动脉弓和心脏感受器经舌咽神经和迷走神经传入的信息，然后发出纤维至延髓和中枢神经系统其他部位的神经元，继而影响心血管活动；④心抑制区：心迷走神经元的细胞体位于延髓的迷走神经背核和疑核。

3.高位心血管中枢　在中脑、下丘脑及大脑皮质都存在与心血管活动有关的神经元，它们在心血管活动调节中所起的作用主要表现在对心血管活动和机体其他功能之间复杂的整合方面。

（四）心血管活动的反射性调节

1.颈动脉窦和主动脉弓压力感受器反射　动脉系统中有两对重要的压力感受器，其一为颈动脉窦压力感受器，位于颈内与颈外动脉分支处，其传入神经为窦神经，它加入舌咽神经后进入延髓。其二为主动脉弓压力感受器，位于主动脉弓上，其传入神经为主动脉神经，加入迷走神经后进入延髓。压力感受性反射的传出神经为心迷走神经、心交感神经和交感缩血管神经，效应器为心脏和血管。

当动脉血压突然升高时，颈动脉窦和主动脉弓压力感受器受刺激加强，发放的传入冲动增多，冲动到达延髓的孤束核，换元后经以下3条途径发挥作用：①通过释放兴奋性氨基酸递质兴奋延髓尾端腹外侧部，再经抑制性中间神经元释放γ-氨基丁酸递质抑制延髓头端腹外侧部，降低交感中枢紧张性活动；②兴奋疑核或迷走神经背核，使心迷走神经活动增强；③通过下丘脑，抑制视上核、室旁核血管升压素的分泌。以上途径的最终结果是使心迷走中枢紧张性加强，而心交感中枢和交感缩血管中枢紧张性减弱，分别通过各自的传出神经，作用于心脏和血管，使心率减慢，心缩力减弱，心输出量减少，同时使血管扩张，外周阻力降低，血压下降到原来水平。故该反射又称减压反射。

当动脉血压下降时，对动脉管壁的牵张减弱，颈动脉窦和主动脉弓压力感受器发放的传入冲动减少，心交感中枢和交感缩血管中枢紧张性加强，心迷走中枢紧张性减弱，使心率加快，心缩力加强，心输出量增加，阻力血管收缩，外周阻力增加。总的结果是减压反射活动减弱，血压回升。

颈动脉窦和主动脉弓压力感受器反射是动脉血压的一种负反馈调节，其生理意义在于使动脉血压保持相对稳定。动物实验中，切断两侧窦神经和主动脉神经后，动脉血压不能再维持稳态，常出现大幅度的波动。动脉压力感受器的传入神经又称为缓冲神经。由于颈动脉窦和主动脉弓压力感受器正好位于脑和心脏供血通路的起始部，因此，减压反射在保证脑和心脏等重要脏器的正常血供方面具有重要的意义。

2.颈动脉体和主动脉体化学感受器反射　颈动脉体和主动脉体是动脉化学感受器，位于颈动脉窦旁及主动脉弓旁，直径仅 1～2mm，但血流供应丰富，小体的感受细胞对动脉血的化学成分很敏感。血液中氧分压降低和二氧化碳分压升高或氢离子浓度升高等情况，都能刺激小体发放冲动增加。颈动脉体的传入纤维在窦神经中，主动脉体的传入纤维在主动脉神经中。传入冲动经窦神经和迷走神经传向延髓孤束核，反射性引起呼吸中枢兴奋，使呼吸加深加快，由此又反射性引起心血管活动改变。

在正常机体，颈动脉体和主动脉体化学感受器反射对呼吸具有经常性调节作用，而对心血管活动的影响却很小。只在缺氧、窒息、失血等情况下，动脉化学感受器反射才对心血管活动发挥比较明显的作用。在发生化学感受器反射时，全身交感肾上腺素能纤维普遍兴奋，肾上腺髓质的肾上腺素分泌增加，使血压升高，机体器官的血流量重新分配，减少内脏器官和安静部位组织的血流量，增加心脏、脑等重要器官的血流量，以保证其正常功能。

一般认为，动脉化学感受器升压反射的生理意义不是调节血压水平，而是在缺氧、窒息或脑部循环不足危及生命时，增加外周阻力，使血流量重新分配，以保证心、脑等重要器官的血供，因此是一种应激反应。

3.心肺感受器反射　在心房、心室和肺循环大血管壁上存在有许多感受器，总称为心肺感受器。其传入神经纤维在迷走神经中。当心房、心室和肺循环大血管中压力升高或血容量增多而使心脏或血管壁受到牵张时，这些感受器就兴奋。心肺感受器受刺激时，引起的反射效应是交感紧张降低，而心迷走紧张加强，表现为心率减慢，心输出量减少，外周血管阻力降低，血压下降。心肺感受器引起的反射还有体液成分，心肺感受器的传入冲动可抑制抗利尿激素（血管升压素）的释放，尿量增多，循环血量减少。心肺感受器反射在循环血量及体液总量的调节中有重要的生理意义。

二、体液调节

（一）肾上腺素和去甲肾上腺素

肾上腺素和去甲肾上腺素在化学结构上都属于儿茶酚胺类。血液中的肾上腺素和去甲肾上腺素由肾上腺髓质分泌。由交感神经节后纤维末梢释放的去甲肾上腺素，一般在局部发挥作用。

肾上腺素和去甲肾上腺素对心血管的作用既相似又有所不同。心肌细胞膜上有 β_1 受体，肾上腺素和去甲肾上腺素与心肌细胞的 β_1 受体结合，可使心肌收缩力增强，心率加快。血管平滑肌细胞有 α 与 β_2 两种受体，肾上腺素和去甲肾上腺素与 α 受体结合，引起血管平滑肌收缩；肾上腺素和去甲肾上腺素与 β_2 受体结合，引起血管平滑肌舒张。肾上腺素主要作用于心肌的 β_1 受体，使心脏活动加快加强，临床上常用肾上腺素作为强心药。去甲肾上腺素主要作用于血管的 α 受体，使血管平滑肌收缩，血压升高，临床上常用去甲肾上腺素作为升压药。静脉注射去甲肾上腺素通常可出现心动过缓，这是因为去甲肾上腺素可使血压升高，通过减压反射使心率减慢，从而掩盖了去甲肾上腺素对心肌的直接作用。

（二）血管紧张素

血管紧张素是一组多肽类物质，具有较强的缩血管作用。当循环血量减少，动脉血压下降而使肾脏血流量减少时，可刺激肾脏的近球细胞释放肾素进入血液。肾素是一种蛋白水解酶，能使血浆中的一种糖蛋白即血管紧张素原水解为一种十肽，称为血管紧张素Ⅰ。血管紧张素Ⅰ的缩血管作用很弱，但当它随血液流经肺部的小血管时，在肺所含的转换酶及氯离子的作用下，转变为一种八肽，称为血管紧张素Ⅱ，再进一步被水解为七肽，称为血管紧张素Ⅲ。血管紧张素Ⅱ能引起血管平滑肌强烈收缩，又能使交感神经末梢释放递质增多。血管紧张素Ⅲ主要能促进肾上腺皮质球状带产生和释放醛固酮。醛固酮能促进肾小管对钠离子的重吸收，增加体液总量。

正常生理状态下，血液中形成的少量血管紧张素可迅速被组织中的血管紧张素酶所破坏，因此对血压的调节不起多大作用。但在大失血情况下，由于动脉血压显著下降，肾血流量减少，致使肾素大量分泌，血浆中的血管紧张素浓度增高，可使外周血管持续收缩，阻止血压过度下降。在某些肾脏疾病时，由于肾血管痉挛或狭窄造成肾血流量长期减少，致使肾素分泌增多，血管紧张素和醛固酮产生过多，而引起肾源性高血压。

（三）心房钠尿肽

心房钠尿肽（ANP）是心房肌细胞合成和释放的一种多肽类物质，具有强烈的排钠利尿作用，并能使血管平滑肌舒张，血压下降。心房钠尿肽还能使肾素、血管紧张素Ⅱ和醛固酮的分泌减少，抑制血管升压素（抗利尿激素）的合成和释放。

当人体血容量增加、心房过度充盈时，直接刺激心房肌细胞使之释放心房钠尿肽进入血液循环，作用于肾脏，抑制 Na^+ 的重吸收，促进排钠并引起利尿。因此，心房钠尿肽是体内调节水盐平衡的一种重要体液因素，它和血管升压素起相互制约的作用。

（四）血管内皮细胞生成的血管活性物质

1.内皮舒张因子（EDRF）　可使血管平滑肌细胞内 Ca^{2+} 浓度降低，导致血管舒张。

2.内皮缩血管因子（EDCF）　目前研究较深入的是内皮素（ET），是由 21 个氨基酸组成的多肽，能与血管平滑肌细胞特异受体结合，促进肌浆网释放 Ca^{2+}，从而使血管平滑肌细胞收缩加强。

（五）激肽

激肽有强大的局部舒血管作用。最强的激肽是一种九肽，称为缓激肽。激肽除有强烈的舒血管作用外，还能增加毛细血管通透性，吸引白细胞由毛细血管的孔隙移出，聚集于产生激肽的部位。血浆中有激肽酶，能迅速破坏激肽，使其失去活性，故主要在局部起作用。

（六）组胺

组胺存在于多种组织内，特别是皮肤、肺和肠黏膜组织以及肥大细胞中。当组织受到机械的、温度的、化学的刺激时，局部产生炎症或损伤，均可释放组胺，组胺有强烈舒血管作用，并使毛细血管及微静脉的血管壁通透性增加，血浆易于渗出到毛细血管外，形成局部水肿。

三、自身调节

心脏的自身调节表现为，在一定范围内，心肌纤维的初长度越长，心缩力越强，心输出量越多，即所谓异长自身调节。血管的自身调节表现为，在一定范围内，某些器官的血管能自动改变口径，使血流量相对稳定。

第四节 充 血

局部组织或器官血管内血液含量增多称为充血。按其发生的原因和机制不同，可分为动脉性充血和静脉性充血两类。

一、动脉性充血

由于动脉血液输入过多引起局部组织或器官血管内血量增多，称动脉性充血或主动性充血，简称充血。

（一）原因

凡能引起细、小动脉扩张的任何原因，都可引起局部组织、器官的充血。细、小动脉扩张是神经-体液因素作用于血管，使血管舒张神经兴奋性增高、血管收缩神经兴奋性降低或舒血管活性物质释放增加。动脉性充血有生理性和病理性两种情况。

1.生理性充血　通常是在器官生理活动增强时发生的血管扩张，借此以保证氧及营养物质的供应。如运动时的横纹肌充血、饭后的胃肠道黏膜充血、情绪激动时面颈部皮肤充血等。

2.病理性充血　在各种病理情况下发生的充血，常是由理化因素、细菌毒素等引起，有的则是机体对局部血液循环障碍的代偿适应性反应，常见的有：

（1）炎性充血：炎症早期，致炎因子反射性地使血管舒张神经兴奋而引起局部动脉性充血。其后，炎症局部的炎症介质（如组织胺、缓激肽等）作用于血管壁，使局部血管扩张而引起充血。

（2）减压后充血：局部器官和组织长期受压（如妊娠、腹水时），使局部血管张力降低，一旦压力突然解除，局部细、小动脉反射性扩张，形成局部充血。例如，当迅速抽出大量腹水或摘除腹腔的巨大肿瘤后，可使腹腔内动脉扩张充血，严重时甚至可以引起急性脑缺血而昏厥。

（二）病理变化

动脉性充血主要表现为细、小动脉和毛细血管扩张，局部血管内血量增多，局部组织、器官体积略增大，颜色鲜红；由于局部动脉扩张，血流加快，物质代谢增强，局部组织、器官温度升高，功能活动也增强，如黏膜腺体分泌增多等。

（三）经过、结局和意义

动脉性充血是一种暂时的血管反应，原因消除后，可恢复正常，一般不会引起不良后果。动脉性充血时，使局部组织、器官的氧及营养物质供应增多，代谢增高、功能增强，从而增强组织的抗损伤能力，透热疗法的治疗机制即在于此。但在血管壁变得异常脆弱的老年人或动脉粥样硬化症患者，严重充血有时可引起血管破裂。

二、静脉性充血

由于静脉回流受阻，血液淤积于小静脉和毛细血管内，引起局部组织、器官血管内血量增多称为静脉性充血，又称被动性充血，简称瘀血。

（一）原因

静脉性充血的原因很多，凡能引起静脉血液回流受阻的各种因素，均可引起静脉性充血。

1.静脉受压　静脉受压使其管腔发生狭窄或闭塞，血液回流受阻，大量局部血液淤积。如肿瘤、炎症包块和瘢痕组织压迫局部静脉血管；妊娠子宫压迫髂静脉；绷带包扎过紧压迫肢体静脉；肠扭转、肠套叠挤压肠系膜静脉；肝硬化时增生的结缔组织压迫门静脉分支等。

2.静脉阻塞　静脉腔内血栓形成；静脉内膜炎引起的静脉壁增厚；肿瘤栓子、血栓栓子等的阻塞，均可造成静脉血管的部分或全部阻塞。人体许多部位的静脉都有丰富的吻合支，局部的一条静脉受压或阻塞，血液可经过吻合支回流，并不引起局部瘀血，只有当吻合支不能充分代偿或无吻合支时，才会发生瘀血。

3.心力衰竭　心力衰竭时，心脏舒缩功能障碍，心输出量减少，心室舒张末期心腔压力升高，静脉回流受阻。左心力衰竭时发生肺循环瘀血，右心力衰竭时发生体循环（肝、脾、肾、胃肠道和肢体等）瘀血。

（二）病理变化

瘀血时，局部组织、器官体积增大，包膜紧张，重量增加；瘀血时，血液中氧合血红蛋白减少，还原血红蛋白增多，致局部组织、器官呈暗红色，如发生在皮肤或黏膜则呈紫蓝色。因局部血流量减少、血氧含量降低，局部组织、器官得不到充足的氧和营养物质，代谢功能下降，产热减少，故体表瘀血区温度降低。镜下观察，可见局部组织小静脉和毛细血管显著扩张，充盈血液。

（三）影响和结局

瘀血的影响取决于瘀血发生的速度、程度、部位以及瘀血持续的时间等因素。局部性瘀血如果是逐渐发生的，血液可通过侧支循环回流，瘀血较轻。较长时间瘀血可以引起：

1.瘀血性水肿　由于局部组织内代谢中间产物蓄积，损害毛细血管，使其通透性增高，加之瘀血时小静脉和毛细血管内流体静压升高，使组织液生成增多，回流减少，在局部形成水肿。

2.瘀血性出血　严重缺氧时还可使血管壁的通透性进一步增高，红细胞从血管壁漏出，形成出血。

3.组织萎缩、变性及坏死　长期瘀血，局部缺氧加重，氧化不全的代谢产物大量堆积，可使实质细胞发生萎缩、变性及坏死。

4.瘀血性硬化　长期瘀血在引起脏器实质细胞萎缩、变性及坏死的同时，间质纤维增生，同时网状纤维胶原化，致脏器质地变硬，称瘀血性硬化。

5.侧支循环的建立　在肝硬化时门静脉和腔静脉之间的吻合支开放，形成胃底食管静脉曲张、腹壁浅静脉曲张以及痔静脉曲张。

（四）重要器官的瘀血

1.慢性肺瘀血　左心力衰竭时发生肺瘀血。肉眼观察：肺体积增大，重量增加，呈暗红色，质地变实，切开时断面可流出淡红色泡沫状液体。镜下：肺泡间隔毛细血管扩张瘀血，肺泡间隔因而增宽。肺泡腔内可有淡红色的水肿液、红细胞。肺泡内的红细胞被巨噬细胞吞噬，血红蛋白分解后形成棕黄色的含铁血黄素颗粒，这种吞噬有含铁血黄素的巨噬细胞称"心力衰竭细胞"。心力衰竭细胞多见于肺泡腔内，亦可见于肺间质或患者的痰内。长期的肺瘀血，肺间质的纤维组织增生，质地变硬，由于含铁血黄素的沉积，肺组织呈棕褐色，称为肺褐色硬变。

2.慢性肝瘀血　常见于右心力衰竭时，偶见于下腔静脉或肝静脉阻塞。肉眼观察：肝脏体积增大，重量增加，包膜紧张且略增厚，质较实，色暗红。长期瘀血病例，切面小叶中心区瘀血呈暗红色，周边部因脂肪变性呈灰黄色，相邻的肝小叶中央瘀血区互相连接，形成网状条纹，其间为灰黄色的脂肪变性肝细胞，似槟榔的切面，故称为"槟榔肝"；镜下可见小叶中央静脉及附近的肝窦高度扩张瘀血，小叶中央的肝细胞发生萎缩甚至消失，小叶周边的肝细胞因缺氧而发生脂肪变性。长期慢性肝瘀血时，由于小叶中央肝细胞萎缩消失，网状纤维胶原化，同时汇管区纤维结缔组织增生，形成瘀血性肝硬化。

110

第五节 出 血

血液自心血管管腔逸出到体外、体腔或组织间隙，称为出血。血液流出体外称为外出血，血液流入体腔或组织间隙，称为内出血。

出血可发生在身体的任何部位，按出血方式、出血量和发生部位的不同，可有不同的名称。皮肤、黏膜点状出血，称为瘀点；直径 1～2cm 或以上的较大出血斑点，称为瘀斑；全身密集点状出血，呈弥漫性紫红色，称为紫癜。多量血液聚积于组织内，称为血肿；血液聚积于体腔内，称为积血。呼吸道出血经口咯出，称为咯血。鼻出血则称为鼻衄。消化道出血经口呕出，称为呕血；血液自肛门排出，称为便血；黑粪则是上消化道出血，血液中血红蛋白在肠道分解后与硫化物形成硫化铁所致。泌尿道出血随尿排出称为血尿。

一、出血的类型

按血液逸出的机制可将出血分为破裂性出血和漏出性出血两种。

（一）破裂性出血

由于心脏或血管壁破裂而引起的出血，称破裂性出血。引起破裂性出血的原因有：

1.外伤　各种切割伤、穿通伤、挫伤等。

2.侵蚀性病变破坏血管壁　常见于炎症、溃疡、恶性肿瘤时的血管破坏，如肺结核病对肺血管的破坏、胃及十二指肠溃疡对局部血管的破坏、恶性肿瘤对血管的侵蚀破坏等。

3.心血管壁本身的病变　如室壁瘤、动脉瘤，在不能承受血流的压力时发生破裂出血。

（二）漏出性出血

由于毛细血管前动脉、毛细血管以及毛细血管后静脉通透性增高，血液通过扩大的内皮细胞间隙和受损的血管基膜而漏出于血管腔外。引起漏出性出血的原因为：

1.血管壁损害　常见于缺氧、败血症、药物、生物毒素引起毛细血管损伤；超敏反应引起的血管炎；维生素 C 缺乏引起的毛细血管基膜破裂等，引起漏出性出血。

2.血小板减少和血小板功能障碍　血小板的正常数量和质量是维持毛细血管通透性正常的重要因素，血小板减少到一定数量即可发生漏出性出血。如再生障碍性贫血、白血病、血小板减少性紫癜、骨髓内广泛性肿瘤转移等均可使血小板生成减少或破坏过多，当血小板减少到一定数量（ 5×10^9/L 以下）时，引起漏出性出血。

血小板的结构和功能缺陷也能引起漏出性出血，这类疾病很多为先天性的，如血小板功能不全（血小板细胞膜缺乏纤维蛋白原受体）和血小板颗粒缺乏症等。

3.凝血因子缺乏

（1）凝血因子合成减少：肝是多种凝血因子的合成场所，肝功能不全时，包括纤维蛋白原在内的多种凝血因子合成障碍；维生素 K 缺乏时，可引起凝血酶原、凝血因子Ⅶ、Ⅸ、Ⅹ合成减少。

（2）凝血因子消耗过多：如弥散性血管内凝血时，大量凝血因子消耗可引起皮肤、黏膜、内脏广泛出血。

（3）先天性疾病：凝血因子Ⅷ（血友病 A）、Ⅸ（血友病 B）、von Willebrand 因子（von Willebrand 病）缺乏，患者可有出血倾向。

二、病理变化

新鲜出血呈红色，以后随红细胞降解形成含铁血黄素而带棕黄色。镜下见组织内红细胞逸出、含铁血黄素或橙色血晶存在。

三、后果

出血对机体的影响取决于出血量、出血速度和出血部位。漏出性出血过程比较缓慢，出血量较少，一般不会引起严重后果；但如漏出性出血广泛时，也可因出血导致出血性休克。破裂性出血的出血过程迅速，如在短时间内丧失循环血量的 20%～25%时，即可发生失血性休克。发生在重要器官的出血，即使出血量不多，亦可致命，如心脏破裂引起心包内出血，由于心包填塞，可导致急性心功能不全；脑出血，尤其是脑干出血，可因重要神经中枢受压致死。局部的出血，可导致相应的功能障碍，如脑内囊出血引起对侧肢体偏瘫，视网膜出血引起视力减退或失明。慢性出血如溃疡病、钩虫病等可引起贫血。

第六节 栓 塞

循环血液中出现的不溶于血液的异常物质，随血液流动阻塞管腔，这种现象称为栓塞，造成栓塞的异常物质称为栓子。栓子可以是固体、液体或气体。其中最常见的是血栓栓子，其他较少见的为脂肪栓子、空气栓子、细胞栓子、细菌栓子和羊水栓子等。

一、栓子运行的途径

栓子运行的途径一般与血流方向一致，罕见情况下也可逆血流运行，引起栓塞。

（1）右心、体静脉的栓子随静脉血液回流，嵌塞肺动脉的主干或其分支，引起肺动脉系统的栓塞。其中有些体积甚小又富于弹性的栓子，如气泡、羊水或脂肪等，可以通过肺泡壁毛细血管进入肺静脉系统，回流至左心腔，再进入体循环，引起动脉分支的栓塞。

（2）左心、肺静脉和体循环动脉系统栓子随血流运行，最终嵌塞于口径与其相当的小动脉分支，常栓塞于脑、脾、肾、下肢等处。

（3）门静脉系统栓子随门静脉血流进入肝脏，在肝内引起门静脉分支的栓塞。

（4）交叉性栓塞较少见，偶发于房间隔或室间隔缺损，栓子可以由压力高的一侧通过缺损处进入压力低的另一侧，即动、静脉系统的栓子发生交叉运行，形成交叉性栓塞现象。

（5）逆行性栓塞罕见，偶尔见于下腔静脉内的栓子，由于胸、腹内压力突然升高（如剧烈咳嗽、呕吐等），栓子逆向运行，在下腔静脉所属分支（如肝、肾、髂静脉等处）引起栓塞。

二、栓塞的类型和对机体的影响

（一）血栓栓塞

血栓栓塞为脱落血栓所引起，其主要危害是形成肺动脉栓塞和动脉系统栓塞。

1.肺动脉栓塞　血栓栓子约 95%来自于下肢深部静脉，特别是腘静脉、股静脉和髂静脉，其余来自于盆腔静脉，少数来自于颅内静脉窦。肺动脉栓塞的影响与栓子的大小、多少及栓塞的部位有关。单个小的栓子栓塞，可不出现任何临床症状，而在肺血管内被溶解，或被机化而引起永久性的、小范围的呼吸功能不全。栓子虽小，但在栓塞前，肺已有严重的瘀血，致微循环内压升高，使支气管动脉供血受阻，侧支循环不能充分发挥作用，则可引起肺组织的出血性梗死。如果在较长一段时间内反复发生小的肺动脉栓塞，使损伤得以积累，可以引起特发性肺动脉高压症。较大的栓子则可引起急性肺及循环功能障碍，即肺动脉栓塞症，临床上患者胸痛、气短，由于右心压力增高，S波加深，Q波异常，T波倒置。无上述心电改变的栓塞，很少引起死亡。尽管部分患者可以幸存，但肺功能损害，且有再次发生肺动脉栓塞的风险。大栓子可以导致患者突然死亡，此类栓子呈长条状，通常来源于下肢静脉，栓塞在肺动脉主干或大分支，病人突然出现气急、发绀、休克，甚至发生急性呼吸、循环衰竭而突然死亡。

2.动脉系统栓塞　来自左心腔（心肌梗死的附壁血栓、感染性心内膜炎的瓣膜赘生物）或动脉粥样硬化斑块。动脉系统的栓子主要栓塞在脑，也可以栓塞在内脏和肢体。大的栓子可以栓塞在动脉分支处，直接阻断动脉血流，引起组织坏死；小栓子栓塞在内脏小血管，也可以引起肾、脾梗死，此类患者可以不出现任何症状，但若梗死发生在肠则可出现明显症状。

（二）气体栓塞

正常的血液内仅能溶解很少量气体。如大量空气迅速进入血循环或溶解于血液中的气体迅速游离，均可形成气体栓塞。前者多见于颈部或胸部外伤和手术时，因为靠近心脏的大静脉处于负压状态，破裂后，在负压的吸引下，空气即通过静脉破裂处进入血液循环。空气随血流进入右心后，由于心脏不断搏动，使空气与血液混合形成大量小气泡。气泡具有压缩性和弹性，可随心脏收缩而缩小，随心脏的扩张而扩大，使血液在心脏舒张期不能有效地回流，收缩期不能有效射血，如进入血液气体量超过100ml，则能造成严重的血液循环障碍而引起死亡。当体外压力骤然降低时，如潜水员由水底迅速升向水面或飞行员从地面迅速飞向高空，原来溶解于血液、组织液、脂肪中的大量气体立即游离出来，氧和二氧化碳可重新溶于血液，氮气则形成无数小气泡，栓塞于脑、骨、肺、心、关节、肌肉及其他器官，造成相应器官的水肿、出血、坏死，灶性肺不张或肺气肿、急性呼吸窘迫，称为氮气栓塞或沉箱病。

（三）脂肪栓塞

血液中出现脂肪滴并阻塞血管，称为脂肪栓塞。多发生于长骨粉碎性骨折或严重的脂肪组织挫伤时，骨髓或脂肪组织的脂肪细胞因受损而破裂，脂肪游离成无数的脂肪滴，从破裂的小静脉进入血流。近年发现在血脂过高、酗酒、糖尿病、胰腺炎患者也可发生脂肪栓塞，可能是由于呈悬乳状态的血脂不能保持稳定而游离形成脂肪滴所致。脂肪栓塞的后果取决于脂肪滴的多少和栓塞的部位。肺动脉内少量的脂肪栓塞，可由巨噬细胞吞噬或被血管内皮细胞分泌的酯酶所分解，对机体无影响。当进入肺动脉脂肪达9～20g时，肺部血管广泛受阻或痉挛，肺循环总面积可丧失3/4；同时由于血管壁通透性升高，肺泡腔内出现大量液体，影响气体交换，患者可能死于窒息或急性右心力衰竭。直径小于$20\mu m$的脂肪栓子，可以通过毛细血管进入体循环，引起全身多器官栓塞，最常见为脑血管栓塞。在临床上，仅有1%左右的脂肪栓塞患者出现症状。

（四）其他类型的栓塞

恶性肿瘤细胞可侵入血管形成瘤细胞栓塞；细菌性心内膜炎、脓毒血症时含有细菌的血栓栓子可引起感染的播散；羊水（包括胎儿的角化鳞状上皮、黏液及胎粪等）进入母体血液循环可形成羊水栓塞；此外，寄生虫、虫卵和其他异物入血均可引起栓塞。

第七节 水 肿

水肿是以液体积蓄于细胞间隙和/或体腔中为特点的水平衡紊乱。水肿不是一种独立的疾病，而是一个病理过程。当液体积蓄于体腔时，一般称之为积水，如胸腔积水、腹腔积水、脑积水等。

根据液体积蓄的部位不同，可有以下几种分类：①按水肿波及的范围可分为全身性水肿和局部性水肿。②按发病原因可分为心性水肿、营养不良性水肿、肾性水肿、淋巴性水肿、炎性水肿等。③按发生水肿的器官组织可分为脑水肿、肺水肿等。还有一些水肿的原因不明，称为"特发性水肿"。

一、水肿的发生机制

不同的水肿类型发生的机制有所区别，但都可以归为体内外液体交换的失衡和血管内外液体交换的失衡两大因素。

（一）血管内外液体交换失衡

有效滤过压和淋巴回流调控毛细血管内外液体交换，当这些因素发生失衡可导致组织液积聚过多，形成水肿。

1.毛细血管流体静压升高　毛细血管流体静压升高导致有效流体静压升高，有效滤过压增大，组织液生成增多，超过淋巴回流的代偿能力，出现水肿。全身或局部静脉压升高，是流体静压升高的主要原因，最常见于充血性心力衰竭，以及静脉血栓、肿瘤压迫静脉等。

2.血浆胶体渗透压降低　胶体渗透压是限制血浆液体由毛细血管向外滤过的主要力量，胶体渗透压主要取决于血浆白蛋白的含量。血浆白蛋白减少的原因有：蛋白质摄入不足、蛋白质合成障碍、机体消耗或丢失过多、稀释性低蛋白血症等。

3.毛细血管壁通透性增加　毛细血管壁在正常情况下仅能容许微量血浆蛋白滤出，微循环其他部分不应有蛋白滤出，但当血管壁通透性增加时，可有血浆蛋白和液体的滤出，引起血管内胶体渗透压降低和组织间隙的胶体渗透压增加。炎症、感染、冻伤、化学伤、缺氧及酸中毒等都可导致血管壁通透性增加。

4.淋巴回流受阻　正常时淋巴回流可有一定的抗水肿作用。淋巴回流受阻时，含蛋白的水肿液在组织间隙积聚，可形成淋巴性水肿，可由丝虫病、恶性肿瘤细胞等引起。

（二）机体内外液体交换失衡

正常人的水、钠的摄入和排出应处于动态平衡，只有约1%从尿中排出，肾小球的滤出和肾小管的重吸收处于球—管平衡。肾小球滤过率下降和肾小管重吸收增加都可导致水钠潴留，细胞外液量增多。

1.肾小球滤过率降低的主要原因

（1）肾小球广泛受损：如急、慢性肾小球肾炎时大量肾小球受累，肾小球有效滤过面积减少，从而肾小球滤过率降低，原尿减少。

（2）肾血流量减少：多继发于充血性心力衰竭、肝硬化腹水、肾病综合征等，这些疾病时机体的有效循环血量减少，同时肾素-血管紧张素系统、交感-肾上腺髓质系统被激活，均使肾血流量减少，从而肾小球滤过率下降。

2.肾小管重吸收增多的主要原因

（1）肾血流重新分：生理情况下，90%的肾血流通过皮质外层2/3的肾单位。病理情况下，如休克、充血性心力衰竭时，有效循环血量减少，使交感神经丰富、肾素和血管紧张素Ⅱ多的肾皮质血管收缩，血流重新分布，较多血流通过髓质肾单位，髓质肾单位髓袢长，对水、钠重吸收能力较强，直接后果是水钠重吸收增加，从而导致钠水潴留。

（2）醛固酮分泌增多：醛固酮可促进远端小管对钠离子的重吸收。当有效循环血量或其他原因导致的肾血流量减少可使肾血管灌注压下降，入球小动脉壁牵张刺激减弱，激活牵张感受器；同时肾血流减少使肾小球滤过率降低，流经致密斑的钠离子减少，二者均刺激球旁细胞释放肾素，激活肾素–血管紧张素–醛固酮系统，醛固酮分泌增多。肝功能受损时，醛固酮灭活障碍，也可使其在血浆中的浓度增加。但需要注意，实验证明醛固酮的增多与水肿形成的关系并不恒定，且每天连续使用醛固酮扩容细胞外液，几天后可出现"钠逃逸"或"醛固酮逃逸"，可能与心房利钠肽分泌有关。

（3）抗利尿激素（ADH）分泌增多：ADH 的作用是促进远端小管和集合管对水的重吸收。当有效循环血量或心排血量下降时，对左心房壁和胸腔大血管容量感受器的刺激减弱，ADH 分泌增加；醛固酮分泌增多时血浆钠离子增多，血浆渗透压升高，刺激下丘脑渗透压感受器，ADH 分泌增加；肝功能障碍同样灭活 ADH 减少。

（4）心房利钠肽（ANP）分泌减少：ANP 可抑制近端小管对钠离子的重吸收和醛固酮的分泌、肾素的活性，具有利钠利尿、扩张血管、降血压的作用。有效循环血量减少降低心房牵张感受器兴奋性，ANP 分泌减少，近端小管重吸收水、钠增加，导致水肿。

（5）肾小球滤过分数（FF）增加：FF=肾小球滤过率/肾血浆流量。充血性心力衰竭、休克或肾病综合征等疾病时，肾小球的出球小动脉收缩比入球小动脉收缩明显，每分钟肾血浆流量比肾小球滤过率下降严重，肾小球滤过率相对增高，所以 FF 增加。被滤出的无蛋白液较多，经肾小球后流入肾小管周围毛细血管的血液中的血浆蛋白和胶体渗透压相应增高，同时肾血流量减少使流体静压下降，于是近曲小管重吸收增加，水钠潴留。

二、水肿的特性和对机体的影响

1.水肿的特性

（1）水肿液的性状特点：含有血浆的全部晶体成分，蛋白质含量取决于毛细血管的通透性。分为渗出液和漏出液，如炎症时为渗出液，水肿液中蛋白质含量较高，比重大于 1.018；肝硬化腹水时是漏出液，水肿液蛋白质含量较低，比重低于 1.018。

（2）器官组织特点：肉眼可见体积增大，重量增加，包膜紧张，颜色苍白，质地较软，切面湿润，水肿液可清亮或浑浊。镜下可见水肿液积聚于细胞和结缔组织之间或腔隙内，HE 染色为透亮空白。

（3）皮肤特点：皮下水肿是全身或局部水肿的重要体征，常称为浮肿，水肿区域因液体积聚而肿胀，可见皮肤光亮、纹理变浅，皮温低、弹性差，在骨性组织且皮下组织较少部位或骨突出部位按压可产生凹陷，称为凹陷性水肿，为显性水肿。有些水肿，无明显显性水肿的临床表现，往往是在体检时发现体重增加，达到原体重的 10%，称为隐性水肿。这是因为在水肿早期，组织间隙的透明质酸、黏多糖、胶原等凝胶网状物具有膨胀性，对液体具有强大的吸附能力，只有液体量超过吸附能力时才会出现显性水肿，即按压时组织间隙未吸附的游离液体移动而形成凹陷，去除外力，液体回到原位，凹陷自然平复。因此对于怀疑处于水肿早期的患者，每日称量体重是必要的。

（4）全身性水肿的分布特点：这与组织结构特点、重力及体位、局部血流动力学等多种因素有关，且应考虑原发病的因素，例如心性水肿一般先出现于踝关节处，肾性水肿则在面部，尤其是眼睑周围，而肝病时的腹水是重要体征。

2.水肿对机体的影响

体表的水肿短时间内一般对机体损害较小，重要器官或部位的水肿则可能引起严重后果。

（1）不利影响：长期水肿可引起组织细胞营养障碍，皮肤易发生溃烂、伤口愈合缓慢、抗感染能力降低。水肿液积聚于组织间隙导致细胞和毛细血管之间距离加大，物质交换受阻；同时，大量水肿液压迫毛细血管可引起微循环障碍及缺氧等。水肿液发生在器官可引发不同后果，如喉头水肿可引发窒息；心包水肿或胸腔积液可压迫心肺，甚至发生呼吸、循环衰竭；肺水肿影响呼吸功能；脑水肿可致颅内高压，引发精神神经症状，甚至脑疝和死亡。

（2）有利影响：血容量明显增加时，大量液体转移至组织间隙，形成水肿的同时减轻了循环系统压力，保证了心脏和血管的安全性，避免血管破裂及心力衰竭发生；感染时，水肿液可以稀释毒素，渗出液中的纤维蛋白成网阻止病原微生物扩散；炎性水肿的液体中还含有大量抗体等抗炎物质增加局部抵抗力；水肿液中的蛋白质对有害物质具有一定的吸附能力，可降低毒害等。

第八节 休 克

休克是机体在受到各种有害因子作用后出现的以组织微循环灌流量急剧减少为主要特征的急性血液循环障碍，致使各重要器官功能代谢发生严重障碍和结构损害的一个全身性病理过程。它是临床各科（内科、外科、妇产科、儿科）许多疾病常见的严重威胁生命的并发症。其主要临床表现是面色苍白、皮肤湿冷、血压下降、脉压差减小、心率加快、脉搏细数、尿量减少、神志烦躁不安或表情淡漠甚至昏迷等。

休克不同于晕厥。后者是短暂的心血管系统反射性调节障碍，主要是由于血压突然降低、脑部缺血而引起的暂时性意识丧失。临床表现为面色苍白、心率减慢、血压下降和意识障碍。常见于直立性低血压、严重心律不齐、疲劳、闷热等情况。恐惧、紧张、晕针等可诱发，平卧休息或采取头低位后即可恢复。

一、休克的原因和分类

休克有多种分类方法，至今尚无一致意见。一般将休克分为以下几类：

（一）按病因分类

1.失血、失液性休克　各种原因造成的血液、血浆或水分大量丢失，又未能及时补充，结果使血容量不足（失血量超过总血量的30%~35%）、回心血量减少、心输出量减少而引起休克又称低血容量性休克。常见于急性大出血（外伤性出血、上消化道出血、宫外孕破裂、大咯血等）或大量液体丢失（腹泻、呕吐、大面积烧伤等）。

2.创伤性休克　见于各种严重的创伤（如骨折、挤压伤、大手术等）。此种休克的发生与疼痛和失血所致有关。

3.感染性休克　严重感染，无论是革兰阳性菌（如肺炎球菌、葡萄球菌等）或革兰阴性菌（如痢疾杆菌、大肠杆菌、脑膜炎球菌等）均可引起感染性休克，也称为败血症休克，特别是革兰阴性细菌感染，如细菌性痢疾、流脑引起的败血症等，其中内毒素（ET）起着重要的作用，故又称内毒素性休克。

4.心源性休克　见于大面积心肌梗死、急性心包填塞、急性心肌炎、严重心律紊乱等。由于心肌收缩减弱，致使心输出量减少而引起休克。

5.过敏性休克　由于药物过敏等原因，造成外周血管紧张度不足，静脉内滞留大量血液，致有效循环血量减少而引起休克。如注射青霉素、血清制剂或疫苗时引起的过敏性休克。

6.神经源性休克　剧烈疼痛、创伤、高位脊髓麻醉意外等引起的休克。

（二）按休克时血液动力学的特点分类

1.低排高阻型休克（低动力型休克） 是临床最常见的一型，其特点是心排出量降低而外周血管阻力高。由于皮肤血管收缩，皮肤温度降低，又称"冷休克"。失血失液性、心源性、创伤性和大多数感染性休克均属此型。

2.高排低阻型休克（高动力型休克） 此型较为少见。其特征是外周血管阻力低，心排出量高。由于皮肤血管扩张，血流量增多，皮肤温度可增高，故亦称"暖休克"。部分感染性休克早期属此型（见表8-1）。

表 8-1 高排低阻型和低排高阻型休克异同点比较

	高排低阻型休克	低排高阻型休克
心输出量	高	低
外周阻力	低	高
中心静脉压	正常或升高	低
脉搏	慢、有力	细数
皮肤温度	温暖、干燥	湿冷或冷汗
皮肤色泽	淡红或潮红	苍白或发绀
脉压差	较大	较小
预后	好	差

二、休克的发展过程及发生机制

虽然引起休克的原因很多，但休克发生的始动环节主要是血容量减少、心输出量急剧减少和外周血管容量的扩大，其中任何一个环节发生改变均可使有效循环量减少，从而直接引起微循环血液灌流量不足而导致休克。

1.血容量减少 是失血失液性休克的始动环节，由于各种原因引起血容量急剧减少，使有效循环血量、回心血量和心输出量减少，微循环灌流量急剧降低。

2.心输出量急剧减少 是心源性休克的始动环节，由各种心脏疾患引起心泵功能衰竭，使心输出量急剧减少与有效循环血量严重不足而致微循环灌流量不足。

3.外周血管容量的扩大 是过敏性休克和神经源性休克的始动环节。正常情况下，血管容量与全血量处于相对平衡状态，过敏时由于有大量血管活性物质（如组胺、5-羟色胺）释放，可引起外周血管扩张，血液淤滞在微循环内，从而引起有效循环血量急剧减少而发生休克。

三、休克分期

尽管各类休克发生的始动环节不同，但在其发展过程中都将引起微循环障碍。因此，微循环障碍是各类休克发生的共同发病环节。根据休克时血液动力学和微循环变化的规律，可将休克的过程分为以下三期：

（一）微循环缺血期

微循环缺血期也称休克早期或代偿期。

1.休克早期微循环变化的特点 在原始病因作用下，皮肤与内脏的微动脉、后微动脉、毛细血管前括约肌和微静脉、小静脉均持续痉挛，其中后微动脉和毛细血管前括约肌收缩更显著。毛细血管前阻力明显增加，真毛细血管网大量关闭导致大量毛细血管网关闭，出现少灌少流、灌少于流。

动静脉吻合支开放。血液经中心通路和动静脉吻合支直接流回小静脉，使微循环灌流量急剧减少，组织缺血、缺氧。

2.微循环缺血期引起微循环变化机制

（1）交感-肾上腺髓质系统兴奋是引起微循环缺血的主要因素。且不同类型的休克可通过不同的机制引起交感-肾上腺髓质系统的兴奋，例如创伤性休克时的疼痛和失血刺激可引起交感-肾上腺髓质系统兴奋；低血容量性休克和心源性休克时，由于心输出量减少和动脉血压降低，可通过窦弓反射使交感-肾上腺髓质系统兴奋；在大多数内毒素性休克时，内毒素可直接刺激交感-肾上腺髓质系统，使之发生强烈兴奋。交感-肾上腺髓质系统的强烈兴奋，使儿茶酚胺大量释放，由于皮肤、腹腔内脏的血管具有丰富的交感缩血管纤维，且 α 受体又占优势，故其微循环血管发生持续痉挛收缩。

（2）交感神经兴奋、儿茶酚胺释放和血容量减少，均可使肾素-血管紧张素-醛固酮系统激活，其中血管紧张素 II 有较强的缩血管作用。此外，在失血和低血容量时，可通过左心房容量感受器，对下丘脑合成和释放加压素的反射性抑制减弱，使垂体加压素（抗利尿激素）分泌增多，导致内脏小血管收缩。

（3）血栓素（TXA_2）增多：由于儿茶酚胺增多、缺氧、ADP 等，可刺激血小板生成和释放 TXA_2 增多。TXA_2 是强缩血管物质，它的增多可促使小血管进一步收缩。

3.休克早期的微循环变化对机体有一定代偿意义，主要表现在：

（1）血液重新分布保证心、脑等重要器官的血液供应：休克早期，交感-肾上腺髓质系统兴奋，儿茶酚胺释放增多，引起全身血管痉挛。但由于全身各器官末梢血管受体的密度不同，其血管收缩的情况也不完全一样。如脑血管交感缩血管纤维分布较稀少，受体密度也低，故收缩不明显；冠状动脉虽有 α 及 β 受体双重支配，但以 β 受体为主，且在交感兴奋心脏活动增强时，代谢产物中扩血管物质（如腺苷）增多，故可不收缩反而扩张。上述血液的重新分布，使心、脑血液供应暂时得到保证，对机体具有重要代偿意义。

（2）动脉血压的维持：本期动脉血压可不降低，或略有升高，其机制如下：

①回心血流量增加：静脉系统为容量血管，它可容纳循环总血量的 60%~70%。因此，当儿茶酚胺等缩血管物质使毛细血管后微静脉、小静脉收缩时，可使回心血量快速增加，此即所谓"自身输血"；

②血容量增加：肾素-血管紧张素-醛固酮系统的激活，可使肾小管对钠、水重吸收增加，有助于血容量的恢复；

③动—静脉吻合支开放：在休克早期，某些器官微循环中的动—静脉吻合支开放，部分动脉血可直接由微动脉流入微静脉，增加了静脉回心血流量；

④心肌收缩增强，心输出量增加：由于交感神经兴奋、儿茶酚胺释放增多以及静脉回流量增多，可使心跳加快，心肌收缩增强（心源性休克除外），心输出量增加。外周阻力增高。

上述各种代偿途径，使休克早期动脉血压保持相对恒定，心、脑血供也基本得到保证。此期如能及时治疗，患者可恢复健康，否则将进入休克期。

4.休克早期的临床表现及其产生的机制　本期主要临床表现为面色苍白，四肢厥冷、心率加快、脉搏细数，血压正常或略有升高，脉压差减小，少尿或无尿，烦躁不安。

（二）微循环瘀血期

微循环瘀血期也称为休克期或失代偿期。

1.休克期微循环变化的特点　患者在休克早期如未能得到及时治疗，引起休克的病因仍存在，则将进入休克期。本期微循环变化的特点是微动脉、后微动脉及毛细血管前括约肌由收缩转为舒张，而此时微静脉仍处于收缩状态，致使毛细血管后阻力增加，微循环内出现灌入多、流出少，大量血液淤积在微循环中，回心血量急剧减少，有效循环血量无法维持，动脉血压显著下降。

2.微循环瘀血期引起微循环变化的机制

（1）毛细血管前阻力降低：在酸性环境下，微动脉、毛细血管前括约肌对儿茶酚胺的反应性降低，发生松弛、舒张；而微静脉、小静脉由于对酸性环境耐受性较强，在局部 pH 值降低时，仍保持对儿茶酚胺的反应能力而继续处于收缩状态。甚至在血中儿茶酚胺浓度进一步提高时，微静脉收缩更甚。因此，毛细血管前阻力小于后阻力，微循环内出现血液灌入多，流出少，大量血液淤积于微循环内。

（2）组胺等舒血管因素的作用：组织缺氧可使毛细血管周围肥大细胞释放过多的组胺，组胺通过 H_2 受体可使微血管舒张，其反应敏感性顺序为微动脉＞毛细血管前括约肌＞微静脉。甚至组胺还可通过 H_1 受体使微静脉收缩，这样就使毛细血管前阻力剧降而后阻力降低不明显甚至升高，结果使大量血液淤积在毛细血管中。同时，组胺又可使毛细血管壁通透性升高，大量血浆渗出，致使血液浓缩、血浆黏度增高等血液流变学的改变发生，进一步加重微循环障碍。

（3）内毒素的作用：除感染性休克时机体内存在内毒素外，其他类型休克时肠道菌丛产生的内毒素，也可通过缺血的肠黏膜吸收入血。内毒素可与血液中白细胞发生反应，使之产生并释放扩血管的多肽类活性物质；内毒素还可激活凝血因子XII或补体系统，释放激肽类物质、组胺等，使毛细血管扩张，通透性升高。

（4）心肌抑制因子（MDF）的作用：内脏缺血，尤其是胰腺缺血，可致胰腺外分泌细胞内溶酶体破裂而释放组织蛋白酶，后者分解组织蛋白而产生 MDF 及其他毒性物质。MDF 入血可抑制心肌收缩，加重休克过程中心血管系统的功能障碍。

综上可见，微循环瘀血的根本原因是缺氧和酸中毒，而两者又可互为因果，使微循环障碍进一步发展。休克发展到此阶段，患者则由代偿期进入失代偿期。

3.休克期临床表现及其产生的机制　临床上可出现典型休克症状，主要表现为：由于有效循环血量和回心血量减少，引起静脉充盈不良和静脉压下降；由于心输出量减少，引起脉细速和动脉压进行性下降，脉压差小；并随着血压下降，血流变慢，动脉血灌流量更减少，可致心、脑供血不足，患者出现抑制状态，表现为表情淡漠，反应迟钝，皮肤由苍白转为发绀，并出现花斑（周围循环衰竭），尿量进一步减少或无尿。如不及时抢救，将转入微循环衰竭期。

（三）微循环凝血期

微循环凝血期

1.休克晚期微循环变化的特点　在微循环瘀血的基础上，微循环内（特别是毛细血管静脉端、微静脉、小静脉）有广泛纤维蛋白性微血栓形成，并常有局灶性或弥漫性出血。微循环处于"不灌不流"的状态。

2.休克晚期促使 DIC 发生的机制

（1）血液黏稠度加大，红细胞和血小板易于凝集：休克晚期由于缺氧和酸中毒进一步加重，微血管对血管收缩物质失去反应而呈麻痹扩张，微血管瘀血继续加重，血流缓慢、血液淤滞，导致血浆渗出、血液黏稠度加大，红细胞和血小板易于凝集，有利于微血栓的形成。

（2）凝血因子的释放和激活，启动内源性凝血系统：缺氧和酸中毒损伤毛细血管壁，使血管内皮损伤、内皮下胶原暴露，从而促使血小板黏着、激活因子XII，启动内源性凝血系统，DIC 形成。

（3）启动外源性凝血系统：由于内皮细胞损伤脱落，组织因子释放入血，启动外源性凝血系统，加速 DIC 形成。

（4）TXA_2/PGI_2 平衡失调：缺氧可使血小板产生 TXA_2 增多，血管内皮损伤可使 PGI_2 生成减少，使 TXA_2/PGI_2 平衡失调，促使血小板凝集，DIC 形成。

（5）单核吞噬细胞系统功能低下：缺氧使单核吞噬细胞系统清除凝血酶原、凝血酶和纤维蛋白功能降低，从而促进 DIC 的发生。

不同类型的休克，DIC形成的早晚不一，如感染性休克，早期即可出现 DIC；其他类型休克，一般都发生在晚期。由于 DIC 的发生和微循环瘀血的不断加重以及血管活性物质的积聚，使毛细血管容积被动地扩大，有效循环血量显著减少，全身微循环灌流量严重不足，缺氧和酸中毒更加严重。严重缺氧和酸中毒可使许多酶系统活性降低或丧失，并可使细胞内的溶酶体膜破裂，释出溶酶体酶（如蛋白水解酶等），使生命重要器官的细胞发生严重乃至不可逆的损害，从而导致生命重要器官（心、脑等）功能、代谢障碍，使休克更趋恶化。

3.休克晚期临床表现　休克晚期临床表现为血压进一步下降，甚至测不出，全身多部位出血，微血管病性溶血性贫血，各重要实质器官坏死、功能衰竭，病情迅速恶化甚至死亡。

四、休克时机体的病理变化

（一）血液流变学的变化

血液流变学是研究血液成分在血管内流动和变形规律的科学。休克时微循环灌流量的不足不但取决于灌流压的降低和微血管口径的改变，而且与血液黏度的增高密切相关，后者是由血液流变学改变引起的。休克时血液流变学改变的主要表现是：

1.红细胞聚集力加强　这是休克时细胞流变学的重要改变之一，导致红细胞聚集的原因是：

（1）血流速度变慢，切变率降低：正常时由于血流速度快和切变率高，一般不发生红细胞聚集，并能促使聚集的红细胞解聚。休克时由于血压下降，血液流速可减慢，切变率也降低，红细胞就易发生聚集。

（2）红细胞表面电荷减少：正常红细胞表面带负电荷，休克时，尤其是感染性休克时，红细胞表面负电荷减少（可能由于血浆带正电荷的蛋白质增多，被红细胞吸附所致），从而使红细胞彼此靠拢而发生聚集。

（3）血细胞的比容（压积）增加：休克时，由于微循环瘀血，微血管内流体静压和血管壁通透性均升高，血浆渗出，血液浓缩，使红细胞比容增加，促进红细胞聚集。

（4）纤维蛋白原浓度增高：纤维蛋白原覆盖在红细胞表面，在红细胞间形成有互相聚集作用的"桥力"。休克时由于纤维蛋白原浓度增高，可致"桥力"增加，超过负电荷的排斥力，从而导致红细胞聚集。红细胞聚集可增加血液黏度和血流阻力，严重时红细胞可淤滞并阻塞微循环，甚至形成微血栓。

2.白细胞黏着和嵌塞

（1）白细胞附壁黏着：正常微循环血流血液有形成分在轴流中流动，仅有少量白细胞在壁滚动，但不发生黏着。当休克时，血流变慢，轴、边流紊乱，白细胞进入边流，滚动、贴壁、黏附于内皮细胞上，这种黏附是受细胞表面黏附分子（CAMs）所介导。

休克时，当白细胞被炎性介质（PAF、LTB_4、C_{3a}、TXA_2）激活，其细胞膜表达 CD11/CD18 分子，$TNF\alpha$、IL1、LPS 激活内皮细胞使其细胞膜表达 ICAM-1 和 ELAM 分子，白细胞上的 CD11/CD18 与内皮细胞膜上的 ICAM-1、ELAM 彼此互为配体和受体紧密结合，白细胞牢固黏着在血管内皮上，使血流阻力增高和静脉回流障碍。

（2）白细胞嵌塞：在休克时，由于驱动压低及白细胞变形能力降低，白细胞可嵌塞于血管内皮细胞核的隆起处或毛细血管分叉处，这一方面可增加血流阻力并加重微循环障碍，另一方面嵌塞的白细胞可释放自由基和溶酶体酶类物质，导致生物膜破坏和细胞坏死。

3.血小板黏附和聚集　血小板黏附是指血小板和血小板以外的物质相互黏附的现象，血小板聚集则是血小板之间相互发生反应并形成聚集物的过程。黏附一旦开始，聚集过程也随之发生。在感染性、创伤性和失血失液性休克时，由于血管内皮细胞损伤，释放 ADP，同时内膜下胶原纤维暴露，导致血液中的聚集型血小板数目增多，且在微血管中有血小板黏附、聚集和血小板微血栓形成。这种聚集的血小板除能阻塞微血管外，还释放儿茶酚胺、TXA_2、5-羟色胺等多种生物活性物质，引起微血管收缩、通透性增高，而且还可释放血小板因子，加速凝血过程，形成 DIC。

4.血浆黏度增大　血浆黏度取决于血浆蛋白质的分子量、浓度以及蛋白质分子的形状和对称性。一般分子量越大、浓度越高则黏度越大，呈条索状分子构形者比球形者黏度大，分子越不对称者黏度越大。故当血浆中分子量较大且分子结构不对称的纤维蛋白原浓度增高时，血浆黏度增大。休克时，机体发生应激可使体内合成纤维蛋白原增多，同时由于血液浓缩，血浆纤维蛋白原浓度增高，导致血浆黏度增大。这不但可直接影响组织血液流量，而且还可促进红细胞聚集。

以上变化，构成休克时血液流变学改变为高黏、高凝、高聚的特点，既可加重微循环障碍和组织的缺血缺氧，又能促进 DIC 的形成导致休克的发展。近年来采用的血液稀释疗法和活血化瘀中药疗法，目的就在于改善血液流变学高黏、高凝、高聚状态使休克逆转。

（二）休克时细胞的代谢变化和结构损伤

休克时细胞的代谢障碍和功能、结构损伤既是组织低灌流、微循环血液流变学改变和/或各种毒性物质作用的结果，又是引起各重要器官功能衰竭和造成不可逆性休克的原因。

1.休克时细胞的代谢变化　休克时细胞的代谢变化较复杂。在不同的休克类型、发展阶段及组织器官，其代谢改变特点和程度都有所不同，其共同的主要改变如下：

（1）糖酵解加强：休克时由于组织的低灌流和细胞供氧减少，可引起有氧氧化不能进行，无氧酵解过程加强，乳酸产生增多而导致酸中毒。严重酸中毒可抑制糖酵解限速酶的活性，使糖酵解从加强转入抑制。

（2）脂肪代谢障碍：休克时，由于组织细胞的缺血缺氧和酸中毒，使脂肪酰辅酶 A 合成酶和肉毒碱脂肪酰转移酶的活性降低，因而脂肪酸的活化和转移发生障碍；另外因线粒体获氧不足和/或某些休克动因（如内毒素）、酸中毒等的直接作用，使线粒体呼吸功能被抑制，使转入线粒体内的脂肪酰辅酶 A 不能被氧化分解，导致脂肪酸和/或脂肪酰辅酶 A 在细胞内蓄积，从而加重细胞的损害。

2.细胞的损伤　休克时，细胞的损伤可以是继发于微循环障碍，由于缺氧和酸中毒造成；也可以是由于休克的原始动因（如内毒素）直接损伤引起；另外，也可能是休克时由于细胞溶酶体膜破裂，释放大量蛋白水解酶，引起组织细胞变性、坏死。由此可见，休克时细胞的损伤可能是多种因素综合作用的结果。休克时细胞的损伤首先是生物膜发生损害。生物膜包括细胞膜、线粒体膜和溶酶体膜。现分述如下：

（1）细胞膜的变化：由于缺氧、ATP 生成不足，致使细胞膜上的钠泵、钙泵失灵。钠泵失灵可引起细胞内水、Na^+增多，细胞外 K^+增多，导致细胞内水肿和高钾血症。钙泵失灵可使大量 Ca^{2+}进入细胞内，在线粒体内堆积与其中的磷酸结合，产生的 H^+致细胞酸中毒。此外还有大量氧自由基产生引起脂质过氧化。

（2）线粒体的变化：线粒体是细胞进行有氧氧化和氧化磷酸化的场所，是能量产生的动力站。因此，缺氧时首先发生变化的细胞器是线粒体。在休克时，线粒体可出现不同程度肿胀，较重时可见嵴崩解、线粒体膜断裂等病理变化。

（3）溶酶体的变化：休克时由于内毒素和细胞内各种代谢产物的作用，可刺激溶酶体数目增多。随着病情发展，溶酶体肿胀、体积增大，并在溶酶体内有空泡形成。溶酶体膜破裂后，溶酶体酶释放，可引起组织细胞变性、坏死。

总之，休克时生物膜的损伤是细胞发生损伤的开始，而细胞的损伤又是各脏器功能衰竭的共同机制。

（三）各器官功能的改变

1.急性心功能不全　休克患者常伴有心功能不全。在心源性休克中，心收缩力减弱是休克的原因；其他类型休克的晚期，由于心肌长时间缺血、缺氧，也可发生心功能不全。心功能不全是休克恶化的重要因素，可使循环障碍进一步加重。

休克时心功能不全的发生机制主要是：

（1）休克时血压进行性下降，特别是舒张期血压下降，或心跳加快使舒张期缩短，导致冠状动脉血流量减少。

（2）缺氧、酸中毒使心肌代谢发生障碍，ATP生成减少，导致心肌收缩力减弱和心输出量减少。

（3）冠状血管内DIC形成，引起局灶性心肌坏死，致使心肌收缩力减弱。

（4）心肌抑制因子（MDF）的产生，使心肌收缩力减弱。

（5）酸中毒、高钾血症使心肌收缩力减弱。

（6）休克期肠屏障功能损害，发生内源性内毒素血症，毒素可直接损伤心肌。

2.急性肾功能不全　休克时肾脏是最早受损害的器官。故休克患者常伴有急性肾功能不全。临床表现有少尿或无尿、氮质血症、高钾血症和代谢性酸中毒等，严重时可导致死亡。临床上尿量的变化是判断休克患者内脏微循环灌流状况的重要指标，一般尿量每小时<200ml，提示有肾及内脏微循环灌流不足。引起急性肾功能不全的发生机制如下：

（1）交感-肾上腺髓质系统兴奋：可引起肾血管痉挛，肾血流量减少，肾小球滤过率降低。同时，肾血流重新分布，肾皮质外层由于交感缩血管神经丰富，血管收缩更甚，使皮质外层血流明显减少（由正常90%减至10%），肾小球滤过率降低，导致肾功能不全。

（2）肾素-血管紧张素系统的作用：由于肾缺血，使球旁细胞分泌肾素增多，通过肾素-血管紧张素-醛固酮系统的激活，使肾小球入球动脉收缩加剧，肾小球滤过率降低，导致肾功能不全。

（3）肾内微血栓形成及急性肾小管坏死：休克晚期，肾血管内广泛微血栓形成以及由于长期血管痉挛引起的急性肾小管坏死，使原尿漏入肾间质，可导致肾功能不全。此外，在挤压伤或严重溶血时，由于大量肌红蛋白和血红蛋白经肾小球滤出，在肾小管中浓缩凝固而阻塞肾小管，也可加重肾功能不全。

3.急性肺功能不全（休克肺）　严重休克病人可出现进行性缺氧和呼吸困难，造成低氧血症性呼吸衰竭，称为休克肺，或称成人呼吸窘迫综合征（ARDS）。休克肺是休克患者死亡的重要原因之一。

休克肺的主要形态变化为：严重间质性肺水肿和肺泡水肿（肺湿重为正常肺的3～4倍），肺瘀血、出血、局部肺不张、微血栓及肺泡内透明膜形成（透明膜是指由毛细血管逸出的蛋白和细胞碎片等凝成的一层膜样物，覆盖在肺泡膜表面）。

休克肺的病理生理变化为：气体弥散障碍，通气血流比例失调，动脉血氧分压和血氧含量降低。

（1）休克肺的发病机制可能与下列因素有关：①肺微血管痉挛，毛细血管通透性升高：休克时，交感-肾上腺髓质系统兴奋，儿茶酚胺、组织胺、5-羟色胺等物质释放增多，可使肺微血管痉挛、毛细血管壁通透性增高。肺微血管持续痉挛所致的缺氧又可加重毛细血管壁通透性的增高，从而导致肺水肿和肺出血；②肺内DIC形成：广泛肺微血栓形成并阻塞肺毛细血管，加重肺组织的缺氧；聚集的血小板、白细胞等又可释放5-羟色胺、缓激肽、组织胺等，引起终末支气管及微血管痉挛、毛细血管通透性增高，造成肺不张、肺水肿和出血；③肺泡表面活性物质生成减少，破坏增多：休克时的缺血缺氧使II型肺泡上皮细胞分泌的表面活性物质减少，肺泡内水肿液增多又可破坏表面活性物质，从而造成肺泡表面张力增高，导致肺不张。肺不张又可进一步降低肺泡内压对抗肺泡毛细血管流体静压的作用，导致肺水肿的发生；④目前认为，中性白细胞和巨噬细胞在肺内聚集、激活、释放大量自由基和蛋白酶以及脂类代谢产物（如白三烯、TXA$_2$）和蛋白类物质如肿瘤坏死因子（TNF）及白细胞介素-1（IL-1），引起肺泡—毛细血管膜的损伤和通透性增高，导致肺水肿，成为ARDS的主要发病机制。

（2）休克肺的临床表现：患者呼吸困难进行性加重，动脉血氧分压、血氧含量均降低，有明显发绀，可出现呼吸性酸中毒，肺部可闻干、湿性啰音。

4.脑功能障碍　休克早期，由于血液重新分布，脑血流量得到相对保证，脑功能改变不明显，患者仅有烦躁不安。随着休克的发展，动脉血压下降，脑血管灌流量减少，至休克晚期由于 DIC 的发生，更加重脑微循环障碍。由于脑耗氧率高，对缺血缺氧极为敏感，随着缺氧加重，患者可出现表情淡漠、神志不清甚至昏迷。有时由于脑组织缺氧和毛细血管通透性增高，可发生脑水肿。

5.肝和胃肠功能的改变　休克时，由于血压下降及有效循环血量减少，引起肝及胃肠道缺血缺氧，继之发生瘀血、出血及微血栓形成，导致肝功能障碍和胃肠运动减弱，消化液分泌减少。此时肠道内细菌大量繁殖，一方面可引起中毒性肠麻痹，另一方面由于肝、肠屏障功能降低，肠腔细菌的内毒素甚至革兰阴性细菌可侵入血液，导致内毒素血症，加重休克的恶化。

【附】多器官功能衰竭（multiple organ failure，MOF）

多器官功能衰竭（MOF）是指心、脑、肺、肾、肝、胃、肠、胰腺及造血等器官中，在 24h 内有 2 个或 2 个以上的器官相继或同时发生功能衰竭；MOF 常出现在休克晚期，且常是致死的原因。衰竭的器官越多，病死率也越高。如 3 个以上器官发生功能衰竭时，病死率可达 80％以上。

在临床上 MOF 有两种表现形式：一种是创伤与休克直接引起的速发型，又称单相型，发展迅速，发病后很快出现肝、肾及呼吸功能障碍，常在短期内死亡或恢复；另一种是创伤、休克后继发感染引起的迟发型，又称双相型，此型患者常有一个相对稳定的间歇期，多在败血症发生后才相继出现多器官功能衰竭。发生 MOF 的原因是：①重症感染：有 70％~80％ MOF 由重症感染引起；②非感染性严重病变：如严重外伤、急性胰腺炎等；③休克时组织较长时间的低灌流和交感神经的高反应，尤其在机体免疫功能和单核吞噬细胞系统功能减弱时，或因未及时纠正组织低灌流、酸碱平衡紊乱以及过多、过快输血输液、过量应用镇静剂、麻醉剂等情况时，更易发生 MOF。

MOF 的发病机制尚不明确。现认为是多种因素的作用所致，其中以休克时组织的低灌流所致的缺血缺氧和酸中毒为最重要。在感染引起中毒性休克时，细菌内毒素是引起 MOF 的关键因素。因为内毒素不但能直接损害各器官功能，而且内毒素还可通过激活补体而使中性白细胞聚集和激活，并使中性白细胞发生以下作用：①释放各种水解酶，这些酶能破坏结构蛋白，分解血浆蛋白，激活凝血系统，并从而导致 DIC；②产生并释放活性氧和白三烯等脂类代谢产物，破坏生物膜和/或增高血管壁通透性，加重微循环障碍。在炎症反应时，中性白细胞向感染或损伤处趋化集中，是一种正常生物学现象；但在休克时，由于免疫功能降低等原因，可使炎症反应失控，导致中性白细胞释放上述各种毒性物质，广泛破坏各器官细胞的结构和功能；③此外，儿茶酚胺-腺苷酸环化酶（cAMP）系统的异常也可能起着重要作用。在休克时，由于细胞的缺血、缺氧，可导致膜功能异常，腺苷酸环化酶系统的受体受损，对儿茶酚胺反应减弱；同时，由于组织 ATP 含量降低，缺乏产生 cAMP 的底物，结果使细胞内 cAMP 含量降低，进而影响细胞内许多代谢过程和功能。

第九节　动脉粥样硬化

动脉粥样硬化（atherosclerosis，AS）是动脉硬化的常见类型。动脉硬化是由于各种原因使动脉管壁增厚、变硬、失去弹性的一组疾病，包括：①细动脉硬化：主要由细动脉的玻璃样变导致，常见于高血压病或糖尿病；②动脉中层钙化：以动脉中层的肌纤维钙化为特征，好发于老年人的中等动脉，有时与动脉粥样硬化同时存在；③动脉粥样硬化：主要累及大动脉（如主动脉及其一级分支）或中等动脉（如冠状动脉，脑、肾、眼和四肢动脉等）的血管内膜，以脂质沉积形成纤维斑块或粥样斑块为主要病变特征，使动脉管壁增厚变硬，管腔狭窄，中膜弹性减弱，可产生严重的并发症，如缺血性心脏病、脑卒中等。

动脉粥样硬化是心血管系统疾病中最常见的疾病之一。我国的动脉粥样硬化发病多见于中老年人，随着生活水平的提高，现在有向年轻人群延伸的趋势。

一、病因和发病机制

（一）危险因素

目前为止，动脉粥样硬化的病因和发病机制尚未完全阐明。已知的危险因素有：

1.高脂血症　血浆中的脂质主要包括胆固醇和三酰甘油。动脉粥样硬化的发生与脂代谢障碍有密切关系，高脂血症是引起动脉粥样硬化的独立危险因素。血浆胆固醇高的人群动脉粥样硬化发病率较高，且严重程度随血浆胆固醇水平的升高而加重。高三酰甘油血症亦被认为可促进动脉粥样硬化的发生发展。

血脂以脂蛋白（LP）的形式存在和转运。脂蛋白分为乳糜微粒（CM）、极低密度脂蛋白（VLDL）、低密度脂蛋白（LDL）、中间密度脂蛋白（IDL）和高密度脂蛋白（HDL），不同脂蛋白所含的脂质和蛋白质均有不同。目前已知与动脉粥样硬化发生密切关系的是LDL，特别是LDL亚型中的小颗粒致密低密度脂蛋白（sLDL），其水平升高被认为是判断动脉粥样硬化性心脏病的最佳指标。除LDL之外，CM和VLDL可转化为LDL，还能被巨噬细胞摄取、沉积于粥样斑块内，也能促进动脉粥样硬化的发生。与上述脂蛋白作用相反，HDL能通过胆固醇逆向转运来清除外周组织包括动脉壁的胆固醇，还能防止氧化型LDL（ox-LDL）的形成，因此，HDL具有很强的抗动脉粥样硬化的作用。

不同脂蛋白在AS发病中的作用还与其载脂蛋白（aPO）有关。aPOB-48是CM的主要载脂蛋白，aPOB-100是VLDL、LDL的主要载脂蛋白，aPOA-1则是HDL的主要载脂蛋白。目前认为，LDL、aPOB异常升高与HDL、aPOA-1降低同时存在，是高危险性的血脂蛋白综合征，被称为致动脉粥样硬化性脂蛋白表型，对动脉粥样硬化的发生发展具有极为重要的意义。

2.高血压　是动脉粥样硬化的主要危险因素。与同年龄、同性别的血压正常者相比较，高血压患者动脉粥样硬化发病较早且病变较重，发病率约高出5倍。这可能与高血压时血流对血管壁的剪切力较高，导致血管壁损伤，内膜通透性增加，从而利于脂蛋白进入内膜有关。动脉粥样硬化的病灶分布具有一定规律性，在主动脉常发生于腹主动脉后壁或主动脉分支开口处，这些也是血流动力学易发生改变的部位。此外，高血压时体内儿茶酚胺、血管紧张素等释放异常也可促进AS的发生。

3.吸烟　是动脉粥样硬化的危险因素。大量吸烟可使血管内皮受损和血中一氧化碳浓度增高。内皮损伤致血管壁通透性增高，利于脂质沉积于内膜下；血中一氧化碳浓度增高可刺激内皮细胞释放生长因子，诱导血管中膜的平滑肌细胞增生并向内膜迁移，参与动脉粥样硬化的发生。大量吸烟还可使血中的LDL氧化成氧化型LDL（ox-LDL），促进动脉粥样硬化的发生发展。此外，长期吸烟还可激活血液中的凝血因子，使血液黏滞度增高。冠心病患者吸烟易引起心律不齐及猝死，吸烟也被认为是冠心病主要的独立危险因子。

4.遗传因素　动脉粥样硬化有家族聚集性倾向，家族史是较强的独立危险因素。家族性高胆固醇血症、家族性高三酰甘油血症患者的动脉粥样硬化发病率显著增高。目前已明确有200多种基因参与脂质的转运和代谢。LDL受体基因突变可引起家族性高胆固醇血症；脂蛋白酯酶LPL基因缺陷或载脂蛋白C-Ⅱ基因缺陷与家族性高三酰甘油血症有关。

5.糖尿病和高胰岛素血症　流行病学调查显示，糖尿病患者的动脉粥样硬化发生较早且更为常见。糖尿病患者血中三酰甘油（TG）和VLDL水平明显升高，而HDL水平则较低；糖尿病患者的高血糖还可使LDL氧化，继而促进巨噬细胞来源的泡沫细胞在内膜形成。高胰岛素血症与动脉粥样硬化的发生密切相关。高胰岛素水平可促进动脉壁的血管平滑肌细胞增生，且血中胰岛素水平与HDL含量呈负相关，胰岛素的水平越高，冠心病的发病率和死亡率越高。

6.其他危险因素　①年龄：研究表明，动脉粥样硬化从婴儿期就可开始，其检出率和严重程度随年龄的增长而逐渐增高，出现临床症状多见于40岁以上，49岁以后进展较快，这可能与血管壁的功能随年龄增大逐渐降低有关。②性别：女性在绝经期前动脉粥样硬化的发病率低于男性，男性较女性发病早且死亡率高，绝经期后女性的发病率迅速增加，目前认为这与雌激素的作用有关。雌激素使血液中 LDL 含量较低而 HDL 较高，雌激素还可刺激血管内皮细胞产生前列环素，抑制血小板聚集。③其他如肥胖、精神压力过大、糖类摄入过多、缺乏体育锻炼等也不容忽视。

（二）发病机制

动脉粥样硬化的确切发病机制迄今未完全阐明，目前存在多种学说，但任何一种学说均不能单独且全面地解释其发病，说明动脉粥样硬化的形成可能是多种因素参与、共同影响的复杂过程。现将几种主要的学说介绍如下：

1.脂源性学说　血浆中过量的脂质（特别是 LDL-胆固醇和 LDL-胆固醇酯）沉积在动脉内膜下是动脉粥样硬化形成的物质基础。大量脂质沉积在血管壁内膜下，除直接损伤血管内皮细胞外，还可被氧化修饰为 ox-LDL。目前认为，ox-LDL 在动脉粥样硬化的发生发展中起重要作用，主要包括：①对内皮细胞和巨噬细胞的直接毒性作用；②促使血液中单核细胞与血管内皮的黏附，并促使其向巨噬细胞转化；③直接引起血小板的聚集，促进血栓的形成；④促使血管平滑肌细胞迁移和增殖；⑤刺激巨噬细胞释放多种细胞因子如白细胞介素-1（IL-1）和肿瘤坏死因子（TNFα）等。

2.损伤应答学说　目前认为，血管内皮细胞损伤是动脉粥样硬化形成的始动环节。高脂血症、高血压、吸烟等动脉粥样硬化的危险因素导致血管内皮细胞受损，血管壁通透性增高，从而使得脂质沉积、大量黏附分子生成，促进了血管中膜的血管平滑肌细胞增殖并进入内膜，导致动脉粥样硬化斑块的形成。

3.炎症学说　炎症机制贯穿动脉粥样硬化发生发展的整个过程。在病变早期，血液中单核细胞在黏附分子的作用下与血管内皮黏附，并在趋化因子的作用下迁入内膜下，转化为巨噬细胞，继而借助于其表面的清道夫受体、CD36 受体等，吞噬脂质尤其是 ox-LDL 和 ox-LP（a），形成巨噬细胞源性泡沫细胞，这也是早期脂纹、脂斑中的主要成分。此外，单核-巨噬细胞还可产生多种细胞因子，（如 IL、TNFα、PDGF 等）参与动脉粥样硬化斑块的形成和发展。

4.平滑肌致突变学说　该学说认为，内膜下大量脂质和各种生长因子的刺激，使血管中膜的平滑肌细胞增生并迁移至血管内膜，表型则由收缩型转变为合成型。此种平滑肌细胞能够吞噬脂质成为肌源性泡沫细胞，亦可合成大量细胞外基质，是动脉粥样硬化病变进展的主要环节。

二、病理变化

（一）基本病理变化

动脉粥样硬化病变主要累及弹力型和弹力肌型动脉，根据其病变发展可分为以下几个时期：

1.脂纹、脂斑　AS 的早期病变，最早可出现于儿童期，呈可逆性改变，并非都发展为纤维斑块。肉眼观察，病灶呈黄色点状或条纹状，不隆起或微隆起于血管内膜，常见于主动脉后壁及其分支出口处。光镜下观察，病灶内膜下有脂质、细胞外基质和大量泡沫细胞的聚集。泡沫细胞呈圆形或椭圆形，体积大，胞质内含许多小空泡，苏丹Ⅲ染色呈橘黄（橘红）色。此期泡沫细胞多为巨噬细胞来源（沉积于内膜的脂质刺激导致单核细胞迁入内膜下间隙，转化为巨噬细胞后吞噬大量 LDL 及胆固醇酯，成为巨噬细胞源性泡沫细胞）；血管中膜的平滑肌细胞亦可增生并迁移入内膜，摄取脂质，继而形成肌源性泡沫细胞。

2.纤维斑块　由脂纹、脂斑进一步发展而来。肉眼观察，内膜面有散在不规则隆起的斑块，初期呈灰黄色，后期由于胶原纤维不断增加和玻璃样变，将脂质埋于内膜深层，斑块逐渐变为略带光泽的瓷白色。光镜下观察，斑块表层为厚薄不一的纤维帽，主要由血管平滑肌细胞和细胞外基质（胶原纤维和蛋白聚糖等）组成。其下为数量不等的泡沫细胞、脂质和炎细胞。

3.粥样斑块　由纤维斑块深层细胞变性、坏死发展而来，坏死物与病灶内的脂质成分混合成黄色（黄白色）粥样物质，又称粥样瘤，是动脉粥样硬化的典型病变。肉眼观察，斑块既向内膜表面隆起又向深层压迫中膜。切面可见表层为白色质硬组织，深部为黄色粥糜样物质。镜下观察粥样斑块病灶表层为纤维结缔组织，深部为大量粉红染、无定形的坏死物，其内可见大量胆固醇结晶（石蜡切片呈针状裂隙）。底部和边缘有肉芽组织、少量淋巴细胞和泡沫细胞。随着病灶的不断扩大，中膜可呈不同程度的萎缩。

（二）粥样斑块的继发性病变

1.斑块内出血　斑块底部或边缘的新生毛细血管破裂可导致斑块内出血，继而形成血肿，使病变动脉狭窄进一步加重甚至闭塞，组织器官血供减少或中断。动脉腔内的血液亦可经斑块溃疡处进入，造成斑块内出血

2.斑块破裂　斑块表层的纤维帽破裂，脂质和坏死物可溢入血流形成胆固醇栓子，造成栓塞；斑块破损处遗留粥样溃疡。

3.血栓形成　病灶处内皮细胞受损，尤其是粥样溃疡形成后，可继发血栓形成，致动脉管腔进一步狭窄或阻塞；血栓可脱落造成栓塞。

4.钙化　斑块内可见钙盐沉积，钙化使血管壁变硬、变脆，可导致破裂。

5.动脉瘤形成　严重的粥样硬化病变使动脉中膜萎缩、变薄，在血管内压力的作用下，致局部血管壁膨出形成动脉瘤。

三、主要动脉的粥样硬化及其对机体的影响

（一）主动脉粥样硬化

病变好发于主动脉的后壁及其分支开口处，以腹主动脉病变最为严重，其次为胸主动脉、主动脉弓和升主动脉。由于主动脉管腔大、血流急，虽有严重粥样硬化，但很少引起血液循环障碍。病变严重者，因中膜萎缩变薄可形成动脉瘤。动脉瘤破裂可导致致命性大出血。

（二）冠状动脉粥样硬化及冠状动脉性心脏病

冠状动脉粥样硬化是冠状动脉最常见的疾病，以左冠状动脉前降支最常发生，其余依次为右主干、左主干或左旋支、后降支。由于其解剖学特点和相应的力学特点，近块性病变多发于血管的心壁侧，横切面可见斑块呈新月形，管腔狭窄并偏于一侧。

冠状动脉性心脏病（coronary heart disease，CHD）是由冠状动脉痉挛、炎性狭窄、冠状动脉粥样硬化等引起的心脏病的统称，简称冠心病。冠心病严重威胁人类健康，WH10统计其是目前世界上最常见的死亡原因。在冠心病的病因中，由冠状动脉粥样硬化引起者占95%以上，因此临床常用冠心病一词来代替冠状动脉粥样硬化性心脏病。

1.CHD是造成心肌缺血缺氧的原因　常见有冠状动脉供血不足和/或心肌耗氧量量剧增。前者是在斑块导致管腔狭窄的基础上，有继发性病变或冠状动脉痉挛，致冠状动脉血液灌注量减少；后者因情绪激动、过度劳累、心动过速等造成心肌负荷增加，使冠状动脉供血相对不足。

2.CHD的主要临床表现

（1）心绞痛：是因冠状动脉供血不足，心肌急性、暂时性缺血缺氧所引起的一种临床综合征，可伴有心功能障碍，但没有心肌坏死。表现为阵发性的心前区压榨性或窒息性疼痛，可放射至左肩、左臂内侧达无名指或小指，持续数分钟。心绞痛常在情绪激动、剧烈体力活动、寒冷等情况下诱发，休息或舌下含服硝酸酯类药物可缓解。心绞痛的发生机制被认为是由于心肌缺血缺氧，过多的酸性代谢产物（如乳酸）或多肽类物质积聚，这些物质刺激心肌内痛觉神经末梢，信号经胸交感神经节和相应脊髓段传至大脑，产生痛觉。所以，心绞痛是心肌缺血所引起的反射性症状。放射性疼痛常反映在进入相同脊髓段的神经分布的皮肤区域。

临床上，心绞痛常分为：①稳定型心绞痛，又称轻型心绞痛，一般不发作，仅在劳累或心肌耗氧量增多时发作；②不稳定型心绞痛，在负荷或休息时均可发作，且疼痛加重、持续时间更长或更频繁；③变异型心绞痛，多无明显诱因，常在静息时发作。变异型心绞痛常并发急性心肌梗死和严重的心律失常。

（2）心肌梗死：由于冠状动脉供血中断，心肌严重持续性缺血而引起的坏死称为心肌梗死。心肌梗死最常见的原因是在冠状动脉粥样硬化基础上伴有血栓形成、斑块内出血等，引起冠状动脉的急性闭塞；也可因心肌负荷过度而供血又严重不足所致。临床上多有剧烈而较持久的胸骨后疼痛，休息或用硝酸酯类药物不能完全缓解，可并发心律失常、休克或心力衰竭等。

病理学上，根据梗死灶部位和分布特点，心肌梗死分为以下类型：①透壁性心肌梗死、心肌梗死累及心室壁全层或深达心室壁 2/3，绝大多数（95%）属于此种类型。梗死心肌的部位与冠状动脉的闭塞支一致、其中 40%~50% 发生于左心室前壁、心尖部及室间隔前 2/3，相当于左冠状动脉前降支的供血区；30%~40% 发生于左心室后壁、室间隔后 1/3 及右心室大部，相当于右冠状动脉的供血区；15%~20% 发生于左心室侧壁，相当于左冠状动脉旋支供血区；②心内膜下心肌梗死，病变主要累及心内膜下或心室壁内侧 1/3 的心肌，并波及肉柱及乳头肌，常表现为多发性、小灶状坏死，不规则地分布在左心室四周。

心肌梗死的病理变化：早期无明显的形态学改变，4~6h 后出现贫血性梗死表现。肉眼观察，梗死心肌呈苍白色，8~9h 后呈淡黄色，失去正常光泽；梗死灶外形不规则，常有暗红色出血带围绕。光镜下，心肌细胞呈凝固性坏死，间质充血、水肿、伴有大量炎细胞的浸润等。此后，坏死心肌细胞逐渐溶解，1 周后边缘区开始出现肉芽组织，2 周后肉芽组织开始机化，逐渐形成瘢痕组织。

心肌梗死的生化改变：目前认为，肌钙蛋白 T（cTnT）或肌钙蛋白 l（cTnl）是最特异和敏感的生化指标。心肌梗死后 3~4h cTnT 开始升高，2~5d 达到峰值，持续 10~14d；cTnl 多在梗死后 4~6h 升高，24h 后达到峰值，约持续 7d。其他用于临床诊断的血清酶学指标还包括天门冬氨酸氨基转移酶（AST）、乳酸脱氢酶（LDH）及其同工酶、肌酸磷酸激酶（CPK）及其同工酶 CK-MB。心肌细胞坏死后，这些酶透过细胞膜释放入血，导致血中酶浓度升高。

心肌梗死的并发症及后果：①心力衰竭：如心肌梗死明显减弱心肌收缩舒张能力可引起心力衰竭，这是导致患者死亡的常见原因之一；②心脏破裂：是透壁性心肌梗死的严重并发症，常发生于梗死后的 1~2 周内，破裂原因是中性粒细胞释放大量蛋白水解酶，使梗死处心肌软化而发生破裂，多发于左心室前壁的下 1/3 处。心脏破裂后，血液流入心包可引起填塞而猝死；③室壁瘤：梗死心肌或瘢痕组织在心室内压的作用下，可逐渐向外膨隆形成室壁，多发生于左心室前壁近心尖处，常继发附壁血栓；④附壁血栓：心肌梗死累及心内膜，或因室壁瘤而致涡流形成，可引起附壁血栓，血栓脱落后可引起栓塞、梗死，多见于左心室；⑤心律失常：如梗死累及传导系统，可引起心律失常；⑥心源性休克：当心肌梗死范围达左心室 40% 以上时，心肌收缩力可显著降低，引起心源性休克。⑦急性心包炎：透壁性心肌梗死累及心外膜时，可引起急性浆液纤维素性心包炎。

（3）心肌纤维化：中、重度的冠状动脉粥样硬化时，由于血管腔狭窄造成心肌慢性、持续性供血不足，导致心肌纤维化。这是缺血性心脏病中的一种常见类型。本病病程可长达多年，以后逐渐发展成左心力衰竭。若纤维化累及传导系统，可出现心律失常。

（4）冠状动脉性猝死：冠状动脉性猝死是由冠心病导致的突发性死亡，多见于 40~50 岁的患者。冠状动脉性猝死是心源性猝死中最常见的一种，可由饮酒、劳累、吸烟及运动等诱发，但也有病例在夜间睡眠中突然死亡。尸检常见冠状动脉中至重度粥样硬化，部分病例有继发性病变，如血栓形成或斑块内出血。镜下可见心肌纤维有波浪状弯曲，但也可无明显病变。

（三）脑动脉粥样硬化

脑动脉粥样硬化好发于脑基底动脉、大脑中动脉和 Wills 环。由于脑动脉壁较薄，从血管表面可透见粥样硬化斑块。脑动脉粥样硬化时，由于动脉管腔狭窄，脑组织长期供血不足，可发生脑萎缩，表现为脑回变窄，脑沟宽且深，患者可有智力减退甚至痴呆。斑块处如继发血栓形成，完全阻塞管腔，可致脑梗死（脑软化）。脑动脉粥样硬化病变可形成小动脉瘤，患者血压突然升高时，可致小动脉瘤破裂而发生脑出血。

（四）肾动脉粥样硬化

肾动脉粥样硬化好发于肾动脉开口处，也可累及叶间动脉和弓状动脉。由于动脉管腔狭窄致肾组织缺血，表现为肾实质萎缩和间质纤维组织增生；也可因动脉管腔完全阻塞而致肾梗死，梗死灶机化后出现多数较大的瘢痕，使肾脏缩小变形，形成动脉粥样硬化性固缩肾。

第十节 高血压病

高血压病是一种原因未明的以体循环动脉血压升高为主要表现的全身性、独立性疾病，是常见的心血管系统疾病，是多种心、脑血管疾病的重要病因和危险因素。多见于中老年人，男女发病无明显差异。成年人高血压诊断标准为：收缩压≥140mmHg和/或舒张压≥90mmHg。高血压分为原发性和继发性两大类：原发性高血压通称高血压病，最多见，占绝大多数。继发性高血压继发于其他疾病（如肾动脉狭窄、肾炎、肾上腺和垂体肿瘤等）。

高血压病主要累及全身细小动脉，造成全身细小动脉硬化，晚期常引起心、脑、肾等重要脏器的病变及相应的临床表现。

一、病因和发病机制

（一）病因

本病病因尚未完全清楚，目前认为是遗传因素和环境因素等相互作用的结果。

1.遗传因素　本病常有明显的家族聚集性，父母均有高血压，子女的发病率高，约60%高血压患者可询问到高血压家族史。高血压遗传可能存在基因显性遗传和多基因关联遗传。

2.环境因素

（1）精神因素。调查表明，精神长期或反复处于紧张状态的人或从事相关职业的人高血压发病率高；脑力劳动者高血压病患病率超过体力劳动者；情绪性应激反应，如暴怒、惊恐、忧伤等强烈的精神刺激，也可导致本病的发生发展。

（2）饮食因素。日均摄盐越多，血压水平和患病率越高。钠摄入量与血压呈正相关，而钾能促进钠的排出；钙也能减轻钠的升压作用；高蛋白摄入属于升压因素；饮酒量与血压水平呈线性相关，尤其升高收缩压。

3.其他因素　年龄增长、肥胖、吸烟、缺乏体力劳动、睡眠呼吸暂停、低通气综合征等也是升高血压的因素。

（二）发病机制

高血压病的发病机制相当复杂，至今尚不完全清楚，目前认为其发病机制较为集中在以下几个环节。

1.功能性血管收缩　凡是能引起全身细小动脉收缩的物质增多，均可导致外周阻力增高而引起高血压。

（1）长期的精神过度紧张，导致大脑皮质高级中枢功能失调，血管舒缩中枢产生以收缩为主的冲动，交感神经节后纤维分泌儿茶酚胺类物质增多，引起细小动脉痉挛、收缩而使血压升高。

（2）细小动脉痉挛可引起肾缺血，肾素-血管紧张素系统活动增强，细小动脉强烈收缩，进一步引起血压升高。

（3）血管紧张素Ⅱ和Ⅲ升高，以及细小动脉的强烈收缩，可刺激肾上腺皮质分泌醛固酮增多，引起水、钠潴留，增加血容量，进而增加心输出量而使血压升高。

（4）肾素-血管紧张素系统遗传基因编码变异及平滑肌细胞 Na^+、Ca^{2+} 跨膜运转遗传缺陷，则更易引起高血压病的发生。

2.水、钠潴留

（1）摄钠盐过多，造成机体水、钠潴留，引起血容量的增加而升高血压。

（2）上皮细胞 Na^+ 通道蛋白单基因突变，肾素-血管紧张素系统基因多种突变，均能引起肾利钠功能缺陷，结果导致肾性水、钠潴留。

（3）各种原因所致的醛固酮过多，也可造成水、钠潴留而升高血压。

3.结构性血管肥厚

（1）一般认为，细小动脉平滑肌细胞肥大和增生是继发于血管收缩的因素。长期过度的血管收缩使平滑肌细胞肥大增生、管壁增厚、管腔缩小，使血压持续或永久性升高。

（2）目前认为，因遗传上的缺陷或环境因素的诱导，可使平滑肌细胞内信号转导发生改变，平滑肌细胞过度生长并增加了血管的张力，导致血管肥厚、管腔狭窄。

（3）血管收缩因子（如血管紧张素Ⅱ）也会引起血管平滑肌细胞的肥大、增生和基质的沉积，使管壁增厚，管腔狭窄，血压升高。

二、类型和病理变化

（一）缓进型高血压病

缓进型高血压病又称为良性高血压病，约占原发性高血压病的95%，多见于中老年人，病程长，进展缓慢，可达20年以上。按病变的发展分为三期：

1.功能紊乱期　是高血压病的早期阶段，基本病变为全身细小动脉的间歇性痉挛，因动脉无器质性病变，痉挛缓解后血压可恢复正常。

此期临床表现不明显，但有波动性血压升高，如血压升高可有头晕、头痛、失眠、易怒等症状，经过适当休息、心情放松或治疗后，血压可恢复正常，一般不需服用降压药。

2.动脉病变期　长期反复的细小动脉痉挛和血压升高，使这些血管逐渐发生器质性病变。

（1）细动脉硬化　主要表现是细动脉壁玻璃样变，是高血压病的主要特征性病变。由于细动脉长期持续痉挛，内皮细胞和基膜受损，内皮细胞间隙扩大，通透性增加，血浆蛋白渗入血管壁中沉积。同时，内皮和平滑肌细胞分泌细胞外基质增多，且平滑肌细胞因缺氧而变性、坏死，即出现玻璃样变。病变血管管壁增厚、变硬，管腔缩小。光镜下可见细动脉壁增厚，内皮下以至全层呈红染无结构的均质玻璃样物质，管腔缩小甚至闭塞。

（2）小动脉硬化　主要累及肌型小动脉，光镜下主要为内膜胶原纤维及弹力纤维增生，内弹力膜分裂。中膜有不同程度的平滑肌细胞增生、肥大，并伴有不同程度的胶原纤维及弹力纤维增生，最终管壁增厚、管腔狭窄。

（3）大动脉硬化　可伴发粥样硬化病变。

此期临床表现为血压进一步持续升高，并稳定在一个较高水平，需服用降压药物才能有所下降。

3.内脏病变期　在高血压病后期，多脏器可相继受累，现将重要脏器病变分述如下。

（1）心脏病变　长期的血压升高使左心室压力性负荷增加，从而发生代偿性肥大。肉眼观：心脏重量增加，可达400g以上。左心室壁增厚，乳头肌和肉柱增粗变圆，但心室腔不扩张，称为向心性肥大。光镜下：心肌细胞增粗、变长并有较多分支，细胞核大而深染。病变继续发展，肥大的心肌细胞处于缺氧和低营养状态，继之心肌收缩无力而发生失代偿，逐渐出现心室腔扩张，此时称离心性肥大，进而出现心力衰竭。如患者伴有冠状动脉粥样硬化，可促进心力衰竭的发生。这种由于高血压病而导致的心脏改变，称为高血压性心脏病，患者如出现心力衰竭，则预后较差。

（2）肾脏病变　肾脏主要表现为原发性颗粒性固缩肾。由于细动脉、小动脉硬化，导致所属肾单位缺血、萎缩而纤维化，最终使肾脏萎缩硬化。肉眼观：双侧肾脏对称性缩小，重量减轻，质地变硬，表面呈均匀弥漫的细颗粒状。切面肾皮质变薄，皮髓质分界不清，肾盂和肾周围脂肪组织增多。光镜下：肾入球动脉呈典型的玻璃样变性，管腔狭窄或闭塞，使肾小球体积缩小、纤维化或玻璃样变；相应的肾小管萎缩、消失，间质纤维化及少量以淋巴细胞为主的炎细胞浸润。残存肾小球因功能代偿而肥大，相应的肾小管也代偿扩张，向表面突起，管腔内可见蛋白管型。病变严重时可出现慢性肾功能衰竭。

（3）脑病变　由于脑细小动脉的硬化，可引起脑实质的病变。①脑出血：是高血压病最常见、最严重的并发症，往往危及生命。脑出血最常见的部位是基底节、内囊，其次为大脑白质、脑干等处，一般多为大出血。出血区的脑组织被破坏，形成囊腔，其内充满坏死组织及血凝块，严重者可破入侧脑室常导致患者死亡。引起脑出血的主要原因有脑实质内细小动脉硬化、管壁变脆，当血压突然升高时血管破裂；病变血管失去弹性、位于软化灶的血管失去壁外组织的支持，易向外膨出形成微动脉瘤，如血压升高和剧烈豆状核波动可致破裂出血。临床表现常因部位不同、出血量的多少而异，一般为突发昏迷、呼吸加深、脉搏加快、各种神经反射消失、肢体瘫痪等，如内囊出血则引起对侧肢体偏瘫及感觉消失等；②脑水肿：脑实质内细小动脉的硬化和痉挛，使局部缺血，毛细血管通透性增加，发生脑水肿。临床上可有头痛、头晕、呕吐等颅内压升高的表现。如病变严重，脑水肿进一步加重，血压急剧升高，引起以中枢神经功能障碍为主要表现的症候群称为高血压脑病。除上述症状外，还可有视物障碍等。临床上出现意识障碍、抽搐等，病情危重，则称为高血压危象，如不及时救治，可引起死亡；③脑软化：脑细小动脉硬化或伴痉挛时，可导致其供血区的脑组织梗死，形成疏松的筛网状病灶，通常为多发而较小的病灶，最终可由胶质瘢痕修复；④视网膜病变：视网膜血管是人体唯一可直接观察的细动脉，其变化直接反映高血压病变的进展时期。细动脉硬化时，眼底视网膜血管可见迂曲、反光增强、动静脉交叉处静脉受压，晚期可见视乳头水肿和视网膜出血，视力减退。

（二）急进型高血压病

急进型高血压病又称为恶性高血压病，多见于青壮年，病情严重，进展迅速，预后差。患者血压显著升高，尤以舒张压明显，常高于130mmHg。

急进型高血压病的特征性病变是坏死性细动脉炎和增生性小动脉硬化，主要累及肾脏。

1.坏死性细动脉炎　主要累及入球动脉。动脉内膜和中膜发生纤维素样坏死，免疫组织化学方法检查证明，管壁内除有纤维素样坏死外，尚有免疫球蛋白和补体成分，管壁周围可见炎细胞浸润。病变可累及肾小球血管丛，发生节段性坏死和微血栓形成。

2.增生性小动脉硬化　主要累及叶动脉。突出改变是内膜显著增厚，内弹力膜分裂、胶原及弹力纤维增生，平滑肌细胞增生、肥大，使血管壁呈同心圆层状增厚，状如洋葱切面，管腔狭窄。

上述病变也可发生于脑和视网膜。患者一般较早出现蛋白尿、血尿、管型尿，多在1年内死于尿毒症；也可因脑出血或心力衰竭而死。

第十一节 风湿病

风湿病是一种与 A 组乙型溶血性链球菌感染有关的超敏反应性炎性疾病，主要累及全身结缔组织，其特征性病变是形成风湿性肉芽肿。此外，胶原纤维可发生黏液样变性和纤维素性坏死，故属结缔组织病或胶原病的范畴。本病常侵犯心脏、关节、浆膜、皮肤及脑动脉等，其中以心脏病变最为严重，常反复发作。临床上除有上述脏器病变的症状与体征外，常伴有发热、白细胞增多、血沉加快、血中抗链球菌溶血素"O"抗体滴度增高等表现。多次反复发作后，常造成轻重不等的心瓣膜器质性损害，并带来严重后果。

一、病因和发病机制

（一）病因

1.与 A 组溶血性链球菌感染有关　本病的发生可能是一种与 A 组溶血性链球菌感染有关的超敏反应性疾病的观点被普遍接受。A 组链球菌多数为 β 溶血性，部分风湿病的患者在发病前曾有咽峡炎、扁桃体炎等上呼吸道链球菌感染病史。

2.与机体的反应性和遗传易感性有关　A 组溶血性链球菌的某些成分，其分子结构可能和人体组织的分子结构相同或类似，因而产生交叉反应。风湿病患者的亲属患病风险比无风湿病的家庭高。

3.诱因　寒冷、潮湿、病毒感染均可能诱发本病。

（二）发病机制

风湿病的确切发病机制尚未清楚，目前较多倾向于抗原抗体交叉反应学说，认为与链球菌细胞壁 C 抗原（糖蛋白）相应的抗体可与结缔组织的糖蛋白发生交叉反应；与链球菌细胞壁 M 抗原（蛋白质）相应的抗体可与心肌和血管平滑肌的某些成分发生交叉反应。也有学者认为，链球菌感染可激发患者的自身免疫反应而引起相应的病变，或与免疫复合物形成有关。

二、基本病理变化

风湿病的病变主要是全身结缔组织的超反应性炎，其发展过程不尽相同，典型病变具有一定的特征，病程较长，一般分为三期。

（一）变质渗出期

属于病变早期，表现为非特异性炎。主要是心脏、浆膜、关节、皮肤、脑、肺等部位的结缔组织发生黏液样变性和纤维素样坏死，同时有充血及浆液、纤维素渗出及少量以淋巴细胞为主的炎细胞浸润，局部还可查到少量的免疫球蛋白，此期约持续一个月。

（二）增生期或肉芽肿期

此期病变特点是在变质渗出的基础上，在心肌间质、心内膜下和皮下结缔组织中可见特征性的肉芽肿病变，称为风湿小体或 Aschoff 小体。风湿小体是由成群的风湿细胞聚集于纤维素样坏死灶内，其间有少量淋巴细胞浸润，形成圆形或梭形境界清楚的结节状病灶。增生、聚集的巨噬细胞吞噬纤维素样坏死物，转变为风湿细胞，又称阿少夫细胞。风湿细胞的形态特点是体积大，呈圆形或多边形，胞质丰富、均质，核大，呈圆形或椭圆形，核膜清晰，染色质集中于中央呈细丝状向核膜放射，核的横切面状如枭眼，纵切面状似毛虫。亦可有多核风湿细胞出现。在心肌间质内，风湿细胞多位于小血管旁，而关节、皮肤等处也可发展为类似的肉芽肿病变。此期持续 2~3 个月。

（三）纤维化期或愈合期

纤维素样坏死物逐渐被溶解吸收，炎细胞逐渐减少，风湿细胞转变为成纤维细胞，风湿小体逐渐纤维化，最终形成瘢痕，此期持续2～3个月。

风湿病的整个病变过程一般持续4～6个月，并常反复发作，故受累器官各期病变在同一部位可同时并存，反复进展的结果是导致病变部位较严重的纤维化和瘢痕形成，影响器官的功能。

三、各器官病理变化

（一）风湿性心脏病

风湿性心脏病包括急性期的心脏炎和静止期的慢性心脏病。风湿性心脏炎包括风湿性心内膜炎、风湿性心肌炎和风湿性心外膜炎。

1.风湿性心内膜炎　病变主要累及心瓣膜及其邻近的内膜和腱索，病变以二尖瓣最为多见，其次为二尖瓣和主动脉瓣同时受累，其他瓣膜极少受累。

（1）早期瓣膜肿胀，间质有黏液样变性和纤维素样坏死、浆液渗出和炎细胞浸润。瓣膜表面，尤其闭锁缘面向血流面的内皮细胞因受到瓣膜的开关摩擦、碰撞及血流的冲击，易变性脱落，暴露内皮下胶原，激活凝血系统，诱导血小板沉积、凝集，形成1～2mm粟粒大小、灰白色、半透明、呈疣状的白色血栓，称赘生物，常沿着闭锁缘呈串珠状排列，与瓣膜粘连紧密，不易脱落。

（2）病变后期，赘生物机化、瓣膜本身纤维化及瘢痕形成，反复发生终致瓣膜增厚、变硬、卷曲、短缩，瓣叶间可粘连，腱索增粗、缩短而形成瓣膜病。房室内膜可引起灶性增厚及附壁血栓形成，尤以左房后壁较重，常形成纤维增厚的斑块，称McCallum斑。

2.风湿性心肌炎　如发生于成年人，主要特征性病变是心肌间质小血管附近形成风湿小体，多见于室间隔、左室后壁及左室乳头肌等处，尚可见间质水肿、淋巴细胞浸润，反复发作后间质内有小瘢痕形成。儿童常表现为弥漫性间质性心肌炎，即心肌间质水肿，有较多以淋巴细胞为主的炎细胞浸润，也可见心肌细胞水肿及脂肪变性。

3.风湿性心外膜炎或风湿性心包炎　主要累及心外膜脏层，以浆液或纤维素渗出性病变为主。当心外膜有大量浆液渗出时，形成心包积液。当渗出以纤维素为主时，覆盖于心包表面的纤维素可因心脏搏动牵拉而呈绒毛状，故称绒毛心。活动期后，渗出成分可被溶解吸收。少数患者心包表面纤维素未能完全溶解吸收而发生机化粘连，甚至形成缩窄性心包炎，严重影响心脏的舒缩功能。

（二）风湿性关节炎

多数风湿病患者可出现风湿性关节炎，多见于成年患者，儿童少见。病变主要累及膝、踝、肩、肘、腕等大关节。临床上常以大关节的游走性疼痛为特征。关节局部常有红、肿、热、痛和活动障碍等典型炎症表现。病变滑膜充血肿胀，关节腔内有浆液及少量纤维素渗出，周围软组织可出现纤维素样坏死及不典型的风湿性肉芽肿病变。由于病变不侵犯关节软骨，故消退后渗出物被吸收，不出现关节变形等后遗症。

（三）皮肤病变

1.环形红斑　多见于儿童，为渗出性病变，好发于四肢和躯干的皮肤，为风湿活动的表现之一，具有诊断意义。此红斑为淡红色环状红晕，微隆起；光镜下，真皮浅层血管充血、周围水肿及炎细胞浸润。常在1～2d内消退。

2.皮下结节　为增生性病变，好发于大关节附近的伸侧面，质较硬，活动，无痛，圆形或椭圆形。光镜下，结节中央为大片纤维素样坏死，外周有风湿细胞呈放射状排列，伴有淋巴细胞浸润。风湿活动停止后，结节纤维化，遗留下小的瘢痕灶。

（四）风湿性动脉炎

风湿性动脉炎可累及各级动脉，以小动脉受累更为常见，如冠状动脉、肾动脉、肠系膜动脉、脑动脉、肺动脉及其分支等。主要为血管壁发生纤维素样坏死和淋巴细胞、单核细胞浸润，可有风湿小体形成，晚期因血管壁纤维化而增厚、管腔狭窄甚至闭塞。

（五）风湿性脑病

多见于5～12岁的儿童，女孩多见。病变主要为脑内风湿性动脉炎和皮质下脑炎，后者表现为皮质下神经细胞变性及胶质细胞增生，形成胶质结节；如累及基底节、黑质等部位时，患者可出现面肌及肢体不自主运动，称为小舞蹈症。

四、慢性心瓣膜病

慢性心瓣膜病是指心瓣膜因先天性发育异常或后天各种致病因素造成的瓣膜变形等器质性病变。本病常表现为瓣膜口狭窄和/或关闭不全。瓣膜狭窄是指瓣膜开放时不能充分张开，使瓣膜口缩小，血流通过障碍；瓣膜关闭不全是指瓣膜关闭时瓣膜口不能充分闭合，使一部分血液反流。

（一）二尖瓣狭窄

二尖瓣狭窄主要由风湿性心内膜炎引起，少数是由亚急性感染性心内膜炎所致，偶为先天性。

1.类型

（1）依二尖瓣口面积分型　正常成人二尖瓣口面积约为5cm²，可通过两个手指。根据瓣口面积大小，分为轻度（1.5～2.0cm²）、中度（1.0～1.5cm²）、重度（小于1.0cm²）三种类型。

（2）依瓣病变分型　①隔膜型：瓣叶间粘连，瓣膜轻、中度增厚。后、外侧的小瓣严重，前内侧的主瓣仍可轻度活动。②漏斗型：主瓣严重增厚失去活动性，瓣叶间严重粘连，瓣膜口缩小呈鱼口状，腱索及乳头肌明显粘连短缩，常合并关闭不全。

2.血流动力学和心脏的变化

（1）早期由于二尖瓣狭窄，心脏舒张期从左心房流入左心室血液受阻，左心房代偿性扩张肥大，使血液在加压情况下迅速通过狭窄瓣口，并引起旋涡和震动，产生心尖区舒张期隆隆样杂音。

（2）当左心房失代偿后，左心房的血液不能完全排入左心室，造成左心房血液淤积，肺静脉回流受阻，引起肺瘀血、肺水肿或漏出性出血。临床上可出现呼吸困难、发绀、咳嗽和咳带血的泡沫状痰等左心房衰竭的表现。

（3）由于持久的肺循环压力增高，造成肺动脉高压，增加了右心室的负荷，导致右心室代偿性肥大。失代偿后，右心室扩张，最终引起右心房及体循环静脉瘀血，临床上出现颈静脉怒张、肝瘀血肿大、下肢水肿、浆膜腔积液等右心力衰竭的表现。

（4）当狭窄严重时，左心室可轻度缩小，X线显示为"梨形心"。

（二）二尖瓣关闭不全

引起二尖瓣关闭不全的病因与二尖瓣狭窄相同，二尖瓣关闭不全通常与狭窄合并存在。

1.心脏收缩期　当二尖瓣关闭不全时，左心室部分血液通过未完全关闭的瓣膜口反流入左心房，并在局部引起旋涡与震动，产生心尖区收缩期吹风样杂音。左心房既接受肺静脉的血液又接受心室反流的血液，使其血容量增加，压力升高，因而引起代偿性扩张肥大。

2.心脏舒张期　大量血液流入左心室，使左心室前负荷增加，同样引起代偿性扩张肥大。当左心房、左心室失代偿后（左心力衰竭），又依次出现肺瘀血、肺动脉高压、右心室代偿性肥大，最终出现右心力衰竭和全身静脉瘀血。临床表现与二尖瓣狭窄相同。X线显示左右心房、心室均肥大扩张，呈"球形心"。

（三）主动脉瓣狭窄

主动脉狭窄主要由风湿性主动脉瓣炎引起，少数由先天发育异常或动脉粥样硬化引起的瓣膜钙化所致。风湿性者常与二尖瓣病变合并，发生联合瓣膜病变。心脏收缩期，左心室血液排出受阻，左心室因压力性负荷升高而发生代偿性肥大；血液在加压情况下迅速通过狭窄的主动脉瓣口时，产生旋涡与震动，引起主动脉瓣听诊区出现收缩期喷射性杂音；久之，左室失代偿后相继出现左心力衰竭、肺瘀血、肺动脉高压及右心力衰竭。临床上可先后出现心绞痛、脉压减小，X线显示左心室明显突出，呈"靴形心"。

（四）主动脉瓣关闭不全

主动脉瓣关闭不全主要由风湿性心内膜炎、亚急性感染性心内膜炎、主动脉粥样硬化和梅毒性主动脉炎等累及主动脉所致。此外，亦可因梅毒性主动脉炎、亚急性感染性心内膜炎、类风湿性主动脉炎等引起瓣膜环扩大而发生相对性主动脉瓣关闭不全。在心脏舒张时，主动脉部分血液经未完全关闭的瓣口反流回左心室，引起主动脉瓣听诊区出现舒张期杂音，左心室因容积性负荷增加而发生代偿性肥大，同样依次发生左心力衰竭、肺瘀血、肺动脉高压、右心力衰竭等。临床上可出现脉压差增大及周围血管征，如水冲脉、血管枪击音等。

（五）慢性心膜病的常见并发症

1.心力衰竭　由于瓣膜狭窄或关闭不全，引起血液循环障碍，使心脏长期负荷过重，最后导致心力衰竭。

2.心房纤维性颤动　主要见于二尖瓣狭窄，左心房严重扩张瘀血，心肌细胞缺氧而发生异位兴奋点，高频率反复发生冲动，使心房各部发生不同步的快而细的心肌纤维颤动，称心房纤维颤动（房颤）。房颤时心输出量减少，并易在心房内形成附壁血栓，血栓脱落后可造成其他部位的栓塞。

3.亚急性细菌性心内膜炎　病变瓣膜易继发草绿色链球菌感染，导致亚急性细菌性心内膜炎。

4.肺感染　因长期肺瘀血，使肺组织抵抗力降低，易引发肺感染。

【附】亚急性细菌性心内膜炎

亚急性细菌性心内膜炎常为在原有心脏病（如心瓣膜病、先天性心脏病）基础上合并细菌感染所致，多系草绿色链球菌感染，其次为肠球菌、表皮葡萄球菌感染。病变特点为：在病变的瓣膜上形成单个或多个大小不一的赘生物，质地松脆，易破碎脱落，瓣膜易变形穿孔，最常侵犯二尖瓣和主动脉瓣。该病病程长，除心脏体征外还有长期发热、点状出血、栓塞、脾肿大等外延性败血症表现，可迁延数月甚至1年以上。

第十二节　心功能衰竭

心功能衰竭，又称"泵衰竭"，指在各种致病因素作用下心脏的收缩和/或舒张功能发生障碍，引起心输出量绝对或相对减少，以至于不能保证器官和组织需要的病理过程或综合征。

心功能衰竭的临床表现主要是静脉瘀血综合征和低排出量综合征。静脉瘀血综合征表现为肺循环和体循环瘀血的各种临床症状，如呼吸困难、水肿等；低排出量综合征的临床表现主要为皮肤苍白或发绀、疲乏无力、失眠或嗜睡、尿量改变、心源性休克等。

一、病因、诱因与分类

（一）病因

心血管多种疾病发展的终末阶段，其始动环节是心肌舒缩功能受损或心脏的负荷过大，负荷包括压力负荷和容量负荷。

1.心肌舒缩功能障碍　一系列心脏原发疾病导致心肌损害和心肌的代谢异常，引起心肌舒缩功能障碍。病因有心肌梗死、心肌炎、心肌纤维化、维生素 B_1 缺乏、缺血缺氧等。

2.心脏负荷过重　压力负荷过重也称后负荷过重，后负荷指心脏收缩时所承受的负荷，后负荷过重使收缩期心腔压力过大。高血压、主动脉瓣狭窄、肺栓塞等可引起左心室压力负荷过重；肺动脉瓣狭窄、肺动脉高压等引起右心室压力负荷过重。容量负荷过重亦称前负荷过重，前负荷指的是心脏舒张末期心室容积，前负荷过重使心室壁张力过高。二尖瓣或主动脉瓣关闭不全可引起左心室容量负荷过重，三尖瓣或肺动脉瓣关闭不全、室间隔缺损及甲亢等引起右心室容量负荷过重。

（二）诱因

很多患者在患有心力衰竭的基础上可被许多因素诱发心力衰竭，60%～90%心力衰竭的发生都有诱因的存在，心力衰竭的发生与之密切相关，及时发现和清除诱因对预防和控制心力衰竭具有重要意义（见表 8-2）。

表 8-2　心力衰竭诱因及主要机制

诱因	主要机制
感染	微生物的毒素直接损害作用；伴有发热时交感神经兴奋、心率加快、心肌耗氧量增加，舒张期缩短、心室充盈障碍；舒张期缩短使冠脉灌注减少，使心肌缺血；呼吸道感染加重右心室后负荷
心律失常	快速型心律失常，如室上性心动过速、心房颤动等，导致心肌耗氧增加，心室充盈障碍；舒张期缩短减少心肌供血和心室充盈；严重缓慢性心律失常，导致心输出量降低
水、电解质和酸碱平衡紊乱	过量、过快输液加重心脏前负荷；血钾改变可以导致心肌的兴奋性、传导性和自律性改变；H^+增加干扰心肌钙离子转运，抑制心肌的收缩性
过劳和情绪激动	应激反应使心率加快、心肌耗氧量增加、心肌供血减少
治疗不当	洋地黄中毒导致心律失常，与水、电解质代谢紊乱互为因果，可干扰心肌的电生理特性、减少心肌供血、增加耗氧，从而降低心肌舒缩能力
妊娠和分娩	孕妇的血容量增加，加重心脏前负荷；分娩时的疼痛、精神紧张，兴奋交感-肾上腺髓质系统，使心率加快、心肌耗氧量增加
甲状腺疾病	①甲亢时机体处于高动力循环状态，加重心脏负荷、心肌耗氧，能量代谢障碍；快速型心律失常导致心排出量下降，激活 RAAS，导致心肌肥大、血容量增加；②亚临床甲减可见心肌松弛、心脏充盈受损，导致左心室舒张功能下降；③T_3降低导致心脏舒缩功能受损，动作电位延长，心律失常的易感性增加

（三）分类

1.按心力衰竭的发生部位分类

（1）左心力衰竭：发病率较高，多见于冠心病、高血压、风心病、主动脉（瓣）狭窄及关闭不全等。临床可见心输出量减少导致重要脏器供血不足的表现，肺瘀血、肺水肿、呼吸困难等。

（2）右心力衰竭：较少见，常见于肺部疾患如缺氧、慢性阻塞性肺疾病引起肺血管收缩、肺循环阻力增加；也见于肺动脉狭窄、肺动脉高压、法洛四联症等所致的肺大血管阻力增加。临床可见体循环瘀血、静脉压力升高、下肢和/或全身水肿等。

（3）全心力衰竭：左、右心室同时或先后发生衰竭。可见于心脏病的晚期及病变同时侵犯两侧心室的情况，如心肌炎、心肌病。临床上可见左、右心室衰竭表现。

2.按心肌收缩和舒张功能障碍分类

（1）收缩性心力衰竭：指因心肌收缩功能受损而导致心脏泵血能力下降引起的心力衰竭。常见于冠心病和心肌病，临床可见左心室的射血分数（EF）减少。

（2）舒张性心力衰竭：指心肌的收缩功能正常，由于心室的顺应性下降，引起心室的舒张与充盈能力减弱，进而导致心力衰竭，机体出现循环瘀血的表现。常见于高血压伴有左室肥大、主动脉瓣狭窄、缩窄性心包炎、肥厚型心肌病等。

（3）收缩和舒张性心力衰竭：心脏的收缩和舒张能力均下降，多为晚期和重型心力衰竭所见。如高血压性心脏病早期时心室充盈减少，但随着病情发展最终收缩、舒张功能均受累。

3.按心输出量高低分类

（1）低输出量性心力衰竭：最常见的类型。静息状态下，患者的心输出量低于正常水平。

（2）高输出量性心力衰竭：在一些疾病，如严重贫血、妊娠、甲亢、动—静脉瘘、维生素 B_1 缺乏等，因血容量扩大或血运的速度加快、静脉回流增加等原因，使心脏过度充盈，机体处于高动力循环状态。具有这类疾病的心力衰竭患者，其心输出量虽然较发病前有所下降，但其心输出量的绝对值仍高于或不低于正常水平，尽管如此，心输出量仍不能满足这类患者的代谢需要，此为高输出量性心力衰竭。

4.按心力衰竭的发生速度分类

（1）急性心力衰竭：发病急骤，心脏的代偿机制无法充分发挥作用，多见于大面积的心肌梗死、严重的心肌炎症或慢性心力衰竭急性发作等。临床表现为心源性休克、肺水肿、昏迷等。

（2）慢性心力衰竭：发病缓慢，机体的代偿机制可以充分发挥作用，如心肌代偿性肥大、心腔扩张、血容量增加等。多见于心瓣膜病、高血压等，较为常见。临床表现为心输出量减少、水肿、瘀血等。因为心力衰竭的过程中，伴有血容量和组织间液的增多，静脉系统的严重瘀血，故称为充血性心力衰竭。

二、发病机制

心力衰竭的发病机制复杂，尚未能完全阐明。虽然不同原因所引起的心力衰竭和心力衰竭发展的不同阶段都可能有不同的病因，但神经–体液调节因素是关键，分子基础是心室重构，最终表现为对心脏的收缩和/或舒张功能的影响。

（一）心肌收缩功能的下降

心脏的泵血能力与心脏的收缩能力密切相关，决定心肌收缩力的主要因素有心肌本身情况、能量供应、兴奋–收缩耦联等。造成心肌收缩力下降的因素如下：

1.与心肌收缩功能相关的成分发生改变

（1）细胞数量的减少：心肌细胞可发生萎缩、变性、坏死、凋亡等，使有效收缩的心肌细胞数量减少，心肌收缩力减弱。①心肌细胞坏死：此为主要原因。严重的缺血缺氧、感染、中毒等可使心肌细胞受到严重损害，溶酶体破裂，蛋白酶等溶酶体酶释放，引起细胞自溶，与收缩相关的蛋白被破坏，心肌细胞发生坏死；单核巨噬细胞分泌肿瘤坏死因子（TNF-α）等炎症因子，进一步破坏心脏的结构和功能，心力衰竭恶化。急性心肌梗死是最常见的引起心肌细胞坏死的原因，一般当梗死面积达到左心室的23%即可发生急性心力衰竭；②心肌细胞凋亡：在多种心力衰竭的动物模型及患者的心脏中证实有凋亡的存在，心肌缺血的中心区可见细胞坏死，周边区可见细胞凋亡，而且造成老年患者心肌细胞减少的原因多为细胞凋亡。心脏负荷过重、神经内分泌失调等都可诱导细胞凋亡。心肌细胞凋亡不仅在调节细胞数量和心室重构中起作用，还在代偿性心肌肥大发展成失代偿性心力衰竭的过程中发挥重要作用。

（2）结构改变：可见心肌肥大、凋亡、坏死；肥大的心肌细胞内的肌丝与线粒体不成比例地增加，细胞核增大明显，肌原纤维排列紊乱。

2.心肌能量代谢障碍　能量的产生、储存、利用任何阶段发生障碍，都会导致心肌收缩能力下降。

（1）能量生成障碍：缺血、休克、严重贫血等都影响心脏的血供，是心脏能量生成障碍的常见原因；心肌肥大时，毛细血管数量不足、线粒体含量相对不足及氧化磷酸化水平降低等导致肥大心肌减少；维生素 B_1 缺乏造成乙酰辅酶 A 减少，影响心肌的有氧代谢，ATP 生成不足，直接影响心肌收缩性。

（2）能力储备障碍：心肌的能量主要以磷酸肌酸的形式存在，磷酸肌酸激酶（CK）可将 ATP 的高能磷酸键转移给肌酸，生成磷酸肌酸，心肌肥大时 CK 活性降低，导致心肌能量储存减少。

（3）能量利用障碍：心肌细胞内 ATP 经肌球蛋白头部的 ATP 酶水解为心肌收缩提供能量，心肌肥大时肌球蛋白头部的 ATP 酶活性降低，不能正常利用 ATP，心肌收缩力因此降低。

3.心肌兴奋-收缩耦联障碍　Ca^{2+} 将心肌兴奋（电活动）和收缩（机械活动）耦联在一起，任何影响 Ca^{2+} 的因素都可能导致心肌的兴奋-收缩耦联。

（1）细胞外 Ca^{2+} 的内流障碍：细胞外 Ca^{2+} 内流有两种通道："膜电压依赖性钙通道"和"受体操纵性钙通道"。交感神经激活 β-肾上腺素受体，少量 Ca^{2+} 内流，可促发肌浆网释放 Ca^{2+}。去甲肾上腺素与 β 受体结合，激活腺苷酸环化酶使 ATP 转化为 cAMP，cAMP 使细胞膜上的受体操纵性钙通道开放，Ca^{2+} 进入细胞内。长期心脏负荷、心肌缺血缺氧使心肌肥大，细胞内的内源性去甲肾上腺素减少，细胞膜上 β 受体密度减少，腺苷酸环化酶活性降低，Ca^{2+} 内流受阻，心肌兴奋-收缩耦联障碍；高血钾时细胞外的 K^+ 与 Ca^{2+} 在心肌细胞膜上有竞争作用，高钾血症时 Ca^{2+} 内流受阻。

（2）肌钙蛋白与 Ca^{2+} 结合障碍：心力衰竭时心肌缺血缺氧，糖酵解加强，发生酸中毒，H^+ 与 Ca^{2+} 竞争性结合肌钙蛋白上的结合位点，导致即使 Ca^{2+} 浓度加大，也无法与肌钙蛋白结合；酸中毒时肌浆网中的钙结合蛋白与 Ca^{2+} 亲和力增大，肌浆网不能充分释放 Ca^{2+}。

（3）肌浆网对 Ca^{2+} 的摄取、贮存和释放障碍：在钙泵的协助并消耗 ATP 的前提下，肌浆网摄取 Ca^{2+}，心力衰竭时，ATP 不足，钙泵活性下降，Ca^{2+} 被肌浆网摄取和贮存均不足，从而影响到心脏的下一次收缩活动。舒张时，细胞内 90% 的 Ca^{2+} 是贮存在肌浆网中的，肌浆网上有非常重要的 Ca^{2+} 通道 Ry 受体，心力衰竭时 Ry 受体蛋白及其 mRNA 均减少，导致肌浆网释放 Ca^{2+} 减少。肌浆网对 Ca^{2+} 的摄取减少和线粒体对 Ca^{2+} 摄取增多；Na^+-Ca^{2+} 泵在细胞膜处代偿性增加 Ca^{2+} 排出，细胞质内 Ca^{2+} 浓度进一步下降，导致肌浆网储存 Ca^{2+} 减少。酸中毒时，Ca^{2+} 与该贮存蛋白结合紧密，不易解离，加之 Ca^{2+} 贮备少，肌浆网的 Ca^{2+} 释放量减少。

（二）心肌舒张功能的下降

心脏舒张是保证血液充盈入心脏的条件。引起心室舒张功能降低的因素有心室充盈量减少、弹性回缩力降低、心室僵硬度增加等。舒张性心力衰竭的发生率占全部心力衰竭的 20%~40%，尤其在老年患者中发病率较高。

1.Ca^{2+} 复位延缓　心肌舒张需要胞质内 Ca^{2+} 的浓度降低，舒张阈值为 10^{-7}mol/L，此时 Ca^{2+} 可从肌钙蛋白上解离，肌钙蛋白恢复原有构型。心肌肥大、缺氧、缺血导致 ATP 供应不足，肌浆网或心肌细胞膜上的 Ca^{2+} 泵活性降低，胞质内的 Ca^{2+} 摄入肌浆网或转运至细胞外受阻，使心肌收缩后心肌细胞内 Ca^{2+} 浓度无法快速降低并同肌钙蛋白解离，心室的舒张功能受到影响，表现为迟缓或不完全舒张，从而导致心肌舒张功能下降。

2.肌球-肌动蛋白复合体解离障碍　心肌的舒张过程体现在肌球蛋白和肌动蛋白的解离上，在

Ca^{2+}和 ATP 的参与下，肌球-肌动蛋白复合体解离，肌动蛋白恢复原有构型，其结合位点被向肌球蛋白再次覆盖，细肌丝向外滑行，心肌舒张。缺血缺氧的心肌细胞，ATP 缺乏，Ca^{2+}与肌钙蛋白亲和力加大，肌球-肌动蛋白复合体很难解离，影响心室的舒张和充盈。

3.心室舒张势能降低　心室收缩末期的几何结构改变可产生一种促使心室复位的舒张势能，此势能来源于心室的收缩，受心室收缩情况的影响，心室收缩得越好，则舒张势能越大。所以，所有可能削弱心室收缩的因素对此均有影响，进而影响心室的舒张；各种原因导致的冠状动脉灌流不足也影响心室的舒张，如冠状动脉狭窄、血栓形成、室壁张力过大等。

4.心室顺应性下降　心室顺应性是指心室在单位压力变化下所引起的容积改变（dv/dp），其倒数则为心室僵硬度（dp/dv）。引起心室壁增厚、心室壁成分改变的疾病，如心肌纤维化、心肌肥大等，都可使心室顺应性下降。心室顺应性下降导致心室充盈受限，心搏出量减少。

（三）心脏各部分舒缩活动协调性失常

心脏之所以可以保持规律的跳动，功能稳定，是因为左右心之间、房室之间、心室的各个区域等处的舒缩活动都处于高度协调的状态。心脏舒张和收缩的时间和空间上的协调性被破坏将会引起心脏泵血功能紊乱，心输出量下降。多见于大面积的心肌梗死、心肌炎等病症诱发的各种心律失常，如心房纤颤、房室传导阻滞等，各处心肌的协调性受损，严重影响心输出量。

综上所述，心脏在各种机制的作用下，其收缩和舒张功能受损，协调性下降，显著影响心输出量，可发生心力衰竭。

三、代偿机制

（一）激活神经-体液调节机制

心脏衰竭造成机体的缺血缺氧，刺激神经-体液机制，出现代偿反应。

1.交感-肾上腺髓质系统兴奋性增高　心功能障碍导致的心输出量减少对于机体而言是一种应激信号，刺激交感-肾上腺髓质系统兴奋性增高，儿茶酚胺分泌增多，引起 α 和 β 受体兴奋性改变，出现心率加快、心肌收缩性增强、心输出量回升等改变，有利于组织血液灌流的改善。同时，肾血流灌注减少，尿量减少，也利于提升回心血量。但是当交感-肾上腺髓质系统过度被激活时，心脏舒张期明显缩短，严重减少冠状动脉的血液灌注，使心肌营养供应不足；儿茶酚胺过量使心肌细胞膜的离子转运异常，可引发心律失常；外周阻力血管收缩，压力持续增加，会增加心脏后负荷；内脏器官的长期缺血也影响各器官的功能，因此这些消极影响也会加重心力衰竭。

2.肾素-血管紧张素-醛固酮系统兴奋性增高　心输出量减少可以使肾素-血管紧张素-醛固酮系统兴奋性增高。此系统中的血管紧张素 II 可直接与去甲肾上腺素协同引起血管收缩；血管紧张素 II 还能使心肌和非心肌细胞发生肥大或增殖，导致心室重构；血管紧张素 II 又可刺激内皮素的合成和释放，内皮素可引起心肌收缩力增强和血管收缩。醛固酮可增加水、钠的重吸收，增加回心血量；同时还可以作用于心脏间质的成纤维细胞，参与心室重构。

3.其他　除了上述的系统外，心脏损伤还可引起其他神经-体液系统兴奋性改变，使心肌组织中多种体液因子发生改变，主要包括调控血管收缩、促进水钠潴留、促进生长的缩血管物质和调控血管舒张、促进水钠排出和抑制生长的扩血管类物质。

（二）心脏代偿反应

1.心率加快　这是快速型代偿反应。在成人，心率加快但未超过 180 次/min 时，可以提高心脏的心输出量；当超过此限度，则代偿失效，心输出量反而下降。引起心率加快的机制是心输出量减少刺激主动脉弓和颈动脉窦压力感受器；心腔内由于心脏泵血减少导致剩余血量增加，心室舒张末期容积和压力增加，刺激右心房和腔静脉的压力感受器，引起交感神经兴奋；心力衰竭时的肺瘀血，也可刺激主动脉体和颈动脉体的化学感受器，引起心率增加。心率过快增加心肌耗氧，缩短舒张期影响冠脉血供、心室充盈，最终影响心输出量。

2.心脏紧张源性扩张　心脏的负荷，特别是前负荷增加时，心脏紧张源性扩张是一种重要的代偿方式。在肌节长度 1.7 ~ 2.2 μm 的范围下，随着肌节长度的增加，心肌的收缩力增强。心脏的收缩功能受损时，每搏输出量减少，舒张期容积增加，心腔扩大，此时心脏发生代偿，随着肌节增加收缩力增加，这种伴有心肌收缩力增强的心腔扩张，称为紧张源性扩张。心脏紧张源性扩张主要是有效的横桥数目增多所致。当肌节为 2.2 μm 时，代偿效果最强；肌节超过 2.2 μm 后，有效横桥数目减少，心肌的收缩力随着心腔扩张反而减小，这种心脏的扩张称为肌源性扩张，是失代偿的一种表现。当肌节长度达到 3.65 μm 时，心肌的粗细肌丝不能重叠，心肌丧失收缩能力。

3.心肌肥大　心肌细胞是永久细胞，不可再生，可通过肥大来发挥代偿作用。心肌肥大分为向心性肥大和离心性肥大。心脏肥大时不伴有心腔扩张，称为向心性肥大，心肌肌节呈并联性增生，心肌细胞增粗。心肌肥大时伴有心腔扩张，称为离心性肥大，心肌肌节呈串联性增生，心肌细胞增长。心肌肥大一方面增加心肌收缩力，有助于维持心输出量；另一方面降低室壁张力，降低耗氧，有助于减轻负担；但过度肥大则会失代偿。

（三）心外代偿反应

1.血容量增加　慢性心力衰竭时的主要代偿机制是交感神经兴奋，肾血流量下降，近曲小管重吸收水钠增多，血容量增加；RAAS 激活，远曲小管和集合管对钠的重吸收增加；钠的重吸收增加，ADH 分泌和释放增多，灭活减少，血中 ADH 浓度增加，促进远曲小管和集合管对水的重吸收。血容量的增加在一定范围内可提高心输出量和组织的血液灌流，但过度长期的血容量增加会增加心脏负荷，反而加重心力衰竭。

2.血流重新分布　心力衰竭时，交感-肾上腺髓质系统兴奋性增高，可见外周血管阻力增加，血管收缩，皮肤、骨骼、腹腔脏器的血流灌入减少，而心、脑的血液供应可以保持，血流量不变或略增加。这样既能防止血压降低，又能保证重要器官的血供，具有重要代偿意义。但外周阻力增高可增加心脏的后负荷，且外周器官的血供不足，严重影响其本身功能，且长时间缺氧和局部代谢产物作用，可使外周血管扩张、瘀血，最终重要器官也发生缺血，失去代偿作用。

3.红细胞数量改变　心力衰竭时造成低动力性缺氧，刺激肾脏的促红素生成增多，使骨髓造血能力增强，血红蛋白和红细胞增多，则血液的携氧能力增强，机体缺氧得到改善；但红细胞增多，使血液黏稠度增加，加重心脏后负荷。

4.组织细胞对氧利用能力增强　主要表现如下：细胞线粒体数量增多，细胞色素氧化酶活性增强，改善细胞内呼吸功能；细胞内磷酸果糖激酶活性增强，细胞糖酵解增加；肌肉中肌红蛋白含量增加，氧的贮备增加。

四、病理生理变化

（一）心力衰竭的分期

1.NYHA　心功能分级法　纽约心脏学会（NYHA）心功能分级法，主要考虑的是主诉，有一定局限性（见表 8-3）。

表 8-3 NYHA 心功能分级法

心功能级别	心功能状态
I 级（心功能代偿期）	体力活动不受限，日常活动不引起心功能障碍的临床表现
II 级（轻度心力衰竭）	体力活动轻度受限，一般活动就可引起乏力、心悸、呼吸困难等症状
III 级（中度心力衰竭）	体力活动明显受限制，轻度活动就可引起乏力、心悸、呼吸困难等症状
IV 级（重度心力衰竭）	体力活动重度受限制，患者无法从事任何活动，即使在静息状态下也可出现心力衰竭的各种症状

2.美国 ACC/AHA 心力衰竭分期法　美国心脏病学会（ACC）与美国心脏协会（AHA）联合推出的方案，强调心功能障碍的演变和进展过程（见表 8-4）。

表 8-4 美国 ACC/AHA 心力衰竭分期法

分级	条件	举例
A	心力衰竭高危患者，但未发展到心脏结构改变，也无症状	冠心病、高血压、糖尿病等，检查未发现心脏结构异常
B	已发展到心脏结构改变，但尚未引起症状	左室肥大或纤维样变、扩张或收缩能力降低、无症状瓣膜心脏病、既往发生过心肌梗死等，但无心力衰竭症状
C	指过去或现在有心力衰竭症状，伴有心脏结构损害	现有因左心室舒缩功能下降导致的呼吸困难或乏力，或者既往出现过心力衰竭症状而在治疗后消失
D	器质性心脏病晚期，虽经过积极治疗，静息状态下仍有明显的心力衰竭症状，需特殊治疗	因为心力衰竭经常住院或不能安全出院者，需要持续静点正性肌力药物，以缓解心力衰竭症状，或使用机械性循环辅助装置的患者，准备接受心脏移植的住院患者

（二）病理生理变化

1.低排出量综合征　心力衰竭的基本血流动力学改变就是心输出量的绝对或相对减少，可见心脏泵血功能下降和血流重新分配。早期的临床表现主要是心脏储备能力降低的原因，当疾病进一步发展，代偿不足、负荷增加时，心脏进一步受损，心输出量下降更为明显，临床可见一系列低排出量综合征，外周血液灌入不足，严重时可发生心源性休克。

（1）皮肤苍白或发绀：心输出量不足、交感神经兴奋导致皮肤血管收缩、血流灌入减少，表现为皮肤苍白、温度下降、冷汗等；严重时，缺氧明显，血液中还原血红蛋白超过 5g/dl，机体出现发绀，若同时合并肺循环瘀血，呼吸困难，则发绀加重，患者肢体皮肤呈现斑片状或网状青紫。

（2）疲乏无力、失眠、嗜睡：心力衰竭时血流重新分布，机体的各部分肌肉的供血减少，代谢水平下降，无法提供肌肉活动所需的能量，因此患者觉得疲乏无力。轻度心力衰竭，由于代偿反应，血流重新分布使大脑的供血基本得到保证，维持在正常水平；随着疾病进展，脑血流下降，代偿不足，中枢神经系统缺血缺氧，引起中枢神经系统功能紊乱，表现为头疼、失眠、烦躁不安、眩晕等，严重者可见嗜睡、昏迷。大脑对缺氧极为敏感，引起其功能紊乱的机制也较为复杂，和 ATP 不足、酸中毒、钙超载等均有关。

（3）尿量减少：心力衰竭时心输出量减少，加之交感神经兴奋，则肾脏的血流灌注也减少，肾小球滤过率下降；同时，肾小球重吸收能力增强，尿量减少。心功能改善时尿量可增加，在一定程度上可以反映心功能的情况。

（4）心源性休克：轻度的心力衰竭，心脏可以代偿，心输出量虽然下降，但动脉压相对可以维持正常。急、重型的心力衰竭，心输出量急骤减少，动脉压随之下降明显，组织微循环的灌流量显著减少，患者可发生休克。由于心脏原因引起的休克，称为心源性休克，多见于急性左心力衰竭。

2.静脉瘀血

（1）体循环瘀血：多见于全心力衰竭或右心力衰竭，主要表现为体循环静脉系统的过度充盈、静脉压升高、内脏瘀血、水肿等。①静脉瘀血、静脉压升高：右心力衰竭时，水钠潴留及右心室舒张末期压力升高，使上、下腔静脉回心血流减少，血液瘀滞于体循环中，静脉内压力增加；由于重力作用，下肢和内脏的表现明显。可见颈静脉怒张、肝颈静脉反流征阳性；②水肿：全心力衰竭，特别是右心力衰竭的表现。水钠潴留和毛细血管内压升高，血管壁通透性增强、肝功受损引起低蛋白血症等可引起心性水肿，表现为皮下水肿、腹水和胸水；③肝肿大及肝功能受损：95%以上的右心力衰竭伴有肝脏改变，表现为肝肿大，肝功能受损。主要是因为下腔静脉回流受阻，肝静脉压力升高，肝小叶瘀血、肝窦扩张、出血、周围水肿，临床可有肝区压痛，长期右心力衰竭可导致肝瘀血性纤维化、心源性肝硬化等；④胃肠道功能受损：由于右心力衰竭，胃肠道明显瘀血，可出现消化功能障碍，表现为厌食、消化不良、恶心、呕吐、腹泻等。

（2）肺循环瘀血：主要见于左心力衰竭，左心室舒张末期压力增高，带动左心房压力升高，肺静脉回流障碍，发生肺循环瘀血，肺内的毛细血管内流体静压增高，临床可见不同呼吸困难和肺水肿表现。①肺水肿：重度急性左心力衰竭可引发急性肺水肿。肺毛细血管压力增高，通透性增大，血浆渗出到肺间质和肺泡内。患者表现为发绀、气促、端坐呼吸、咳嗽、咳粉红色泡沫样痰等；②劳力性呼吸困难：心力衰竭患者仅在进行体力活动时出现呼吸困难，休息后症状可减轻或消失，是左心力衰竭的早期表现。发生机制是体力活动可以增加四肢的血流灌注，则回心血量增加，加重肺瘀血；体力活动需要耗氧，消耗能量，但受损的左心不能为之提供相应的心输出量，机体缺氧加重，兴奋呼吸中枢，呼吸加深加快；体力活动时，心率加快，心脏舒张期缩短，左心室充盈时间减少，肺循环瘀血加重；③夜间阵发性呼吸困难：患者在夜间进入熟睡后，突然感到胸闷憋气而被惊醒，在坐起咳嗽和喘气后缓解。发生机制是患者平卧后，胸腔容积减少，不利于通气；同时，下半身的回流增多，水肿液吸收入血也增多，加重肺瘀血；入睡后迷走神经兴奋，使支气管收缩，气道阻力增加；熟睡后中枢神经对传入的刺激敏感性下降，只有当动脉血氧分压下降到一定程度时才能刺激呼吸中枢，此时患者感到呼吸困难而惊醒。若患者在气促咳嗽时伴有哮鸣音，则称为心源性哮喘；④端坐呼吸：心力衰竭患者在静息条件下已出现呼吸困难，平卧时加重，因此被迫采取端坐或半卧位，好使呼吸困难情况减轻。发生机制为端坐时，下肢血流回流减少，血容量降低，减轻肺瘀血；同时，部分血液由于重力原因转移到身体下部，肺瘀血有所减轻；端坐时，膈肌下移，胸腔容积加大，肺活量增加，通气改善。

第九章 呼吸系统

机体在生命活动中需要能量，能量来源于细胞内的氧化过程。细胞在氧化过程中不断地消耗 O_2 并产生 CO_2。因此，机体必须不断地从外界环境中摄取 O_2，并将 CO_2 排出体外，进行气体交换，以确保机体的正常新陈代谢，并维持内外环境的相对稳定。机体与外界环境之间的气体交换过程称为呼吸，呼吸系统是执行机体和外界进行气体交换的器官。

机体的呼吸过程是通过下列三个环节来完成：肺呼吸又称外呼吸，是指外界空气与肺气之间，以及肺泡与肺毛细血管内的血液之间的气体交换。气体在血液内的运输，通过血液循环把 O_2 及时地由肺运送到组织细胞；又把组织细胞产生的 CO_2 运送到肺以排出体外。组织呼吸又称内呼吸，指血液或内环境与组织细胞之间的气体交换过程。

第一节 呼吸系统的组成及其基本结构

呼吸系统由呼吸道和肺两部分组成。呼吸道是气体进出肺的通道，包括鼻腔、咽、喉、气管和支气管，临床上将鼻腔、咽、喉叫上呼吸道，气管和支气管叫下呼吸道，呼吸道的壁内有骨或软骨支持以保证气流的畅通。肺是外呼吸气体交换的场所，习惯上称为呼吸器官。肺主要由支气管反复分支及其末端形成的肺泡共同构成，气体进入肺泡内，在此与肺泡周围的毛细血管内的血液进行气体交换。

一、肺外呼吸道

（一）鼻

鼻是呼吸道的起始部分，能净化吸入的空气并调节其温度和湿度，它也是嗅觉器官，还可辅助发音。鼻包括外鼻、鼻腔和鼻旁窦三部分。

外鼻是指突出于面部的部分，以骨与软骨为基础，覆以鼻翼肌及皮肤。上端较窄，位于两眼之间叫鼻根，下端高突的部分叫鼻尖，中央的隆起部叫鼻背，鼻尖两侧向外方膨隆的部分叫鼻翼。鼻腔仅一部分位于外鼻内，其大部分位于口腔顶部。鼻腔被鼻中隔分为左右两腔，以一对鼻前孔通向外界，一对鼻后孔通向鼻咽部。外鼻孔里面衬以黏膜，上有鼻毛。鼻毛能过滤尘埃起净化空气的作用。

鼻腔是由骨和软骨覆以黏膜而成。内有丰富的血管和腺体。其分泌的黏液能附着吸入气中的灰尘、粉末、烟灰等小颗粒，然后随分泌物排出体外。鼻腔黏膜还起着增加吸入气的温度和湿度的作用，有利于保持肺泡气的温度和湿度。鼻腔由鼻中隔分隔成左右两腔，前方经鼻孔通外界，后方经鼻后孔通咽腔。每侧鼻腔有上、下、内、外四个壁。上壁与颅前窝相邻，下壁即口腔顶，由硬腭构成。内侧壁为鼻中隔，外侧壁结构较复杂。有三个突出的鼻甲，由上而下分别称为上鼻甲、中鼻甲和下鼻甲，各鼻甲外下方被遮蔽的裂隙分别称为上鼻道、中鼻道和下鼻道。下鼻道前部有鼻泪管的开口。上鼻甲与鼻中隔的上方黏膜内还有司嗅觉的嗅细胞，所以鼻也是嗅觉器官。

鼻旁窦是鼻腔周围颅骨内含气的空腔，共四对：上颌窦、额窦、蝶窦和筛窦。他们与鼻腔相通，开口于鼻道，里面衬的黏膜与鼻腔黏膜相连，故鼻腔黏膜发炎时可蔓延到鼻旁窦，引起鼻旁窦炎。鼻旁窦参与湿润和加温吸入的空气，并对发音起共鸣作用。

（二）喉

喉不仅是呼吸道，也是发音器官，向上开口于喉咽部，向下与气管通连。喉是呼吸系统中构造比较复杂的器官，它是由软骨做支架，以关节、韧带和肌肉连结，内面衬以黏膜而构成。喉的软骨中以甲状软骨最大，它的中间向前方突出叫喉结。成年男子喉结特别明显。会厌软骨位于甲状软骨的后上方，形似树叶，上宽下窄，上端游离，下端借韧带连于甲状软骨的内面。吞咽时喉上提，会厌软骨盖住喉入口处，防止食物进入气管。在甲状软骨的下方有杯状软骨，构成喉的底座。黏膜在喉腔形成上、下两对自外侧壁突入腔内的皱襞，上方的一对称室襞，有保护作用。下方的一对称声带或声襞，两侧声襞之间的裂隙叫声门裂。气流振动声带和喉肌的收缩即发出声音。

（三）气管和支气管

气管和支气管是连接喉与肺之间的管道部分，由软骨、肌肉、结缔组织和黏膜等构成。气管和支气管均以"C"形的软骨为支架，气管软骨的缺口对向后方，由平滑肌纤维和结缔组织的膜壁所封闭，以保持其持续张开状态。气管上端起自喉环状软骨下缘，向下至胸骨角平面分为左、右主支气管为止。全长由14~16个气管软骨构成。左、右主支气管自气管分出后，斜行进入肺门、右主支气管可视为气管的直接延续，长2~3cm，短粗而走向陡直，左支气管长4~5cm，较细长而走向倾斜，因而异物易落入右支气管。两主支气管再分支为若干肺叶支气管。

气管和支气管的黏膜上皮均为假复层纤毛柱状上皮，夹有杯状细胞。纤毛细胞顶部上的纤毛平时向咽部颤动，以清除尘埃和异物，使吸入的空气保持整洁。杯状细胞是一种具有分泌蛋白质特点的细胞，细胞分泌的粘蛋白是一种大分子糖蛋白，它与管壁内腺体的分泌物在上皮表面共同构成一道黏液性屏障，黏附吸入空气中的异物，溶解吸入的SO_2、CO等有害气体，随黏液咳出。

二、肺

肺是气体交换的器官，位于胸腔内，纵隔的两侧，左右各一。左肺有两叶，右肺有三叶。肺呈海绵状，富有弹性，内含空气。其表面覆有一层浆膜（胸膜脏层）。肺一般呈圆锥形，上部为肺尖，向上经胸廓上口突入颈根部，下部为肺底，面向纵隔的面为纵隔面，其中间有一凹陷，为肺门，是支气管、血管、淋巴管和神经出入肺之处。

肺的主要结构是由肺内导管部（支气管树）和呼吸部所组成。

（一）肺的导管部

支气管进入肺内后反复分支，越分越细，越分越薄，形成支气管树，包括小支气管、细支气管和终末细支气管，仍为气体出入的管道。每一细支气管及其所分布的肺组织形成一个肺小叶。细支气管壁上的软骨大多已消失，平滑肌形成完整环形。从细支气管的远端到终末的细支气管的管腔大小，直接影响进入肺泡内气体的流量。而管腔的大小又受管壁平滑肌舒张和收缩的影响。这些平滑肌受迷走神经和交感神经双重支配。迷走神经兴奋时，平滑肌收缩，管腔变小；交感神经兴奋时，平滑肌舒张，管腔变大。此外，体液因素对支气管平滑肌也起着调节作用，肾上腺素可以使支气管平滑肌舒张；乙酰胆碱、组织胺、缓激肽等则使之收缩。

（二）肺的呼吸部

从终末细支气管的分支呼吸性细支气管开始，再分支为肺泡管，肺泡管是几个肺泡囊的共同通道，肺泡囊又是几个肺泡共同开口的地方。肺泡是气体交换的地方。呼吸性细支气管、肺泡管及肺泡囊各段均附有肺泡，所以也称之为肺的呼吸部分。成人肺泡为3~4亿个，总面积可达$90m^2$。肺泡之间的间质内含有丰富的毛细血管网，是血液和肺泡内气体进行气体交换的场所。肺泡壁很薄，表面覆以单层肺泡上皮，由Ⅰ型和Ⅱ型两种细胞组成。Ⅰ型细胞覆盖肺泡表面的绝大部分，参与构成气血屏障。Ⅱ型肺泡细胞分泌物中的磷脂等成分在肺泡上皮表面铺展成一层薄膜，称表面活性物质。该物质在肺泡上皮表面与气体之间形成的界面，有降低肺泡表面张力的作用，使肺泡回缩力下降，减少吸气阻力，使吸气大为省力。此外，吸气末时肺泡扩大，表面活性物质分布稀薄，肺泡表面张力增大，回缩力增强，防止肺泡过于膨大；呼气末时肺泡缩小，表面活性物质相对浓厚，表面张力减小，肺泡回缩力减小，避免肺泡萎缩。

肺有两套血管系统：一套是循环于心和肺之间的肺动脉和肺静脉，属肺的功能性血管。肺动脉从右心室发出伴支气管入肺，随支气管反复分支，最后形成毛细血管网包绕在肺泡周围，之后逐渐汇集成肺静脉，流回左心房。另一套是营养性血管叫支气管动、静脉，发自胸主动脉，攀附于支气管壁，随支气管分支而分布，营养肺内支气管的壁、肺血管壁和脏胸膜。

三、胸膜和胸膜腔

胸膜为覆盖在肺表面、胸廓内面及膈上面的薄而光滑的浆膜，具有分泌和吸收等功能。覆盖在肺表面的叫胸膜脏层；覆盖在胸廓内面及膈上面的叫胸膜壁层。脏、壁两层在肺根部互相反折延续，围成两个完全封闭的胸膜腔。腔内仅有少量浆液，可减少两层胸膜间的摩擦，它是一个潜在腔。腔内压一般低于大气压，称为胸腔负压，它可使两层胸膜紧密相贴。因此，当胸腔扩大与缩小时，肺也随之扩大与缩小。

四、纵隔

纵隔是两侧纵隔胸膜间的全部器官的总称。它的前界为胸骨，后界为脊柱胸段，上达胸廓上口，下至膈肌。纵隔上部主要含有胸腺、上腔静脉、主动脉弓及其分支、气管、食管、胸导管和迷走神经、膈神经等。中纵隔主要有心包、心脏。后纵隔则包含有胸主动脉、奇静脉、食管、胸导管等器官。

第二节 肺通气

肺通气是指肺与外界环境之间的气体交换过程。实现肺通气的器官包括呼吸道、肺泡和胸廓等部分。呼吸道是沟通肺泡与外界的管道，肺泡是气体交换的场所，胸廓则以其节律性的呼吸运动产生肺通气的动力。

一、肺通气动力

气体之所以能进出肺是靠压力差的推动。肺与外界的压力差是靠呼吸肌的舒缩引起胸廓与肺的张缩，从而改变了肺内压所致。因此，呼吸肌收缩与舒张产生的呼吸运动是肺通气的原动力。

（一）呼吸运动

呼吸肌收缩与舒张引起的胸廓扩大和缩小称为呼吸运动。呼吸运动包括吸气运动和呼气运动。主要的吸气肌有膈肌和肋间外肌，主要的呼气肌有肋间内肌和腹肌。此外，还有一些吸气辅助肌，如斜角肌、胸锁乳突肌等。在安静状态下呼吸运动平稳缓和，每分钟 12～18 次，这种安静状态下的呼吸称为平静呼吸。平静呼吸时，吸气运动主要是膈肌和肋间外肌收缩，使胸腔上下径、左右径、前后径增大，肺被动地扩张，肺内压下降，当肺内压暂时低于大气压时，空气依压力差入肺至等于大气压时吸气停止；呼气运动主要是膈肌和肋间外肌舒张，肋骨和胸骨借重力作用而恢复原位，膈肌也被腹腔脏器挤压和胸腔负压吸引而恢复原位，使胸腔和肺容积均缩小，肺内压升高，当肺内压暂时高于大气压时，气体依靠压力差流出体外至等于大气压时呼气停止。可见，在平静呼吸过程中，吸气动作是主动的，而呼气动作则是被动的。当人体活动增强、新陈代谢加快，呼吸运动会相应加深加快，这种呼吸称为用力呼吸。用力呼吸时，吸气动作不仅是膈肌和肋间外肌的收缩，还有吸气的辅助肌（如斜角肌、胸锁乳突肌、胸肌及背肌等）也参与吸气运动，呼气时则有肋间内肌和腹肌等参加。用力呼吸时，无论吸气还是呼气都是主动的过程。

在呼吸运动中，以肋骨和胸骨运动为主的呼吸运动称为胸式呼吸，以膈肌运动为主的呼吸运动称为腹式呼吸。小儿及男性以腹式呼吸为主，女性在妊娠时，膈肌活动受限，以胸式呼吸为主。但一般情况下，人体以腹式和胸式混合式呼吸为主。

（二）肺内压

肺内压是指气道和肺泡内气体的压力。但在呼吸过程中，气体所以能进出肺泡，是因为肺泡与大气之间存在着一定的压力差，气体从压力高处流向压力低处。吸气之初，由于肺随着胸廓扩大而增大了容积，肺泡内原有气量未变，致使肺内压暂时低于大气压，空气即通过呼吸道从外界流入肺泡；到吸气末期，进入的空气已充满了扩大的肺容积，故肺内压又与大气压相等。呼气之初，肺容积缩小，气体被压缩，于是肺内压暂时高于大气压，肺泡内气体遂通过呼吸道流向外界；而呼气末期，肺泡内排出气体的量已与肺容积缩小相适应，肺内压又与大气压相等。肺内压变化的大小与呼吸运动的深浅、缓急和呼吸道的通畅程度有关。

（三）胸膜腔内压

胸膜腔内压是指胸膜腔内的压力，简称胸内压。胸膜腔是由脏层胸膜和壁层胸膜紧密相贴形成的一密闭的潜在腔隙，其中有少量的浆液。胸膜腔内的浆液，不仅起着润滑作用，减少呼吸运动的两层胸膜间的摩擦，而且由于分子的吸附作用，使两层胸膜互相紧贴，不易因胸廓增大或减小而分开，从而保证呼吸运动中肺能紧贴胸廓内侧，随胸廓的变化而变化。

胸内压可用连有检压计的针头刺入潜在的胸膜腔测得。在平静呼吸过程中，胸内压较大气压低，故称为负压。胸内负压实际上是加于胸膜表面的压力间接形成的。胸膜外层的表面受到胸廓组织的保护（骨骼和肌肉），故不受大气压的影响，胸膜内层表面的压力有两个：其一是肺泡内的压力，呼吸静止时与大气压相等，它使肺扩张；其二是肺组织由于被动扩张而产生的弹性回缩力，其作用方向与肺内压相反，因此胸膜腔内的实际压力是：

胸膜腔内压 = 肺内压（大气压）- 肺回缩力

若以大气压力为零位标准，肺内压在吸气末或呼气末等于大气压，则：

胸膜腔内压 = - 肺回缩力

由于胸内负压是肺弹性回缩力造成的，故当吸气时胸廓扩大，肺被扩张，回缩力增大，胸内负压也增大。呼气时相反，胸内负压减小。正常人平静呼气末胸内压-0.4～-0.7kPa（-3～-5mmHg），平静吸气末为-0.7～-1.3kPa（-5～-10mmHg），用力吸气时可达-4.0～-10.7kPa（-30～-80mmHg），紧闭声门用力呼气，胸内压也可以成为正值。

胸内负压有重要生理意义：①使肺和小气道维持扩张状态，不致因回缩力而使肺完全塌陷；②有助于静脉血和淋巴的回流。位于胸腔内的腔静脉、胸导管等由于管壁薄，胸内负压可使其被动扩张，管内压下降，有利于回流。

二、肺通气的阻力

呼吸时，呼吸肌运动所产生的动力必须克服肺通气的阻力才能实现肺的通气功能。肺通气的阻力包括弹性阻力和非弹性阻力两类。

（一）弹性阻力

外力作用于弹性物体使之变形时所遇到的阻力称为弹性阻力。呼吸器官的弹性阻力包括胸廓的弹性阻力和肺的弹性阻力两方面。

1.肺的弹性阻力　肺的弹性阻力有 2/3 左右来自肺泡表面液体层的表面张力，1/3 左右来自肺内弹力纤维，两者共同形成阻止肺扩张的力量。在正常情况下，肺总是处于一定的扩张状态，因此肺总是表现有弹性阻力。

2.胸廓的弹性阻力　胸廓的弹性阻力来自胸廓的弹性成分，胸廓在自然位置时，此时肺容量相当于肺总容量的 67% 左右，不表现弹性阻力。当肺容量小于肺总容量的 67% 时，胸廓缩小超过其自然位置，其弹性阻力向外，是吸气的动力、呼气的阻力；当肺容量大于肺总容量的 67% 时，胸廓扩张超过其自然位置，其弹性阻力向内，成为吸气的阻力、呼气的动力。

3.肺与胸廓的顺应性　顺应性是指在外力作用下弹性组织的可扩张性。在静态情况下，外来压力克服弹性阻力所引起的容积变化可反映顺应性的大小。一般用顺应性来衡量弹性阻力。顺应性是弹性阻力的倒数。肺的顺应性是指在一定的跨肺压（即肺内压与胸内压之差）作用下所产生的容量变化。胸廓的顺应性是指在一定跨壁压（大气压与胸内压之差）作用下胸廓容积的变化。

（二）非弹性阻力

非弹性阻力主要是指气流通过呼吸道时产生的气道阻力、呼吸运动中呼吸器官移位的惯性阻力以及组织的黏滞阻力。非弹性阻力只在呼吸动态过程中表现出来，属于动态阻力。非弹性阻力的大小主要与呼吸运动的速度和深度以及呼吸道口径有关。

（三）呼吸功

呼吸功是指在呼吸运动中，呼吸肌为克服弹性阻力和非弹性阻力实现肺通气时所做的功。正常人平静呼吸时，呼吸功在每分钟 2.9 ~ 5.9J 范围内，其中 2/3 用来克服弹性阻力，1/3 用来克服非弹性阻力。

三、肺容积和肺容量

（一）肺容积

肺容积是指四种互不重叠的呼吸气量，全部相加后等于肺总容量。

1.潮气量　潮气量（TV）是指正常人平静呼吸时每次吸入或呼出的气体量。一般为 400 ~ 600ml，平均为 500ml。

2.补吸气量　补吸气量（IRV）是指平静吸气末，再尽力吸入的气量。正常成人为 1500 ~ 2000ml。

3.补呼气量　补呼气量（ERV）是指平静呼气末，再尽力呼出的气量。正常成人为 900 ~ 1200ml。

4.残气量　残气量（RV）是指最大呼气末存留在肺内的气体量。正常成人为 1000 ~ 1500ml。

（二）肺容量

肺容量是肺容积中两项或两项以上的联合气量。

1.深吸气量　深吸气量（IC）是指从平静呼气末做最大吸气时所能吸入的气量。深吸气量等于补吸气量和潮气量之和。它是衡量最大通气潜力的一个重要指标。

2.功能残气量　功能残气量（FRC）是指平静呼气末肺内存留的气量。是补呼气量和残气量之和。功能残气量代表了吸气肌处于松弛状态时的肺容量，它对每次呼吸时肺泡内氧分压和二氧化碳分压变化起缓冲作用。

3.肺活量和时间肺活量　肺活量（VC）是指在最大吸气后，用力呼气所能呼出的气量。它是补吸气量、潮气量和补呼气量三者之和。正常成人男性约3500ml，女性约2500ml。肺活量可反映一次呼吸的最大通气量。时间肺活量是指在最大吸气后，以最快速度尽力呼出最大气量，再分别计算第1s、2s、3s末呼出的气体量（分别用 FEV_1、FEV_2、FEV_3 表示），以及所占时间肺活量的百分数（分别用 $FEV_1\%$、$FEV_2\%$、$FEV_3\%$ 表示）。正常成人 $FEV_1\%$ 约为83%、$FEV_2\%$ 约为96%、$FEV_3\%$ 约为99%。时间肺活量是评价肺通气功能的较好指标。

4.肺总容量　肺总容量（TLC）是指肺所能容纳的最大气量。是肺活量和残气量之和。正常男性约为5000ml，女性约为3500ml。

四、肺通气量

（一）每分通气量

每分通气量是指每分钟呼出或吸入肺部的气体量。每分通气量的多少取决于呼吸深度和呼吸频率，即：

每分通气量 = 潮气量 × 呼吸频率（次/min）

正常成人平静呼吸时，每分通气量为 6 ~ 8L/min。人体以最大的呼吸深度和呼吸频率每分钟所能达到的通气量称为最大通气量。最大通气量是了解肺通气功能的良好指标。正常成人最大通气量为70 ~ 120L/min。

（二）无效腔和肺泡通气量

上呼吸道至呼吸性细支气管以前的呼吸道，因不参与气体交换过程，故将这部分呼吸道容积称为解剖无效腔。成年人其容积约为150ml。由于解剖无效腔的存在，肺泡实际更新的气量只是肺通气量的一部分，即肺泡通气量。

肺泡通气量 =（潮气量 − 无效腔气量）× 呼吸频率

比如某人潮气量为500ml，呼吸频率为12次/min，则每分通气量为6000ml，而肺泡通气量为4200ml。如果潮气量减半，呼吸频率加倍，则每分通气量为6000ml，而肺泡通气量为2400ml。如果潮气量加倍，呼吸频率减半，则每分通气量仍为6000ml，而肺泡通气量为5100ml。可见，浅而快的呼吸可降低肺泡通气量，对机体不利；而适当的深而慢的呼吸可增大肺泡通气量。故认为在一定范围内深而慢的呼吸比浅而快的呼吸更有效。

第三节　呼吸气体的交换

一、气体交换的原理

（一）气体的扩散

肺泡和血液之间的呼吸膜厚度仅 0.2 ~ 0.6μm，允许脂溶性的 O_2、CO_2 和 N_2 等气体分子自由扩散，扩散的方向只取决于各气体本身的分压差，而不受其他气体或其分压的影响。

（二）气体扩散速率及影响因素

单位时间内气体扩散的容积称为气体扩散速率（D），它受下列因素的影响：

1. 气体分压差　分压（P）是指混和气体中，某一种气体所具有的压力。两个区域之间某一种气体的分压差（ΔP）是该气体扩散的动力，分压差大，则扩散快，扩散速率大；分压差小，则扩散慢，扩散速率小。

2. 气体的分子量和溶解度　在相同的条件下，气体扩散速率和气体分子量（MW）的平方根成反比。在液体中或气体与液体的交界面上，气体扩散速率还与气体在液体中的溶解度（S）成正比。故分子量小的气体扩散较快，溶解度高的气体扩散较快。

3. 扩散面积和距离　气体扩散速率与扩散面积（A）成正比，和扩散距离（d）成反比。

4. 温度　气体扩散速率与温度（T）成正比。

综上所述，气体扩散速率与诸影响因素的关系是：

$$D \propto \frac{\Delta P \cdot T \cdot A \cdot S}{d \cdot \sqrt{MW}}$$

二、肺泡气体交换和组织气体交换

（一）肺泡气体交换过程

在安静情况下，肺泡气的 PO_2 为 13.83kPa（104mmHg），混合静脉血流经肺毛细血管时，其 PO_2 为 5.32kPa（40mmHg），肺泡气中的 O_2 便顺分压差由肺泡向血液扩散；混合静脉血 PCO_2 约为 6.12kPa（46mmHg），肺泡气的 PCO_2 约为 5.32kPa（40mmHg），CO_2 则由血液扩散入肺泡。O_2 和 CO_2 扩散非常迅速，仅需约 0.3s 即可达到平衡。通常情况下，血液流经肺毛细血管的时间约 0.7s，所以当血液流经肺毛细血管全长约 1/3 时，静脉血就已变成了动脉血。

（二）影响肺泡气体交换的因素

影响肺泡气体交换的因素除了气体分压差外，还有气体溶解度、扩散面积、扩散距离、气体分子量和温度等。这里只需具体说明扩散面积、扩散距离以及通气/血流比值对肺换气的影响。

1. 呼吸膜面积　单位时间内气体扩散量与扩散面积成正比。扩散面积大，单位时间内气体扩散量多。扩散面积小，单位时间内气体扩散量少。正常成人呼吸膜总面积达 60～100m^2，安静情况下，呼吸膜的扩散面积约为 40m^2，而在运动和劳动时，呼吸膜的扩散面积可达 70m^2 以上。呼吸膜的扩散面积可因肺本身的病变、肺毛细血管关闭和阻塞而减少。

2. 呼吸膜厚度　单位时间内气体扩散量与扩散距离成反比。呼吸膜厚，单位时间内气体扩散量少。正常呼吸膜厚度为 0.2～0.6μm，气体扩散速度快。病理情况下，任何因素使呼吸膜增厚，都会降低气体扩散速度，使气体扩散量减少。

3. 通气/血流比值　通气/血流比值（V_A/Q）是指每分肺泡通气量（V_A）与每分肺血流量（Q）的比值。肺换气不仅受呼吸膜的影响，而且也受肺泡通气量、肺血流量以及两者比值的影响。当 V_A/Q 约为 0.84 时，肺换气效率最高，即流经肺部的混合静脉血能充分地进行气体交换，全部变成动脉血。当 V_A/Q 大于 0.84 时，说明通气过度或血流减少，表示有部分肺泡气不能与血液充分进行气体交换，使生理无效腔增大；当 V_A/Q 小于 0.84 时，说明通气不良或血流过多，表示有部分静脉血没能充分进行气体交换而混入动脉血中，如同发生动 - 静脉短路一样。因此 V_A/Q 可作为肺换气的功能指标。

正常成年人在直立时，由于重力作用，肺各个局部的通气量和血流量分布不均匀。肺尖部的通气量和血流量都较肺底部少，但血流量的减少更为明显，因此在肺尖部 V_A/Q 可增大到 3.3，而肺底部该比值降低为 0.63。

（三）肺扩散容量

在 0.133kPa（1mmHg）分压差作用下，每分钟通过呼吸膜扩散的某气体的总量，称为该气体的肺扩散容量（D_L）。D_L 是测定呼吸气通过呼吸膜能力的指标。正常人安静时 O_2 的 D_L 平均为 20ml/（min·mmHg），CO_2 的 D_L 为 O_2 的 20 倍。

（四）组织气体交换过程

在组织内由于 O_2 被细胞利用，PO_2 降到 4.0kPa（30mmHg）以下，组织代谢产生的 CO_2 可使 PCO_2 升至 6.65kPa（50mmHg）以上。当动脉血流经组织毛细血管时，O_2 便顺分压差由血液向组织扩散，CO_2 由组织细胞向血液扩散，完成组织气体交换。

第四节 气体在血液中的运输

一、氧和二氧化碳在血液中的存在形式

O_2 和 CO_2 在血液中有两种存在形式，即物理溶解和化学结合。O_2 和 CO_2 在血液中主要以化学结合形式存在。物理溶解的量虽小，但从气体交换的角度看，也起着十分重要的作用。因为气体交换时，气体进入血液，首先要溶解于血浆提高自身的张力，然后才进一步发生化学结合。相反，血液中的气体释放时，首先从物理溶解的部分开始，使其在血浆中的张力下降，气体再由结合状态分离出来加以补充，以便继续释放。在生理范围内，气体的溶解状态和结合状态之间，经常保持着动态平衡。

二、氧的运输

血液运输的氧主要与血红蛋白以化学结合形式存在于细胞内，物理溶解的量极少。故每 100ml 血中，血红蛋白结合 O_2 的最大量，可以代表氧容量，每 100ml 血中，血红蛋白实际结合 O_2 的量，可以代表氧含量，血红蛋白氧含量占氧容量的百分比，称为氧饱和度。

（一）血红蛋白与氧的可逆结合

血液中的 O_2 主要以氧合血红蛋白（HbO_2）的形式存在。氧与血红蛋白的结合和解离是可逆反应，可以用下式表示：

$$Hb + O_2 \underset{PO_2低（组织）—}{\overset{— PO_2高（肺部）}{\rightleftharpoons}} HbO_2$$

这一反应很快，不需酶的催化，成可逆反应。当红细胞经过氧分压较高的肺部时，其中的血红蛋白和氧迅速结合成氧合血红蛋白；在氧分压较低的组织细胞，氧合血红蛋白又迅速解离释放出 O_2，成为去氧血红蛋白。氧合血红蛋白呈鲜红色，去氧血红蛋白呈紫蓝色。

（二）氧解离曲线

血红蛋白氧饱和度和氧分压之间有密切关系，当氧分压升高时，血氧饱和度也随之增加；当氧分压降低时，血氧饱和度随之降低。血红蛋白氧饱和度和氧分压之间的关系可绘成曲线，称为氧解离曲线。从氧解离曲线可以看出，氧分压和氧饱和度之间并非呈直线关系，而是表现为"S"形曲线。

氧解离曲线分上段、中段和下段，其功能意义是：

1.曲线上段　当 PO_2 在 8.0～13.3kPa（60～100mmHg）之间时，曲线较为平坦。PO_2 虽然有较大变化，但血氧饱和度变化不大，显示出人对空气中 O_2 含量降低或呼吸性缺氧有很大的耐受力；同时也说明，当 PO_2 超过 13.3kPa（100mmHg）时，血红蛋白氧饱和度的增加也极为有限。

2.曲线中段　当 PO_2 在 5.3～8.0kPa（40～60mmHg）之间时，曲线坡度较陡。在这一范围内 PO_2 下降时，O_2 与 Hb 的解离加速，释放出氧以供组织利用。

3.曲线下段　当 PO_2 在 2.0～5.3kPa（15～40mmHg）之间时，曲线坡度最陡。说明在这一范围内只要血中的 PO_2 稍有下降时，血氧饱和度就会大幅度下降，O_2 与 Hb 的解离加速，释放出大量的氧供组织利用。

（三）影响氧解离曲线的因素

1.pH 值和 PCO_2 的影响　血液 pH 值降低与 PCO_2 升高，使 Hb 对 O_2 的亲和力降低，氧解离曲线右移；反之，血液 pH 值升高与 PCO_2 降低，使 Hb 对 O_2 的亲和力增加，氧解离曲线左移。氧解离曲线右移有利于 HbO_2 解离 O_2，左移则血红蛋白氧饱和度增大。pH 值和 PCO_2 对 Hb 与 O_2 亲和力的这种影响称为波尔效应。波尔效应有重要的生理意义，它既可促进肺毛细血管血液的氧合，又有利于在组织中毛细血管内的血液释放氧。当血液流经肺时，CO_2 从血液向肺泡扩散，血液 PCO_2 下降，H^+ 浓度降低，均使 Hb 对 O_2 的亲和力增大，血液结合的 O_2 的量增加。当血液流经组织时，CO_2 从组织扩散进入血液，血液 PCO_2 升高，H^+ 浓度升高，Hb 对 O_2 的亲和力降低，促进 HbO_2 解离，向组织释放 O_2。

2.温度的影响　温度升高，氧解离曲线右移，促进 O_2 的释放；温度降低，曲线左移，Hb 对 O_2 的亲和力增加不利于 O_2 的释放。温度对氧解离曲线的影响，可能与温度影响了 H^+ 活动有关。

3.2,3-二磷酸甘油酸的影响　2,3-二磷酸甘油酸（2,3-DPG）是红细胞无氧酵解的中间产物。2,3-DPG 浓度升高，Hb 与 O_2 的亲和力降低，使氧解离曲线右移；反之，2,3-DPG 浓度降低，使氧解离曲线左移。

三、二氧化碳的运输

（一）二氧化碳的运输形式

从组织进入血液的 CO_2 也是以物理溶解和化学结合两种方式运输的。物理溶解的量占总量的 5% 左右，化学结合的量占 95%。化学结合的方式有两种，一是碳酸氢盐形式，二是氨基甲酸血红蛋白形式。

1.碳酸氢盐　当血液流经组织时，CO_2 扩散进入血液，先溶解于血浆，使血浆中 PO_2 升高。进入血浆中的 CO_2 可以直接与水结合生成碳酸，但此反应进行非常缓慢，血流经过毛细血管时间短，这一反应是来不及完成的。故当血液中 PCO_2 升高时，CO_2 即迅速扩散进入红细胞，除去少量直接溶解外，在红细胞的碳酸酐酶催化下，CO_2 与水生成碳酸（碳酸酐酶使这一反应增快约 5000 倍），形成的碳酸又迅速解离成 H^+ 和 HCO_3^-，即：

$$CO_2 + H_2O \underset{}{\overset{碳酸酐酶}{\rightleftharpoons}} H_2CO_3 \rightleftharpoons HCO_3^- + H^+$$

与此同时，O_2 从血液扩散进入组织，释放出 O_2 的血红蛋白与碳酸解离出来的 H^+ 结合，形成为 HHb，小部分 HCO_3^- 与 K^+ 结合生成 $KHCO_3$，大部分 HCO_3^- 则顺浓度梯度通过红细胞膜扩散进入血浆。为了保证膜两侧电平衡，血浆中 Cl^- 向红细胞内转移，此现象称为氯转移。进入血浆中的 HCO_3^- 与 Na^+ 结合形成 $NaHCO_3$。由组织进入血液的大部分 CO_2，最后以红细胞中 $KHCO_3$ 和血浆中 $NaHCO_3$ 的形式运输至肺部。当静脉血流经肺部时，静脉血 PCO_2 高于肺泡气，于是血浆中的 CO_2 向肺泡内扩散，上述反应向相反方向进行。

2.氨基甲酸血红蛋白　CO_2能直接与血红蛋白的自由氨基结合，形成氨基甲酸血红蛋白，并能迅速解离出 H^+：

$$HbNH_2 + CO_2 \rightleftharpoons HbNHCOO^- + H^+$$

这一反应无需酶的催化，也是可逆反应，调节它的主要因素是氧合作用。氨基甲酸血红蛋白形式运输的 CO_2 占总运输量的 7% 左右。

（二）二氧化碳解离曲线

血液中 CO_2 的运输量，直接取决于 PCO_2，PCO_2 升高，运输 CO_2 的量也增多，两者基本呈直线关系。表示二氧化碳分压和血液中 CO_2 含量之间关系的曲线，称为二氧化碳解离曲线。

（三）O_2 与 Hb 结合对 CO_2 运输的影响

O_2 与 Hb 结合可促进 CO_2 的释放，这一现象称为何尔登效应。在组织中，由于 HbO_2 释放 O_2 而成为去氧血红蛋白，何尔登效应可促进血液摄取并结合 CO_2；在肺，由于 Hb 和 O_2 结合，则促进 CO_2 的释放。

第五节　呼吸运动的调节

一、呼吸中枢与呼吸节律的形成

呼吸中枢是指在中枢神经内产生呼吸节律和调节呼吸运动的神经细胞群。呼吸中枢分布在大脑皮质、间脑、脑桥、延髓和脊髓等部位。其中延髓呼吸中枢最为重要，是呼吸节律起源的关键部位。

（一）呼吸中枢

1.脊髓　脊髓中支配呼吸肌的运动神经元位于第 3~5 颈段（支配膈肌）和胸段（支配肋间肌和腹肌等）脊髓前角。很早就知道在延髓和脊髓之间做一横切，呼吸就停止。所以，呼吸节律不是由脊髓产生的。脊髓是联系脑和呼吸肌的中继站和整合某些呼吸反射的初级中枢。

2.低位脑干　实验证明基本呼吸节律产生于延髓。在延髓，呼吸神经元主要集中在背侧和腹侧两组神经核团内，分别称为背侧呼吸组（DRG）和腹侧呼吸组（VRG）。近来有实验证明在疑核和外侧网状核之间的前包钦格复合体（PBC）有起步样放电活动，认为它可能是呼吸节律起源的关键部位。在脑桥前部，呼吸神经元相对集中于臂旁内侧核（NPBM）和相邻的 Kollik-er-Fuse（KF）核，合称 PBKF 核群。PBKF 核群和延髓的呼吸神经核团之间有双向联系，形成调控呼吸的神经元回路。将猫麻醉后，切断双侧迷走神经，损毁 PBKF 核群，可出现长吸式呼吸，说明脑桥上部有抑制吸气的中枢结构，称为脑桥呼吸调整中枢。

3.高位脑　呼吸还受脑桥以上部位的影响，如大脑皮质、边缘系统、下丘脑等。大脑皮质可通过皮质脊髓束和皮质脑干束控制呼吸运动神经元的活动，以保证其他重要的呼吸相关活动的完成，如说话、唱歌、哭笑、咳嗽、吞咽、排便等等。

（二）呼吸节律的形成

基本呼吸节律起源于延髓。关于呼吸节律的形成，目前有起步细胞学说和神经元网络学说。起步细胞学说认为，延髓内有与窦房结起搏细胞相类似的具有起步样活动的呼吸神经元，产生呼吸节律。神经元网络学说认为，延髓内呼吸神经元通过相互兴奋和抑制而形成复杂的神经元网络，在此基础上产生呼吸节律。

二、呼吸运动的反射调节

（一）肺牵张反射

麻醉的动物在肺充气或肺扩张时，均能抑制吸气，在肺缩小萎陷时，则引起吸气。切断迷走神经，上述反应消失，说明这是一种反射性活动。这种由肺扩张或肺缩小萎陷引起的吸气抑制或兴奋的反射，称为肺牵张反射，也叫黑－伯反射。它包括肺扩张反射和肺萎陷反射。

1.肺扩张反射　是肺充气或扩张时抑制吸气的反射。其感受器位于气管至细支气管的平滑肌中，是一种牵张感受器，阈值低，属于慢适应感受器。当肺扩张牵拉呼吸道使感受器兴奋，冲动经迷走神经中的粗纤维传入延髓。通过一定的神经联系使吸气切断机制兴奋，使吸气转为呼气。该反射能加强吸气和呼气的交替，使呼吸频率增加。成年人当潮气量增至 800ml 以上时，才能引起肺扩张反射，平静呼吸时，肺扩张反射不参与呼吸调节过程。但在中度到剧烈运动时，该反射在调节呼吸深度和频率中起重要作用。

2.肺萎陷反射　是指肺缩小萎陷时引起吸气的反射。其感受器也在气道平滑肌中，传入神经纤维行走于迷走神经干。肺萎陷反射在肺明显缩小时才出现，在平静呼吸时调节意义不大，但对阻止呼气过深起一定作用，并可能与发生气胸时的呼吸增强有关。

（二）呼吸肌本体感受性反射

呼吸机的本体感受器是肌梭，接受肌肉牵张刺激。当呼吸肌被动拉长或梭内肌收缩时，本体感受器都将因牵拉刺激而发生兴奋，冲动通过背根传入纤维到达脊髓，反射性使感受器所在的同一肌肉收缩加强。呼吸肌本体感受器传入冲动在调节呼吸中有一定作用。另外，呼吸肌本体感受性反射在增强呼吸肌的收缩力量、克服气道阻力方面起着重要作用。

（三）化学感受性呼吸反射

血液中化学成分的改变，特别是低氧、二氧化碳和氢离子浓度增加，可刺激化学感受器，引起呼吸中枢活动的改变，从而调节呼吸运动的频率和深度，增加肺的通气量，以保证动脉血 PO_2、PCO_2 及 pH 值相对恒定。

1.外周和中枢化学感受器　参与呼吸调节的化学感受器根据其所在部位不同，分为外周化学感受器和中枢化学感受器。

（1）外周化学感受器：颈动脉体和主动脉体是调节呼吸和循环的重要的外周化学感受器。它们能感受动脉血中 PO_2、PCO_2 及 pH 值变化的刺激。对呼吸调节来说，颈动脉体作用大于主动脉体。

（2）中枢化学感受器：中枢化学感受器位于延髓腹外侧浅表部位，与延髓呼吸中枢截然分开。其生理刺激是脑脊液和局部细胞外液中的 H^+ 浓度，血液中 CO_2 能迅速透过血－脑屏障，与脑脊液中的 H_2O 在碳酸酐酶的作用下结合，反应生成 H_2CO_3，然后解离出 H^+，对中枢化学感受器起刺激作用。如果只提高脑脊液中的 CO_2 浓度，保持 pH 值不变，则刺激作用不明显。任何提高脑脊液中 pH 值的因素都能加强呼吸，并与 pH 值增加呈平行关系。血液中的 H^+ 本身不易透过血－脑屏障，故血液中pH 值对中枢化学感受器的作用不及 CO_2。中枢化学感受器不感受低氧刺激，但对 CO_2 的敏感性比外周化学感受器高，反应潜伏期较长。

2.CO_2、H^+、O_2 对呼吸的调节

（1）CO_2：很早就知道，在麻醉动物和人，动脉血 PCO_2 降得很低时可出现呼吸暂停。因此，一定水平的 PCO_2 对维持呼吸中枢的兴奋性是必要的。实际上，CO_2 是调节呼吸的最重要的生理性化学因素。

吸入含 CO_2 的混合气体，将使肺泡气 PCO_2 升高，动脉血 PCO_2 也随之升高，呼吸加深加快，肺通气量增加。肺通气的增加可以增加 CO_2 的排出，肺泡气和动脉血的 PCO_2 可回降至接近正常水平。

但是，当吸入气CO_2的含量超过一定水平时，肺通气量不能相应增加，将使肺泡气和动脉血PCO_2也随之陡升，CO_2积聚，压抑中枢神经系统包括呼吸中枢的活动，引起呼吸困难、头痛、头昏，甚至昏迷，出现CO_2麻醉。总之，CO_2在呼吸调节中经常起作用，动脉血PCO_2在一定范围内升高可以加强对呼吸的刺激作用，但超过一定限度则有抑制和麻醉效应。

CO_2刺激呼吸是通过两条途径实现：一是通过刺激中枢化学感受器，再兴奋呼吸中枢；二是刺激外周化学感受器，冲动经窦神经和迷走神经传入延髓呼吸有关核团，反射性地使呼吸加深、加快，增加肺通气。以通过中枢化学感受器的作用为主。

（2）O_2：吸入气中PO_2降低时，肺泡气、动脉血PO_2都随之降低，可引起呼吸加深、加快，肺通气增加。低O_2对呼吸的刺激作用完全是通过外周化学感受器实现的。低O_2对呼吸中枢的直接作用是抑制。

（3）H^+：动脉血中H^+浓度增高，可导致呼吸加深加快，肺通气增加；H^+浓度降低，呼吸受到抑制。H^+对呼吸的调节是通过外周化学感受器和中枢化学感受器两条途径起作用的。由于H^+不易透过血–脑屏障，所以对中枢化学感受器的作用较小，而以外周化学感受器的途径为主。

（四）防御性呼吸反射

呼吸道的鼻、咽、喉、气管和支气管黏膜受到机械性和化学性刺激时，都将引起防御性呼吸反射，借以排除呼吸道中的异物。

1.咳嗽反射　咳嗽反射的感受器存在于喉、气管和支气管黏膜中。大支气管以上部位对机械性刺激比较敏感，二级支气管以下部位对化学性刺激比较敏感。传入纤维在迷走神经中上行进入延髓。

咳嗽时，先有短促的深吸气，接着紧闭声门做强的呼气动作，使胸内压和肺内压都迅速上升，然后突然开放声门，由于压差大，使肺泡内气体高速冲出，同时排出气道中的异物或分泌物。

2.喷嚏反射　喷嚏反射是鼻黏膜受到刺激时引起的防御性反射。传入神经为三叉神经，反射活动与咳嗽类似，气体主要从鼻腔急速喷出，以清除鼻腔的刺激物。

第六节　缺　氧

组织和细胞不能得到充足的氧，或氧无法被组织和细胞充分利用，均可导致机体的代谢、功能和形态结构发生异常变化，这一病理过程称为缺氧。

缺氧是临床上极为常见的病理过程，也是多种疾病的致死原因，正常的机体虽然有氧的储备，但是是有限的，一旦发生呼吸、心跳停止，数分钟内就可死于缺氧。大脑是对缺氧耐受性最低的器官，仅有4~6min，这也是最佳急救时间。

一、常用血氧指标及其意义

组织的供氧量和耗氧量与动脉血氧含量、静脉血氧含量和组织血流量有关，故临床上可依据血氧指标的变化判断组织氧的供应和利用状况。

1.血氧分压（PO_2）　是指物理溶解于血液中的氧所产生的张力，又称血氧张力。正常值动脉血氧分压（PaO_2）为100mmHg（13.3kPa），静脉血氧分压（PvO_2）为40mmHg（5.33kPa）。血液中物理溶解的氧越多，血氧分压越高，反之亦然。PaO_2的高低主要取决于吸入气体的氧分压和外呼吸的功能状态；PvO_2反映内呼吸状态。

2.血氧容量（CO_2max）　是指在氧分压为150mmHg（20.0kPa），二氧化碳分压为40mmHg（5.33kPa），温度38℃的条件下，100ml血液中的血红蛋白完全氧合后的最大带氧量。取决于血液中血红蛋白的量及其与 O_2 结合的能力，血氧容量的高低反映血液携带氧的能力。

3.血氧含量（CO_2） 是指 100ml 血液实际所含的氧量，包括与 Hb 实际结合的氧和溶解在血液中的氧。动脉血氧容量（CaO_2）正常值 19ml/dl，静脉血氧容量（CvO_2）正常值 14ml/dl。主要取决于血液氧分压的高低和血氧容量的大小。

4.血氧饱和度（SO_2） 是指血红蛋白的氧饱和度，即血红蛋白实际结合的氧和最大结合的氧的百分比，公式为：（血氧含量-溶解在血液中的氧）/血氧容量×100%。动脉血氧饱和度（SaO_2）约为95%，静脉血氧饱和度（SvO_2）约为70%。主要取决于血液血氧分压的高低。

5.动—静脉血氧含量差（CvO_2） 是指动脉血与静脉血的氧含量差，正常值为 5ml/dl，即 100ml 血液流经组织细胞时大约有 5ml 氧被利用。该指标反映组织细胞对氧的消耗量，其变化取决于组织从单位容积血液内摄氧的多少。以下情况可见动—静脉血氧含量差变小：Hb 含量减少，Hb 与氧亲和力增强，氧化代谢减慢，组织摄氧减少，动、静脉分流存在等；相反情况则增大。

6.氧合解离曲线 表示氧分压与血氧饱和度之间的关系，大约为 S 形。此曲线可反映血红蛋白和氧气的亲和力，红细胞中的 2,3-二磷酸甘油酸（2,3-DPG）增多、CO_2增多、血温升高、酸中毒等情况下，血红蛋白和氧气的亲和力下降，在同等氧分压时血氧饱和度下降，曲线右移；相反的情况时，曲线左移。

二、缺氧的类型

从氧气进入肺脏到氧气被利用的各个环节中任何一处发生障碍，都会引起缺氧，根据缺氧的原因不同，会产生不同的血氧指标变化，一般据此将缺氧分为四种类型。

（一）低张性缺氧

低张性缺氧是指由于氧气进入血液不足，导致动脉血氧分压降低，动脉血氧含量下降，从而组织供氧减少引起的缺氧，又称为乏氧性缺氧。

1.原因与机制 ①吸入气氧分压过低：多见于海拔 3000m 以上的高原、高空，或通风不良的矿井、坑道等。在高空、高原，海拔越高，大气压越低，则吸入气氧分压越低，肺泡中氧分压越低，弥散入血的氧气越少，动脉血氧分压降低引起缺氧，称之为大气性缺氧；②外呼吸功能障碍：多发生于呼吸道狭窄或阻塞、胸腔疾病、肺部疾病、呼吸肌麻痹或呼吸中枢抑制等，肺的通气和/或换气功能障碍，导致动脉血氧分压和血氧含量降低继而缺氧，称之为呼吸性缺氧；③静脉血分流入动脉：见于某些先天性心脏病，如房间隔或室间隔缺损伴肺动脉狭窄或肺动脉高压、法洛四联症等。由于右心的压力高于左心，出现右向左分流，右心的静脉血未经过氧合就直接进入左心的动脉血中，导致动脉血氧分压下降而缺氧。

2.血氧变化的特点 低张性缺氧时，动脉血氧分压、血氧含量、血氧饱和度均降低；血氧容量正常或稍增高；动—静脉血氧含量差接近正常或缩小，患者可见不同程度的发绀。

正常毛细血管血液中脱氧血红蛋白浓度约 2.6g/dl。低张性缺氧时，血中的脱氧血红蛋白浓度增高，当毛细血管血液中脱氧血红蛋白浓度达到或超过 5g/dl 时，皮肤和黏膜呈青紫色，称为发绀。

氧分压大于 60mmHg（8kPa）时，氧分压的变化对血氧饱和度和血氧含量的影响不大，因为这段的氧合解离曲线比较平坦；氧分压低于 60mmHg（8kPa）时，动脉血氧含量和血氧饱和度显著减少，导致组织缺氧。低张性缺氧时，血红蛋白无明显变化，所以血氧容量一般无明显变化；但慢性缺氧时患者红细胞和血红蛋白可代偿性增多而使血氧容量增高。动—静脉血氧含量差可减少或接近正常，低张性缺氧时血液和细胞之间的氧分压差减少，等量血液弥散给组织的氧量减少，故动—静脉血氧含量差可见减少；但慢性缺氧时，组织利用氧的代偿能力强，此时动—静脉血氧含量差则可能趋于正常。

（二）血液性缺氧

血液性缺氧是指因为血红蛋白数量减少或性质改变，使血液携带氧的能力减低，或Hb结合的氧不易释放出所携带的氧气，从而引起组织缺氧，因其动脉血氧含量降低而血氧分压正常，故又称等张性缺氧。

1.原因与机制　①血红蛋白含量减少：见于各种原因引起的严重贫血，称贫血性缺氧，是因为单位容积血液内红细胞和血红蛋白数量减少，血液携带氧减少而导致的缺氧；②一氧化碳中毒：CO与Hb结合形成了碳氧血红蛋白（HbCO），正常情况下，血液中可见约0.4%的HbCO，由红细胞崩解产生。CO与Hb的亲和力比O_2与Hb亲和力强，前者是后者的210倍，当吸入气中含有0.1%的CO时，血液中50%的Hb结合CO形成HbCO失去携带氧的能力。同时，红细胞内的糖酵解可被CO抑制，使2,3-DPG生成减少，氧合解离曲线左移，影响氧的释放，造成组织缺氧。当血液中的HbCO增加至10%~20%时，可见头痛、乏力、眩晕、恶心、呕吐等症状；增加至50%时，可迅速出现痉挛、呼吸困难、昏迷，甚至死亡；③高铁血红蛋白症：正常情况下，血红蛋白中的铁离子主要以二价铁形式存在，而仅有少量的高铁血红蛋白，且不断被血液中的维生素C、还原型谷胱甘肽等还原剂还原为二价铁，二阶铁离子具有结合氧的能力，三价铁离子因与羟基结合牢固，失去结合氧的能力。亚硝酸盐、过氯酸盐、磺胺类等氧化剂中毒时血红蛋白中的二价铁离子氧化成三价铁离子，形成高铁血红蛋白，血红蛋白分子中的四个二价铁离子中部分被氧化成三价铁离子，不能结合氧，剩下的二价铁离子虽然能结合氧，但不易解离，组织缺氧，导致高铁血红蛋白血症。当高铁血红蛋白含量超过血红蛋白总量的10%，就可出现缺氧，当达到30%~50%时，则发生严重缺氧，可见全身青紫、头痛、精神恍惚、意识不清甚至昏迷。高铁血红蛋白血症最常见于亚硝酸盐中毒，如食用大量含硝酸盐的腌菜或变质蔬菜，硝酸盐经过肠道细菌作用还原为亚硝酸盐，大量吸收入血使二价铁离子氧化为三价铁离子，当血液中的高铁血红蛋白达到1.5g/dl时，皮肤、黏膜可出现青紫颜色，称为肠源性发绀；④Hb与氧的亲和力异常增高：大量碱性液体输入体内，pH值升高，Hb与O_2的亲和力增加；输入大量库存血，血液中红细胞的2,3-DPG含量低，使Hb与O_2结合增强；某些Hb疾病，由于Hb肽链中的某些氨基酸被替代，使Hb与O_2的亲和力比正常高几倍，氧释放障碍，导致组织缺氧。

2.血氧变化的特点　机体的外呼吸功能正常，动脉血氧分压及血氧饱和度正常；Hb变化较大，数量减少或性质改变，血氧容量和血氧含量降低；组织供氧减少使动—静脉血氧差变小。

不同病因缺氧的皮肤颜色也不同，贫血时患者面色苍白，CO中毒患者皮肤黏膜呈樱桃红色，高铁血红蛋白血症时患者皮肤黏膜可见咖啡色或青石板色。

（三）循环性缺氧

各种原因引起的血液循环障碍导致组织血流量减少，引起组织的供氧不足，又称低动力性缺氧。

1.原因与机制　①全身性血液循环障碍：可见于心力衰竭、休克、大出血等。心力衰竭患者心排出量减少，组织血液灌流不足发生缺血性缺氧，静脉回流不畅发生瘀血性缺氧。缺氧时发生的代谢性酸中毒，使心肌收缩力减弱，心排出量降低，缺氧加重；②局部性血液循环障碍：见于动脉硬化、脉管炎、血栓形成、栓塞、血管痉挛等心血管病变，局部组织缺血或瘀血，单位时间内流经毛细血管的血流减少，弥漫到组织、细胞的氧减少，导致缺氧。

2.血氧变化的特点　动脉血氧分压、血氧容量、血氧含量和血氧饱和度均正常，动—静脉血氧含量差增大，可见发绀。

血流缓慢，血流经过毛细血管时间延长，单位容量血液中弥散给组织的氧量增加，则静脉血中氧含量下降。血流淤滞，二氧化碳含量增加，氧解离曲线右移，氧释放增多，静脉血氧分压和氧含量降低。缺血性缺氧时皮肤黏膜苍白；瘀血性缺氧时，组织从血液中摄取氧增多，毛细血管内还原血红蛋白增多，可见发绀。

（四）组织性缺氧

由各种原因引起的生物氧化障碍，使组织、细胞利用氧的能力降低而引起的缺氧。

1.原因与机制　①线粒体功能受阻：细胞内的氧化磷酸化主要在线粒体完成，线粒体中的细胞色素分子通过可逆性氧化还原反应进行电子传递，任何影响线粒体电子传递或氧化磷酸化的因素都可以引起组织性缺氧。如氰化物、硫化物、磷等毒性物质，最典型的是氰化物中毒，其与氧化型细胞色素氧化酶的三价铁离子结合成氰化高铁细胞色素氧化酶，失去成为还原型细胞色素氧化酶的能力，导致呼吸链中断，无法传递电子，生物氧化受阻。硫化氢和砷化物等中毒也是抑制细胞色素氧化酶，鱼藤酮和巴比妥可抑制电子从 NADH 向辅酶 Q 传递；②线粒体呼吸酶合成减少：维生素 B_1、维生素 B_2、泛酸等是呼吸链中的脱氢酶的辅酶，严重缺乏时，呼吸酶合成减少，影响氧化磷酸化，导致缺氧；③线粒体损伤：高温、大剂量的放射线、细菌毒素等可以破坏细胞，损伤线粒体，引起其功能受损，ATP 生成减少。

2.血氧变化的特点　动脉血氧分压、血氧含量、血氧容量、血氧饱和度均可正常；由于组织利用氧减少，静脉血的血氧分压、血氧含量、血氧饱和度高于正常；动—静脉氧含量差减小。

由于组织细胞利用氧障碍，耗氧量少，毛细血管内的氧合血红蛋白高于正常，故皮肤黏膜常见鲜红色或玫瑰红色。

三、缺氧时机体的功能和代谢变化

缺氧对各系统、器官、组织、细胞的功能代谢均有影响，此影响取决于缺氧的原因，缺氧发生的速度、部位、持续时间、程度及代偿能力等。下面以低张性缺氧为例说明缺氧对机体的影响。

1.对呼吸系统的影响

（1）代偿性反应：轻度、慢性缺氧，动脉氧分压降至 60mmHg 以下，代偿机制发挥作用，呼吸加深加快，每分钟肺通气量增加。可能与动脉血氧分压降低、动脉血二氧化碳分压波动、胸廓呼吸运动加强有关。缺氧可以刺激颈动脉体和主动脉体的化学感受器，反射性地引起呼吸中枢兴奋，呼吸运动增强，呼吸加深加快，以增加每分钟肺泡通气量，增加动脉血氧分压。同时，$PaCO_2$ 增高则刺激外周和中枢化学感受器，呼吸因而加深加快，增加肺泡通气量，CO_2 排出增加；但过度通气后则 $PaCO_2$ 降低，对化学感受器的刺激下降，肺通气量被限制。胸廓运动增强使胸腔内负压增大，促进静脉回流，心输出量和肺血流量增加，利于摄取和运输氧。

（2）呼吸功能障碍：严重缺氧导致氧分压过低，可直接抑制呼吸中枢，呼吸运动减弱，肺通气量减少，出现各种呼吸困难，如周期性呼吸、潮式呼吸，甚至可因呼吸中枢麻痹导致呼吸衰竭。

肺水肿是一种低张性急性呼吸衰竭时的表现，在快速进入 4000m 以上的高原时可出现，在 1~4d 内发生高原性肺水肿（急性肺水肿）。临床表现为呼吸困难、咳嗽、红色泡沫样痰、发绀，听诊可闻及湿性啰音。

2.对循环系统的影响

（1）代偿性反应：循环系统可见心输出量增加、血流重新分布、肺血管收缩、毛细血管增生等。缺氧时肺通气量增加使肺反射性地膨胀，刺激到肺的牵张感受器，从而抑制迷走神经并兴奋交感神经；交感神经分泌儿茶酚胺增多，作用于心肌上的 β-肾上腺素能受体，使心率加快，心肌收缩性增强，心输出量增加；缺氧时的静脉回心血流增加，也增加心输出量。交感神经的兴奋使机体血流重新分布，皮肤和内脏的小血管收缩，心脑血管由于酸性代谢产物堆积而扩张，这种改变保证了心脑的血液供应。局部的肺小动脉在缺氧时发生收缩，因为肺泡内氧分压降低，此种改变利于维持肺泡通气与血流比值，使流经这部分肺泡的血液能够充分氧合，维持较高的动脉血氧分压。交感神经兴奋刺激肺血管 α-受体，缺氧促进肺内肥大细胞、巨噬细胞释放白三烯、血栓素 A2，肺血管壁平滑肌细胞膜通透性增高，Ca^{2+} 内流等都导致肺血管收缩。急性缺氧时心输出量增加具有一定代偿意义，慢性缺氧则可见毛细血管增生，尤其在脑、心、骨骼肌等部位尤为显著，这增加了氧的弥散面积，缩短了弥散距离，有利于氧的组织利用。

（2）循环功能障碍：严重的缺氧可导致心脏发生器质性病变，如肺源性心脏病、高原性心脏病、贫血性心脏病等，最终可导致心力衰竭。可能与肺动脉高压、心肌舒缩功能降低、心律失常、静脉回流减少有关。

3.对组织细胞的影响

（1）代偿性反应：缺氧时，可见细胞利用氧的能力增强、无氧糖酵解增强、肌红蛋白增加、机体细胞处于低代谢状态等。慢性缺氧时，镜下观察可见线粒体数目增多、线粒体膜面积增大；且检测到生物氧化相关酶也增加，细胞的内呼吸能力增强，组织利用氧能力增加。缺氧导致 ATP 生成减少，激活无氧糖酵解途径，在一定程度上补充了 ATP 的不足。肌红蛋白（Mb）是一种广泛存在于肌细胞中的载氧蛋白，其与氧的亲和力高于血红蛋白，PO_2 为 10mmHg 时，Hb 的氧饱和度约为 10%，而 Mb 的氧饱和度可达到 70%。可见，肌红蛋白可有效地促进氧从血液和组织间液向细胞内转移，同时具有贮备氧的作用，并直接介导氧向线粒体传递。缺氧时，肌红蛋白可释放出储存的氧以供细胞利用，且加快了氧的弥散。缺氧时 ATP 缺少，此时细胞处于低代谢状态，节约能量，维持细胞生存的基本需要。

（2）组织细胞损伤：细胞膜、线粒体、溶酶体等均有变化，氧自由基生成增加。缺氧首先影响线粒体对氧的利用，神经递质的生成和转化过程受阻，线粒体处的氧分压降至临界点 1mmHg 时，线粒体的呼吸功能受限，ATP 产生减少。严重可见线粒体破坏。缺氧时细胞膜、溶酶体破裂，大量溶酶体酶释放；自由基增多，导致细胞和周围组织的溶解、坏死。

4.对中枢神经系统的影响　急性缺氧时可见一系列中枢神经系统功能障碍。早期，大脑皮质的抑制受限，兴奋占优势，可见情绪激动、易激惹、头痛、运动不协调、定向障碍等；严重时可有躁动、惊厥、昏迷等；缺氧时间加长，缺氧严重，则大脑皮质以抑制反应为主，出现表情淡漠、反应迟钝、昏迷甚至死亡。慢性缺氧时，可见注意力不集中、记忆力与判断力差、疲劳、嗜睡、抑郁等。严重的缺氧可引起脑细胞肿胀、变性、坏死及脑间质水肿等。

5.对血液系统的影响　急性缺氧时，交感神经兴奋可使储血器官——肝、脾等的血管收缩，其内血液进入有效循环，增加血液红细胞和血红蛋白量；慢性缺氧时，骨髓造血发挥作用，代偿性造血增多。含氧量低的血液流经肾脏近球细胞，可刺激促红素释放，加速骨髓造血。红细胞增多可携带更多氧，提高血液的氧容量和氧含量。缺氧时，红细胞内的 2,3-DPG 生成增多，氧合解离曲线右移，氧和血红蛋白的亲和力下降，更多的氧可从血红蛋白上解离向组织释放，有益于改善组织细胞的缺氧。红细胞过度增加，血液黏稠度增加，可增加肺血流阻力和右心负荷。

第七节　慢性支气管炎

慢性支气管炎是指发生在气管、支气管黏膜及其周围组织的慢性非持异性炎症，是一种常见病、多发病，中老年人群中发病率高达 15%～20%。主要临床特征为反复发作的咳嗽、咳痰或伴有喘息症状，且每年持续发病 3 个月，连续 2 年以上，常于冬春季加重，夏季缓解。病程持续多年者常并发肺气肿和慢性肺源性心脏病。

一、病因与发病机制

慢性支气管炎是体内外多种因素长期综合作用的结果。

1.感染　是慢性支气管炎发生、发展的重要因素，病原体多为病毒和细菌。凡能引起上呼吸道感染的病毒（鼻病毒、腺病毒、呼吸道合胞病毒等）和细菌（肺炎球菌、流感嗜血杆菌等呼吸道常驻细菌），均可引起本病的发生和复发，反复感染导致病变不断进展。

2.吸烟　吸烟者患病率较不吸烟者高 2～10 倍，且患病率与吸烟量呈正比。香烟烟雾中的有害成分不仅能使支气管黏膜上皮纤毛变短、杯状细胞增生、腺体分泌增加，致呼吸系统的自净能力下降；亦能削弱肺泡巨噬细胞的吞噬能力，降低呼吸系统的防御功能；还可引起小气道痉挛，增加气道阻力。

3.空气污染和气候变化　大气中的刺激性烟雾、有害气体（如二氧化碳、二氧化硫等）及寒冷空气均可使呼吸系统的自净功能下降，故慢性支气管炎多在气候变化剧烈的寒冷季节发病和复发。

4.过敏因素　过敏反应可导致支气管痉挛收缩、组织损伤和炎症反应，喘息性慢性支气管炎患者往往有过敏史。

5. 其他（内在因素）　机体抵抗力下降所致呼吸系统防御功能下降；自主神经功能失调，如副交感神经功能亢进，可引起支气管痉挛，黏液分泌增加；营养因素，如维生素 A 和维生素 C 缺乏，可影响支气管黏膜上皮修复，易患慢性支气管炎。

二、病理变化及临床病理联系

（一）病理变化

慢性支气管炎是发生在气管、支气管黏膜及其周围组织的慢性非特异性炎症。常起始于较大的支气管，随着病程进展，病变可沿支气管向纵深发展，引起小支气管与细支气管炎及其周围炎，受累支气管越小，病情越严重。主要病变为：

1.黏膜上皮损伤与修复　支气管黏膜上皮纤毛粘连、变短，倒伏，甚至脱落，上皮细胞呈空泡变性、坏死、脱落，杯状细胞增多，再生修复时可伴有鳞状上皮化生。

2.腺体增生、肥大、黏液腺化生及退变　黏膜下腺体增生，肥大，部分浆液腺上皮黏液腺化生导致黏液分泌增多，潴留于支气管腔内形成黏液栓，使气道发生完全或不完全阻塞。病变后期，患者支气管黏膜萎缩、鳞状上皮化生，腺体萎缩、消失，致使分泌物逐渐减少。

3.支气管壁其他组织的慢性炎性损伤　支气管壁各层组织充血、水肿，淋巴细胞、浆细胞浸润；由于反复感染和发作，炎症可累及支气管壁全层，引起管壁平滑肌断裂、萎缩（喘息型患者的平滑肌可增生、肥大），软骨可发生萎缩、变性、钙化和骨化。病程久、病情重者，炎症向纵深发展，由支气管壁向周围组织及肺泡扩散，纤维组织增生，进而使支气管壁僵硬或塌陷、形成闭塞性细支气管炎及细支气管周围炎。受累的细支气管越多，气道阻力越大，肺组织受损的程度也越严重，进而引起阻塞性肺气肿。由此可见，细支气管炎及细支气管周围炎是引起慢性阻塞性肺气肿的病变基础。

（二）临床病理联系

由于炎症刺激，支气管黏膜和黏液腺增生、腺体分泌功能亢进，临床可出现咳嗽、咳痰或伴有喘息症状。痰一般为白色黏液或浆液泡沫状，较黏稠，不易咳出。急性发作伴细菌感染时，出现黏液脓性或脓性痰，痰量增加，且咳嗽加剧。患者可因支气管壁平滑肌痉挛或支气管狭窄及黏液和渗出物阻塞管腔而出现喘息。听诊时可闻及干、湿性啰音及哮鸣音。病变发展到晚期，由于黏膜及腺体的萎缩等病变，痰量少或无痰，出现干咳。病变导致小气道狭窄及阻塞时，可引起阻塞性通气障碍，出现呼气性呼吸困难。病变严重且广泛者，可引起换气功能障碍，导致呼吸功能不全。

患者如能积极做好病因学预防，同时又能及时有效治疗细菌感染，增强机体抵抗力，慢性支气管炎可逐渐痊愈。若病因持续存在，防治又不及时、彻底，病变可加重，并导致慢性阻塞性肺气肿；进而引起慢性不可逆性气道阻塞、呼气阻力增加和肺功能不全时，则称为慢性阻塞性肺疾病；病情进一步发展则导致慢性肺源性心脏病。另外，慢性支气管炎还可引起支气管扩张、支气管肺炎等并发症。

第八节 肺 炎

肺炎通常是指肺的急性渗出性疾病，是呼吸系统的常见病和多发病。肺炎可以是原发性独立性疾病，也可以作为其他疾病的并发症出现。由于病因和机体的免疫状态不同，肺炎的病变性质与累及的部位和范围也常各不相同。常见的肺炎分类有三种：一是根据病变累及的部位和范围，将肺炎分为肺泡性肺炎（大叶性、小叶性）和间质性肺炎；二是根据病因分为感染性肺炎（如细菌性、病毒性、支原体性、真菌性和寄生虫性）、理化性肺炎（如放射性、类脂性和吸入性）及超敏反应性肺炎（如过敏性和风湿性）等；三是根据病变性质分为浆液性、纤维素性、化脓性、出血性肺炎等。临床上以细菌性肺炎最为常见，约占肺炎的80%。

一、细菌性肺炎

（一）大叶性肺炎

大叶性肺炎主要是由肺炎链球菌感染引起，病变起始于肺泡，并迅速扩展至整个或多个大叶的肺的纤维素性炎。多见于青壮年，临床表现为骤然起病、寒战高热、胸痛、咳嗽、吐铁锈色痰、呼吸困难，并有肺实变体征及白细胞增高等。经 5～10d，体温下降，症状消退。

1.病因和发病机制　95%以上的大叶性肺炎由肺炎链球菌引起，尤以Ⅲ型者毒力最强。此外，肺炎杆菌、金黄色葡萄球菌、溶血性链球菌、流感嗜血杆菌也可引起。受寒、疲劳、醉酒、感冒、麻醉、糖尿病、肝肾疾病等均可为肺炎的诱因。此时，呼吸道的防御功能被削弱，机体抵抗力降低，易发生细菌感染。细菌侵入肺泡后在其中繁殖，特别是形成的浆液性渗出物又有利于细菌繁殖，并使细菌通过肺泡间孔或呼吸细支气管迅速向邻近肺组织蔓延，从而波及整个大叶，在大叶之间的蔓延则系带菌渗出液经叶支气管播散所致。

2.病理变化及临床病理联系　大叶性肺炎的主要病变特征是整个肺段甚至肺大叶的急性纤维素性炎症。一般只累及单侧肺，以下叶多见，也可同时或先后发生于两个或多个肺叶。未经抗生素治疗时，其病变多表现出典型的自然发展过程，可分为四期：

（1）充血水肿期：发病第 1～2d。肉眼观察，病变肺叶肿胀、充血，呈暗红色，重量增加，切面湿润，挤压可见有较多淡红色浆液性渗出物溢出。光镜下，病变肺组织肺泡隔加宽，肺泡隔毛细血管扩张充血，肺泡腔内有较多淡红色的浆液性渗出物，其中可见少量红细胞、中性粒细胞及巨噬细胞。此期细菌可在富含蛋白质的渗出物中迅速繁殖、播散，波及整个肺段或肺大叶，并直达胸膜

临床上以发热、外周血白细胞计数升高等毒血症症状和咳嗽、咳痰等呼吸系统症状为主；听诊可闻及捻发音或湿啰音；X线检查显示肺纹理增粗，可有片状分布的淡薄的云雾状阴影。

（2）红色肝样变期：发病第 3～4d。肉眼观，病变肺叶进一步肿大，重量增加，色暗红，质地变实如肝脏，切面灰红色、较粗糙，故称为"红色肝样变"。病变肺叶的胸膜表面常有纤维素性渗出物覆盖（纤维素性胸膜炎）。光镜下，肺泡隔毛细血管更加扩张充血，肺泡腔内充满连接成网状的纤维素，其间有大量的红细胞和一定数量的中性粒细胞及少量巨噬细胞。有的纤维素穿过肺泡间孔与相邻肺泡中的纤维素网相连。

临床上，毒血症的表现进一步加重，痰液中可检出大量细菌。由于大量纤维素性渗出物充填肺泡腔，使肺泡发生实变，导致换气和通气功能障碍，可出现呼吸困难及发绀等缺氧症状；肺泡腔内的红细胞被巨噬细胞吞噬或崩解后形成含铁血黄素，使痰液呈铁锈色；由于病变波及胸膜，患者常有胸痛，并随呼吸和咳嗽而加重。X线检查可见大片规则的、均匀致密的阴影，可伴有不等量的胸腔积液。

（3）灰色肝样变期：发病后第 5～6d。肉眼观，病变肺叶仍肿大，质实如肝，切面干燥、粗糙

呈颗粒状,病变区由暗红转为灰白色,故称"灰色肝样变"。光镜下,肺泡腔内纤维素性渗出物进一步增多,纤维素网中可见大量中性粒细胞,红细胞大部分崩解消失,肺泡隔毛细血管受压闭塞,纤维素通过肺泡间孔相连接的现象更加显著;胸膜血管仍扩张充血,表面有纤维素性渗出物。

临床上,此期患者体内特异性抗体已形成,临床毒血症症状开始减轻。渗出物中肺炎链球菌大多数已被消灭,故不易检出。虽然病变区肺泡无通气,但肺泡隔毛细血管受压闭塞,病变区域血流量亦大为减少,缺氧症状得以改善。患者咳出的痰液由铁锈色逐渐转变为黏液脓性痰。X线表现与红色肝样变期基本一致。

(4)溶解消散期:发病后1周左右,历时1~3周。随着机体防御功能逐渐增强,病原菌被吞噬、杀伤、降解,中性粒细胞变性坏死并释放大量蛋白水解酶,将渗出的纤维素溶解,经气道出或经淋巴管吸收。病变肺组织质地逐渐变软,切面颗粒状外观消失,加压时有脓样混浊液体溢出。随着肺内炎症病灶完全溶解消散,肺组织的结构和功能可完全恢复正常。胸膜及胸膜腔的纤维素性渗出物亦随着肺炎的消散而溶解吸收。

临床上,在渗出物溶解的过程中,可产生大量的黏液脓性痰,病变区又可闻及湿啰音。患者体温恢复正常,临床症状和体征逐渐减轻、消失。X线检查显示,病变区阴影呈不规则片状,密度降低,透光度增加,并逐渐恢复正常。

大叶性肺炎的上述各期病理变化的发展是连续的,彼此之间并无绝对界限,同时病变常由部分肺泡逐渐向周围蔓延,因此在同一病变肺叶的不同部位亦可出现不同阶段的病变,临床上同一患者可以出现病变各期的不同体征。由于抗生素的广泛应用,尤其是病变早期使用抗生素后,疾病的自然经过被干预,故病变范围往往比较局限,常表现为节段性肺炎,病程也明显缩短。

3.结局及并发症

(1)肺肉质变:因吞噬细胞数量少或功能缺陷,渗出物不能被完全吸收清除时,则由肉芽组织予以机化,病变部位肺组织变成褐色肉样纤维组织,称肉质变。

(2)肺脓肿及脓胸或脓气胸:多见于由金黄色葡萄球菌引起的肺炎。

(3)纤维素性胸膜炎:是肺内炎症直接侵犯胸膜的结果。

(4)败血症或脓毒败血症:见于严重感染时,细菌侵入血流繁殖所致。

(5)感染性休克:严重的肺炎链球菌或金黄色葡萄球菌感染引起严重的毒血症时可发生休克,称休克型或中毒性肺炎,病死率较高。

(二)小叶性肺炎

小叶性肺炎主要由化脓菌感染引起,病变起始于细支气管,并向周围或末梢肺组织发展,形成以肺小叶为单位、呈灶状散布的肺化脓性炎。因其病变以支气管为中心,故又称支气管肺炎。主要发生于小儿和年老体弱者。

1.病因和发病机制 小叶性肺炎主要由细菌感染引起,常见的致病菌有葡萄球菌、链球菌、肺炎球菌、流感嗜血杆菌、绿脓杆菌和大肠杆菌等。这些细菌通常是口腔或上呼吸道内致病力较弱的常驻寄生菌,往往在某些诱因影响下,如患传染病、营养不良、恶病质、慢性心力衰竭、昏迷、麻醉、手术后等,使机体抵抗力下降,呼吸系统的防御功能受损,细菌得以入侵、繁殖,发挥致病作用,引起支气管肺炎。因此,支气管肺炎常是某些疾病的并发症,如所谓麻疹后肺炎、手术后肺炎、吸入性肺炎、坠积性肺炎等等。

2.病理变化 以细支气管为中心的肺组织急性化脓性炎是本病的主要病变特征。肉眼观,两肺表面和切面可见散在分布的灰黄色或暗红色实性病灶,以下叶和背侧多见且较为严重,有时也可仅累及一侧肺或仅局限于一个肺叶内。病灶大小不一,多数直径为0.5~1.0cm(相当于一个肺小叶范围),形状不规则,病灶中央常可见细支气管断面,挤压时有脓性液体溢出。严重病例,病灶可互相融合,甚至累及整个大叶,形成融合性小叶性肺炎。病变一般不累及胸膜。

光镜下，病变初期，病灶区肺泡内充满浆液性渗出物、中性粒细胞、脱落的肺泡上皮细胞及少量红细胞和纤维素；随着中性粒细胞渗出的增多，渗出物常呈脓性。在病灶中央或周边，常有一病变的细支气管，管壁充血、水肿并有大量中性粒细胞浸润，管腔内充满大量脓液。由于病变发展阶段和严重程度不同，各病灶的病变常不一致，有的仅表现为充血水肿、浆液性渗出，有的表现为细支气管及其周围炎，有的则呈化脓性炎症，甚至细支气管和肺组织结构被破坏。病灶周围肺组织无明显改变，可呈不同程度的代偿性肺气肿或肺不张。

3.临床病理联系　小叶性肺炎的临床表现取决于不同病因、肺组织损伤程度和病变范围，而且由于小叶性肺炎多为其他疾病的并发症，其临床症状常被原发疾病所掩盖。但支气管黏膜受炎症刺激，黏液分泌增多，引起咳嗽、咳痰，痰液往往为黏液脓性或脓性。由于病变区细支气管和肺泡腔内有渗出物，听诊可闻及湿啰音。因病灶通常较小且散在分布，故除融合性小叶性肺炎外，一般无实变体征。X线检查可见散在不规则小灶状或斑点状阴影，直径多为 0.5～1cm。

4.结局及并发症　小叶性肺炎发生并发症的危险性比大叶性肺炎大得多。可并发心力衰竭、呼吸衰竭、脓毒败血症、肺脓肿及脓胸等。支气管破坏较重且病程较长者，可导致支气管扩张。

二、病毒性肺炎

病毒性肺炎常常是因上呼吸道病毒感染向下蔓延所致。患者多为儿童，症状轻重不等，但婴幼儿和老年患者病情较重。一般多为散发，偶可酿成流行。引起肺炎的病毒种类较多，常见的是流感病毒，还有呼吸道合胞病毒、腺病毒、副流感病毒、麻疹病毒、巨细胞病毒等等，也可由一种以上病毒混合感染并可继发细菌感染。病毒性肺炎的病情、病变类型及其严重程度常有很大差别。

（一）病理变化

早期或轻型病毒性肺炎表现为间质性肺炎，炎症从支气管、细支气管开始，沿肺间质发展，支气管、细支气管壁及其周围、小叶间隔以及肺泡壁等肺间质充血、水肿，有一些淋巴细胞和单核细胞浸润，肺泡壁明显增宽。肺泡腔内一般无渗出物或仅有少量浆液。病变较重者，肺泡也可受累，出现由浆液、少量纤维蛋白、红细胞及巨噬细胞组成的炎性渗出物，甚至可发生组织坏死。有些病毒性肺炎（如流感病毒肺炎、麻疹病毒肺炎、腺病毒肺炎等）肺泡腔内渗出较明显，渗出物浓缩凝结成一层红染的膜样物黏附于肺泡内表面，即透明膜形成。支气管上皮的肺泡上皮也可增生，甚至形成多核巨细胞。麻疹病毒肺炎的病变特点为在间质性肺炎的基础上，肺泡壁上有透明膜形成，并有较多的多核巨细胞（巨细胞肺炎），在增生的上皮细胞和多核巨细胞的胞浆内和胞核内可检见病毒包含体。病毒包含体常呈球形，约红细胞大小，呈嗜酸性染色，均质或细颗粒状，其周围常有一清晰的透明晕。其他一些病毒性肺炎也可在增生的支气管上皮、支气管黏液腺上皮或肺泡上皮细胞内检见病毒包含体。如腺病毒肺炎可在增生的上皮细胞核内，呼吸道合胞病毒肺炎可在增生的上皮细胞胞浆内，巨细胞病毒肺炎也可在增生的上皮细胞核内检见病毒包含体。检见包含体是病理组织学诊断病毒性肺炎的重要依据。

（二）临床病理联系

病毒性肺炎的临床症状轻重不等，差别较大。由于病毒血症，常出现发热、头痛、全身酸痛、倦怠等症状；由于炎症刺激支气管壁，可使患者出现剧烈咳嗽，但无痰或痰量较少；由于是以肺间质内的炎性渗出为主，患者常出现明显缺氧、呼吸困难和发绀等症状。X线检测肺部可见纹理增粗及斑点状、片状或均匀的浸润性阴影。

（三）结局及并发症

严重患者预后较差，可并发心功能不全及肺性脑病。

三、支原体肺炎

支原体肺炎是由肺炎支原体引起的一种间质性肺炎。支原体系介于细菌和病毒之间的微生物，共有30余种，其中多种可寄生于人体，但不致病，仅有肺炎支原体能引起呼吸道疾病。各种肺炎中有5%～10%乃由肺炎支原体引起。主要经飞沫感染，秋、冬季节发病较多，儿童和青年发病率较高，通常为散发性，偶尔流行。患者起病较急，多有发热、头痛、咽痛及剧烈咳嗽（常为干性呛咳）等症状。胸部检查，可闻干、湿啰音。X线检查，肺部呈节段性分布的纹理增加及网织状阴影。白细胞计数有轻度升高，淋巴细胞和单核细胞增多，痰、鼻分泌物及咽喉拭子能培养出肺炎支原体。

（一）病理变化

肺炎支原体感染可引起整个呼吸道的炎症。肺部病变常仅累及一个肺叶，以下叶多见。病变主要发生于肺间质，病灶呈节段性分布，暗红色，切面可有少量红色泡沫状液体溢出。气管或支气管腔内也可见黏液性渗出物。胸膜光滑。镜下，病变区域肺泡间隔明显增宽，有大量淋巴细胞、浆细胞和单核细胞浸润，肺泡腔内无渗出物或仅有少量混有单核细胞的浆液性渗出液。小支气管和细支气管壁及其周围组织也常有炎性细胞浸润。重症病例，上皮亦可坏死脱落，往往伴有中性粒细胞浸润。

（二）临床病理联系

临床上起病急，多有发热、头痛、咽喉痛及全身不适等毒血症症状和咳嗽等呼吸系统症状，咳痰常不显著或咳少量黏痰，发热可持续2～3周，偶有胸骨后疼痛。部分患者肺部听诊可闻及干、湿啰音。X线显示肺纹理增粗及网状或斑片状浸润性阴影，从肺门向外伸展，呈节段性分布，持续3～4周。

本病不易与病毒性肺炎相鉴别，可通过对患者的痰、鼻分泌物和咽拭子培养检出肺炎支原体确诊。本病为自限性疾病，预后良好，多数病例可自愈，自然病程约2周，早期使用抗生素可减轻症状及缩短病程，死亡率在0.1%以下。

第九节 肺结核病

结核杆菌的感染途径主要是呼吸道，故结核病中最常见的是肺结核病。肺结核病可因初次感染和再次感染结核菌时机体反应性的不同，而致肺部病变的发生发展各有不同的特点，从而可分为原发性和继发性肺结核病两大类。

一、原发性肺结核病

第一次感染结核杆菌所引起的肺结核病称原发性肺结核病，多发生于儿童，故又称儿童型肺结核病。但也偶见于未感染过结核杆菌的青少年或成人。

（一）病变特点

结核杆菌被吸入肺后，最先引起的病变称为原发灶。原发灶通常只有一个，偶尔也有2个甚至2个以上者。常位于通气较好的上叶下部或下叶上部靠近肺膜处。以右肺多见。病变开始时是渗出性变化，继而发生干酪样坏死，坏死灶周围有结核性肉芽组织形成。肉眼观，原发灶常呈圆形，直径多在1cm左右，色灰黄。结核杆菌很快侵入淋巴管，循淋巴流到所属肺门淋巴结，引起结核性淋巴管炎和淋巴结炎。表现为淋巴结肿大和干酪样坏死。肺的原发灶、淋巴管炎和肺门淋巴结结核三者合称为原发综合征，是原发性肺结核病的病变特点。

原发性肺结核病的症状轻微而短暂，常无明显的体征，很多患儿均在不知不觉中度过，仅表现结核菌素试验阳性。少数病变较重者，可出现倦怠、食欲减退、潮热和盗汗等中毒症状，但很少有咳嗽、咯血等呼吸道症状。

（二）发展和结局

绝大多数（98%）原发性肺结核病患者由于机体免疫力逐渐增强而自然痊愈。小的病灶可完全吸收或纤维化，较大的干酪样坏死灶则发生纤维包裹和钙化。

1.淋巴道播散　肺门淋巴结病变恶化进展时结核杆菌可经淋巴管到达气管分叉处、气管旁、纵隔及锁骨上、下淋巴结引起病变。如果淋巴管因结核病变而被阻塞，结核菌则可逆流到达腹膜后及肠系膜淋巴结。颈淋巴结亦可受累而肿大，此时喉头或扁桃体多有结核病灶存在。病变淋巴结肿大，出现干酪样坏死，并可互相粘连形成肿块。

2.血道播散　结核杆菌侵入血流后经血道播散。若进入血流的菌量较少而机体的免疫力很强，则往往不致引起明显病变。如有大量细菌侵入血流，机体免疫力较弱时，则可引起血源性结核病。

（1）全身粟粒性结核病：当肺原发灶中的干酪样坏死灶扩大，破坏了肺静脉分支，大量结核杆菌由肺静脉经左心至大循环，可播散到全身各器官如肺、脑、脑膜、肝、脾、肾等处，形成粟粒性结核，称为急性全身性粟粒性结核病。肉眼见各器官内密布大小一致、分布均匀、灰白带黄、圆形的粟粒大小之结核结节。镜下，可为含菌较少的增生性病变，也可为含菌很多的渗出、坏死性病变。临床上，病情危重，有高热、衰竭、食欲不振、盗汗、烦躁不安等明显中毒症状，肝脾肿大，常有脑膜刺激征。若能及时治疗预后仍属良好，少数病例可因结核性脑膜炎死亡。

在机体抵抗力极差或用大量激素、免疫抑制药物或细胞毒性药物后，可发生严重的结核性败血症，为最剧烈的急性血源性全身性结核病，患者常迅速死亡。尸检时，在各器官中见无数小坏死灶，灶内含很多结核杆菌，灶周几乎无细胞反应可见，因而有无反应性结核病之称。此种病人可出现类似白血病的血常规，称类白血病反应。

（2）肺粟粒性结核病：又称血行播散型肺结核病。急性粟粒性肺结核病常是全身粟粒性结核病的一部分。偶尔，病变也可仅局限于两侧肺内。这是由于支气管周围肺门或纵隔淋巴结干酪样坏死破入附近的静脉（如无名静脉、颈内静脉、上腔静脉），含大量结核菌的液化物经右心和肺动脉播散至双肺所引起。肉眼观，双肺充血，重量增加，切面暗红，密布灰白或灰黄色粟粒大小的结节，微隆起于切面，并显露于肺膜表面。

（3）肺外器官结核病：或称肺外结核病，大多是原发性肺结核病经血道播散的后果。在原发综合征期间如有少量结核杆菌经原发灶内的毛细血管侵入血流，则能在肺外某些器官（骨关节，泌尿生殖器官、神经系统、浆膜、皮肤等）内形成个别的结核病灶。这些病灶可自愈或潜伏下来，经过较长时间后，当机体抵抗力下降时乃恶化进展为肺外器官结核病。

3.支气管播散　肺原发灶的干酪样坏死范围扩大，侵及相连的支气管，液化之坏死物质可通过支气管排出，形成空洞。同时，含有大量结核杆菌的液化坏死物还可沿支气管播散，引起邻近或远隔的肺组织发生多数小叶性干酪样肺炎灶。肺门淋巴结干酪样坏死亦可侵破支气管而造成支气管播散。但原发性肺结核病形成空洞和发生支气管播散者较少见。

二、继发性肺结核病

继发性肺结核病是指再次感染结核菌所引起的肺结核病，多见于成年人，故又称成人型肺结核病。肺内的病变常开始于肺尖，称再感染灶。关于再感染灶的形成机制有以下两种学说：①外源性再感染学说，认为继发性肺结核的发病是由外界重新感染所致，与原发性肺结核无任何联系；②内源性再感染学说，认为继发性肺结核病的再感染灶大多是由原发性肺结核病血源性播散时在肺尖部形成的病灶。在机体免疫力下降时，潜伏的病灶可发展为继发性肺结核病。此外，也可是肺内未愈合的原发灶内的结核菌经小支气管蔓延或由肺外器官结核病灶内的结核菌经血道播散至肺的结果。

继发性肺结核病患者对结核杆菌已有一定的免疫力或过敏性，所以继发性肺结核病与原发性肺结核病的病变有以下不同特点：①病变多从肺尖开始，这可能与人体直立位时该处动脉压低、血循环较差，随血流带去的巨噬细胞较少，加之通气不畅，以致局部组织抵抗力较低，细菌易在该处繁殖有关；②由于变态反应，病变发生迅速而且剧烈，易发生干酪样坏死，同时由于免疫反应较强，在坏死灶周围有以增生为主的病变，形成结核结节。免疫反应不仅能使病变局限化，而且还可抑制细菌的繁殖，防止细菌沿淋巴道和血道播散，因此肺门淋巴结一般无明显病变，由血源播散而引起全身粟粒性结核病者亦极少见。病变在肺内蔓延主要通过受累的支气管播散；③病程较长，随着机体免疫反应和变态反应的消长，临床经过常呈波浪起伏状，时好时坏，病变有时以增生性变化为主，有时则以渗出、坏死变化为主，常为新旧病变交杂。

因此，继发性肺结核病的病变和临床表现都比较复杂。根据其病变特点和临床经过可分为以下几种主要类型：

（一）局灶型肺结核

病变多位于肺尖下 2～4cm 处，右肺较多。病灶可为一个或数个，一般 0.5～1.0cm 大小，多数以增生性病变为主，也可为渗出性病变，中央发生干酪样坏死。如病人免疫力较强，病灶常发生纤维化、钙化而痊愈。临床上病人常无明显自觉症状，多在体检时发现，属无活动性肺结核一类。如病人免疫力降低时，可发展成为浸润型肺结核。

（二）浸润型肺结核

浸润型肺结核是临床上最常见的一种类型，属于活动性肺结核。大多是局灶型肺结核发展的结果，少数也可一开始即为浸润型肺结核。病变中央常有较小的干酪样坏死区，周围有广阔的病灶周围炎包绕。镜下，肺泡内充满浆液、单核细胞、淋巴细胞和少数中性粒细胞，病灶中央常发生干酪样坏死。病人常有低热、盗汗、食欲不振、全身无力等中毒症状和咳嗽、咯血等。痰中常可查出结核杆菌。如能早期适当治疗，一般多在半年左右可完全吸收或部分吸收，部分变为增生性病变，最后，可通过纤维化、包裹和钙化而痊愈。

如病人免疫力差或未及时得到适当治疗，病变可继续发展，干酪样坏死灶扩大（浸润进展期）。坏死物质液化经支气管排出后形成急性空洞，洞壁粗糙不整，内壁坏死层中有大量结核杆菌，坏死层外可有薄层结核性肉芽组织包绕。从空洞中不断向外排出含菌的液化坏死物质，可经支气管播散，引起干酪样肺炎（溶解播散）。如靠近肺膜的空洞穿破肺膜，可造成自发性气胸；如果大量液化坏死物质进入胸腔，可发生结核性脓气胸。急性空洞一般较易愈合，如能给予及时和强有力的抗结核治疗，这种空洞可通过洞壁肉芽组织增生而逐渐缩小，最终形成瘢痕而治愈，或通过空洞塌陷，形成索状瘢痕愈合。若急性空洞经久不愈，则可发展为慢性纤维空洞型肺结核。

（三）慢性纤维空洞型肺结核

慢性纤维空洞型肺结核为成人慢性肺结核的常见类型，多在浸润型肺结核形成急性空洞的基础上发展而来。病变特点是在肺内有一个或多个厚壁空洞形成。同时在同侧肺组织，有时也可在对侧肺组织，特别是肺下叶可见由支气管播散引起的很多新旧不一、大小不等、病变类型不同的病灶，部位越下病变越新鲜。空洞多位于肺上叶，大小不一，呈不规则形，洞壁厚，有时可达 1cm 以上。洞内常见残存的梁柱状组织，多为有血栓形成并已机化闭塞的血管。空洞附近肺组织有显著纤维组织增生和肺膜增厚。镜下，洞壁分层：内层为干酪样坏死物质，其中有大量结核杆菌；中层为结核性肉芽组织；外层为增生的纤维组织。由于病情迁延，病变广泛，新旧不等，肺组织遭到严重破坏，可导致肺组织的广泛纤维化，最终演变为硬化型肺结核，使肺体积缩小、变形、变硬、肺膜广泛增厚并与胸壁粘连，可严重影响肺功能。

临床上，病程常历时多年，时好时坏。症状的有无与病变的好转或恶化相关。由于空洞与支气管相通，成为结核病的传染源，故此型有开放性肺结核之称。如空洞壁的干酪样坏死侵蚀较大血管，可引起大咯血，严重者可危及生命，病人多因吸入大量血液而窒息死亡。如空洞穿破胸膜可引起气胸或脓气胸。经常排出含菌痰液可引起喉结核。咽下含菌痰液可引起肠结核。肺广泛纤维化还可导致肺动脉高压，引起肺源性心脏病。

较小的结核空洞经过适当治疗可发生瘢痕愈合。较大的空洞经治疗后，洞壁坏死物质脱落净化，洞壁结核性肉芽组织逐渐转变为纤维瘢痕组织，与空洞邻接的支气管上皮增生并向空洞内伸延，覆盖于空洞内面。此时空洞虽仍存在，但已属愈合。空洞的这种愈合方式称为开放性愈合。

（四）干酪样肺炎

此种肺炎发生在机体免疫力极低，对结核菌的变态反应过高之病人，可由浸润型肺结核恶化进展而来，或由急、慢性空洞内的细菌经支气管播散所致。按病变范围大小的不同而分为小叶性和大叶性干酪样肺炎。后者可累及一个肺叶或几个肺叶。肉眼观，肺叶肿大变实，切面呈黄色干酪样，坏死物质液化排出后可见有急性空洞形成。镜下，肺泡腔内有大量浆液纤维素性渗出物，且见广泛的干酪样坏死。抗酸染色可查见大量结核菌。此型结核病情危重，目前已很少见。

（五）结核球

结核球又称结核瘤，是孤立的有纤维包裹、境界分明的球形干酪样坏死灶，直径 $2 \sim 5cm$。多为一个，有时多个，常位于肺上叶。由于抗结核药物的广泛应用，结核球有明显增多的趋势。结核球可由浸润型肺结核转向痊愈时，干酪样坏死灶发生纤维包裹形成；亦可因结核空洞的引流支气管阻塞后，空洞由干酪样坏死物质填满而成；或由多个结核病灶融合而成。结核球为相对静止的病变，可保持多年而无进展，或发生部分机化和钙化而转向愈合，临床上多无症状。但亦可恶化进展，表现为干酪样坏死灶扩大、液化、溃破包膜、形成空洞和经支气管播散。因结核球干酪样坏死灶较大，周围又有纤维包裹，药物不易发挥作用，所以临床上多采取手术切除。

（六）结核性胸膜炎

在原发性和继发性肺结核病的各个时期均可发生，按病变性质可分为渗出性和增生性两种。

1.渗出性结核性胸膜炎　较常见，大多发生于原发性肺结核病的过程中，且大多发生于原发综合征同侧胸膜。由肺原发灶或肺门淋巴结病灶中的结核菌播散至胸膜所引起，或为弥散在胸膜之结核菌体蛋白引起的过敏反应。患者多为较大的儿童或青年。病变主要表现为浆液纤维素性炎。浆液渗出量多时则引起胸腔积液，也可为血性胸水。当积液量不多，附有纤维素之胸膜壁层和脏层在呼吸时发生摩擦，可听到摩擦音。胸腔积液明显时，叩诊呈浊音，听诊时语颤和呼吸音减弱，并有肺受压及纵隔移位等体征。经积极治疗，一般可在 1～2 个月后完全吸收而痊愈。如渗出物中纤维素较多，则可因发生机化而使胸膜增厚和粘连。

2.增生性结核性胸膜炎　是由肺膜下结核病灶直接蔓延至胸膜所致。常发生于肺尖，多为局限性。病变以增生性变化为主，很少有胸腔积液。一般可通过纤维化而痊愈，并常使局部胸膜增厚、粘连。

第十节　呼吸功能衰竭

呼吸功能衰竭是指机体的外呼吸功能严重障碍，不能保证气体交换水平，动脉血氧分压低于正常范围，伴有或不伴有动脉血二氧化碳分压增高的病理过程。正常人在静息情况下 PaO_2 因年龄和所处海拔高度而异，$PaCO_2$ 极少受年龄影响。一般认为 PaO_2 低于 60mmHg、$PaCO_2$ 高于 50mmHg 为呼吸衰竭的判定标准。

呼吸衰竭可伴有或不伴有 $PaCO_2$ 的升高，呼吸衰竭不伴有 $PaCO_2$ 升高的，是 I 型呼吸衰竭，亦称低氧血症型呼吸衰竭；伴有 $PaCO_2$ 升高的，是 II 型呼吸衰竭，亦称高碳酸血症型呼吸衰竭。

一、病因与发病机制

肺的外呼吸包括通气和换气两个基本过程，任何引起通气和/或换气功能障碍的因素均可能导致呼吸衰竭，肺通气功能障碍包括限制性通气不足和阻塞性通气不足，换气功能障碍包括弥散障碍、肺泡通气与血流比例失调、解剖分流增加。

（一）肺通气功能障碍

1.限制性肺通气不足　吸气时肺泡的扩张受限所引起的肺泡通气不足称为限制性通气不足。肺部的吸气运动是吸气肌收缩引起的主动过程，呼气运动是肺泡弹性回缩和肋骨与胸骨借重力作用复位的被动过程。

（1）呼吸肌活动障碍：脑外伤、脑血管意外、脊髓灰质炎、多发性神经炎等中枢或周围神经的器质性病变；过量镇静药、麻醉药、安眠药等抑制呼吸中枢；呼吸肌本身的收缩功能障碍，如长时间呼吸困难和呼吸运动增强引起的呼吸肌疲劳，由营养不良所致呼吸肌萎缩，由低钾血症、缺氧和酸中毒等所致呼吸肌无力等。

（2）胸廓的顺应性下降：顺应性是指胸廓的弹性变化引起囊腔容积扩张的特性。胸廓是弹性组织，其容积扩张必须克服组织弹性阻力，严重的胸廓畸形、胸膜纤维性增厚，及胸壁外伤、气胸、胸腔积液等情况，可限制胸廓扩张。

（3）肺的顺应性下降：肺泡在表面活性物质的作用下保持扩张的状态，肺泡表面物质减少或组成变化，如 II 型肺泡上皮受损（成人呼吸窘迫综合征）或发育不全（婴儿呼吸窘迫综合征）、肺水肿等导致肺泡表面活性物质消耗等可使肺的顺应性下降；肺纤维化也使肺的顺应性下降。

（4）胸腔积液和气胸：胸腔大量积液或张力性气胸压迫肺脏，使肺扩张受限。

2.阻塞性肺通气不足　由于气道狭窄或阻塞所引起的通气障碍。影响气道阻力的因素有气道内径、长度和形态、气流速度和形式等，最主要的是气道内径。正常情况下，气道直径>2mm 的支气管与气管产生 80%的气道阻力，气道直径<2mm 的支气管产生 20%的气道阻力。气管痉挛、管壁肿胀或纤维化，导致管腔被黏液、渗出物和异物等阻塞，肺组织弹性下降使气道管壁的牵引力减弱等，都能引起内径变窄或不规则，从而增加气流阻力。气道的高阻力使机体的呼吸功能受损，导致呼吸困难。气道阻塞的部位不同可产生不同形式的呼吸困难。

（1）中央性气道阻塞：气管分叉以上的气道为中央气道，包括胸内段和胸外段。阻塞部位位于胸内段时，吸气时胸内压下降，这使得气道内部的压力高于胸内压，此时阻塞可减轻，但呼吸时，胸内压是升高的状态，这会压迫气道，导致气道狭窄，患者表现为呼气性呼吸困难。阻塞部位位于胸外时，比如声带麻痹、气道的炎症、水肿等，吸气时气体需经过病灶，所以引起压力下降，这使气道内的压力明显低于气道外的压力，气道因此狭窄，呼吸困难，此为吸气性呼吸困难，而呼气时，由于气道内压力大于气道外的压力，所以气道阻塞症状减轻。

（2）外周性气道阻塞：广义上的外周气道是指气管分叉以下的气道，这里使用的是狭义的外周气道概念，指的是气道内径<2mm 的小支气管和细支气管。因此外周气道阻塞是指这些气道发生阻塞的情况，这些气道的气管壁、小支气管仅有不规则的软骨片支撑，细支气管无软骨片且较薄，与周围的肺泡组织相连，由此可见，肺泡组织的吸气扩张和呼气收缩对其都有影响，外周气道的直径

可随之扩大或缩小。慢性阻塞性肺疾病就主要累及小气道，不仅可见管壁的增厚，还有痉挛和顺应性下降，管腔也可被分泌物所堵塞。另外，肺泡壁的损坏也降低了对细支气管的牵引力，导致管腔狭窄和不规则，明显增加小气道阻力。特别当患者用力呼气时，胸内压明显增高，小气道可被压迫而闭塞，使阻力增加，产生呼气性呼吸困难。

慢性支气管炎时，大支气管内黏液腺增生、小气道壁充血、炎性细胞浸润、上皮细胞与成纤维细胞增生、细胞间质增加，可使气道管壁增厚，管腔狭窄；气道高反应性和炎症介质作用，使支气管发生痉挛；炎症蔓延至小气道周围，引起周围组织的增生和纤维化，从而进一步压迫小气道；炎症可减少表面活性物质，使小气道缩小，加重阻塞；杯状细胞和黏液腺的分泌增多形成痰液，阻塞小气道。由于小气道阻塞，患者在用力呼气时，气体通过阻塞部位形成较大的压力差，阻塞部位之后的气道内压力低于正常值，导致等压点从大气道移至小气道，等压点下游的胸膜腔内压大于小气道内的压力，压迫气道，导致气道阻塞进一步加重，甚至是气道闭合。

限制性或阻塞性肺通气不足可见总肺泡通气量不足，肺泡内的氧分压下降、二氧化碳分压升高，使流经肺泡毛细血管内的血液无法充分氧合，导致动脉血氧分压降低，动脉血二氧化碳分压升高，发生高碳酸血症型呼吸衰竭。

（二）肺换气功能障碍

1.弥散障碍 指由于肺泡膜面积减少或肺泡膜异常增厚和弥散时间缩短引起的气体交换障碍。肺泡中的气体交换是一个物理弥散过程。气体弥散速度与肺泡膜两侧的气体分压差、气体的分子量和溶解度、肺泡膜的面积和厚度有关，弥散量与血液和肺泡的接触时间有关。弥散障碍的常见原因有：

（1）肺泡膜的面积减少：正常人肺泡总面积约为 $80m^2$。静息时肺泡膜弥散面积为 $35\sim40m^2$，运动时增大。由于贮备量大，只有肺泡膜弥散面积损失一半以上时才能发生换气功能障碍。肺实变、肺不张、肺叶切除等可引起肺泡膜面积减少。

（2）肺泡膜厚度增加：肺泡上皮细胞、毛细血管内皮、基底膜构成气血屏障，其厚度不到 $1\mu m$。当肺泡的气体交换部位增厚时，影响气体交换。气体从肺泡腔到达红细胞需要经过肺泡表面液体、气血屏障、血管内血浆、红细胞膜等，肺水肿、肺透明膜形成、肺纤维化及间质性肺炎等，可引起肺泡膜通透性降低或弥散距离增宽，使弥散速度减慢。

（3）弥散时间缩短：血液与肺泡接触时间过短，血液流经肺泡毛细血管的时间过短使气体弥散量下降。正常时血流经过肺泡毛细血管的时间约为 0.7s，静息时，患者虽然因为肺泡膜面积减少和肺泡膜增厚而弥散速度减慢，但仍可维持在 0.75s，因此不致发生血气的异常；但运动时，由于负荷增加，心输出量增加和肺血流加快，血液和肺泡接触时间过短，气体交换不充分，而发生低氧血症。

2.肺泡通气与血流比例失调 血流经过肺泡时氧合情况与肺泡通气量与血流比例有关。肺的总通气量与总血流量正常，但肺通气和/或血流不均匀，造成部分肺泡通气与血流比例失调，出现气体交换障碍，导致呼吸衰竭。静息时，正常成人的肺泡每分钟通气量（V_A）约为 4L，每分钟肺血流量（Q）约为 5L，通气血流比值=V_A/Q=4/5=0.8，表明 4L 的肺通气正好满足 5L 的静脉血充分氧合。肺病变时，由于病变轻重程度与分布的不均匀，使各部分肺的通气与血流分布不一，可引起通气与血流比值失调，肺的换气功能障碍。可有两种基本形式。

（1）功能性分流–部分肺泡通气不足：支气管哮喘、慢性支气管炎、阻塞性肺气肿等可引起局部气道阻塞性肺通气障碍，肺纤维化、肺水肿等可引起局部限制性肺通气障碍，二者都使局部肺泡通气明显减少，但其相应部位的血流未减少；在某些情况下，如炎症充血时，血流增多，患处的 V_A/Q 显著下降，流经此处的静脉血未经过充分氧合即进入动脉血内，这种情况类似于动—静脉短路，故称功能性分流，又称静脉血掺杂。正常人也具有功能性分流，约占肺血流量的 3%，慢性阻塞性肺疾患时，功能性分流可增加到占肺血流量的 30%~50%。

部分肺泡通气不足，病变部位的 V_A/Q 可小于 0.1，流经此处的静脉血不能充分氧合，氧分压与氧含量降低而二氧化碳分压与含量增加，刺激肺的健康肺泡呼吸运动代偿性增强，总通气量恢复或增加，而血流量不变，则此处的 V_A/Q 可大于 0.8。健康肺泡处的血氧分压增高，血氧含量略加大，二氧化碳分压和含量则降低。综合测定全肺的血氧含量降低、血氧饱和度降低、血氧分压降低；V_A/Q 若正常，则二氧化碳分压和含量可正常；若代偿性通气过度，则动脉二氧化碳分压降低；若大面积肺通气障碍且代偿不足，则动脉二氧化碳分压增高。

（2）死腔样通气–部分肺泡血流不足：肺动脉分支栓塞、DIC、肺气肿、肺毛细血管床减少、肺动脉炎等使患部肺泡血流量减少而对应部分的肺通气正常，失去换气功能或不能充分换气，V_A/Q 显著大于正常，流经患处的静脉血虽然可以充分氧合，但肺泡腔内的气体却未能充分利用，类似于死腔，此种情况称为死腔样通气。正常情况下，肺部呼吸也有死腔（VD），其约占潮气量（VT）的 30%。病理情况下，"死腔"增多，VD/VT 比值高达 60%~70%，导致呼吸衰竭。

肺泡血流不足的部位的 V_A/Q 可大于 10，此处的血氧分压增高，但含量未见明显增大；肺泡血流正常部位的 V_A/Q 小于 0.8，此处的静脉血不能充分氧合，血氧分压和血氧含量均下降，二氧化碳分压和含量则增加。综合评定全肺的动脉血氧分压下降，而动脉二氧化碳分压的变化则与呼吸的代偿情况有关。

3.解剖分流增加　生理情况下，肺内即存在解剖分流，部分静脉血经过支气管静脉和极少的肺内动静脉交通支直接进入肺静脉，这部分解剖分流的血流量占心输出量的 2%~3%。解剖分流的血液完全未经氧合就流入动脉血，称为真性分流。患有先天性肺动—静脉瘘或肺内动—静脉短路开放等病变时，真性分流增加，称为真性静脉血掺杂。支气管扩张症可伴有支气管血管扩张和肺内动—静脉短路开放，则解剖分流中的血流量增加，过多的静脉血掺杂进动脉血中，使动脉血氧分压下降，而动脉二氧化碳分压波动小，导致呼吸衰竭。肺实变和肺不张时，患处肺泡丧失通气能力，虽仍有血流通过，但流经的静脉血未氧合直接进入动脉血中，类似解剖分流，此类分流，吸氧可以改善，但对真性分流则无用。

在呼吸衰竭发生时，其发病机制不是单纯一种，而应是多种因素同时或相继发生的结果。

二、临床病理联系

呼吸衰竭时可发生低氧血症和/或高碳酸血症，可见一系列临床表现：酸碱及电解质平衡紊乱，呼吸、循环、中枢神经等系统的变化。

1.酸碱及电解质平衡紊乱　两种类型呼吸衰竭的低氧血症可导致代谢性酸中毒，II 型呼吸衰竭有高碳酸血症，因此既有代谢性酸中毒也有呼吸性酸中毒；ARDS 患者的代偿性呼吸加深加快则引起代谢性酸中毒和呼吸性碱中毒；应用呼吸机、过度利尿、使用 $NaHCO_3$ 等则可引起代谢性碱中毒。

（1）代谢性酸中毒：严重缺氧，糖酵解加强，引起代谢性酸中毒；呼吸衰竭时会伴有肾功能不全，肾小管排酸能力下降；引起呼吸衰竭的原发病，如感染、休克等，也可引起代谢性酸中毒。可见血钾、血氯升高。

（2）呼吸性酸中毒：II 型呼吸衰竭时，会有高碳酸血症，即呼吸性酸中毒，并伴有高血钾和低血氯。低血氯的原因是：高碳酸血症时红细胞里的 HCO_3^- 生成增多，使细胞外的 Cl^- 内流；酸中毒时肾小管上皮细胞重吸收 $NaHCO_3$ 增多，尿中 NH_4Cl 和 $NaCl$ 排出增多，因此血清中 Cl^- 降低。

（3）呼吸性碱中毒：I 型呼吸衰竭缺氧引起肺过度通气，血中二氧化碳分压下降，可发生呼吸性碱中毒。此时血钾浓度降低、血氯浓度升高。

2.呼吸系统的变化　$PaO_2<60mmHg$，血氧降低使颈动脉体和主动脉体化学感受器受到刺激，从而反射性引起呼吸中枢兴奋，呼吸运动增强，代偿性增加肺部通气量。$PaO_2<30mmHg$，低氧直接抑制呼吸中枢，且大于它的兴奋作用，呼吸运动受抑制。$PaCO_2$ 升高作用于中枢化学感受器，兴奋呼吸

中枢，呼吸因此加深加快；$PaCO_2>80mmHg$，抑制呼吸中枢，此时呼吸运动主要靠动脉血氧分压降低刺激血管化学感受器维持，因此使用30%氧气吸入，以免完全纠正缺氧，加重呼吸抑制。

中枢性呼吸衰竭或严重缺氧时抑制呼吸中枢使呼吸浅而慢，可见潮式呼吸、间歇呼吸、抽泣式呼吸、叹气样呼吸等，最常见的是潮式呼吸；肺顺应性下降导致限制性通气障碍时，刺激牵张感受器或肺毛细血管旁感受器使呼吸变浅变快；阻塞性通气障碍时，气体受阻，呼吸运动加深；导致呼吸衰竭的原发病也具有各自不同的呼吸运动变化。

3.循环系统的变化

（1）一般而言，PaO_2降低和$PaCO_2$升高时兴奋心血管运动中枢，表现为心率加快、心肌收缩力加强、回心血流随呼吸运动加强而增加，心输出量增加；心脑血管处受局部代谢产物影响大，被腺苷等物扩张血管，在血流重新分布中保证供血。严重的缺氧和CO_2潴留则是抑制作用，心血管运动中枢、心脏活动受抑制，扩张血管、降低心肌收缩力、心律失常，甚至引发心脏骤停。

（2）慢性右心力衰竭：呼吸衰竭累及心脏，可引起肺源性心脏病，可见右心肥大与衰竭。发病机制可为：①缺氧和CO_2潴留导致血中H^+浓度增加，使肺小动脉收缩，肺动脉压升高，右心后负荷增加，此为右心受累的主因；②长期收缩肺小动脉、缺氧可直接引起无肌型微动脉肌化，微血管平滑肌细胞和成纤维细胞增生，增加肺血管肌层、血管硬化，导致管腔狭窄，形成持久的慢性肺动脉高压；③肺炎或肺气肿等导致肺毛细血管减少，肺小动脉壁增厚或纤维化，肺循环阻力升高，引起肺动脉高压；④长期缺氧使红细胞代偿性增多，血液黏稠度增高，肺血流阻力和右心负荷加重；⑤用力呼气使胸内压异常升高，心脏受压迫，舒张受阻，用力吸气使胸内压异常降低，心脏外负压增大，右心收缩的负荷增加，促进右心力衰竭；⑥缺氧、CO_2潴留、酸中毒、电解质紊乱等均可损害心脏，促使右心力衰竭的发生。

4.中枢神经系统的变化　对缺氧最敏感的是中枢神经系统。初期，PaO_2降低至60mmHg，可出现智力和视力轻度减退；若PaO_2迅速下降至40mmHg以下，则出现头疼、欣快感、烦躁，逐渐发展到定向、记忆障碍、精神错乱、嗜睡，甚至昏迷等；当PaO_2低于20mmHg时，数分钟内就可造成神经细胞不可逆的损害。

CO_2潴留导致动脉血的二氧化碳分压升高，当$PaCO_2>80mmHg$时，可出现头疼、头晕、烦躁不安、言语不清、扑翼样震颤、精神错乱、嗜睡、昏迷、抽搐、呼吸抑制等，称为CO_2麻醉。

由呼吸衰竭引起的以中枢神经系统功能障碍为主要表现的综合征，称为肺性脑病。发生机制如下：

（1）酸中毒和缺氧对脑血管的作用：酸中毒、缺氧使脑血管扩张，血管内皮受损使血管壁通透性增高，引起间质性水肿；血管内皮细胞损伤引起血管内凝血，加重缺氧；细胞ATP生成减少，Na^+泵功能受累，脑充血、水肿使颅内压升高，脑血管受压，加重脑缺氧，形成恶性循环，严重时可有脑疝。

（2）酸中毒和缺氧对脑细胞的作用：脑脊液的酸碱平衡缓冲作用较弱，pH值较低，血脑屏障使血液中的HCO_3^-及H^+不易进入脑中，其酸碱平衡调节较慢，因此呼吸衰竭时脑脊液的pH值变化较血液的明显。脑脊液pH值降低，脑细胞发生酸中毒，pH值<7.25，脑电波变慢，pH值<6.8，脑电活动完全停止；脑细胞酸中毒，脑的谷氨酸脱羧酶活性增加，γ-氨基丁酸生成增多，导致中枢抑制；磷脂酶活性增强，溶酶体酶释放增加，损伤神经组织。

5.肾功能变化　呼吸衰竭可见肾损伤，表现为尿中出现红细胞、白细胞、蛋白质、管型等，病情加重可有急性肾衰竭，出现少尿、氮质血症、代谢性酸中毒等，肾结构无明显改变，为功能性肾衰竭。其发生机制是缺氧和高碳酸血症可兴奋交感神经，进而促进肾血管收缩，使肾血流量明显减少，从而发生肾功能改变。

6.胃肠变化　缺氧时胃肠血管收缩，胃黏膜的屏障作用受损；CO_2潴留增加胃壁细胞碳酸酐酶活性，促进胃酸分泌；若合并DIC、休克等可见胃肠道黏膜糜烂、坏死、溃疡、出血等。

第十章 消化系统

食物在消化道内进行分解成为小分子的可吸收成分的过程，称为消化。消化的方式有两种：一种是通过消化道肌肉的舒缩活动，将食物磨碎，与消化液充分混合，并将食物不断地向消化道远端推送，这种方式叫机械性消化；另一种消化方式是通过消化腺分泌的消化液完成的，消化液中含有各种消化酶，能分别对蛋白质、脂肪和糖类等物质进行化学分解，使之成为可被吸收的小分子物质，这种方式叫化学性消化。在消化道内这两种方式的消化是同时进行、互相配合的。食物经过消化后，其成分透过消化道黏膜进入血液和淋巴液的过程，称为吸收。消化和吸收为机体新陈代谢提供了必不可少的物质和能量来源。残渣通过大肠排出体外。此外，口腔、咽等还与呼吸、发音和语言活动有关。

第一节 消化系统组成与功能

消化系统由消化管和消化腺两部分组成。

一、消化管

（一）消化管结构特点

消化管是一条自口腔延至肛门的很长的肌性管道，包括口腔、咽、食管、胃、小肠和大肠。消化管（除口腔与咽外）自内向外均分为黏膜、黏膜下层、肌层与外膜四层。黏膜衬于腔面，在黏膜上皮之下为结缔组织构成的固有膜，具有保护、吸收和分泌功能。黏膜下层由疏松结缔组织构成。它使黏膜具有一定移动性。除咽、食管上段与肛门部的肌层为横纹肌外，其余部分的肌层均为平滑肌。平滑肌的排列一般分为内环行、外纵行两层。在肌层内有肌间神经丛支配平滑肌的活动。外膜由薄层结缔组织构成，位于消化管最外层。胃肠的外膜称为浆膜，其表面系单层扁平上皮（又称间皮）。

（二）消化管平滑肌的一般特性

1.兴奋性较低　消化管平滑肌电兴奋性较骨骼肌为低。平滑肌收缩的潜伏期、收缩期和舒张期所占时间都比骨骼肌长得多，而且变化性也很大。

2.伸展性　消化管平滑肌能适应实际需要做很大的伸展，最长时可为原来长度的3倍。如胃可容纳数倍于空胃体积的食物，这一特性同中空器官的容积容易发生变化是相适应的。

3.紧张性收缩　消化管平滑肌有长时间处于一定的收缩状态而不出现疲劳的特性，称之为紧张性。这一特性使消化管内经常维持一定的基础压力，并使胃肠保持一定的位置和形状。

4.自动节律性运动　消化管平滑肌在离体后只要放在适宜的环境中仍能进行良好的节律性运动。

5.对机械牵张、温度和化学刺激较为敏感　消化管平滑肌对某些化学刺激特别敏感，如微量的乙酰胆碱就可引起明显的收缩，突然牵拉或迅速的温度变化也可引起平滑肌强烈的收缩。

（三）消化管平滑肌的生物电活动

1.静息电位　和神经纤维、骨骼肌纤维一样，消化管平滑肌在静息状态下，也处于细胞膜内为负、膜外为正的极化状态，用微电极插入平滑肌细胞内测得的静息电位值为–60～–55mV，静息电位的形成主要决定于K^+的外流。Na^+、Cl^-和Ca^{2+}对平滑肌静息电位的形成也有一定影响。实验证明，激素或化学递质也可以通过影响细胞膜生电性钠泵的活动而改变静息电位值。

2.基本电节律（慢波）　消化管平滑肌细胞可产生自发性去极化，因其决定着消化管平滑肌的收缩节律，故称基本电节律（BER），由于其发生频率较慢，又称慢波。其波幅变动在5～15mV之间，频率随组织的不同而异，在人的胃为3次/min，十二指肠为11～12次/min，回肠为8～9次/min。胃的基本电节律起源于胃大弯上部，十二指肠的基本电节律起源于近胆管入口处。慢波产生的离子机制尚未完全阐明，现在认为，慢波的起步点是存在于纵行肌和环行肌之间的Cajal细胞。

3.动作电位　当慢波电位超过一定临界值时，就可触发一个或多个动作电位，随后出现平滑肌的收缩。动作电位的数目越多，肌肉收缩的幅度就越大。实验表明，纵行肌产生的基本电节律的电位改变，其后不一定伴随动作电位和肌肉收缩，只有在基本电节律的基础上爆发了动作电位，其后才会有肌肉收缩。近年来一些资料证明，在平滑肌动作电位产生时，Ca^{2+}进入细胞内是动作电位形成的主要离子基础，Na^+进入细胞内的作用即使有的话，也相当弱。

4.消化间期复合肌电　在消化间期或禁食期间，人胃肠道能周期性暴发多个动作电位，并伴有平滑肌运动，这种电活动称为消化间期复合肌电（interdigestive myoelectic complex，IMC）。每个周期的IMC共有4个时相：I相仅有基本电节律，不发生平滑肌收缩；II相间断出现动作电位和肌肉收缩；III相几乎每个基本电节律上均负载有成簇的动作电位，同时伴有平滑肌收缩；IV相为III相恢复到下一周期I相之间的过渡相。在清醒空腹状态下IMC总是按4个时相的顺序周而复始地规律进行，进食能很快使其终止。

二、消化腺

消化腺是分泌消化液的器官，属外分泌腺，主要有唾液腺、胃腺、胰、肝和肠腺等。胃腺和肠腺存在于消化管的管壁内，属管内腺，而唾液腺、肝和胰则位于消化管之外，属管外腺，它们均借排出管道将分泌物排入消化管腔内，对食物进行化学性消化。人体各种消化腺每日分泌的消化液总量达6～8L。消化液的主要功能为：①稀释食物，使之与血浆渗透压相等，利于吸收；②改变消化道内pH值，使之适应于消化酶活性的需要；③水解复杂的食物成分成为小分子物质，便于吸收；④通过分泌黏液、抗体和大量液体，保护消化道黏膜，防止物理性和化学性的损伤。

三、胃肠道的神经支配及其作用

支配胃肠道的神经有自主神经系统和内在神经系统两部分。自主神经系统属于自主神经系统，包括交感和副交感神经。内在神经系统又称为肠神经系统，是由存在于消化管壁内无数的神经元和神经纤维组成的复杂神经网络。

（一）交感神经和副交感神经

交感神经从脊髓胸腰段的侧角发出，经过腹腔神经节，肠系膜上、下神经节或腹下神经节交换神经元后，发出节后纤维分布到胃、小肠和结肠各部分，其神经末梢释放的递质为去甲肾上腺素。一般来讲，刺激交感神经可引起胃肠运动抑制和腺体分泌的抑制。

副交感神经的迷走神经，它起源于延髓迷走神经背核，其传出纤维到达胃、小肠、盲肠、阑尾、升结肠和横结肠。降结肠及直肠等则接受来自脊髓骶段盆神经的副交感神经支配。副交感神经到达胃肠道的纤维都是节前纤维，它们终止于内在神经丛的节细胞，其节后纤维很短，绝大部分是胆碱能的，其末梢释放的递质为乙酰胆碱，对胃肠运动和腺体分泌起兴奋作用。最近的研究指出，迷走神经中的一部分纤维是抑制纤维，末梢释放的递质可能是某些肽类物质。已经证明，在人的迷走神经纤维中含有 P 物质、血管活性肠肽、内啡肽等肽类物质。

（二）内在神经系统（肠神经系统）

内在神经包括两大部分，即肌间神经丛和黏膜下神经丛。肌间神经丛的神经元分布在纵行肌和环行肌之间，其中有以乙酰胆碱和 P 物质为递质的兴奋性神经元，也有以血管活性肠肽和一氧化氮为递质的抑制性神经元。肌间神经丛的运动神经元主要支配平滑肌细胞。黏膜下神经丛的神经元分布在消化道的黏膜下，其中运动神经元释放乙酰胆碱和血管活性肠肽，主要调节腺细胞和上皮细胞功能，也有些支配黏膜下血管。

四、胃肠激素

在胃肠道的黏膜层内含有多种内分泌细胞，这些内分泌细胞所分泌的多种有生物活性的化学物质统称为胃肠激素。胃肠激素在化学结构上属于肽类，分子量大多在 2000～5000。胃肠激素已被公认为是体内调节肽的重要组成部分。

（一）胃肠内分泌细胞的特点

从胃到结肠的黏膜内散在地分布着 40 多种内分泌细胞，其总数超过了体内所有内分泌腺中内分泌细胞的总和。因此，消化道不仅仅是人体的消化器官，它也是人体内最大、最复杂的内分泌器官。

大部分胃肠内分泌细胞呈锥形，其顶端有微绒毛样突起伸入胃肠腔中，它们可以直接感受胃肠腔内食物成分和 pH 值的刺激而引起分泌，这类细胞称为开放型细胞。只有少数胃肠内分泌细胞无微绒毛，与胃肠腔无直接联系，它们的分泌可能是由局部组织内环境的变化而引起，与胃肠腔中的食物成分无关，这类细胞称为闭合型细胞。

（二）胃肠激素的作用

胃肠激素的生理作用极为广泛，概括起来主要有以下三个方面：

1. 调节消化腺分泌和消化道运动　胃肠激素调节胃腺、胰腺、肠腺和肝细胞的分泌活动，调节食管—胃括约肌、胃肠平滑肌及胆囊的舒缩活动等。

2. 调节其他激素的释放　已经证明，食物消化时，从胃肠道释放的抑胃肽有很强的刺激胰岛素分泌的作用，由于胰岛素较早分泌，能使血糖在餐后不至于上升得过高。调节其他激素释放的胃肠激素还有生长抑素、胰多肽、血管活性肠肽等，它们对生长素、胰岛素、胰高血糖素、胃泌素等激素的释放都有广泛的影响。

3. 营养作用　一些胃肠激素具有刺激消化道组织的代谢和促进生长的作用，称为营养作用。例如胃泌素能刺激胃泌酸部位黏膜和十二指肠黏膜的蛋白质、RNA 和 DNA 的合成，从而促进黏膜生长。小肠黏膜释放的胆囊收缩素，能促进胰腺外分泌组织的生长。

第二节　口腔内消化

一、口腔的结构

口腔是消化管的起始部。其前壁为唇，两侧壁为颊，下壁（底）为软组织和舌，上壁（顶）为腭（前 2/3 为硬腭，后 1/3 为软腭），软腭后缘正中有乳头状突起，称腭垂，其两侧各有两条弓形黏膜皱襞，前者称为腭舌弓，后者称为腭咽弓，前后两皱襞间的凹陷内有卵圆形的腭扁桃体，属淋巴组织。软腭后缘、两侧腭舌弓及舌根共同围成咽峡，此为口腔和咽连通处。整个口腔内表面由黏膜覆盖。口腔内还有牙，牙是人体最硬的器官，嵌于上、下颌骨的牙槽内。在人的一生中，先后有两组牙发生，第一组称为乳牙，一般在生后 6 个月开始萌出，3 岁初生全，共 20 个，6 岁开始先后自然脱落，并逐渐长出第二组牙（恒牙）替换全部乳牙，恒牙共 32 颗。牙是对食物进行机械加工的器官，对语言、发音亦有辅助的作用。舌位于口腔底，它是被覆黏膜的肌性器官，具有协助嘴嚼、吞咽、辅助发音和感受味觉功能。在舌背面及侧缘有不同形状的黏膜突起称舌乳头。较大的轮廓乳头和呈红色钝圆形的菌状乳头上的黏膜上皮中含有味蕾，是味觉感受器，有感受各种味觉的功能。

二、唾液腺与唾液

（一）唾液的性质和成分

唾液是唾液腺所分泌的。人的口腔内有三对大的唾液腺：腮腺、下颌下腺和舌下腺。它们各有导管和口腔相通。另外舌和口腔黏膜内还有很多散在小唾液腺。唾液为无色无味近于中性（pH 值 6.7～7.1）的低渗液体。唾液中水分约 99%；有机物主要为粘蛋白，还有免疫球蛋白、唾液淀粉酶、溶菌酶等；无机物有 K^+、HCO_3^-、Na^+、Cl^- 等。

（二）唾液的作用

唾液的主要作用有三个方面：一是可以润湿和溶解食物。干燥食物经唾液作用后变得湿润，形成食物团而便于吞咽，溶出的成分能刺激味蕾产生味觉。唾液还可以润湿口腔黏膜便于说话。二是可以清洁和保护口腔。唾液可清除口腔中的残留食物，当有害物质或刺激性强的物质进入口腔时，可引起大量的唾液分泌，冲淡或中和这些物质，并将其从口腔黏膜上洗掉。唾液中的溶菌酶还有杀菌作用。三是人唾液中的唾液淀粉酶有分解淀粉的作用，可将淀粉分解成为麦芽糖。

（三）唾液分泌的调节

唾液分泌的调节完全是神经反射性的，包括非条件反射和条件反射两种。食物对口腔机械的、化学的和温度的刺激引起的唾液分泌，属于非条件反射。食物的形状、颜色、气味、以及进食的环境引起唾液分泌，属于条件反射。

唾液分泌的初级中枢在延髓，高级中枢分布于下丘脑和大脑皮质等处。支配唾液腺的传出神经混在第Ⅶ、Ⅸ对脑神经中，主要是副交感神经，其末梢释放的递质是乙酰胆碱，作用于腺细胞膜上的 M 受体，引起大量稀薄的唾液分泌。交感神经纤维来自颈上节的交感神经节后纤维，末梢释放去甲肾上腺素，作用于腺细胞膜上的 β 受体，引起少量黏稠的唾液分泌。

第三节 食物吞咽

一、咽的结构

咽是一个垂直的肌性管道，略呈漏斗形，前后略扁，位于鼻腔，口腔的后方。其上方的顶接颅底，下方与食管相连。咽自上而下分别与鼻腔、口腔、喉相通，因此可分鼻咽部、口咽部和喉咽部，是食物和空气的共同通道。鼻咽部的侧壁上，左右各有一个咽鼓管口，鼻咽通过咽鼓管和中耳鼓室相通。

二、食管的结构

食管是一前后扁窄的肌性长管，是消化管最狭窄的部分。上端在第6颈椎下缘平面续咽，向下穿过膈肌进入腹腔，与胃的贲门连接，全长约25cm，依其行程可分为颈部、胸部和腹部三段。食管全程有三处较狭窄：第一个狭窄位于食管和咽的连接处；第二个狭窄位于食管与左支气管交叉处；第三个狭窄为穿经膈肌处。食管后贴脊柱，前与气管、支气管、心脏等器官相邻。

三、吞咽动作

吞咽动作是指食团由舌背经咽和食管进入胃的过程。舌背上的食团由于舌肌收缩贴靠硬腭，将食团经咽峡推向咽腔，此时软腭抬起，咽后壁向前，阻断口咽部和鼻咽部的交通，防止食团进入鼻咽部，舌骨被肌肉收缩而上提并带动喉向前上方移动，舌根被提向后上方，会厌下落，遮盖喉口，因而，当食团经过咽腔的一瞬间呼吸停止。食团进入咽和食管，由于肌肉由上向下依次收缩推动食团下行，最后通过贲门入胃。整个吞咽过程包括两个阶段：第一阶段是舌、腭肌肉有意识地收缩压挤食团经咽峡入咽腔；第二阶段是食团由咽经食管入胃，完全是反射性活动。

第四节　胃内消化

一、胃的结构

胃是消化管最膨大的部分，能分泌胃液和内分泌素，具有收纳、搅拌和进行初步消化的功能。中等充盈的胃呈扁平的曲颈囊状，可分前后两壁、上下两缘和出入两门。上缘为凹缘，较短，朝右上方，称胃小弯，下缘为凸缘，较长，朝左下方，称胃大弯。胃与食管连接处的入口，称贲门，胃的下端与十二指肠连接处的出口，称幽门，幽门处的环形肌特别发达，形成幽门括约肌，具有控制胃内容物排入十二指肠以及防止肠内容物逆流回胃的作用。

胃可分底、体、幽门三部：近贲门的部分称为贲门部，自贲门向左上方突出的部分称为胃底。自角切迹右侧至幽门的部分称为幽门部（幽门部以中间沟为界分为左侧的幽门窦和右侧更为缩窄的幽门管）。胃底和幽门部之间的部分称为胃体。

二、胃的分泌

胃是消化管中最膨大的部分，具有暂时贮存食物、消化食物和内分泌功能。胃呈袋形，分贲门、胃底、胃体、胃窦和幽门等部。胃的内层为黏膜组织，由三种管状外分泌腺和多种内分泌细胞组成。

胃的外分泌腺有：①贲门腺，分布在胃与食管连接处的宽1～4cm的环状区内，为黏液腺，分泌黏液；②泌酸腺，分布在占全胃黏膜约2/3的胃底和胃体部。泌酸腺由三种细胞组成：壁细胞、主细胞和黏液颈细胞，它们分别分泌盐酸、胃蛋白酶原和黏液；③幽门腺，分布在幽门部，是分泌碱性黏液的腺体。

胃黏膜内含有多种内分泌细胞，例如有分泌促胃液素的G细胞，分泌生长抑素的D细胞等。

（一）胃液的性质、成分和作用

纯净的胃液是一种无色透明而呈酸性反应的液体，pH值0.9～1.5。正常人每日分泌量为1.5～2.5L。胃液的成分包括无机物，如盐酸、钠和钾的氯化物等；以及有机物，如胃蛋白酶原、粘蛋白、内因子等。

1.盐酸　胃液中的盐酸也称胃酸，由壁细胞分泌。它有两种形式：一呈解离状态，称游离酸；另一与蛋白质结合，称结合酸，两者合称总酸。其含量通常以单位时间内分泌的盐酸mmol数表示，称为胃酸排出量。正常人空腹时0~5mmol/h，为基础酸排出量。进食可使胃酸排出量增加。在药物如组织胺刺激下，正常人的胃酸最大排出量可达25mmol/h。男性的胃酸分泌多于女性。

盐酸分泌是耗能的主动过程，能量主要来自ATP的分解。H^+的主动分泌与细胞顶膜上的质子泵作用有关。一般认为，壁细胞分泌的H^+来自胞浆中H_2O的解离，H_2O解离产生H^+和OH^-，H^+在质子泵作用下主动地转运入小管腔内；而留在细胞内的OH^-在碳酸酐酶催化下，与CO_2结合生成HCO_3^-。在细胞的基底侧，HCO_3^-与Cl^-进行交换，HCO_3^-进入血液，而Cl^-进入细胞内；进入细胞内的Cl^-通过顶膜上特异的Cl^-通道进入小管腔，在小管腔内Cl^-与H^+结合形成HCl。小管腔内存在K^+，是质子泵主动转运H^+的先决条件。质子泵每分解一分子ATP所获得的能量，可把一个K^+从小管腔转移到细胞内，同时把一个H^+从细胞内转移到小管腔；而小管腔内的K^+是壁细胞受刺激时通过细胞顶膜上的K^+通道从胞浆转移到小管腔内的。为了不断补充这部分丢失到小管腔内的K^+，在细胞底侧膜上的Na^+–K^+ATP酶可将细胞外的K^+与细胞内的Na^+逆浓度差转运，将K^+摄回细胞内。质子泵已被证实是各种因素引起胃酸分泌的最后通路，因此选择性抑制质子泵的药物（如奥美拉唑）已被临床用来有效地抑制胃酸分泌。在HCl分泌的同时有HCO_3^-不断进入血液，这可能是食物消化期间，在大量胃酸分泌的同时，出现血和尿中pH值升高的"餐后碱潮"的原因。

盐酸的作用是激活胃蛋白酶原；供给胃蛋白酶以适宜的酸性环境；使食物中的蛋白质变性，易于消化；高酸度可杀死随食物进入胃内的细菌；胃酸进入小肠可促进胰液、胆汁和小肠液的分泌；胃酸所造成的酸性环境还有助于小肠对铁和钙的吸收。但若盐酸分泌过多，也会对人体不利，一般认为，过高的胃酸对胃和十二指肠黏膜有侵蚀作用，可能是溃疡发病的原因之一。

2.胃蛋白酶原　胃蛋白酶原由主细胞合成和分泌，此外，黏液颈细胞、贲门腺和幽门腺的黏液细胞及十二指肠近端的腺体也能分泌胃蛋白酶原。在胃酸或有活性的胃蛋白酶作用下，胃蛋白酶原被激活转变为具有活性的胃蛋白酶。胃蛋白酶的作用是水解蛋白质，形成胨和少量氨基酸和多肽。胃蛋白酶的最适pH值为2~3.5，随着pH值的升高，胃蛋白酶的活性降低，当pH值大于5.0即失活。

3.黏液及胃的屏障　黏液是由表面上皮细胞、泌酸腺的黏液颈细胞、贲门腺和幽门腺共同分泌的，其主要成分为糖蛋白。由于糖蛋白的结构特点，黏液具有较高的黏滞性和形成凝胶的特性。正常人的胃黏液覆盖在胃黏膜的表面，形成一个厚约500μm的黏液凝胶层，它具有润滑作用，可减少粗糙的食物对胃黏膜的机械损伤。另一方面黏液与胃黏膜分泌的HCO_3^-一起，构成了黏液–碳酸氢盐屏障。当胃腔内的H^+向胃壁扩散时，与HCO_3^-相遇而被中和，使黏液层内pH值出现梯度，降低胃蛋白酶的活性，有效地防止了胃酸和胃蛋白酶对黏膜的侵蚀，起到了保护胃黏膜的作用。

4.内因子　内因子是由泌酸腺的壁细胞分泌的一种分子量约6万的糖蛋白。内因子有两个活性部位，一个部位可与进入胃内的维生素B_{12}结合，另一部位则可与远端回肠上皮细胞膜上的受体结合。在正常情况下，内因子与维生素B_{12}结合形成一个复合物，可保护维生素B_{12}不被小肠内水解酶破坏，当复合物运行至回肠后，便与回肠黏膜受体结合而促进维生素B_{12}的吸收。当胃腺细胞受损伤（广泛性萎缩性胃炎），内因子缺乏，或机体产生抗内因子抗体时，都可发生维生素B_{12}吸收不良，影响红细胞的生成，出现巨幼红细胞性贫血。

（二）胃液分泌的调节

1.影响胃酸分泌的主要内源性物质

（1）乙酰胆碱（ACh）：由支配胃的副交感神经节后纤维末梢释放，乙酰胆碱直接作用于壁细胞上的M受体，引起胃酸分泌增加，其作用可被M受体阻断剂阿托品阻断。

（2）促胃液素：由胃窦和十二指肠黏膜中的 G 细胞合成和释放，通过血液循环作用于壁细胞，刺激其分泌胃酸。

（3）组胺：由泌酸区黏膜内的肠嗜铬样细胞分泌，通过局部弥散到达邻近的壁细胞，作用于壁细胞上的组胺Ⅱ型受体，刺激胃酸分泌。甲氰咪胍可阻断该受体，从而减少胃酸分泌。

以上三种内源性刺激物，一方面可通过各自在壁细胞上的特异性受体独立地刺激壁细胞分泌胃酸；另一方面三者又相互影响，互相加强，其中组胺起着关键作用。

（4）生长抑素：由胃窦、胃底以及小肠黏膜内的 D 细胞分泌，对胃酸分泌有很强的抑制作用。生长抑素可通过抑制 G 细胞分泌促胃液素、抑制肠嗜铬样细胞分泌组胺和直接抑制壁细胞的功能等多个途经来抑制胃酸分泌。

2.胃液分泌的抑制性调节　正常情况下，消化期胃液分泌是兴奋性和抑制性因素共同作用的结果。抑制胃液分泌的因素除了精神、情绪以外，主要有盐酸、脂肪和高张溶液三种。

（1）盐酸：盐酸是胃腺分泌的产物，当胃窦的 pH 值降到 1.2～1.5 时，反过来对胃腺分泌又具有抑制作用，这是一种负反馈调节。①盐酸直接抑制了胃窦黏膜中的 G 细胞，减少促胃液素释放；②盐酸刺激胃黏膜内的 D 细胞分泌生长抑素，间接抑制促胃液素和胃液的分泌。

当十二指肠内的 pH 值降到 2.5 以下时，对胃酸分泌也有抑制作用。①盐酸刺激十二指肠黏膜释放促胰液素，抑制促胃液素分泌，进而抑制胃酸分泌；②盐酸刺激十二指肠球部释放球抑胃素抑制胃酸分泌。

（2）脂肪：脂肪及其消化产物进入十二指肠后，可抑制胃液分泌。脂肪刺激十二指肠黏膜释放多种激素如抑胃肽、神经降压素等，都能抑制胃液分泌。

（3）高张溶液：十二指肠内高张溶液对胃液分泌有抑制作用，可能通过两种途径：一是刺激小肠内渗透压感受器，通过肠—胃反射引起胃液分泌的抑制。另一是通过刺激小肠黏膜释放一种或几种抑制性激素而抑制胃液分泌。

3.消化期的胃液分泌　进食后的胃液分泌，一般按感受食物刺激部位的先后分成三个时期，即头期、胃期和肠期。但须注意，三个时期的划分完全是人为的，实际上这三个时期几乎是同时开始的、互相重叠的。

（1）头期：由进食动作引起的胃液分泌，其传入冲动均来自头部感受器，因而称为头期。头期的胃液分泌既有神经调节，又有体液调节。头期胃液分泌的特点是持续时间长，分泌量大，酸度高，消化力强（胃蛋白酶含量高）；分泌量的大小与食欲情绪有很大关系。

（2）胃期：食物进入胃后继续刺激胃液分泌称为胃期。胃期引起胃液分泌的途径为：①扩张刺激胃底和胃体部的感受器，通过迷走—迷走神经长反射和壁内神经丛的短反射，引起胃腺分泌；②扩张刺激胃幽门部，通过壁内神经丛作用于 G 细胞，引起促胃泌素的释放，再使胃腺分泌；③蛋白质的消化产物直接作用于 G 细胞，引起胃泌素的释放，再使胃腺分泌。胃期分泌的胃液酸度也很高，但胃蛋白酶含量较头期低，消化力比头期弱。

（3）肠期：食物从胃进入小肠后刺激小肠引起的胃液分泌，称为肠期。肠期的胃液分泌与体液因素关系密切。十二指肠黏膜分泌促胃液素，小肠黏膜释放肠泌酸素，刺激胃液分泌。在肠期，胃液分泌的量不大，约占消化期总的胃液分泌量的 10%。

三、胃的运动

（一）胃运动的形式

1.胃的容受性舒张　当咀嚼和吞咽食物时，食物刺激咽、食管等处感受器，可通过迷走神经反射性地引起胃底和胃体前部肌肉的舒张，称为胃的容受性舒张。容受性舒张使胃腔容量由空腹时的 50ml 增加到进食后的 1.5L 左右，而胃内压力却变化不大。胃容受性舒张的生理意义是使胃的容量适应于大量食物的涌入，以完成贮存食物的功能。胃的容受性舒张是通过迷走神经的传入和传出通路反射性地实现的。在这个反射中，迷走神经的传出通路是抑制性纤维，其末梢释放的递质可能是某种肽类物质或一氧化氮。

2.紧张性收缩　胃壁平滑肌经常处于一定程度的持续收缩状态，称为紧张性收缩。对于维持胃的位置与形态及促进化学消化具有重要作用。

3.胃的蠕动　起源于胃大弯高处，以环行肌收缩为主并向幽门方向移行的胃壁收缩活动，称为胃的蠕动。食物进入胃后约 5min，蠕动即开始，形成宽约 2cm 的环状收缩带，有节律地向幽门方向推进。人的胃蠕动波频率约为每分钟 3 次，并需 1min 左右到达幽门。因此，通常是一波未平，一波又起。蠕动波在初起时比较小，在向幽门传播过程中，波的深度和速度都逐步增加，当接近幽门时，明显加强，可将一部分食糜（1～2ml）排入十二指肠，因此有幽门泵之称。但并不是每一个蠕动波都到达幽门，有些蠕动波到胃窦后即行消失。一旦收缩超越胃内容物，并到达胃窦终末时，由于胃窦末端的有力收缩，胃内容物部分将被反向地推回到近侧胃窦和胃体部。食糜的这种后退，非常有利于食物和消化液的混合，还可机械地磨碎块状固体食物。

总之，蠕动的生理意义，一方面使食物与胃液充分混合，以利于胃液发挥消化作用；另一方面，则可搅拌和粉碎食物，并推进胃内容物通过幽门向十二指肠移行。

胃的蠕动是受胃平滑肌的基本电节律控制的。神经和体液因素可通过影响胃的基本电节律和动作电位而影响胃的蠕动。迷走神经兴奋、促胃液素和胃动素可使胃的基本电节律和动作电位出现的频率增加，使胃蠕动的收缩频率和强度增加。交感神经兴奋、促胰液素和抑胃肽的作用则使之减弱。但是，胃在多数情况下处于迷走兴奋的影响之下，而交感神经对胃运动的影响很小。

（二）胃排空及其控制

食物由胃排入十二指肠的过程称为胃排空。一般在食物入胃后 5min 即有部分食糜被排入十二指肠。不同食物的排空速度不同，这和食物的物理性状和化学组成都有关系。

胃的排空受来自胃和十二指肠两方面因素的控制。食物在胃中引起的胃运动是促进胃排空的动力。胃的内容物作为扩张胃的机械刺激，通过壁内神经反射或迷走—迷走神经反射，引起胃运动的加强，促进胃的排空。胃泌素也能使胃运动加强，同时使幽门舒张，因而对胃排空有重要的促进作用。

胃内容物排入十二指肠后，反过来会对胃运动及胃排空有抑制作用。十二指肠壁上存在有多种感受器，酸、脂肪、渗透压及机械扩张，都可刺激这些感受器，反射性地抑制胃运动，引起胃排空减慢，这个反射称为肠—胃反射。其传出冲动可通过迷走神经、壁内神经丛或交感神经等几条途径传到胃。肠—胃反射对胃酸的刺激特别敏感，当十二指肠 pH 值降到 3.5～4.0 时，反射即可引起，它抑制幽门泵的活动，从而阻止酸性食糜进入十二指肠。十二指肠产生的激素对胃排空也有抑制作用。当过量的食糜，特别是酸或脂肪由胃进入十二指肠后，可引起小肠黏膜释放几种不同的激素，如促胰液素、抑胃肽、胆囊收缩素等抑制胃的运动，延缓胃的排空。

（三）消化间期的胃运动

消化间期胃运动的特点是以间歇性强力收缩伴以较长的静息期为特征的周期性运动，这种运动称为移行性复合运动（MMC）。MMC 的每一周期为 90～120min，分为 4 个时相。Ⅰ相为运动静止期，没有胃肠收缩，持续 45～60 min；Ⅱ相有间断不规则的收缩；Ⅲ相出现连续强烈收缩，持续 5～10min；Ⅳ相是从Ⅲ相转至下一周期Ⅰ相之间的短暂过渡期，持续约 5min。

（四）呕吐

呕吐是指胃和一部分小肠的内容物倒退于口腔并向外吐出的动作。整个过程是反射性活动。

第五节 小肠内消化

一、小肠

小肠是消化管最长的一段，上端起自胃的幽门，下端与盲肠相连，成人的小肠全长 5~7m，分为十二指肠、空肠和回肠三部分，是食物消化、吸收的主要部位。十二指肠位于上腹部，紧贴腹后壁，长约 25cm，呈"C"形，包绕胰头。空肠和回肠迂曲盘旋于腹腔中下部，借肠系膜固定于腹后壁，二者间无明显界限。空肠比回肠的管径大，管壁较厚，黏膜环状皱壁和绒毛结构较多，大大扩大了黏膜的表面积，有利于营养物质的消化和吸收。

（一）小肠液的分泌

小肠内有两种腺体，十二指肠腺和小肠腺。十二指肠腺又称勃氏腺，分布在十二指肠的黏膜下层中，分泌碱性液体，内含粘蛋白，因而黏稠度很高。这种分泌物的主要功能是保护十二指肠的上皮细胞不被胃酸侵蚀。小肠腺又称李氏腺，分布于全部小肠的黏膜层内，其分泌液构成了小肠液的主要部分。

1.小肠液的性质、成分和作用　小肠液是一种弱碱性液体，pH 值约为 7.6，渗透压与血浆相等。小肠液的分泌量变动范围较大，成年人每日分泌量 1~3L。小肠液含有大量水分、无机离子和有机物。无机离子有钠、钾、氯等，有机物有粘蛋白、IgA 和肠致活酶等。小肠液中还含有脱落的上皮细胞所释放的肽酶、麦芽糖酶、蔗糖酶、肠酯酶等。小肠液的作用是：①稀释作用：大量小肠液可以稀释肠内容物，使其渗透压下降，从而有利于消化产物的吸收；②保护作用：含有粘蛋白呈弱碱性的小肠液具有润滑性，它在黏膜表面起着减弱机械刺激的作用；小肠液的碱性使肠壁对胃酸的侵蚀具有抵抗力；肠黏膜上皮细胞所分泌的 IgA 对某些具有强伤害性的抗原可起反应，从而起到免疫保护作用；③消化作用：小肠液中的肠致活酶能激活胰液中的胰蛋白酶原，使之变为有活性的胰蛋白酶，促进蛋白质消化分解。小肠上皮细胞内含有肽酶、肠酯酶、蔗糖酶和麦芽糖酶等，分别对多肽、脂肪、糖类继续进行分解。

2.小肠液分泌的调节　小肠液的分泌受神经因素和体液因素的影响。食糜对小肠黏膜的局部机械刺激和化学刺激都可引起小肠液的分泌。小肠黏膜对扩张的刺激最为敏感，小肠内食糜的量越多，分泌也越多。一般认为，这些刺激是通过肠壁内神经丛的局部反射而引起肠腺分泌的。刺激迷走神经可引起十二指肠腺的分泌，但对其他部位的肠腺作用并不明显。胃肠激素中，促胃液素、促胰液素、胆囊收缩素和血管活性肠肽都有刺激小肠液分泌的作用。

（二）小肠的运动

1.消化间期小肠的运动形式　与胃相同，小肠在消化间期也存在周期性的移行性复合波（MMC）。

2.消化期小肠运动的形式

（1）紧张性收缩：小肠平滑肌能长期地持续收缩，称为小肠的紧张性收缩。紧张性收缩可对肠内容物施加一定的压力，并成为小肠其他运动形式有效进行的基础。

（2）分节运动：是小肠以环行肌舒缩为主的节律性运动。分节运动的意义在于使食糜与消化液充分混合，便于化学性消化；使食糜与肠壁紧密接触，为吸收创造良好条件；挤压肠壁有助于血液和淋巴的回流。分节运动的频率受胆管进入十二指肠处附近肠壁纵行肌活动频率的控制，各段小肠分节运动的频率不同，上段较高，下段较低，形成一个活动梯度。人十二指肠的分节运动频率一般为 11 次/min，回肠末段为 8 次/min。在空腹时几乎不存在分节运动，而进食后逐渐增强起来。分节运动的发生不需要外来神经的作用，但刺激迷走神经可使分节运动增强。

（3）小肠的蠕动：小肠蠕动是一种推动食糜的运动。小肠蠕动可发生在小肠的任何部位。其速度较慢，为 0.5 ~ 2.0cm/s，近端小肠蠕动速度大于远端。小肠蠕动的意义在于把小肠内容物向前推进一步，到达一个新的肠段，再开始分节运动。在小肠还有一种速度很快、移行距离较长的蠕动，称为蠕动冲。

3.小肠运动的调节

（1）自身调节：是指小肠平滑肌的电活动控制小肠的节律性收缩。

（2）肠神经系统的作用：当机械的和化学的刺激作用于肠壁感受器时，通过局部反射可引起小肠蠕动。切断小肠的外来神经，小肠的蠕动仍可进行。

（3）自主神经的作用：一般来说，副交感神经的兴奋能加强小肠运动，而交感神经兴奋则产生抑制作用。但上述效应还依赖于小肠肌当时的状态而定。如小肠肌的紧张性高，则无论副交感或交感神经兴奋都使之抑制；相反，如紧张性低，则这两种神经兴奋都有增强其活动的作用。

（4）体液因素的作用：小肠的平滑肌和壁内神经丛对各种化学物质具有广泛的敏感性。如促胃液素、胆囊收缩素和前列腺素都有加强小肠活动的作用；而促胰液素、胰高血糖素、去甲肾上腺素和生长抑素等，则有抑制小肠活动的作用。此外，还有一些肽类激素和胺类，如 P 物质、脑啡肽和 5-羟色胺，都有刺激小肠运动的作用。

4.回盲括约肌的功能　回盲括约肌在平时保持轻度收缩状态。机械刺激或充胀刺激盲肠黏膜，可通过肠肌局部反射引起括约肌收缩，从而阻止回肠内容物向盲肠排放。进食时，食物进入胃，即引起胃—回肠反射。当蠕动波到达回肠末端最后数厘米时，括约肌舒张，可排送 4ml 左右食糜进入结肠。促胃液素也可使回盲括约肌舒张。总之，回盲括约肌的主要功能是防止回肠内容物过快地进入大肠，延长食糜在小肠内停留的时间，因而有利于小肠内容物的完全消化和吸收。此外，还可阻止大肠内容物向回肠倒流。

二、胰腺与胰液

胰呈长条形，位于胃的后方，横于腹后壁，分头、体、尾三部。胰有许多分泌胰液的腺泡，腺泡的导管汇入一条横贯全腺体的胰管，胰管经胰头穿出，与胆总管汇合共同开口于十二指肠乳头顶端，分泌的胰液由此流入肠腔。十二指肠乳头处有平滑肌环绕，形成肝胰壶腹括约肌，平时此括约肌保持收缩状态。此外，胰又是一个分泌器官，在腺泡之间有散在的细胞团，称胰岛，能分泌胰岛素与胰高血糖素等激素。

（一）胰液的性质、成分和作用

胰液是无色透明的碱性液体，pH 值为 7.8 ~ 8.4。成人每日分泌量为 1 ~ 2L，渗透压约与血浆相等。胰液中含有无机物和有机物。在无机成分中，主要是碳酸氢盐。有机物主要是由腺泡细胞分泌的多种消化酶。

胰液的主要成分和作用如下：

1.碳酸氢盐　胰液无机成分中碳酸氢盐的含量最高，它是由胰腺内的小导管上皮细胞分泌的。HCO_3^- 的主要作用是中和进入十二指肠的胃酸，使肠黏膜免受强酸的侵蚀，同时也提供了小肠内多种消化酶的最适宜的酸碱环境（pH 值 7 ~ 8）。

2.胰淀粉酶　胰液中的胰淀粉酶不需要激活就具有活性，可将淀粉分解为麦芽糖及葡萄糖。胰淀粉酶作用的最适 pH 值为 6.7 ~ 7.0。

3.胰脂肪酶　胰脂肪酶在辅脂酶的帮助下，可将脂肪分解为脂肪酸和甘油或甘油一酯。它的最适 pH 值为 7.5 ~ 8.5。胰液中还含有一定量的胆固醇酯酶和磷脂酶 A_2，它们分别分解胆固醇脂和磷脂。

4.胰蛋白酶和糜蛋白酶　这两种酶都是以不具有活性的酶原形式存在于胰液中的。小肠液中的肠致活酶可激活胰蛋白酶原，使之变为有活性的胰蛋白酶。此外，酸、胰蛋白酶本身以及组织液也能使胰蛋白酶原活化。糜蛋白酶原是在胰蛋白酶作用下转化为有活性的糜蛋白酶的。胰蛋白酶和糜蛋白酶的作用极相似，都能将蛋白质分解为多种大小不等的多肽，当两者一同作用于蛋白质时，则可使蛋白质分解成小分子多肽和氨基酸。

胰腺还分泌胰蛋白酶抑制物，可与胰蛋白酶结合，抵抗由于少量胰蛋白酶在腺体内活化所发生的自身消化作用，从而保护胰腺。胰液中还含有羧基肽酶、核糖核酸酶、脱氧核糖核酸酶等蛋白质水解酶。

胰液是消化液中最重要的一种，当胰液分泌障碍时，即使其他消化腺的分泌都正常，食物中的脂肪和蛋白质仍不能完全消化，从而也影响吸收，包括溶于脂肪中的维生素 A、维生素 D、维生素 E、维生素 K 等的吸收也会受到影响。

（二）胰液分泌的调节

在消化间期，胰液很少分泌。进食开始后，胰液的分泌即开始，食物是兴奋胰腺分泌的自然因素。进食时胰液分泌受神经和体液因素双重控制，但以体液调节为主。

1.神经调节　食物的形象、气味，食物对口腔、食管、胃和小肠的刺激，都可通过神经反射（包括条件反射和非条件反射）引起胰液分泌。反射的传出神经主要是迷走神经。迷走神经末梢释放的乙酰胆碱直接作用于胰腺引起胰液分泌，也可通过引起促胃液素释放，间接地引起胰液分泌。迷走神经主要作用于胰腺的腺泡细胞，对导管细胞的作用较弱。因此，迷走神经兴奋引起的胰液分泌的特点是水分和碳酸氢盐含量很少，而酶的含量却很丰富。

内脏大神经对胰液分泌的影响不明显。

2.体液因素　食物进入小肠后，可直接促使小肠黏膜释放促胰液素、胆囊收缩素引起大量胰液分泌。

（1）促胰液素：是小肠黏膜 S 细胞释放的一种胃肠激素。引起促胰液素释放最强的刺激因素是盐酸，其次为蛋白质分解产物和脂肪酸，糖类没有作用。小肠内促胰液素释放的 pH 值阈值为 4.5。促胰液素主要作用于胰腺小导管的上皮细胞，使其分泌大量的水分和碳酸氢盐，因而使胰液的分泌总量大为增加，但酶的含量却很低。

（2）胆囊收缩素：是小肠黏膜中 I 细胞释放的一种胃肠激素。引起释放的因素（由强到弱）为：蛋白质分解产物、脂肪酸、盐酸、脂肪。糖类没有作用。胆囊收缩素能促进胰液中各种酶的分泌，而对胰液中 HCO_3^- 和 H_2O 的影响却很弱。它的另一重要作用是促进胆囊强烈收缩，排出胆汁。胆囊收缩素对胰腺组织还有营养作用。

近年来的资料表明，对于胰液的分泌，促胰液素和胆囊收缩素之间具有协同作用。

三、肝与胆汁

（一）肝

肝是人体最大的腺体，成人的肝重量约为 1500g，主要位于右季肋区和腹上部，大部为肋弓所覆蔽。肝具有分泌胆汁、贮存糖原、解毒和吞噬防御等功能，在胚胎时期还有造血功能。肝上面隆凸，与膈肌毗邻，故称膈面。可由镰状韧带分为左右两叶，右叶大而厚，左叶小而薄。肝下面凹凸不平，中间的横沟是肝门，肝管、肝动脉、门静脉、神经、淋巴管等由此出入。肝门的右前方有胆囊，右后方有下腔静脉。

肝的表面包有一层浆膜，通常称为被膜，被膜的疏松结缔组织深入肝的实质，将整个肝脏分隔成几十万个结构基本相同的肝小叶。肝小叶是肝的基本结构和功能单位。一个肝小叶大约有小米粒大，呈六角柱状，在肝小叶中央贯穿着一条小静脉称为中央静脉，肝细胞以中央静脉为中心，向四周呈放射状排列成一行行的肝细胞索，肝细胞索之间的空隙是肝血窦，即扩大的毛细血管，窦壁有枯否氏细胞，能吞噬异物。肝血窦互相吻合，并与中央静脉相通。相邻两条肝细胞索之间的间隙形成的小管道称毛细胆管。门静脉、肝动脉和肝管三者由肝门入肝后均分支伴行在肝小叶之间，分别称为小叶间静脉、小叶间动脉、小叶间胆管，它们所在的这个区域称汇管区。

通过肝动脉流入肝脏的动脉血（富含氧气）以及通过门静脉流入肝脏的静脉血（富含营养物质），分别经小叶间动脉和小叶间静脉流入肝血窦，这两种血液在此与肝细胞进行物质交换，然后汇入中央静脉，最后汇集成肝静脉，出肝后即入下腔静脉。门静脉不同于一般静脉，一般静脉由许多小静脉合成主干后，不再分支，肝门静脉则是介于胃、肠、胰、脾的毛细血管和肝血窦之间的静脉干。

（二）胆汁

肝细胞不断分泌的胆汁入毛细胆管，经小叶间胆管流到左右肝管，再经肝总管入胆总管，最后经十二指肠乳头开口流入十二指肠；或由肝总管转经胆囊管入胆囊贮存。胆囊可吸收水分使胆汁浓缩。在食物消化时，胆囊收缩，胆胰壶腹括约肌舒张，贮存于胆囊的浓缩胆汁则排入十二指肠以助食物的消化和吸收。由肝脏直接分泌的胆汁叫肝胆汁，在胆囊排出的胆汁称为胆囊胆汁。

1.胆汁的性质、成分和作用　胆汁是黏稠而味苦的液体。肝胆汁呈金黄色、弱碱性（pH 值为 7.4）、成年人每日分泌胆汁 800~1000ml。胆囊中贮存的胆汁则因浓缩而颜色变深，并因其中的碳酸氢盐被吸收而呈弱酸性（pH 值 6.8）。

胆汁中的无机物为 Na^+、K^+、Cl^- 和 HCO_3^- 等，有机物主要是胆盐、胆色素、胆固醇、卵磷脂，不含消化酶。与消化功能有关的是胆盐，它是结合胆汁酸所形成的钠盐。胆固醇是肝脏脂肪代谢的产物。胆红素是血红蛋白的降解产物，包括胆红素及其氧化产物胆绿素。在正常情况下，胆汁中的胆盐、胆固醇和卵磷脂之间的适当比例是维持胆固醇呈溶解状态的必要条件。当胆固醇分泌过多，或胆盐、卵磷脂减少时，胆固醇可以沉积下来，这是形成胆结石的原因之一。胆盐对于脂肪的消化和吸收有重要意义：①胆盐降低脂肪的表面张力，使脂肪乳化成微滴，分散于水溶液中，从而增加了胰脂肪酶的作用面积，有利于脂肪分解；②胆盐达到一定浓度后，可聚合而形成微胶粒，肠腔中脂肪的分解产物，如脂肪酸、甘油一酯等均可掺入到微胶粒中，形成水溶性复合物，促进脂肪分解物的吸收。这一作用对促进脂溶性维生素 A、维生素 D、维生素 E、维生素 K 的吸收也很重要。

2.胆囊的功能　胆囊的功能之一是能贮存和浓缩胆汁，二是调节胆管内压。

3.胆汁分泌和排出的调节　食物进入消化道内是引起胆汁分泌和排出的自然刺激物。高蛋白食物（蛋黄、肉、肝）引起胆汁流出最多，高脂肪或混合食物的作用次之，而糖类食物的作用最小。

（1）神经调节：进食动作或食物对胃、小肠的刺激，均可通过神经反射引起肝胆汁分泌少量增加，胆囊收缩也轻度加强。反射的传出途径是迷走神经。迷走神经末梢释放乙酰胆碱直接作用于肝细胞和胆囊，增加胆汁分泌和引起胆囊收缩；还可通过刺激促胃液素而间接引起肝胆汁分泌和胆囊收缩。

（2）体液调节：①胆盐：胆盐的利胆作用最强，可刺激肝细胞分泌胆汁，故在临床上是常用的利胆剂。胆汁中的胆盐排到小肠后，绝大部分可由回肠末端吸收入血，通过门静脉再回到肝脏，重新合成胆汁，这一过程称为胆盐的肠—肝循环。胆盐每循环一次，约损失 5%，每次餐后可进行 2~3 次肠—肝循环。返回到肝脏的胆盐，一方面有利胆作用，另一方面可作为合成胆汁的原料。胆盐对胆囊的运动并无影响；②促胰液素：主要是刺激胆管和小胆管的分泌。由促胰液素引起的胆汁分泌，主要是 H_2O 和 HCO_3^- 含量增加，而胆盐的分泌量并不增加；③促胃液素：通过血液循环直接作用于肝细胞和胆囊，促进肝分泌胆汁和胆囊收缩。也可间接通过刺激胃酸分泌，由胃酸作用于十二指肠黏膜，使其释放促胰液素而引起胆汁分泌；④胆囊收缩素：直接作用于胆囊平滑肌，引起胆囊的强烈收缩，同时引起奥狄氏括约肌的舒张，促进胆汁的排出。还可以刺激胆管分泌，使胆汁流量增加，胆汁中氯化物和碳酸氢盐的排出量增加。

第六节 大肠内消化

一、大肠的结构

大肠是消化管的末段，长约 1.5m，起自右髂窝，止于肛门，包括盲肠、阑尾、结肠和直肠。大肠的主要功能是吸收水分，将不消化的残渣以粪便的形式排出体外。大肠在腹腔内围成一个半封闭的方框。空肠、回肠盘踞在框内。

盲肠是大肠的起始部，一般位于右髂窝内，长仅 6~8cm，上通升结肠，左接回肠，回肠末端突入盲肠处环形肌增厚，并覆有黏膜，一般形成上、下两个半月形皱襞，叫回盲瓣。此瓣具有括约肌的作用，既可控制回肠内容物进入盲肠的速度，又可防止盲肠内容物的反流，在回盲瓣的下方约 2cm 处，有阑尾腔的开口。

结肠从右、上、左三面环绕小肠袢，分别叫作升结肠、横结肠和降结肠。在左髂窝降结肠移行于乙状结肠。乙状结肠末端于第 3 骶椎前面续于直肠。一般说来，大肠口径较粗，肠壁较薄。除直肠与阑尾外，结肠和盲肠表面有沿肠纵轴排列的三条彼此平行的结肠带。它是由纵行肌增厚形成的。由于结肠带较肠管短，因而使带间肠壁形成多数横沟隔开的囊状突起，称为结肠袋，在结肠袋附近，由于浆膜下脂肪聚集，形成许多大小不一、形状不同的突起，叫肠脂垂。这三个形态特点是辨别大肠和小肠的重要标志。直肠位于盆腔内，长 15~16cm，由第 3 骶椎前方起下行穿过盆腔终于肛门。

二、大肠液的分泌

大肠液为碱性的黏稠液体，是由大肠黏膜的柱状上皮细胞和杯状细胞分泌的，大肠液富含黏液和碳酸氢盐，pH 值为 8.3 ~ 8.4。大肠液的主要作用是保护肠黏膜和润滑粪便。大肠液的分泌主要是由食物残渣对肠壁的机械性刺激所引起。

三、大肠的运动

大肠的运动较为缓慢，运动的形式有三种：

（一）袋状往返运动

这是在空腹时最多见的一种运动形式，由环行肌无规律地收缩所引起，它使结肠袋中的内容物向两个方向做短距离的位移，但并不向前推送。

（二）分节推进运动

这是一个结肠袋或一段结肠收缩，其内容物被推移到下一段的运动。进食后或结肠受到拟副交感药物刺激时这种运动增多。

（三）大肠的蠕动

大肠的蠕动是由一些稳定向前的收缩波所组成。收缩波前方的肌肉舒张，往往充有气体；收缩波的后面则保持在收缩状态，使这段肠管闭合并排空。

在大肠还有一种进行很快且前进很远的蠕动，称为集团蠕动。

四、大肠内细菌的活动

大肠内的细菌能利用肠内的较为简单的物质合成 B 族维生素复合物和维生素 K，它们由大肠吸收后，对人体有着营养作用。

五、排便反射

正常人的直肠通常是空的，没有粪便在内。当大肠的蠕动将粪便推入直肠时，便刺激了直肠壁内的感受器，冲动经盆神经和腹下神经传至脊髓腰骶段的初级排便中枢，同时上传到大脑皮质，引起便意和排便反射。这时，通过盆神经的传出冲动，使降结肠、乙状结肠和直肠收缩，肛门内括约肌舒张。与此同时，阴部神经的冲动减少，肛门外括约肌舒张，使粪便排出体外。排便时腹肌和膈肌也发生收缩，腹内压增加，促进粪便的排出。

排便动作受大脑皮质控制，意识可以加强或抑制排便。粪便进入直肠会产生一定的压力，通常 25～50ml 粪便产生的压力就能引起便意。人们如对便意经常予以抑制，就使直肠渐渐地对粪便压力刺激失去正常的敏感性。如粪便在大肠内停留过久，水分吸收过多而变得干硬，则引起排便困难，这是产生便秘的最常见的原因。

第七节 吸 收

一、吸收的部位和途径

消化道不同部位的吸收能力和吸收速度是不同的，这主要取决于各部位消化管的组织结构，以及食物在各部位被消化的程度和停留的时间。在口腔和食管内，食物实际上是不被吸收的。在胃内，食物的吸收也很少，胃可吸收酒精和少量水分。小肠是吸收的主要部位。糖类、蛋白质和脂肪的消化产物大部分是在十二指肠和空肠吸收的，回肠还能主动吸收胆盐和维生素 B_{12}。小肠内容物进入大肠时已经不含有多少可被吸收的物质了。大肠主要吸收水分和盐类，一般认为，结肠可吸收进入其内的 80% 的水和 90% 的 Na^+ 和 Cl^-。

人的小肠长约 4m，它的黏膜具有环形皱褶，并拥有大量的绒毛。绒毛是小肠黏膜的微小突出构造，其长度 0.5～1.5mm。每一条绒毛的外面是一层柱状上皮细胞，在显微镜下观察，可见柱状上皮细胞顶端有明显的纵纹。电镜下进一步观察，纵纹乃是柱状细胞顶端细胞膜的突起，被称为微绒毛。每一柱状上皮细胞大约有 1700 条微绒毛。由于环状皱褶、绒毛和微绒毛的存在，最终使小肠的吸收面积比同样长短的简单圆筒的面积增加约 600 倍，达到 200m² 左右。

小肠绒毛内部有毛细血管、毛细淋巴管、平滑肌细胞和神经纤维网等结构。糖和蛋白质的分解产物通过毛细血管网进入体循环；脂肪及其分解产物主要通过淋巴管系统进入体循环。动物在空腹时，绒毛不活动，进食则可引起绒毛产生节律性的伸缩和摆动，这些运动可加速绒毛内血液和淋巴的流动，有助于吸收。

营养物质和水通过肠绒毛柱状上皮细胞进入血液或淋巴有两条途径：一为跨细胞途径，即通过柱状上皮细胞的腔面膜进入细胞内，再经过细胞底一侧面膜进入血液或淋巴；另一为旁细胞途径，即营养物质或水通过细胞间的紧密连接，进入细胞间隙，然后再转入血液或淋巴。营养物质通过膜机制有单纯扩散、易化扩散、主动转运及胞饮等多种形式。

二、小肠内主要营养物质的吸收

（一）糖的吸收

糖吸收的主要形式是单糖。糖类物质只有分解为单糖时才能被小肠上皮细胞所吸收。在各种糖中，己糖的吸收很快，而戊糖则很慢。在己糖中，又以半乳糖和葡萄糖的吸收为最快，果糖次之，甘露糖最慢。

单糖的吸收是消耗能量的主动过程，它可逆着浓度差进行，能量来自钠泵。属继发性主动转运。在肠黏膜上皮细胞的纹状缘上存在着一种载体蛋白，它能选择性地把葡萄糖和半乳糖从纹状缘的肠腔面运入细胞内，然后再扩散入血。各种单糖与载体的亲和力不同，从而导致吸收的速率也不同。载体蛋白在转运单糖时，需要 Na^+ 的存在。只有当载体蛋白与葡萄糖、Na^+ 结合时，才能使葡萄糖通过管腔膜进入细胞内，载体蛋白每次转运 2 个 Na^+ 和一分子葡萄糖。肾上腺素以一种较直接的方式来控制糖的主动转运系统。切除肾上腺可降低葡萄糖的吸收。

（二）蛋白质的吸收

蛋白质经消化分解为氨基酸后，几乎全部被小肠吸收。氨基酸的吸收是主动转运过程，目前在小肠壁上已确定出 3 种主要的转运氨基酸的特殊运载系统，它们分别转运中性、酸性或碱性氨基酸。一般来说，中性氨基酸的转运比酸性或碱性氨基酸速度快。与单糖的吸收相似，氨基酸的吸收也是通过与 Na^+ 吸收耦联的，Na^+ 的主动转运被阻断后，氨基酸的转运便不能进行。氨基酸吸收的途径几乎完全是血液途径，当小肠吸收氨基酸后，门静脉血液中的氨基酸含量即行增加。

近年的实验指出，小肠的纹状缘上皮还存在有二肽和三肽的转运系统，因此，许多二肽和三肽也可完整地被小肠上皮细胞吸收，而且肽的转运系统吸收率可能比氨基酸的更高。进入细胞内的二肽和三肽，可被细胞内的二肽酶和三肽酶进一步分解为氨基酸，再进入血液循环。未经消化的完整蛋白质不被吸收，如有吸收，其量亦极微，无营养意义，可作为抗原而引起过敏反应或中毒反应，对人体不利。

（三）脂肪的吸收

在小肠内，脂类的消化产物脂肪酸、甘油一酯、胆固醇等很快与胆汁中的胆盐形成混合微胶粒。由于胆盐有亲水性，它能携带脂肪消化产物通过覆盖在小肠绒毛表面的非流动水层到达微绒毛。在这里，甘油一酯、脂肪酸和胆固醇等又逐渐地从混合微胶粒中释出，它们透过微绒毛的脂蛋白膜而进入黏膜细胞内，这一过程是脂溶性扩散过程。胆汁酸则留在肠腔，以后在回肠内吸收。

长链脂肪酸及甘油一酯被吸收后，在肠上皮细胞的内质网中大部分重新合成为三酰甘油，并与细胞中生成的载脂蛋白合成乳糜微粒。乳糜微粒一旦形成即进入高尔基复合体中，在那里，许多乳糜微粒被包裹在一个囊泡内，囊泡移行到细胞侧膜时，便与细胞膜融合，释出乳糜微粒进入细胞间液，再扩散入淋巴管。

中、短链三酰甘油水解产生的脂肪酸和甘油一酯，在小肠上皮细胞中不再合成，它们是水溶性的，可以直接进入门静脉而不进入淋巴。由于膳食中的动、植物油中含有 15 个以上碳原子的长链脂肪酸很多，所以脂肪的吸收途径仍以淋巴为主。

（四）无机盐的吸收

1.钠的吸收　钠的吸收是一消耗能量的逆电化学梯度进行的主动过程。在人空肠 Na^+ 的吸收主要是与糖和氨基酸的主动转运相耦联进行的。而在回肠钠的吸收则是非耦联的。

2.铁的吸收　人每日吸收铁约为 1mg，为食物中含铁量的 1/10。铁的吸收量与机体对铁的需要有关。食物中的有机铁和三价的高铁都不易被吸收，须还原为亚铁后，方易被吸收。维生素 C 能将高

铁还原为 Fe^{2+}；酸性环境易使铁溶解为自由的 Fe^{2+}，故胃酸和维生素 C 可促进铁的吸收。铁主要在小肠上部被吸收。

3.钙的吸收　小肠和结肠全长都可逆电化学梯度主动性地吸收钙，但通常食物中的钙仅有一小部分被吸收。钙盐易溶于酸性溶液中，所以它在酸性较大的小肠上段，特别是十二指肠吸收最快。钙的吸收可分为两步。第一步是从肠腔进入黏膜细胞。肠黏膜细胞的微绒毛上有一种与钙有高度亲和性的钙结合蛋白（Ca-BP），它参与钙的转运。一分子 Ca-BP 可与 4 个 Ca^{2+} 结合，此步骤依赖维生素 D_3。第二步是从肠黏膜细胞进入血浆。在细胞的浆膜侧，Ca^{2+} 可通过钠—钙交换过程运出，即通过载体将 Ca^{2+} 运出，同时伴有 Na^+ 的摄取，随后，Na^+ 再通过钠泵排出细胞，这是一个耗能过程。影响钙吸收的主要因素是维生素 D 和机体对钙的需要。此外，脂肪食物对钙的吸收有促进作用。

（五）水的吸收

肠道水分的吸收都是被动的，以渗透的方式被吸收。各种溶质、特别是 NaCl 的主动吸收所产生的渗透压梯度是水分吸收的主要动力。

（六）维生素的吸收

一般来说，水溶性维生素是以简单的扩散方式被吸收的。维生素 B_{12} 必须与内因子结合成复合物，才能在回肠末端被吸收。

脂溶性维生素由于它们溶于脂肪，其吸收机制可能与脂类物质相似。

第八节　消化性溃疡

消化性溃疡是以胃或十二指肠黏膜形成慢性溃疡为病变特征，其发生与胃液的自我消化作用有关。多见于成人。患者有周期性上腹部疼痛、泛酸、嗳气等症状。本病易反复发作，呈慢性经过。有胃及十二指肠溃疡 2 种。十二指肠溃疡较胃溃疡多见，据统计前者约占 70%，后者约占 25%，两者并存的复合性溃疡约占 5%。

一、病因和发病机制

溃疡病的病因很复杂，尚未清楚。一般认为与以下因素有关：

1.胃液的消化作用　多年研究已证明，溃疡的形成是胃壁或十二指肠壁组织被胃酸和胃蛋白酶消化的结果。这种自我消化过程是溃疡形成的直接原因。空肠及回肠内为碱性环境，极少发生这种溃疡。但做过胃空肠吻合术后，吻合处的空肠则可因胃液的消化作用而形成溃疡。

Zollinger-Ellison 综合征时患者患有胰岛腺瘤，此瘤被认为来自胰岛 D 细胞。此瘤能分泌胃泌素样物质，使胃酸分泌极高，可达正常的 10～20 倍，故有瘤亦称为胃泌素瘤，有时也见于十二指肠。由于胃泌素的大量分泌使胃、十二指肠，甚至空肠发生多数溃疡。已证明溃疡是由胃液消化作用所致。

十二指肠溃疡时还可见分泌胃酸的壁细胞总数增多，近正常的 1 倍。由此造成胃酸分泌增加，在空腹时尤甚。

正常情况下，胃黏膜不会被胃液消化，这是因为黏膜具有防御屏障功能：胃黏膜分泌的黏液，在胃黏膜表面形成一层黏液膜，覆盖于黏膜面，可以避免或减少胃酸直接接触黏膜，同时黏液对胃酸尚有中和作用。当胃黏膜的这种屏障功能受到损害时，分泌至胃腔内的胃酸中的氢离子得以弥散进入胃黏膜（逆向弥散）。氢离子由胃腔进入胃黏膜的弥散能力在胃窦部为胃底的 15 倍，而十二指肠又为胃窦的 2~3 倍。溃疡好发于十二指肠及胃窦部可能与此有关。由于胃酸氢离子的逆向弥漫，在临床测定胃溃疡患者胃内的酸度时，有时反而出现正常或过低的现象。此外，胆汁可以改变胃黏膜表面黏液层的特性，从而损害胃黏膜屏障功能。所以，十二指肠内容物特别是胆汁反流入胃在胃溃疡的发生上有着重要作用。

2.神经、内分泌功能失调　十二指肠溃疡病患者胃酸分泌增多的原因与迷走神经的过度兴奋有关。正常胃酸分泌有两种时相：一为通过迷走神经对胃黏膜壁细胞的胆碱能性刺激引起胃泌素的释放脑相；另一为食物在胃内滞留直接刺激胃窦部黏膜引起胃泌素的释放窦相。十二指肠溃疡病患者在空腹时，由于迷走神经功能亢进也经常有胃液分泌的增加，这是十二指肠溃疡病的特点。胃溃疡则与此不同。此时，迷走神经的兴奋性反而降低，致胃蠕动减弱，造成胃内食物潴留。结果胃窦部的胃泌素细胞（G 细胞）直接受到刺激，使胃泌素分泌亢进。后者与壁细胞膜上的胃泌素受体结合使壁细胞分泌胃酸，促进胃黏膜的溃疡形成。故胃溃疡患者胃窦部 G 细胞增多并呈高胃泌素血症。

3.其他因素　溃疡病有时可见家族多发趋势，说明与遗传因素有关。在正常人，当食物由胃进入十二指肠球部使该处显酸性化环境时，可抑制胃内容的进一步排空。这种反馈性抑制胃排空机制在某些十二指肠溃疡患者可出现遗传性缺乏。因而胃内容物排空受不到抑制，十二指肠的酸度不断增加而形成消化性溃疡。

近年研究发现，O 型血者胃溃疡的发病率高于其他血型 1.5~2 倍。这是由于其胃黏膜细胞易受到细菌的损害。体外实验证明，引起溃疡的幽门螺杆菌易于攻击表面限定有 O 型血抗原的细胞，细菌与该型抗原接触以后进入细胞，引起感染和慢性炎症而并发溃疡。

急性溃疡胃和十二指肠黏膜有时发生急性缺损，如缺损仅累及黏膜层者称糜烂，累及黏膜下层以下时称急性溃疡。此等病变病程短而易于痊愈，并非独立的溃疡病。

急性应激性溃疡一般为表浅性溃疡，发生在胃或十二指肠黏膜，有时两处同时发生。常见于严重烧伤、创伤及败血症时，在应激反应后数小时到 2 周之内即可发生。其发生机制未明。可能由于上述严重损害，使机体处于应激状态，引起下丘脑功能障碍，垂体前叶分泌大量促肾上腺皮质激素，后者使胃液分泌增加，从而招致胃黏膜糜烂及溃疡形成。

二、病理变化与临床病理联系

肉眼观，胃溃疡多位于胃小弯，越近幽门处越多见，尤多见于胃窦部。在胃底及大弯侧十分罕见。溃疡通常只一个，呈圆形或椭圆形，直径多在 2.5cm 以内。溃疡边缘整齐，状如刀切，底部通常穿越黏膜下层，深达肌层甚至浆膜层。溃疡处黏膜下层至肌层可完全被侵蚀破坏，代之以肉芽组织及瘢痕组织。

镜下观察，溃疡分为四层结构：最上层由少量炎性渗出物（白细胞、纤维素等）覆盖；其下为一层坏死组织；再下则见较新鲜的肉芽组织层；最下层则由肉芽组织移行为陈旧瘢痕组织。位于瘢痕组织内的小动脉因炎性刺激常有增殖性动脉内膜炎，使小动脉管壁增厚，管腔狭窄或有血栓形成。此种血管变化可引起局部血液循环障碍，妨碍组织再生使溃疡不易愈合。但这种变化却可防止溃疡底血管破溃、出血。另外，在溃疡边缘常可看到黏膜肌层与肌层粘连、愈着。溃疡底部的神经节细胞及神经纤维常发生变性和断裂。有时神经纤维断端呈小球状增生，这种变化可能是患者产生疼痛症状的原因之一。

十二指肠溃疡的形态与胃溃疡相似，发生部位多在十二指肠起始部（球部），以紧接幽门环的前壁或后壁最为多见。溃疡一般较胃溃疡小而浅，直径多在 1cm 以内。

三、结局及并发症

1.愈合　如果溃疡不再发展，渗出物及坏死组织逐渐被吸收、排除。已被破坏的肌层不能再生，底部的肉芽组织增生形成瘢痕组织充填修复，同时周围的黏膜上皮再生，覆盖溃疡面而愈合。

2.并发症

（1）出血：因溃疡底部毛细血管破坏，溃疡面常有少量出血。此时患者大便内常可查出潜血，重者出现黑便，有时伴有呕血。溃疡底较大血管被腐蚀破裂则引起大出血，占患者的10%～35%。

（2）穿孔：约见于5%的患者。十二指肠溃疡因肠壁较薄更易发生穿孔。穿孔后由于胃肠内容漏入腹腔而引起腹膜炎。

（3）幽门狭窄：约发生于3%的患者。经久的溃疡易形成大量瘢痕。由于瘢痕收缩可引起幽门狭窄，使胃内容物通过困难，继发胃扩张，患者出现反复呕吐。

（4）癌变：多见于胃溃疡，十二指肠溃疡几乎不发生癌变。癌变多发生于长期胃溃疡病患者，癌变率仅在1%或1%以下。癌变来自溃疡边缘的黏膜上皮或腺体，因不断受到破坏及反复再生，在此过程中在某种致癌因素作用下细胞发生癌变。

第九节　病毒性肝炎

病毒性肝炎是由肝炎病毒引起的以肝实质细胞变性坏死为主要病变的传染病。现已知肝炎有甲型、乙型、丙型、丁型、戊型及庚型6种，由各该型病毒引起。肝炎在世界各地均有发病和流行，且发病率有不断升高趋势。其发病无性别差异，各种年龄均可罹患。

一、病因和发病机制

从1970年起，经过20年的研究，目前对肝炎病毒已比较清楚，由最初仅知的甲型肝炎病毒和乙型肝炎病毒两种，增加到由甲到戊6种病毒（HAV～HGV）。在上述各型肝炎病毒中，以HBV发现最早，研究得最多。现知该病毒是由核心及外壳两部分构成的病毒颗粒（Dane颗粒）。病毒基因组DNA在肝细胞核内进行复制、转录，合成核心颗粒后，被转运到肝细胞浆内，在通过内质网和细胞膜时合成其外壳部分，并以"发芽"过程释出肝细胞。Dane颗粒的核心部分含核心抗原（HbcAg），外壳部分含表面抗原（HBsAg）。目前认为引起肝细胞免疫损害的只是HBsAg诱发的免疫反应，其中以细胞免疫反应起主要作用。HAV是一种微小的RNA病毒，在肝细胞浆内增殖，现已被列入肠道病毒，该病毒颗粒可在粪便中检出。HCV的整组基因近年也可克隆化并标记其病毒抗体。HDV是一种微小缺陷性RNA病毒，现知此种病毒为球形以HBsAg作为其外壳，只能在HBsAg阳性机体内生长，故丁型肝炎常与乙型肝炎合并存在。HEV的颗粒为球形无包膜，表面有尖钉状突起。我国学者已将HEV分离培养并建立了细胞系。

各型肝炎病毒均可存在于肝组织、血液、粪、尿及各种体液内。其传染方式主要是经口、经血及体液传播，但各型肝炎的传染途径各异。甲型、戊型多经口感染。常来源于饮水及食物的污染，有时呈流行性暴发。乙型、丙型经血感染，主要通过输血、输液，也可通过经皮及性接触传播。丁型亦为非经口感染，常与乙型肝炎传播伴行。各型肝炎的潜伏期也不相同，如甲型15～50d，乙型60～180d。戊型2～9周。丙型7～8周。一般认为肝炎痊愈后均可获得免疫力但均不稳固（甲型者稍好），有少部分患者还可发生再感染。

病毒性肝炎的发病是病毒与机体之间相互作用的结果。病毒的量、毒力和侵入途径与发病有一定关系。小量病毒往往只引起隐性感染，而大量病毒则可导致严重的病变。肝炎的病变程度和类型与机体的免疫状态也有密切关系。现仅就研究较多的乙型肝炎的肝损伤及其不同类型的发病机制简述如下。

（1）肝细胞损伤的机制：乙型肝炎病毒侵入机体后进入肝细胞内复制繁殖，然后以"发芽"形式从肝细胞释出入血。在肝细胞表面则留下病毒抗原成分，此时并不引起明显的肝细胞损伤。病毒入血后，刺激机体免疫系统产生细胞免疫和体液免疫。前者通过杀伤性 T 细胞（K 细胞）及 NK 细胞等的直接作用和抗体依赖性的细胞毒作用，后者通过产生各种特异性抗体，均能对血中病毒进行反应加以杀灭。但同时也能对受病毒感染的肝细胞（膜上含病毒抗原成分）进行攻击，使肝细胞受到破坏发生坏死。一般认为，T 细胞介导的细胞免疫反应是病毒感染后引起肝细胞损伤的主要因素。近年研究表明，在细胞免疫反应中，靶细胞抗原不一定只是 HBsAg，还可有肝细胞膜脂蛋白及 HBsAg。

（2）乙型肝炎的发病机制：应用上述肝细胞免疫损伤机制可以解释乙型肝炎出现的不同类型：①T 细胞功能正常，感染病毒量多，毒力强时受感染及免疫损伤的肝细胞多而重，表现为急性重型肝炎；②T 细胞功能正常，病毒量较少，毒力较弱则发生急性普通型肝炎；③T 细胞功能正常，病毒量甚少，毒力很弱则表现为轻型或亚临床型肝炎；④T 细胞功能不足，免疫反应仅能清除部分病毒和损伤部分受感染的肝细胞，未清除的病毒可继续繁殖并感染，反复发生部分肝细胞损伤，结果表现为慢性肝炎；⑤机体免疫功能缺陷，T 细胞呈免疫耐受状态，此时病毒与宿主共生。病毒在肝细胞内持续复制，感染的肝细胞也不受免疫损伤，此时则表现为无症状的病毒携带者。

二、基本病理变化

各型肝炎病变基本相同，都是以肝细胞的变性、坏死为主，同时伴有不同程度的炎性细胞浸润、肝细胞再生和纤维组织增生。

（一）变质性改变

1.细胞水肿　为常见的变性病变，是由于肝细胞受损后细胞水分增多造成。开始时肝细胞肿大，胞浆疏松呈网状、半透明，称胞浆疏松化。进一步发展，肝细胞更加胀大呈球形，胞浆几乎完全透明，称为气球样变。电镜下，可见内质网扩张、囊泡变、核蛋白颗粒脱失；线粒体肿胀、嵴消失等。

2.嗜酸性变及嗜酸性小体　为细胞凋亡。嗜酸性变多累及单个或几个肝细胞，散在于小叶内。肝细胞胞浆水分脱失浓缩，嗜酸性染色增强，胞浆颗粒性消失。如进一步发展，胞浆更加浓缩之外，胞核也浓缩以至消失。最后剩下深红色均一浓染的圆形小体，即所谓嗜酸性小体。嗜酸性小体可存在于肝板中，也可游离至 Disse 腔或肝窦中，还可被 Kupffer 细胞吞噬。

3.点状坏死　肝小叶内散在的灶状肝细胞坏死。每个坏死灶仅累及一至几个肝细胞。同时该处伴以炎性细胞浸润。

4.溶解坏死　最多见，常由高度气球样变发展而来。此时胞核固缩、溶解、消失，最后细胞解体。重型肝炎时肝细胞的变性往往不明显，很快就发生此种坏死崩解。根据肝细胞坏死的范围、分布特点及坏死的形态，可分为以下四种。

（1）点状坏死：肝小叶内散在的灶状肝细胞坏死。每个坏死灶仅有一个或几个肝细胞，同时伴有炎细胞浸润。常见于急性普通型肝炎。

（2）碎片状坏死：发生在肝小叶周边界板处的小片状肝细胞坏死，使小叶周边出现缺损，淋巴细胞和浆细胞浸润至小叶内。常见于慢性性肝炎。

（3）桥接坏死：是指位于两个小叶中央静脉之间、两个门管区之间或小叶中央静脉与门管区之间的呈桥状连接的融合性肝细胞坏死带。坏死处伴有炎细胞浸润，细胞不规则再生及纤维组织增生，后期增生的纤维组织发展为纤维间隔而分割肝小叶。常见于中、重度慢性肝炎。

（4）亚大块坏死和大块坏死：亚大块坏死是指累及几个肝小叶的大部分或全部的肝细胞融合性

坏死，常见于亚急性重型肝炎。大块坏死是指大部分肝组织的大片融合性坏死，由于坏死范围广，正常肝组织结构塌陷而不能辨认，伴有大量炎细胞浸润及门管区集中现象，常见于急性重型肝炎。

5.毛玻璃样肝细胞　见于乙肝病毒携带者和慢性肝炎患者的肝组织。光镜下，HE 染色可见肝细胞胞质中充满淡红色细颗粒状物质，呈不透明、毛玻璃样，故称为毛玻璃样肝细胞。电镜下，可见大量线状或小管状的 HB_sAg 沉积在光面内质网内。

（二）渗出性改变

在肝小叶坏死灶或门管区中，有淋巴细胞、巨噬细胞为主的炎细胞浸润，有时也可见少量浆细胞和中性粒细胞。

（三）增生性改变

1.Kupffer 细胞增生　Kupffer 细胞数量增多、呈梭形或多角形，突出于窦壁，并可脱落进入窦内，成为游走的吞噬细胞，胞质内常含有被吞噬的色素颗粒或坏死细胞碎片。

2.肝星形细胞和成纤维细胞增生　肝炎时，肝星形细胞可分化为肌成纤维细胞，间叶细胞和静止的纤维细胞被激活转变为成纤维细胞，合成并分泌胶原纤维，参与损伤肝组织的修复。如肝组织反复受损或大片坏死，纤维组织可大量增生，将肝小叶分割，逐渐发展成肝硬化。

3.肝细胞再生　坏死灶周围的肝细胞通过再生进行修复，在肝炎恢复期或慢性阶段更为明显。再生的肝细胞体积较大，核大而染色较深，有时可见有双核，胞质略呈嗜碱性。通过再生修复，可使肝小叶结构恢复正常。如坏死灶网状支架塌陷，则再生的肝细胞排列紊乱，呈结节状。

4.小胆管再生　病程较长者，门管区可见小胆管上皮细胞增生。

三、病理类型及临床病理联系

各型肝炎病毒引起的肝炎其临床表现和病理变化基本相同。现在常用的分类是，在甲、乙、丙、丁、戊、庚 6 型病毒病因分类之外，把病毒性肝炎从临床病理角度分为普通型及重型两大类。在普通型中分为急性及慢性两类。急性有急性无黄疸型及黄疸型；慢性有持续性（迁延性）及活动性。重型中又分为急性及亚急性两种。

（一）急性（普通型）肝炎

最常见。临床上又分为黄疸型和无黄疸型两种。我国以无黄疸型肝炎居多，其中多为乙型肝炎，一部分为丙型即过去所谓非甲非乙型的一部分。黄疸型肝炎的病变略重，病程较短，多见于甲型、丁型、戊型肝炎。两者病变基本相同，故一并叙述。

1.病理变化　广泛的肝细胞变性，以胞浆疏松化和气球样变最为普遍。坏死轻微，肝小叶内可有散在的点状坏死。嗜酸性小体的出现并非经常。由于点状坏死灶内的肝细胞索网状纤维支架保持完整而不塌陷，所以该处通过再生的肝细胞可完全恢复原来的结构和功能。汇管区及肝小叶内也有轻度的炎性细胞浸润。黄疸型者坏死灶稍多、稍重，毛细胆管管腔中有胆栓形成。

2.临床病理联系　由于肝细胞弥漫地变性肿胀，使肝体积增大，被膜紧张，为临床上肝大、肝区疼痛或压痛的原因。由于肝细胞坏死，释出细胞内的酶类入血，故血清谷丙转氨酶（SGPT）等升高，同时还可引起多种肝功能异常。肝细胞坏死较多时，胆红质的摄取、结合和分泌发生障碍，加之毛细胆管受压或有胆栓形成等则可引起黄疸。

3.结局　急性肝炎大多在半年内可逐渐恢复。点状坏死的肝细胞可完全再生修复。一部分病例（多为乙型、丙型肝炎）恢复较慢，需半年到一年，少数病例（约 1%）可发展为慢性肝炎。极少数可恶化为重型肝炎。

（二）慢性（普通型）肝炎

病程持续半年以上者称为慢性肝炎。临床上可有相应的症状、体征和肝功能检查异常，也可以无明显临床症状，仅有肝组织的坏死和炎症。按炎症活动度、肝细胞坏死和纤维化程度，将慢性肝炎划分为轻、中、重度三型。

1.轻度慢性肝炎　肝小叶结构完整，主要为点状坏死，偶见轻度碎片状坏死。门管区可见慢性炎细胞浸润，周围纤维组织增生。

2.中度慢性肝炎　肝细胞坏死明显，主要为中度碎片状坏死及桥接坏死。肝小叶内可见纤维间隔形成，但大部分小叶结构仍保存。

3.重度慢性肝炎　肝细胞广泛坏死，主要为重度碎片状坏死和大范围的桥接坏死。坏死区肝细胞不规则再生，肝小叶边缘与肝小叶内的坏死之间形成纤维条索。纤维间隔分割肝小叶结构，导致小叶结构紊乱，晚期可形成假小叶。肉眼观，肝表面呈颗粒状，质地较硬。重度慢性肝炎有时出现大片的肝细胞坏死，可发展为重型肝炎。

（三）重型肝炎

此型较少见，根据起病缓急及病变程度，又分为急性重型肝炎和亚急性重型肝炎两种。

1.急性重型肝炎　少见。起病急，病变发展迅猛、剧烈，病死率高。临床上又称为暴发型、电击型或恶性型肝炎。

本型病变可见肝细胞坏死严重而广泛。肝索解离，肝细胞溶解，出现弥漫性的大片坏死。坏死多自小叶中央开始，向四周扩延，仅小叶周边部残留少数变性的肝细胞。肝窦明显扩张充血并出血，Kupffer细胞增生肥大，并吞噬细胞碎屑及色素。小叶内及汇管区有淋巴细胞和巨噬细胞为主的炎性细胞浸润。残留的肝细胞再生现象不明显。肉眼观，肝体积显著缩小，尤以左叶为甚，重量减至600～800g，质地柔软，表面被膜皱缩。切面呈黄色或红褐色，有的区域呈红黄相间的斑纹状，故又称急性黄色肝萎缩或急性红色肝萎缩。

由于大量肝细胞的迅速溶解坏死，可导致：①胆红质大量入血而引起黄疸（肝细胞性黄疸）；②凝血因子合成障碍导致出血倾向；③肝功能衰竭，对各种代谢产物的解毒功能发生障碍。此外，由于胆红素代谢障碍及血循环障碍等，还可导致肾功能衰竭（肝肾综合征）。急性重型肝炎的死因主要为肝功能衰竭（肝昏迷），其次为消化道大出血或急性肾功能衰竭等。弥散性血管内凝血（DIC）也较常见，是引起严重出血、致死的另一个因素。

2.亚急性重型肝炎　多数是由急性重型肝炎迁延而来或一开始病变就比较缓和呈亚急性经过。少数病例可能由普通型肝炎恶化而来。本型病程可达一至数月。

病变特点为，既有大片的肝细胞坏死，又有肝细胞结节状再生。由于坏死区网状纤维支架塌陷和胶原纤维化，致使再生的肝细胞失去原有的依托呈不规则的结节状，失去原有小叶的结构和功能。小叶内外有明显的炎性细胞浸润。小叶周边部小胆管增生并可有胆汁淤积形成胆栓。肉眼观，肝不同程度缩小，被膜皱隔，呈黄绿色（亚急性黄色肝萎缩）。病程长者可形成大小不等的结节，质地略硬。切面黄绿色（胆汁淤积），交错可见坏死区及小岛屿状再生结节。

此型肝炎如及时治疗有停止进展和治愈的可能。病程迁延较长（如1年）者，则逐渐过渡为坏死后性肝硬化。病情进展者可发生肝功能不全。

第十节　肝硬化

肝硬化是一种常见的慢性肝病，可由多种原因引起。肝细胞弥漫性变性坏死，继而出现纤维组织增生和肝细胞结节状再生，这三种改变反复交错进行，结果肝小叶结构和血液循环途径逐渐被改建，使肝变形、变硬而形成肝硬化。本病早期可无明显症状，后期则出现一系列不同程度的门静脉高压和肝功能障碍。

肝硬化按病因分为病毒肝炎性、酒精性、胆汁性、隐源性肝硬化。按形态分为小结节型、大结节型、大小结节混合型及不全分隔型肝硬（为肝内小叶结构尚未完全改建的早期硬变）。我国常用的分类是结合病因及病变的综合分类，分为门脉性、坏死后性、胆汁性、瘀血性、寄生虫性和色素性肝硬化等。以上除坏死后性相当于大结节及大小结节混合型外，其余均相当于小结节型。其中门脉性肝硬化最常见，其次为坏死后性肝硬化。其他类型较少。

一、门脉性肝硬化

门脉性肝硬化，旧称雷奈克肝硬化，相当于小结节型肝硬化。为各型肝硬化中最常见者。本病在欧美因长期酗酒者引起多见（酒精性肝硬化），在我国及日本，病毒性肝炎则可能是其主要原因（肝炎后肝硬化）。

（一）病因和发病机制

1.病毒性肝炎　慢性病毒性肝炎，尤以乙型慢性活动性肝炎为肝硬化的主要原因，其中大部分发展为门脉性肝硬化。在肝硬化患者肝内常显 HBsAg 阳性。其阳性率高达 76.7%。另外，近年明确的丙型肝炎，大部可转为慢性，由慢性活动性肝炎转为肝硬化者达 35%。

2.慢性酒精中毒　在欧美国家因长期酗酒引起的肝硬化可占总数的 40% ~ 50%。

3.营养缺乏　此项因素作为肝硬化的原因尚有争议。动物实验表明，饲喂缺乏胆碱或蛋氨酸食物的动物，可经过脂肪肝发展为肝硬化。

4.毒物中毒　某些化学毒物对肝有破坏作用，长期作用可引起肝硬化。临床上偶有因含砷的杀虫剂、辛可芬、四氯化碳、黄磷等慢性中毒引起肝硬化的报告。

上述各种因素首先引起肝细胞脂肪变、坏死及炎症等，以后在坏死区发生胶原纤维增生。后者主要来自增生的纤维母细胞、局部的贮脂细胞及因肝细胞坏死，局部的网状纤维支架塌陷，网状纤维融合形成胶原纤维（无细胞硬化）。初期增生的纤维组织虽形成小的条索但尚未互相连接形成间隔而改建肝小叶结构时，称为肝纤维化。为可复性病变，如果病因消除，纤维化尚可被逐渐吸收。如果继续进展，小叶中央区和汇管区等处的纤维间隔互相连接，终于使肝小叶结构和血液循环被改建而形成肝硬化。

（二）病理变化

肉眼观早、中期肝体积正常或略增大，质地正常或稍硬。后期肝体积缩小，重量减轻，由正常的 1500g 减至 1000g 以下。肝硬度增加，表面呈颗粒状或小结节状，大小相仿，最大结节直径不超过 1.0cm。切面见小结节周围为纤维组织条索包绕。结节呈黄褐色（脂肪变）或黄绿色（淤胆）弥漫分布于全肝。

镜下，正常肝小叶结构被破坏，由广泛增生的纤维组织将肝小叶分割包绕成大小不等、圆形或椭圆形肝细胞团，即假小叶。假小叶内肝细胞索排列紊乱，小叶中央静脉缺如、偏位或有两个以上，有时还可见被包绕进来的汇管区。再可见再生的肝细胞结节（也可形成假小叶），其特点是肝细胞排列紊乱，胞体较大，核大染色较深，常出现双核肝细胞。增生的纤维组织常压迫、破坏细小胆管，引起小胆管内淤胆。此外，还可见到新生的细小胆管和无管腔的假胆管（已用角蛋白单克隆抗体免疫组化技术证明，假胆管来源于胆管上皮）。

（三）临床病理联系

1.门脉高压症　门脉高压症是由于肝内血管系统在肝硬化时被破坏改建引起：①由于假小叶形

成及肝实质纤维化的压迫使小叶下静脉（窦后）、小叶中央静脉及肝静脉窦受压，致门静脉的回流受阻；②肝动脉与门静脉间形成异常吻合支，压力高的动脉血流入门静脉，使后者压力增高。

门脉压升高，胃、肠、脾等器官的静脉血回流受阻。晚期因代偿失调，临床出现：①脾肿大，重量多在 500g 以下，少数可达 800~1000g。镜下，红髓内有含铁血黄素沉着及纤维组织增生，形成黄褐色的含铁结节；②胃肠瘀血，黏膜瘀血、水肿，致患者食欲不振，消化不良；③腹水在晚期出现，在腹腔内聚积大量淡黄色透明液体（漏出液）。腹水形成原因主要有：由于小叶中央静脉及小叶下静脉受压，肝窦内压上升，液体自窦壁漏出，部分经肝被膜漏入腹腔；肝细胞合成白蛋白功能降低，导致低蛋白血症，使血浆胶体渗透压降低；肝灭能作用降低，血中醛固酮、抗利尿素水平升高，引起水、钠潴留；④侧支循环形成，门静脉压升高使部分门静脉血经门体静脉吻合支绕过肝直接回心。主要的侧支循环和并发症如食管下段静脉丛曲张，如破裂可引起大呕血，是肝硬化患者常见的死因之一；直肠静脉丛曲张，破裂常发生便血，长期便血可引起贫血；脐周围静脉网曲张，临床上出现"海蛇头"现象。

2.肝功能不全　肝功能不全由于肝实质长期反复受破坏，引起肝功能障碍。主要表现有：①睾丸萎缩，男子乳房发育症（可能因肝对雌激素灭能作用减弱）；②蜘蛛状血管痣，为出现于体表的小动脉末梢扩张，也可能与体内雌激素过多有关；③出血倾向，患者有鼻衄、牙龈出血、黏膜、浆膜出血及皮下瘀斑等。主要由于肝合成凝血因子及纤维蛋白原减少及脾肿大、功能亢进加强了对血小板的破坏；④肝细胞性黄疸，因肝细胞坏死，胆汁淤积而来，多见于肝硬化晚期；⑤肝性脑病（肝昏迷），是晚期肝功能衰竭引起的一种神经精神综合征，主要由于肠内含氮物质不能在肝内解毒而引起的氨中毒，为肝硬化患者常见的死因之一。

（四）结局

肝硬化时肝组织已被增生的纤维组织改建，不易从形态结构上完全恢复正常，但是由于肝有强大代偿能力，只要及时治疗，常使疾病处于相对稳定状态，可维持相当长时期。此时肝细胞的变性、坏死基本消失，纤维母细胞的增生也可停止。但如病变持续进行，发展到晚期，肝功能衰竭，患者可因肝昏迷而死亡。此外，常见的死因还有食管下段静脉丛破裂引起的上消化道大出血，合并肝癌及感染等。

二、坏死后性肝硬化

坏死后性肝硬化相当于大结节型肝硬化和大小结节混合型肝硬化，是在肝实质发生大片坏死的基础上形成的。

（一）病因及发病机制

1.肝炎病毒感染　现知大部为 HBV 感染，也有 HBV 与 HDV 复合感染。VEV 的感染多在孕妇。患者多呈亚急性重型肝炎，病程迁延数月至一年以上，则逐渐形成坏死后性肝硬化。另外，慢性活动性肝炎反复发作并且坏死严重时，也可引起。

2.药物及化学物质中毒

（二）病理变化

肉眼观，肝体积缩小，重量减轻，质地变硬。表面有较大且大小不等的结节，最大结节直径可达 6cm。由于形成大小不等的结节常使肝变形，肝左叶明显萎缩，右叶相对肥大隆起。

镜下，肝小叶呈灶状、带状甚至整个小叶坏死，代之以纤维组织增生，形成间隔，将原来的肝小叶分割为大小不等的假小叶。假小叶内肝细胞常有不同程度的变性和胆色素沉着。假小叶间的纤维间隔较宽阔且厚薄不均，其中炎性细胞浸润、小胆管增生均较显著，这些均与门脉性硬变不同。

但本型病情进展较慢，病程较久者在病变上亦不易与门脉性硬变鉴别。

三、胆汁性肝硬化

胆汁性肝硬化是因胆管阻塞淤胆而引起的肝硬化，较少见，可分为继发性与原发性两类。原发性者更为少见。

（一）继发性胆汁性肝硬化

1.病因及发病机制　常见的原因为胆管系统的阻塞，如胆石、肿瘤（胰头癌、Vater 壶腹癌）等对肝外胆管的压迫，引起狭窄及闭锁。在儿童患者多因肝外胆管先天闭锁，其次是总胆管的囊肿、囊性纤维化等。胆管系统完全闭塞 6 个月以上即可引起此型肝硬化。

2.病理变化　肝体积常增大，表面平滑或呈细颗粒状，硬度中等。肝外观常被胆汁染成深绿或绿褐色。镜下，肝细胞胞浆内胆色素沉积，肝细胞因而变性坏死。坏死肝细胞肿大，胞浆疏松呈网状，核消失，称为网状或羽毛状坏死。毛细胆管淤胆、胆栓形成。胆汁外溢充满坏死区，形成"胆汁湖"。汇管区胆管扩张及小胆管增生。纤维组织增生使汇管区变宽、伸长，但在较长时期内并不侵入肝小叶内。故小叶的改建远较门脉性及坏死后性肝硬化为轻。伴有胆管感染时则见汇管区及增生的结缔组织内有多量中性粒细胞浸润甚至微脓肿形成。

（二）原发性胆汁性肝硬化

本病又称慢性非化脓性破坏性胆管炎。很少见，多发生于中年以上妇女，男性患者不超过 10%。临床表现为长期梗阻性黄疸、肝大和因胆汁刺激引起的皮肤瘙痒等。但肝内外的大胆管均无明显病变。本病还常伴有高脂血症和皮肤黄色瘤。

1.病因　不明，一般认为，可能与服用某些药物诱发肝胆管损伤及自向免疫反应有关。

2.病理变化　早期汇管区小叶间胆管上皮空泡变性及坏死并有淋巴细胞浸润，其后则有纤维组织的增生及胆小管的破坏、增生并出现淤胆现象。汇管区增生的纤维组织进而侵入肝小叶内，形成间隔，分割小叶最终发展为肝硬化。在汇管区有时可见铜的沉积，系因淤胆造成铜的肠肝循环障碍所致。

四、其他类型肝硬化

（一）瘀血性肝硬化

本病见于慢性充血性心力衰竭。长期瘀血缺氧，使肝小叶中央区肝细胞陷于萎缩、坏死，最后纤维化。如瘀血持续存在，进而形成纤维条索分割肝小叶而形成肝硬化。

（二）色素性肝硬化

多见于血色病患者，由于肝内有过多的含铁血黄素沉着而形成。

（三）寄生虫性肝硬化

主要见于慢性血吸虫病。

第十一节 肝功能衰竭

肝功能不全是指各种致病因素作用于肝脏，使肝脏实质细胞和 Kupffer 细胞等发生严重损害，肝脏整体或部分功能严重障碍，机体生理功能受到损害，出现黄疸、出血、继发性感染等症状的临床综合征。肝功能衰竭一般是指肝功能不全的晚期阶段，血液中的有毒代谢产物不能被清除，物质代谢平衡紊乱，常并发肝性脑病及肾功能衰竭。

一、病因与临床病理联系

（一）病因

1.发病原因

（1）生物性因素：细菌、病毒、寄生虫等微生物感染都可造成肝损害，其中肝炎病毒最常见。我国是肝炎的高发国家，尤其是乙型病毒肝炎。肝细胞感染肝炎病毒后，可引起机体的细胞免疫和体液免疫反应，可杀灭肝炎病毒的同时也攻击感染病毒的肝细胞，造成肝细胞损伤。细菌和阿米巴滋养体可引起肝脓肿，肝吸虫、血吸虫等寄生虫可造成不同程度的肝损害。

（2）化学性因素：很多毒性物质都对肝脏有损害，将肝脏作为主要的靶器官或主要靶器官之一的各种化学毒物称为肝脏毒物，有金属类、类金属及其化合物（黄磷、二氧化二砷、砷化氢等），卤烃类化合物（四氯化碳、三氯甲烷、三氯乙烷等），芳香族氨基化合物（苯胺、氯苯胺、乙氧基苯胺等），芳香族硝基化合物（硝基苯、二硝基苯、三硝基甲苯等），有机磷农药和氯乙醇等。四氯化碳、氯仿、有机磷等可破坏肝细胞的酶系统，引起代谢障碍，或抑制氧化磷酸化过程，ATP 生成减少，导致肝细胞变性坏死。

（3）药物性因素：大多数药物都在肝内经过生物转化后才被排出体外，其中许多药物或其代谢产物对肝脏具有明显的毒性作用，可造成肝脏的损害。如解热镇痛类（对乙酰氨基酚、非那西丁、阿司匹林等）、抗生素（四环素、青霉素、红霉素等）、抗肿瘤药（5-氟尿嘧啶、环磷酰胺、甲氨蝶呤等）、抗结核药（异烟肼、利福平、对氨水杨酸等）、抗癫痫药（苯妥英钠、苯乙酰脲等）、心血管药（甲基多巴、噻嗪类利尿药、普鲁卡因酰胺等）等。需要知道，正常剂量用药，一般不会引起肝脏损害，但两种或两种以上药物合用时，常可引起肝脏病变，甚至造成严重的后果；但有些药物在治疗剂量也可引起少数人的肝脏损害，如氯丙嗪、异烟肼、对氨水杨酸等，可见肝细胞毒损害和/或肝内胆汁淤积。

（4）营养性因素：长期营养缺乏使合成胆碱所需的蛋白质不全，导致肝内与中性脂肪合成的磷脂减少，使肝细胞内脂肪堆积，肝细胞发生脂肪变性；黄曲霉素、亚硝酸盐等毒物食入也可引起肝病；长期营养过剩、脂肪堆积也是脂肪肝的原因之一。

（5）遗传性因素：某些遗传原因导致的酶缺陷引起物质代谢紊乱，主要表现在肝脏结构和功能改变，常伴有其他脏器的损害，主要见于儿童，如糖代谢病、脂类代谢病、氨基酸代谢病等。

（6）免疫性因素：严重的免疫抑制状态可诱发 HBV 或 HCV 肝病的患者发生肝功能衰竭；肝损伤激活的免疫系统对肝细胞本身也具有攻击作用；某些肝炎是自身免疫反应过强造成的，为自身免疫性肝炎。

2.分类 根据病情经过将肝功能障碍分为急性肝功能障碍和慢性肝功能障碍两种。

（1）急性肝功能障碍：此类肝功能障碍起病急，故又称暴发性肝功能障碍。病情凶险、进程快、病死率高。发病 12~24h 后出现黄疸，2~4d 后即由嗜睡进入昏迷，有明显的出血倾向并伴有肾衰竭。可见广泛的肝细胞变性坏死，常由急性重型病毒性肝炎、药物性或中毒性肝炎、妊娠期急性脂肪肝等发展而来。

（2）慢性肝功能障碍：此类肝功能障碍进展缓慢，病程较长，呈迁延性过程，临床上常在上消化道出血、感染、碱中毒、摄入镇静剂、麻醉、氮质血症等情况下出现，患者突然病情加重，出现肝昏迷。多见于各种类型肝硬化的失代偿期和部分肝癌的晚期，及时的合理治疗可缓解。

（二）对机体的影响

1.物质代谢障碍　机体的物质代谢需要经过肝脏，当肝功能损害时，物质代谢受到影响。

（1）糖代谢障碍：糖原的合成与分解、糖酵解、糖异生和糖类转化的调节需要肝脏的作用，从而维持血糖的浓度，肝功能衰竭可出现低血糖。其发生机制：肝细胞损伤过多，糖原合成、分解降低，储备减少，患者空腹时易发生低血糖；受损的肝细胞内质网的葡糖糖-6-磷酸酶活性降低，肝糖原转化成葡萄糖减少；肝细胞受损对胰岛素灭活减少，血中胰岛素增多，血糖降低，血糖过低可诱发肝昏迷。因为糖原合成障碍，患者在摄入过多葡萄糖时可出现较长时间的高血糖，即糖耐量降低。其发生原因是：肝内糖代谢限速酶葡萄糖激酶活性降低，使肝内糖利用障碍；肝脏受损，灭活激素功能降低，血中的胰高血糖素较胰岛素多，糖利用减慢。

（2）脂类代谢障碍：脂类的消化、吸收、运输、分解和合成等过程中肝脏都发挥重要作用。肝脏损伤使胆汁分泌减少，脂类吸收障碍，患者可出现脂肪泻、厌油腻食物等症状；肝功能合成磷脂和脂蛋白减少使肝内脂肪输出减少而出现脂肪肝；胆固醇合成和酯化障碍，游离胆固醇含量减少，胆固醇酯明显下降；肝脏将胆固醇转化成胆汁酸的能力下降，使血浆胆固醇总量升高。

（3）蛋白质代谢障碍：肝脏是合成白蛋白的唯一器官，可合成多种蛋白质分泌到血中发挥重要作用。肝功能障碍可引起低蛋白血症，当血浆白蛋白低于 25g/L 时，血浆胶体渗透压明显下降，可引起全身水肿和腹水发生；可由于缺少造血原料导致贫血；凝血因子合成减少，造成出血倾向；应激时急性期反应蛋白生成不足，机体防御力下降。

（4）血清酶含量改变：肝细胞内合成转氨酶、乳酸脱氢酶，肝细胞受损发生变性坏死，细胞膜通透性加大，细胞内酶释放入血，血清酶含量升高；血中的碱性磷酸酶、γ-谷氨酰转肽酶浓度升高，它们由胆管排出，肝功能障碍时发生排出障碍或产生过多；肝细胞破坏，合成血清胆碱酯酶减少。

（5）维生素代谢障碍：肝脏在维生素的吸收、储存和转化中有重要作用。机体吸收脂溶性维生素需要胆汁酸盐的协助；维生素 A、维生素 D、维生素 E、维生素 K 等存于肝，并在肝脏代谢。肝脏功能障碍时，维生素 A、维生素 D、维生素 K 吸收、储存和转化受阻，造成缺乏，患者可出现暗适应障碍、出血倾向、骨质疏松等。

2.胆汁代谢障碍　肝脏不断生成和分泌胆汁，肝功能障碍时发生高胆红素血症和肝内胆汁淤积。

（1）高胆红素血症：肝脏是处理胆红素的主要器官，具有很强的摄取及经胆汁将其排出和酯化的能力，从而降低胆红素的脂溶性。胆红素是一种脂溶性很强的有毒物质，容易通过生物膜造成危害，对神经系统影响较大，严重时可有不可逆损伤。肝功能障碍时，肝细胞对胆红素的摄取、结合和排泄等各环节障碍，可发生高胆红素血症，患者可见黄疸。

（2）肝内胆汁淤积：是指肝细胞对胆酸摄取、转运和排泄功能障碍，导致肝脏内的胆盐和胆红素等胆汁成分在血液中潴留。环孢霉素 A、秋水仙碱、红霉素、雌激素等影响这些过程，临床表现为黄疸、皮肤瘙痒，血清结合胆红素、碱性磷酸酶升高。因为小肠内胆汁排入减少，维生素 K 等脂溶性微生物吸收减少；肝内合成凝血因子减少，引起出血倾向；促进肠源性内毒素的吸收，发生内毒素血症；血内的胆盐积聚可见动脉血压降低、心动过缓及神经症状。

3.凝血功能障碍　肝病对凝血功能有影响，常表现为自发性出血。可能与下列因素有关：维生素 K 吸收障碍，依赖维生素 K 的凝血因子合成下降；肝脏病变使蛋白 C、抗凝血酶-III 等抗凝血因子减少；α2 抗纤溶酶减少及单核吞噬细胞系统清除纤溶酶原激活物作用下降使纤溶蛋白酶溶解功能亢进；血小板数量减少，不能聚集及收缩不良。

4.免疫功能障碍　肝脏内的 Kupffer 细胞是全身单核-吞噬细胞系统的重要组成部分，可以非特异性地吞噬和清除血流中的细菌、异物等抗原性物质，具有特异性的免疫应答、抗肿瘤免疫、内毒素解毒、抗感染、调节微循环及物质代谢等作用。肝功能障碍时 Kupffer 细胞功能及补体水平下降，对细菌、内毒素清除减少，屏障功能降低使肠道细菌移位入血，易继发细菌感染，严重时可有肠源性内毒素血症。

5.生物转化功能障碍

（1）药物代谢障碍：肝细胞受损，肝细胞对药物的代谢能力下降，药物在血中的半衰期延长；药物的体内代谢改变，药物的毒副作用增加，易发生药物中毒。

（2）毒物的解毒障碍：肝功能衰竭，肝脏的解毒能力降低，从肠道吸收的有毒物质和机体代谢的分解产物不能被生物转化，毒物因此入血增多；这些毒物可直接进入体循环，严重时出现肝性脑病。

（3）激素代谢障碍：肝脏可合成激素降解所需的各种酶，在激素灭活中起重要作用，因此肝功能障碍时，激素灭活受阻，体内激素水平增高，造成内分泌功能紊乱。①雌激素增多引起女性卵巢功能紊乱，月经失调、闭经、不孕等；男性常有性欲减退、睾丸萎缩、乳房发育等；皮肤小血管扩张而出现蜘蛛痣、肝掌；②醛固酮增多导致低钾血症和水钠潴留，引起水肿和腹水形成；③抗利尿激素增加使水排出减少，出现水钠潴留而出现低钠血症；④皮质醇增多可反馈性地使垂体-肾上腺皮质功能受到抑制，引起毛发脱落、色素沉着、易感染；⑤胰岛素升高使血糖降低，还可引发支链氨基酸分解，导致血浆氨基酸平衡紊乱。

肝功能障碍还可见全身各系统功能障碍的症状，如肝性脑病、肝肾综合征等。

二、肝性脑病

肝性脑病是继发于严重肝病的一种综合病症，肝功能障碍使大量毒性代谢产物在体内聚集，经血液循环入脑，表现为一系列以意识障碍为主的神经、精神症状，最终出现昏迷。

（一）发病机制

1.氨中毒学说　氨代谢紊乱时发生的氨中毒是肝性脑病的重要发病机制。80%的肝昏迷患者有血氨的增高，经过降氨治疗后的患者，肝性脑病的症状明显得到缓解。正常情况下，血氨的来源和去路保持着动态平衡，血氨浓度稳定，一般不超过 $59\mu mol/L$，此平衡维持的关键是氨在肝中合成尿素。血氨增高主要由于生成多和/或清除少，肝功能障碍时，肝脏将氨合成尿素的能力下降，血氨浓度增高，特别是门脉分流时，肠道内的氨未经过肝脏解毒就直接进入体循环，大量血氨通过血脑屏障进入脑组织，从而引起脑功能障碍，这是氨中毒学说的基本论点。血氨增高可以干扰脑组织的能量代谢，影响葡萄糖氧化；改变脑内的神经递质，使脑内乙酰胆碱、谷氨酸等兴奋性神经递质减少，而谷氨酰胺、γ-氨基丁酸等抑制性神经递质增多；对神经细胞膜起抑制作用，对神经细胞的膜电位和兴奋传导发生影响。

许多肝性脑病的诱发因素能影响血氨进入脑组织的量，也或可改变脑组织对氨的敏感度。诱因可包括：①摄入过多的高蛋白饮食或药物，或上消化道出血（100ml 血液中约含 20g 蛋白质）都会出现肠道内产氨增多；②进食少、呕吐、腹泻、放腹水、利尿等可导致低钾血症，会出现代谢性碱中毒，此时血中 NH_3 透过血脑屏障增多；③上消化道出血、利尿、大量放腹水引起血容量降低，进而可出现缺氧、休克，引起肾前性氮质血症，血氨增高，同时，缺氧也可以降低脑细胞对氨的耐受性；④便秘时，含氨、胺类和其他有毒衍生物与结肠黏膜接触的时间延长，毒物吸收增多；⑤感染发生时，组织分解增加使产氨增多，失水加重肾前性氮质血症，缺氧和高热可增加氨的毒性，肝病患者的肠道细菌生长活跃引起肠道产氨增多；⑥低血糖时大脑的供能减少，大脑自身的去氨代谢停滞，氨毒性增加；⑦镇静安眠药物可以直接抑制大脑和呼吸中枢导致缺氧，麻醉和手术也可增加肝、脑、肾的负担。

2.假性神经递质学说　此学说认为肝性脑病的发生是由于正常的神经递质被假性神经递质取代引起的，异常的神经递质使脑干网状结构中神经突触部位冲动的传递发生障碍，引起神经系统的功能障碍。正常时兴奋性神经递质和抑制性神经递质保持平衡状态，兴奋性神经递质有多巴胺和去甲肾上腺素、乙酰胆碱、谷氨酸、门冬氨酸等，酪氨酸、苯丙氨酸的体内代谢产物酪胺、苯乙胺若进入脑组织可转变为β羟酪胺和苯乙醇胺，二者与去甲肾上腺素相似，但无具体作用，为假性神经递质。临床上用左旋多巴治疗肝性脑病有效。

3.氨基酸失衡学说　是对假性神经递质学说的补充和发展。肝功能障碍时血浆支链氨基酸与芳香族氨基酸比值下降，芳香族氨基酸进入脑组织增多，其中的苯丙氨酸、酪氨酸在脑内转变为苯乙醇胺和β羟酪胺，使假性神经递质增多。

4.γ-氨基丁酸（GABA）学说　血中的γ-氨基丁酸主要来自肠道，是脑内主要的抑制性神经递质，正常情况其由肠道进入肝脏，并在肝脏分解。肝功能障碍时，γ-氨基丁酸可直接入脑，且此时血脑屏障对γ-氨基丁酸的通透性增高，均可使脑内γ-氨基丁酸的浓度增加；同时，脑内的γ-氨基丁酸受体也增多，γ-氨基丁酸可使神经细胞膜静息电位处于超极化，引发突触后抑制，产生肝性脑病。

肝性脑病的发生机制比较复杂，是多种因素综合作用的结果，应综合阐述。

（二）临床表现与分期

1.临床表现　肝性脑病的临床表现因为原有疾病、肝细胞损害程度不同、诱因不同而不一致。急性肝性脑病常见于重症肝病，如暴发性肝炎所致的急性肝功能衰竭，患者起病数周内即可进入昏迷期，昏迷前无前驱症状。慢性肝性脑病多见于肝硬化和/或门腔分流手术后，表现为慢性反复发作性木僵和昏迷，常有诱因，如上消化道大出血、放腹水、大量排钾利尿、高蛋白质饮食等。

2.分期　肝性脑病根据临床表现可以分为四期：一期为前驱期，表现为轻微的性格和行为改变，如有欣快感或沉默少言、淡漠、注意力不集中、烦躁、易激惹等；二期为昏迷前期，临床表现以精神错乱、睡眠障碍、行为失常为主，如哭笑无常、昼夜倒错、定向障碍、理解力减退，甚至出现神经体征，如扑翼样震颤、运动不协调等；三期为昏睡期，发展为昏睡和精神错乱为主要表现；四期进入昏迷期，患者丧失神志，不能唤醒，浅昏迷时对痛刺激和不适体位有所反应，深昏迷时各种反射消失。肝性昏迷是肝性脑病的最终临床表现。

轻微的肝性脑病患者可能无法直接观察到症状和体征，但这些患者的操作和反应能力下降，驾车和高空作业等危险职业不适合此类患者，应注意筛查。

三、肝肾综合征

肝肾综合征（hepatorenal-syndrome，HRS）就是肝性肾功能衰竭。在严重的肝功能障碍时，患者出现一种原因不明的肾衰竭，而无其他的肾衰竭病因的临床、实验室和形态学证据，表现是少尿、无尿、氮质血症等，这种继发于肝功能障碍的肾衰竭称为肝肾综合征。

（一）发病机制

发病机制较为复杂，可能与门静脉高压、腹水、消化道出血、感染等有关，特别是有效循环血量的减少和血管活性物质对肾血管的收缩作用。

1.有效循环血量减少　肝功能障碍严重的患者合并门静脉高压、腹水、消化道出血、感染等时，有效循环血量减少，使肾灌注下降，肾小球毛细血管血压降低，肾小球有效滤过压因此减小，临床可见少尿。

2.肾血管收缩　肾血流量的减少使血管活性物质产生变化，作用于肾血管使肾血流重新分布，表现为皮质肾单位的血流明显减少，而较大量的血流流入近髓质肾单位，最终导致肾小球滤过率下降，肾小管重吸收钠离子和水增加。

（1）交感神经系统活动增强：有效血容量减少可兴奋交感神经系统，继发肾脏交感神经系统活动增强。交感神经系统兴奋使肾灌流减少，肾小球滤过率下降，同时肾血流重新分配使肾小球滤过分数增加，导致肾近曲小管重吸收增多。肾交感神经兴奋也可造成肾血流减少及血流重新分布，进一步加重水、钠潴留。

（2）肾素-血管紧张素-醛固酮系统活性增强：有效循环血量减少、肾血流减少及交感神经活性增强都可使肾素-血管紧张素-醛固酮系统活性增强，醛固酮含量增多，肝脏灭活能力却下降，高醛固酮血症导致水钠潴留。血管紧张素 II 增高促进肾血管收缩，肾小球滤过率下降。

（3）激肽释放酶—激肽系统活性降低：缓激肽有明显的拮抗血管紧张素 II 对肾血管的收缩作用，肝功能受损时激肽释放酶生成减少，激肽原水解为缓激肽减少，其他激肽类扩血管物质也相对缺乏，缩血管物质效应明显增强。

（4）前列腺素类与血栓素 A_2 平衡失调：前列腺素（PG）主要在肾脏产生，其代谢产物 PGE_2 和前列环素 I_2（PGI_2）具有强扩血管作用，并可使血小板解聚。血小板是产生血栓素 A_2（TXA_2）的主要细胞，TXA_2 有强烈的缩血管和促血小板聚集的作用。两类物质处于动态平衡，以维持血管张力和血小板的功能。肝功能衰竭时肾缺血是肾脏合成 PGs 减少，血小板集聚释放 TXA_2 增多，导致肾内血管以收缩反应为主，加重肾缺血。

（5）内皮素增加：缩血管活性最强的多肽物质之一是内皮素（ET），急性肝衰竭和肝硬化腹水患者的血中 ETs 增加，肾脏局部的 ET 也增加。肝肾综合征患者使用内皮素受体拮抗剂，可使肾脏功能改善。ETs 介导血管收缩，使肾血流减少；并刺激肾小球系膜细胞收缩，滤过面积减少，肾小球滤过率下降。

（6）内毒素血症：内毒素在肝肾综合征的发生发展中起重要作用。肝功能障碍使内毒素清除能力下降而发生内毒素血症，内毒素使交感神经兴奋，儿茶酚胺释放增加，肾动脉强烈收缩，导致肾缺血；内毒素损伤血管内皮，促进血小板凝集并释放凝血因子，使肾微循环发生凝血，引起肾功能障碍及肾小管坏死等。

（二）肝肾综合征对肝功能衰竭的影响

此综合征可促进肝性脑病的发生发展，加重肝、肾功能的损害。氮质血症使更多的尿素进入肠腔，氨生成增多；假性神经递质经肾脏排出减少，而在体内潴留；代谢性酸中毒，血钠降低，血钾升高，进一步加重中枢神经系统功能障碍。

第十一章 能量代谢和体温

第一节 能量代谢

一、机体能量的来源与利用

能量代谢是指机体在物质代谢过程中所伴随的能量释放、转移和利用。从能量代谢的角度看，人体唯一能够利用的能量是食物中蕴藏的化学能。而具有这种化学能的食物是糖、脂肪和蛋白质。机体所需能量的 70% 来自糖，其余由脂肪供给，并尽量节约蛋白质的消耗。机体代谢所释放的能量，50% 以上迅速转化为热能，用于维持体温，并不断发散至体外；不足 50% 的能量则以三磷酸腺苷（ATP）的形式储于细胞，以备用来完成各种生理活动和做功。ATP 是一种含有高能磷酸键的高能化合物，在高能磷酸键中储存着较多的能量。ATP 断裂一个高能磷酸键后成为二磷酸腺苷（ADP），能量随着键的断裂释放出来。因此，ATP 既是体内重要的储能物质，又是体内的直接供能物质。体内含有高能磷酸键的物质除 ATP 外，还有磷酸肌酸（CP），主要储存在肌肉组织中。当 ATP 生成过多时，ATP 将高能磷酸键转给肌酸，生成磷酸肌酸将能量储存起来。当 ATP 被消耗而减少时，磷酸肌酸将所储能量再转给 ADP，生成 ATP，以补充 ATP 的消耗。在机体能量代谢的整个过程中，ATP 的合成与分解是机体内能量转化和利用的关键环节。例如合成代谢所需的化学能，肌肉收缩所需的机械能，神经兴奋传导所需的电能，吸收和分泌所需的渗透能，以及维持体温所需的部分热能等，都是由 ATP 分解提供能量的。

二、能量代谢的测定

（一）能量代谢测定中的有关概念

1.食物的热价　热价是指 1g 食物完全氧化时所释放的热量。热价有生物热价和物理热价之分。蛋白质的生物热价和物理热价不同，说明蛋白质在体内不能被完全氧化。

2.食物的氧热价　食物的氧热价是指某种食物氧化时每消耗 1L 氧所产生的热量。

3.呼吸商　一定时间内机体呼出的 CO_2 量与吸入的 O_2 量的比值，称为呼吸商（RQ）。糖、脂肪和蛋白质氧化时产生的 CO_2 量和耗 O_2 量各不相同，它们具有不同的呼吸商。糖氧化时所产生的 CO_2 量与所消耗的 O_2 量是相等的，所以糖的呼吸商是 1。脂肪和蛋白质的呼吸商分别是 0.71 和 0.8。正常人混合食物的呼吸商一般在 0.85 左右。在一般情况下，体内能量主要来自糖和脂肪的氧化，蛋白质的因素可忽略不计。为了计算方便，可根据糖和脂肪按不同比例混合氧化时所产生的 CO_2 量以及消耗的 O_2 量计算出相应的呼吸商。这种呼吸商称为非蛋白呼吸商（NPRQ）。

（二）能量代谢的测定原理和方法

根据能量守恒定律：能量在由一种形式转化为另一种形式的过程中，能量既不增加，也不减少。因此，机体从食物中所获得的能量，最终转化成热能和所做的外功。若不做外功时，通过测得整个机体发散的总热量，就可算出机体在单位时间内的能量代谢率。通常测定能量代谢率的方法有两种：直接测热法和间接测热法。

1.直接测热法　直接测热法是利用不同类型的测热装置，直接搜集机体在一定时间内发散出来的总热量的方法。这种测热方法比较准确，但要求装置结构比较复杂，操作也较困难，应用起来十分不便。因此，临床上不采用此种方法，而利用间接测热法测定能量代谢率。

2.间接测热法　依据化学反应的定比定律（反应物的量与产生物的量之间存在一定的比例关系），计算出体内物质氧化反应释放的能量，求得能量代谢率。

间接测热法的步骤是：①测出机体在一定时间内的耗 O_2 量和 CO_2 的产生量；②测出一定时间内尿氮排出量，根据尿氮含量算出蛋白质的氧化量（一般排出 1g 尿氮相当于 6.25g 蛋白质氧化分解）和蛋白质食物的产热量，并在总耗 O_2 量和总 CO_2 产量中减去蛋白质氧化分解的耗 O_2 量和 CO_2 产量。根据所剩的耗 O_2 量和 CO_2 产量计算出 NPRQ；③根据非蛋白呼吸商和氧热价对照表查出 NPRQ 所对应的氧热价；④算出总产热量。

上述间接测热法的计算步骤是理论上的计算程序，所得数据较为精确。但是由于这种方法要求必须测定尿氮，操作比较繁杂，应用极为不便。实际应用上，多采用简化计算方法：①测定受试者在一定时间内的耗 O_2 量和 CO_2 的产生量，求得呼吸商。用此呼吸商查非蛋白呼吸商和氧热价对照表得到所对应的氧热价。用该氧热价乘以耗 O_2 量，便得到该时间内的产热量；②混合性膳食呼吸商为 0.82，其氧热价为 20.20kJ。测出一定时间内的氧耗量（ VO_2 ），再乘以 20.20kJ，便得到该时间内的产热量。实验证明，用上述简化法所获得的数值同上述繁复方法测算出来的结果是很接近的。

（三）能量代谢的衡量标准

由于个体差异，单位时间内不同个体的总产热量是不同的。事实上，能量代谢率的高低与体表面积成正比。因此，在测定不同个体的能量代谢时，应以单位时间内每平方米体表面积的产热量作为衡量标准，即 kJ/（ $m^2 \cdot h$ ）。

三、影响能量代谢的主要因素

（一）肌肉活动

肌肉活动对于能量代谢的影响最为显著，即使人体轻微的肌肉活动也可提高代谢率。

（二）环境温度

人体安静时的能量代谢，在 20～30℃的环境中最为稳定。当环境温度低于20℃或超过30℃时，能量代谢率均会增加。

（三）食物的特殊动力效应

实验证明，人在进食之后的一段时间内，虽然同样处于安静状态，但机体所产生的热量却要比未进食前额外有所增加，这种现象称为食物的特殊动力效应。这种产热量增加从食后 1h 开始，2～3h 达最大值，持续至 7～8h。食物特殊动力效应的发生机制现在还不十分清楚。人们推测可能是肝脏处理蛋白质分解产物时额外消耗了能量并转化为热量的缘故。

（四）精神状态

精神处于紧张状态（如烦恼、恐惧或强烈情绪激动）时，能量代谢率将会明显提高。

四、基础代谢

基础代谢是指基础状态下的能量代谢。所谓基础状态是指清醒、安静、空腹 12h 以上、室温保持在 20～25℃时人体的状态。单位时间内的基础代谢称为基础代谢率。基础代谢率可随性别、年龄不同而有差别。当其他情况相同时，男性基础代谢率高于同龄女性；儿童、少年高于成人。年龄越大，代谢率越低。正常人的基础代谢率是比较恒定的，一般不超出正常平均值的±15%。若超过±20%，可提示为病理现象。例如，甲状腺功能亢进时，基础代谢率可高出正常值25%～80%；甲状腺功能减退时，可低于正常值20%～40%。

第二节 体温及其调节

体温分为体表温度和体核温度。生理学所说的体温是指机体内部的平均温度，即体核温度。适宜的体温是保障机体进行新陈代谢和正常生命活动的重要条件。

一、体温正常值

机体各部分温度并不完全相同。在身体表面，由于散热较快，所以比深部组织的温度要低，且易随环境温度的变化而改变；深部组织，由于不同器官组织的代谢率不同，产热量也不一样，所以温度也不尽相同。虽然如此，但由于全身血液在不断循环，可将温度从较高部分带至较低部分，因此各部分的温度差异并非很大，机体深部的血液温度可以代表重要器官温度的平均值。由于人体深部温度，尤其是血液温度不易测试，所以临床上通常以直肠、口腔和腋窝温度来代表体温。直肠温度正常值为36.9～37.9℃，口腔温度（舌下部）为36.7～37.7℃，腋窝温度为36.0～37.4℃。

二、体温的正常变动

人体正常生理情况下，体温不是绝对不变的。它可随昼夜、性别、年龄、肌肉活动、精神状态和环境温度等不同而有一定程度的变动。

（一）昼夜变化

在一昼夜中，人的体温有周期性波动。清晨2～6时体温最低，下午1～6时最高，但波动的幅度一般不超过1℃。

（二）性别

成年女性的体温平均比男性约高0.3℃，且女性的体温随月经周期发生规律性的变化，在月经期和月经后的一段时间内，体温较低，而排卵日则最低，但排卵后至下次月经来潮前却较高。

（三）年龄

新生儿体温较成年人略高。老年人基础代谢率低，故其体温低于年轻人。新生儿，特别是早产儿，由于体温调节机构发育尚未完善，调节能力较差，因此体温易受环境温度变化的影响。

（四）情绪和肌肉活动

肌肉活动时代谢增强，产热量增加，从而导致体温升高。情绪激动、精神紧张使产热量增加，体温升高。其他如环境温度变化、进食等均能对体温产生影响。

三、机体的产热与散热

（一）产热

1.主要产热器官　体内的热量是由三大营养物质在各组织器官中进行分解代谢时产生的。由于代谢水平不同，各组织器官的产热量并不相同。安静时，机体的主要产热器官是内脏和脑。在内脏中，尤以肝脏产热最为旺盛。运动或劳动时，产热的主要组织为肌肉，其产热量可高达总产热量的90%。

2.机体的产热形式　人在寒冷环境中，散热量明显增加，机体要维持体温的相对稳定，可通过战栗产热和非战栗产热两种形式来增加产热量。

3.产热活动的调节　产热活动的调节包括体液调节和神经调节。甲状腺激素是调节产热活动的重要体液因素，甲状腺激素分泌增多，代谢率提高，产热量增加。此外，肾上腺素、肾上腺皮质激素分泌增多，交感神经兴奋时，可促进代谢，引起产热增加。

（二）散热

人体的主要散热部位是皮肤。此外，少部分热量也可随呼吸、排泄尿便时发散于体外。在皮肤散热中，如果环境温度低于体表温度时，可通过皮肤的辐射、传导、对流等方式进行散热。当环境温度接近或高于皮肤温度时，则以蒸发方式发散热量。

1.辐射散热　是指机体热量以热射线形式经皮肤向外界空间散发的一种散热方式。是机体在常温和安静状态下最主要的散热方式。辐射散热量的多少，决定于皮肤与环境之间的温度差以及机体的有效辐射面积。皮肤与环境间的温差越大，或机体有效辐射面积越大，辐射散热量则越多。人体四肢的表面积较大，因此在辐射散热中起重要作用。

2.传导散热　指机体的热量直接传给同它接触的较冷物质的一种散热方式。传导散热量的多少与所接触物体面积、温度和导热性有关。

3.对流散热　即机体通过气体或液体的流动来交换或散发热量的方式。对流散热是传导散热的一种特殊形式。事实上，通过对流散发热量的多少，受风速影响极大，两者成正比关系。

4.蒸发散热　是指通过蒸发水分而带走热量的散热方式。蒸发散热是一种有效的散热方式。当环境温度等于或超过皮肤温度时，辐射、传导和对流散热将不起作用，于是蒸发散热成了唯一的散热途径。蒸发散热分为不感蒸发和发汗两种形式。

（1）不感蒸发：是指体液中的水分直接透出皮肤或黏膜（主要是呼吸道黏膜）表面，并在尚未聚成明显水滴以前即被蒸发掉的一种散热形式。人体每天的不感蒸发量大约为1000ml水分。其中通过皮肤蒸发为600~800ml，通过呼吸道黏膜蒸发为200~400ml。皮肤的水分蒸发又叫不显汗，与汗腺的活动无关。

（2）发汗：是通过汗腺主动分泌汗液的过程。汗液蒸发可有效散热。因为汗腺分泌汗液是人可以感觉到的，所以称为可感蒸发。人体的汗腺有大汗腺和小汗腺，与蒸发散热有关的是小汗腺。小汗腺受交感神经支配，其节后纤维为胆碱能纤维，末梢释放的递质主要是乙酰胆碱。但掌心和足底的汗腺也有一些受肾上腺素能神经支配。汗液蒸发量的多少主要取决于以下几方面因素。一是外界环境温度，温度越高，汗液越易蒸发；二是空气湿度，空气湿度小时，汗液较易蒸发，而空气湿度大时，汗液则难蒸发，因此人们在空气湿度大的环境中感到闷热；三是空气对流速度，对流速度快，汗液蒸发量就大。通常在安静状态下，当环境温度达到30±1℃时便可开始发汗。如果空气湿度大，而且着衣较多时，气温达25℃时即可引起人体发汗。人在劳动或运动时，气温虽在20℃以下，亦可出现发汗，而且发汗量随着劳动（或运动）强度的增加而增多。

发汗分两种，当机体受到温热性刺激时，可反射性地引起汗腺分泌，这种发汗称温热性发汗。当情绪激动或精神紧张时，也可反射性地引起汗腺分泌，这种发汗称精神性发汗。前者可见于全身各处，其意义在于散发体热。后者多见于手掌、足跖及前额，其意义并非散发体热，故在体温调节中作用不大。汗液中水分占99%，而固体成分则不到1%。固体成分中，大部分为氯化钠，也有少量氯化钾、尿素等，而葡萄糖和蛋白质的浓度几乎是零，所以汗液是低渗的。当机体因大量发汗而造成脱水时，是属于高渗性脱水。

四、体温调节

人和高等动物能够在环境温度变化的情况下保持体温相对恒定，这是由于机体内存在着具有调节体温作用的自动调节机构。当环境温度变动时，机体通过这种调节机构对产热和散热两个过程进行调节，从而使体温保持在一个相对恒定的水平上。

（一）温度感受器

温度感受器是感受机体各个部位温度变化的特殊结构。按其感受的刺激分为冷感受器和热感受器；按其分布的位置又可分为外周温度感受器和中枢温度感受器。

1.外周温度感受器　广泛分布在皮肤、黏膜和内脏中。皮肤的冷感受器多，冷感受器在皮肤的分布密度为热感受器的4～10倍，提示皮肤温度感受器在体温调节中主要感受外界环境中的冷刺激，防止体温下降。

2.中枢温度感受器　分布在下丘脑、脑干网状结构和脊髓等部位。其中凡对温度升高刺激表现为发放冲动频率增加的，称热敏神经元，凡对温度降低刺激表现为发放冲动频率增加的，称冷敏神经元。在脑干网状结构和下丘脑的弓状核中以冷敏神经元居多，而在视前区－下丘脑前部（PO/AH）中以热敏神经元居多。

（二）体温调节中枢

在多种恒温动物脑的分段切除实验中看到，切除大脑皮质及部分皮质下结构后，只要维持下丘脑及其以下的神经结构完整，动物虽在行为方面可能出现一些欠缺，但仍具有维持恒定体温的能力。如进一步破坏至下丘脑，动物则不再能维持体温相对恒定。这一事实说明，调节体温的基本中枢在下丘脑。其中，PO/AH是体温调节中枢的关键部位。根据如下：①破坏PO/AH区，体温调节的散热和产热反应都明显减弱或消失；②PO/AH区既能感受局部温度的微小变化，也可以汇聚机体各个部位传入的温度信息而引起的相应的体温调节反应；③致热源等化学物质直接作用于PO/AH区的温度敏感神经元，能引起体温调节反应。

（三）体温调定点学说

目前多以调定点学说解释正常体温何以能维持在37℃左右。此学说认为，体温的调节类似于恒温器的调节，即在PO/AH区存在着与恒温调节器相似的调定点。调定点所规定的数值（如37℃），决定着体温的水平。如果体温偏离此规定数值，则由反馈系统将偏差信息输送到控制系统，然后经过对受控系统的调整来维持体温的恒定。通常认为，起调定点作用的就是PO/AH区的温度敏感神经元。任何原因引起调定点水平发生改变，由它所调定的体温水平也随即发生升降。

根据调定点学说解释，机体发热是由于致热原使热敏神经元对温度刺激的敏感性降低，亦即热敏神经元对温度刺激的感受阈值升高，而冷敏神经元的阈值下降，从而造成了调定点水平上移。例如调定点由原来37℃升至39℃时，机体产热增加，直至体温升高达到39℃以上方会发生散热反应，此时机体产热和散热在高水平上逐渐平衡，因此，体温将稳定在39℃左右。此外，调定点水平也受外周温度感受器的影响。当机体处于高温环境时，皮肤温度感受器受到温热刺激而兴奋，于是冲动传至中枢，致使调定点下移。这时中枢温度虽为37℃，但仍可引起散热过程加强，产生发汗等散热反应。

五、发热

发热是指在各种致病因素的作用下，致热原使体温调定点上移，引起调节性体温升高，超过0.5℃。

（一）概述

体温升高可有生理性和病理性两种，生理性可见于心理性应激、月经前期、剧烈运动等，病理性体温升高可见于发热和过热。过热时体温调定点未发生改变，而发生体温调节障碍或散热障碍及产热器官功能异常。如体温调节中枢损伤、皮肤鱼鳞病、中暑、甲亢等，这些疾病导致体温与体温调定点无法协调一致，而不是体温调定点的移动，从而出现被动性体温升高。发热是一个主动的过程，在较高温度水平的体温调节，而不是体温调节障碍，需要与"过热"相鉴别。

发热不是一种独立的疾病，它往往是其他疾病的一个症状或一种病理过程，在临床上常将发热作为疾病的重要信号，不明原因的发热可能说明有潜在的病灶。

（二）发病机制

1.发热激活物　是指各种能够刺激机体细胞产生内生致热原（EP）的物质，又称EP诱导物。分为两类，一是体外发热激活物，即外致热原，是来自体外的细菌等；二是体内发热激活物，主要是指体内的某些产物。

（1）体外发热激活物：有微生物类的细菌、病毒、真菌、螺旋体、疟原虫及一些非微生物类的，如松节油、植物血凝素、多核苷酸、两性霉素B、博来霉素等。其中细菌、病毒比较常见。细菌中的革兰氏阴性细菌及其胞壁含有的内毒素（脂多糖），革兰氏阳性细菌及其代谢的外毒素，分枝杆菌如结核杆菌等。病毒中流感、麻疹、SARS等的病毒体及其所含的血细胞凝集素等物质。真菌，如白色念珠菌、球孢子菌、新型隐球菌等的全菌体及菌体所含的荚膜多糖和蛋白质可致热。钩端螺旋体、回归热螺旋体、梅毒螺旋体等螺旋体内的溶血素和细胞毒因子等入血也表现出不同程度的发热及其他临床症状。

（2）体内发热激活物：主要有抗原抗体复合物、类固醇、组织坏死损伤后的产物、各种致炎因子等。牛血清蛋白致敏家兔的实验证明，抗原抗体复合物可能激活体内的产内生致热原的细胞。本胆烷醇酮是睾酮的代谢中间产物，将其注入人的肌肉可引起发热；将其与人白细胞体外共同培养可检测到内生致热原（EP）。尿酸结晶和硅酸结晶可诱导EP产生。大范围的细胞组织坏死，如大手术、梗死等的蛋白分解产物可引起发热。

2.内生致热原（EP）　是指在体内、外发热激活物的作用下，机体细胞产生和释放的具有致热活性的细胞因子，是一组内源性、不耐热的小分子蛋白质。发热激活物的分子量过大，不易通过血脑屏障，只有通过内生致热原才能引起发热。1948年Beeson将生理盐水注入家兔的腹腔，引起无菌性炎症，收集无菌性渗出液中的白细胞进行培养，检测出机体体温升高的物质，命名为白细胞致热原，研究后发现是白细胞介素-1，是细胞因子，且来自体内，与外致热原相对应称之为内生致热原。除了白细胞中的单核细胞、巨噬细胞等可以释放EP外，内皮细胞、淋巴细胞、肿瘤细胞及神经胶质细胞等也可释放EP。

目前比较公认的内生致热原有：白细胞介素（IL-1）、肿瘤坏死因子（TNF）、干扰素（IFN）、白细胞介素-6（IL-6）、白细胞介素-2（IL-2）、巨噬细胞炎症蛋白（MIP-1）、内皮素（ET）等。

（1）白细胞介素：IL-1是最早发现的EP之一，主要由单核细胞、巨噬细胞、内皮细胞、星形胶质细胞及肿瘤细胞等多种细胞合成和分泌。IL-1是一种糖蛋白，有两种亚型：酸性的IL-1α和中性的IL-1β，在体温调节中枢的下丘脑外侧部有高密度IL-1受体，可以和IL-1α、IL-1β结合，抑制热敏神经元而兴奋冷敏神经元，可导致双峰热相，不耐热，70℃干热30min可灭活，多次注射无发热耐受。

（2）肿瘤坏死因子：1975年Carswell等发现接种卡介苗的小鼠受到脂多糖的刺激后，血浆中出现了一种能使体内某些肿瘤发生坏死的物质，命名为肿瘤坏死因子。TNF有TNFα和TNFβ两种亚型，主要由巨噬细胞、淋巴细胞释放。TNF与IL-1的生物活性及发热的热性相似，家兔、小鼠静脉内注射可引起明显发热反应，小剂量（50~200ng/kg）的TNF引起单相热，大剂量（10μg/kg）的引起双相热，此时血浆中可见IL-1。TNF不耐热，反复注射不产生耐受。

（3）干扰素：IFN是一种主要由单核细胞和淋巴细胞产生的糖蛋白，有IFNα、IFNβ、IFNγ三种亚型，IFNα和IFNβ可结合于相同受体。IFN是最早试用于临床的重组细胞因子，具有抗病毒、抗肿瘤和免疫调节作用，主要不良反应是发热。大量注入IFN可引起单相热，反复注射可产生发热耐受现象。

（4）白细胞介素-6：病毒、血小板生长因子、脂多糖等可诱导单核细胞、巨噬细胞、成纤维细胞、平滑肌细胞及内皮细胞等释放白细胞介素-6，其受体在中枢神经系统的神经元、胶质细胞均有表达。IL-6是一种具有多种生物功能的细胞因子，其致热作用弱于IL-1和TNF。

IL-1、TNF、IL-6、IFNα、MIP-1具有直接致热作用，而IL-2和IFNγ则通过调控其他致热性细胞因子间接发挥作用。

（三）发热时体温调节机制

发热的体温调节是中枢神经系统多个部位协同作用的结果，有正调节中枢和负调节中枢。正调节中枢位于下丘脑，特别是视前区-下丘脑前部（PO/AH）含有温度敏感神经元，对于外周和深部的温度信息起到整合作用；负调节神经元位于中杏仁核（MAU）、腹中隔（VSA）、弓状核等处，对发热时的体温产生负调节作用。

1.致热信号传入中枢的三条途径

（1）终板血管器（OVLT）：位于视上隐窝，邻近PO/AH，该区具有丰富的有孔毛细血管，对大分子物质有较高通透性，EP可由此入脑。也有资料表明，EP不是直接入脑，而是与此处的巨噬细胞、神经胶质细胞的细胞膜上的受体结合，产生新的信息并传入PO/AH。

（2）血脑屏障：此学说认为血液循环中的细胞因子并不通过血脑屏障，而是结合于血管内皮细胞或小胶质细胞膜上的受体，诱导其产生并释放中枢介质，被星形胶质细胞或投射于此的PO/AH神经元末梢识别；EP也可能从脉络丛部位渗入或易化扩散入脑，通过脑脊液循环分布到PO/AH，从而重置体温调定点，体温改变。

（3）迷走神经：IL-1刺激巨噬细胞周围的迷走神经可把信号传入中枢引起发热。

2.调节介质　正调节介质包括前列腺素E_2（PGE_2）、环磷酸腺苷（cAMP）、促肾上腺皮质激素释放激素（CRH）、Na^+-Ca^{2+}、一氧化氮（NO）等；负调节介质包括精氨酸加压素（AVP）、黑素细胞刺激素（α-MSH）、促肾上腺皮质激素（ACTH）等。

发热激活物作用于产EP细胞，释放EP，EP经血液循环到达脑部的PO/AH或OVLT附近，引起中枢发热介质的释放，后者作用于相应的神经元，调定点因而上移，机体因此产热或散热，调整体温升高到与调定点相适应的水平。临床和实验发现，体温不会无限制上升，发热时体温很少超过41℃，致热原剂量增加也难于越过此界限。这种发热时体温上升的高度被限制，局限于一特定范围以下的现象称为热限。

（四）发热时相

1.体温上升期　调定点上移后，传出神经系统控制产热增加、散热减少，体温升至新调定点水平的一段时间。此期产热多、散热少、产热大于散热，体温升高。临床可见畏寒、皮肤苍白，重者可见寒战，皮肤竖毛肌收缩，出现"鸡皮"。

2.高温持续期　又称高峰期或稽留期。体温升高到与调定点平衡的水平，不再继续上升，体温波动在较高的温度。此期核心温度已经上升到新调定点，产热等于散热。患者自感酷热，皮肤发红、干燥。

3.体温下降期　又称退热期。发热激活物得到控制或减少，EP及中枢发热介质消除，体温调定点回落至正常水平，机体散热明显。此期散热多、产热少、产热小于散热，体温下降至正常水平。病人体温下降，皮肤潮红、出汗或大汗，严重者可出现脱水、休克。

（五）发热时机体功能与代谢变化

1.物质代谢改变　体温每升高1℃，基础代谢率提高13%，发热使患者的物质消耗明显增多。发热时，糖代谢、脂肪代谢、蛋白质代谢增强，各种维生素的消耗增多。发热的体温上升期，肾血流量减少，尿量减少，Na^+和Cl^-的排泄减少，退热期尿量恢复，大量出汗，Na^+和Cl^-排出增加。退热期的失水和高热持续期的皮肤及呼吸道的水分蒸发可导致水分大量丢失，甚至脱水。高热患者必须注重补充水分和电解质。

2.器官系统功能改变　发热可使神经系统兴奋性增高，当体温升高到41℃左右时，病人可出现谵妄、幻觉、烦躁，甚至是头痛，小儿可见高热惊厥，可能与小儿中枢神经系统尚未发育成熟有关。体温每上升1℃，心率约增加18次/min，儿童增加的更多。心率未超过150次/min时，心率增加可增加心输出量，但超过此限度，心输出量反而下降。寒战时，由于心率加快、外周血管收缩，可见血压轻度升高；高温持续期和退热期时外周血管舒张，血压可见轻度下降。少数患者甚至会因大汗而致脱水，甚至循环衰竭。发热使血温增高，除了刺激窦房结外，也可刺激呼吸中枢提高呼吸中枢对CO_2的敏感性，代谢加强，CO_2生成增多，均促进呼吸加快、加深。消化液分泌减少，消化酶活性降低，导致食欲减退、口唇发干、腹胀便秘等。中等程度的发热可提高机体免疫功能，增加白细胞的吞噬功能，利于淋巴细胞增殖和抗体形成；促进干扰素产生，有抗病毒、抗菌及抗癌等功效，急性期反应蛋白的合成也见增加。高热和持久发热可造成免疫系统的损害，导致其功能紊乱。

患者应当安静休息，减少体力活动，平稳情绪，对于高热患者，尤其是小儿高热，应及早预防。

第十二章 泌尿系统

泌尿系统由肾、输尿管、膀胱及尿道四部分组成。它的主要功能是排出尿液。机体内溶于水的代谢产物如尿素、尿酸和多余的水分以及被破坏的激素、毒素和药物等物质，它们经循环系统运送至肾、在肾内形成尿液，再经输尿管道排出体外。泌尿系统是人体代谢产物最主要的排泄途径，排出的废物不仅量大，种类多，而且尿的质和量经常随着机体内环境的变化而发生改变。肾不仅是排泄器官，而且对调节机体内环境的稳定和电解质平衡也起重要作用。如果肾功能障碍，代谢产物则蓄积于体液中而破坏内环境的相对恒定，从而引起新陈代谢紊乱，严重时将危及生命。

此外，机体的皮肤、肺、肠管和肝脏也兼有排泄功能，皮肤的汗腺能够排泄少部分尿素、钠盐及水分；肺能够排出 CO_2 和水蒸气；大肠黏膜能够排出一些无机盐如钙、镁及铁等；由肝脏排出的胆色素也经肠管而排出体外。

第一节 肾的结构

一、肾的位置和形态

肾脏是实质性器官，位于腹后壁，脊柱之两旁。左右各一，形似蚕豆。新鲜肾呈红褐色。肾的大小各人不同，正常成年男性肾重 134～148g，略大于女性肾。肾的内侧缘中部凹陷，称肾门。肾门向肾内部凹陷成一个较大的腔隙，称肾窦，由肾实质围成，窦内含有肾动脉、肾静脉的主要分支和属支、肾小盏、肾大盏、肾盂以及淋巴管和神经等结构。肾的表面自内向外有三层被膜包绕，即纤维膜、脂肪囊和肾筋膜。肾的正常位置依靠肾被膜、肾血管、肾的邻近器官、腹内压等来维持其固定，肾的固定装置不健全时，肾的位置可移位。

在肾的额状切面上，可见肾分为外围呈红褐色的肾皮质及中央色较淡的肾髓质。肾皮质富有血管，呈红褐色，其密布的细小颗粒外观相当于肾小体。肾髓质由许多小管道组成，色淡。它由15～20个肾锥体所组成，切面呈三角形，基底朝向皮质，尖端朝向肾窦，称肾乳头，有时2～3个肾锥体合成一个肾乳头。肾乳头顶端有许多乳头孔为肾集合管的开口，肾形成的尿液由此孔流入肾小盏内。位于肾锥体之间的皮质部分称肾柱。在肾窦内有 7～8 个呈漏斗状的肾小盏，2～3 个肾小盏合成一个肾大盏。肾大盏 2～3 个，再集合成一个前后扁平、漏斗状的肾盂。肾盂出肾门后，向下弯行，逐渐变细移行为输尿管。

二、肾的微细结构

用显微镜观察，可见到每一个肾脏主要由约100万个具有相同结构与功能的肾单位和少量结缔组织所组成，其间有大量血管和神经纤维。肾单位由肾小体和肾小管两部分组成，肾小管又汇合入集合管。

（一）肾小体的结构

肾单位按所在位置可分为皮质肾单位及近髓肾单位。肾小体是由肾小球和肾小囊组成。肾小球是由毛细血管盘曲而成的血管球。肾小体的大小不等，直径 150～250μm。

肾动脉进入肾后，反复分支，最后形成入球小动脉。入球小动脉进入肾小球后，再反复分支，最后分成许多袢状毛细血管小叶，而毛细血管各分支间又有相互吻合支形成血管球。最后各小叶的毛细血管再汇合成出球小动脉离开肾小球。一般出球小动脉较入球小动脉细，因而在血管球内形成较高的压力。血管球外面包有肾小囊，肾小囊有内外两层上皮细胞，两层细胞之间为肾小囊腔。肾小囊外层细胞与近曲小管上皮相连，肾小囊腔与近曲小管管腔相通。肾小囊内层由突起的足细胞构成。

血管球毛细血管内皮很薄。电镜下可见毛细血管内皮细胞的胞体有许多圆形小孔，称为窗孔，孔径 50 ~ 100nm，分布比较规整。在毛细血管内皮细胞和肾小囊足细胞之间有一层基膜，它主要由黏多糖和网状纤维网组成，网间有空隙，状如滤纸。基膜的外面即是足细胞。足细胞的小突起相互交错而形成许多裂孔，裂孔大小 20 ~ 40nm。足细胞突起的收缩或胀大，可以改变裂孔的大小，从而调节肾小体对过滤物质的通透性。

血液内的物质流经血管球毛细血管时，必须通过毛细血管有孔的内皮、基膜、足细胞小突起间的裂孔，才能到达肾小囊，上述三层膜构成滤过膜或滤过屏障。血液经滤过膜滤出，到达肾小囊腔的液体称为原尿或肾小球滤过液。

（二）肾小管与集合管的结构

肾小管平均长 30 ~ 50mm，均由单层上皮构成，各段形态特点如下：

1.近曲小管　此管上连肾小囊腔，是肾小管中最粗的一段，盘曲在所属肾小体周围。管壁由单层立方上皮细胞组成。管腔小而不规则，是肾小管重吸收功能的重要部分。细胞的游离面有刷毛缘。电子显微镜下可见刷毛缘是由微绒毛组成。这些结构都扩大了细胞表面积，有利于重吸收作用。

2.髓袢降支和升支　髓袢为一 U 形小管，由三段组成：第一段为降支粗段；第二段为细段，呈 U 形；第三段为升支粗段。第一段及第二段的降支部分又统称为降支，第二段的升支及第三段又统称为升支。它们分别由扁平和立方上皮构成。不同部位的肾单位髓袢的长度不同。皮质肾单位的髓袢较短，薄壁段很短或缺如。近髓肾单位的髓袢则较长，一直深入髓质可达锥体乳头。这类髓袢对尿的浓缩有特殊的功能。

3.远曲小管　较短。迂曲盘绕在所属肾小体附近，与近曲小管相邻。管壁由立方形上皮细胞组成，管腔大而规则。其末端与集合管相连。髓袢及远曲小管合称远端肾单位。

4.集合管　集合管是由皮质走向髓质锥体乳头孔的小管，沿途有许多肾单位的远曲小管与它相连，管径逐渐变粗，管壁逐渐变厚。管壁由立方或柱状上皮构成。集合管与远曲小管同样具有重吸收和分泌的功能。

（三）皮质肾单位和近髓肾单位

肾单位按其所在部位不同可分为皮质肾单位和近髓肾单位两类。

1.皮质肾单位　皮质肾单位占肾单位总数的 85% ~ 90%，这些肾单位的肾小体主要分布于外皮质层和中皮质层，其特点为：肾小球体积较小，入球小动脉口径较出球小动脉粗，其出球小动脉离开肾小体后形成的毛细血管，几乎全部包绕于皮质部分肾小管周围，该类肾单位的髓袢甚短，只到达外髓质层，有的甚至不到达髓质。此外，皮质肾单位的近球细胞所含的肾素较多。

2.近髓肾单位　近髓肾单位的肾小体集中分布于靠近髓质的内皮质层，占肾单位总数的 10% ~ 15%。其特点是肾小球体积较大，肾小球入球小动脉与出球小动脉的口径无显著差异，甚至入球小动脉的口径还较细些。出球小动脉离开肾小体后分成两种血管：一种形成网状毛细血管，仅包绕于邻近的近曲小管和远曲小管周围；另一种则形成细长的 U 形直小血管。该类肾单位的髓袢甚长，深入到内髓质层，有的甚至到达乳头部。此外，近髓肾单位的近球细胞几乎不含肾素。

皮质肾单位和近髓肾单位的上述差别，提示两者之间的功能有所不同。皮质肾单位与尿的生成、肾素的产生和释放关系较大，而近髓肾单位和直小血管，在尿的浓缩、稀释过程中起重要作用。

（四）球旁器

球旁器由球旁细胞、致密斑和间质细胞组成，主要分布在皮质肾单位。球旁细胞为肾小球入球小动脉中膜内的肌上皮样细胞，内含分泌颗粒和类似平滑肌肌原纤维的原纤维束。分泌颗粒内含有肾素及其前身物质。球旁细胞是一种较为敏感的牵张感受器，能感受血管容量和压力的变化，当肾小球入球小动脉血压降低时，可促使球旁细胞释放肾素。

致密斑位于远曲小管的起始部，由高柱状的上皮细胞构成，在贴近球旁细胞处呈现斑状隆起，细胞核聚集且染色较深，故称致密斑。它是一个化学感受器，对小管液中的 Na^+ 浓度的变化特别敏感，通过某种方式调节球旁细胞的分泌活动，当小管液中 Na^+ 浓度下降时，球旁细胞的肾素释放增加。间质细胞系指入球小动脉、出球小动脉和致密斑三者构成的三角区之间的一群细胞。其功能尚不清楚。

（五）肾脏的神经支配及作用

肾交感神经主要从胸 $_{12}$ 至腰 $_2$ 脊髓侧角发出，其纤维经腹腔神经丛支配肾动脉（尤其是入球小动脉和出球小动脉的平滑肌）、肾小管和球旁细胞。末梢释放去甲肾上腺素，调节肾血流量、肾小球滤过率、肾小管的重吸收，并与肾素分泌有关。肾的各种感受器活动可经肾神经传入纤维进入脊髓，进而投射到中枢不同部位，参与调节血压和水盐平衡。

三、肾的血液循环及其功能特点

（一）肾的血液循环途径

肾的血液供应来自腹主动脉分出的左、右肾动脉。肾动脉在肾门处入肾，分出数支叶间动脉，走向肾锥体间的肾柱。在锥体底部附近叶间动脉分支沿髓质与皮质交界线形成与肾表面平行的弓状动脉。由弓状动脉发出分支呈放射状进入肾皮质，称为小叶间动脉，它沿途发出入球小动脉，进入肾小体形成血管球，再汇成出球小动脉离开肾小体，之后又形成球后毛细血管网，供应近曲小管和远曲小管。球后毛细血管内血压低于一般毛细血管血压，有利于肾小管液中液体成分重吸收到血液中。肾皮质的毛细血管集合成小叶间静脉，汇入弓状静脉，再汇合成为叶间静脉经肾静脉注入下腔静脉。

弓状动脉的另一分支降入髓质，形成直小血管，供应髓质区肾小管。此外，近髓肾小球的出球小动脉较粗，除了分支参与球后毛细血管网外，还分出许多平行的血管束降入髓质，尔后在髓质的不同深度又直行上升返回，其间甚少吻合，成 U 形直小血管袢。直小血管袢降支为小动脉，毛细血管，其升支为小静脉。直小静脉最后也汇入弓状静脉，弓状静脉再汇入叶间静脉。最后经肾静脉入下腔静脉。这些直血管起短路作用，调节血流量，例如皮质血管收缩而血流减少时，直血管与近髓肾小球的血流可以增加，肾的整个血流可以没有显著的减少。

正常人安静时两侧肾脏每分钟血流量约为1200ml，相当于心输出量的 20%～25%，其中 94% 左右的血液分布于肾脏皮质，5%～6%的血液分布于外髓，其余不足 1%的血液供应内髓。显然，这种血流分配的特点，不是肾脏本身代谢所要求的，而是肾脏对全身血液加工处理以维持机体内环境稳态所需要的，特别是在尿的生成以及尿的浓缩过程中具有重要意义。

（二）肾脏血流量的调节

肾脏血流量调节的生理学意义是在于使肾血流量能够适应肾脏泌尿功能的需要，以及全身血液循环发生较大改变时，又能适应全身血流量重新分布的需要。这种调节是通过肾脏的自身调节和神经体液调节完成的。

1.肾血流量的自身调节　实验表明，当动脉血压变动在 10.7～24.0kPa（80～180mmHg）范围时，肾血流量和肾小球滤过率能保持相对稳定，即使在去神经的肾脏或离体肾人工灌流时仍能如此，这说明肾脏具有较强的自身调节能力。有关自身调节的机制曾有多种解释，其中肌源学说已多为人们所接受。该学说认为，血压升高时，血流速度加快，但入球小动脉管壁平滑肌可因血压升高受到牵拉而收缩，使口径变小，阻力增加，故使血流量保持不变；反之，血压下降，血流速度减慢，又因入球小动脉平滑肌松弛而口径变大，阻力变小，仍使血流量相对稳定。如用罂粟碱麻痹血管平滑肌则上述调节现象消失。一般认为肾血流量的自身调节只涉及肾皮质的血流。

2.肾血流量的神经调节　肾交感神经的紧张性活动较弱，在一般情况下，肾交感神经对肾血流量的调节作用不大。但在异常情况下，如大失血、缺氧、休克、情绪紧张、激烈运动或由卧位变为立位时，可反射性引起交感神经兴奋，肾血管强烈收缩，肾血流量显著减少，以利于全身血量的重新分配，保证心、脑等重要器官的血液供应。

3.肾血流量的体液调节　在体液因素中，肾上腺素、去甲肾上腺素、血管紧张素和血管升压素可使肾血管收缩；肾内前列腺素则使肾血管扩张。

综上所述，通常在一般范围内的血压变动，主要依靠肾脏的自身调节来保持肾血流量的相对稳定，以维持正常的泌尿功能。而只有在紧急情况下，全身血量需重新分配时，才通过肾交感神经的兴奋和肾上腺素的释放，使肾血管收缩，减少肾血流量，以保证重要器官的血液供应。

第二节　尿的生成

正常人 24h 排出的尿量为 1000 ~ 2000ml，平均 1500ml。尿量的多少主要取决于水的摄入量和由其他途径排出的水量。如果水由其他途径排出量不变，水的摄入量增多时尿量增多。大量出汗、严重腹泻、呕吐时，尿量减少。在病理情况下，每昼夜尿量可有显著增减。每昼夜尿量持续多于 2500ml，称为多尿；持续保持在 100ml ~ 500ml 以内，称为少尿；持续少于 100ml 者，称为无尿。

一、尿的化学成分和理化特性

尿液中的化学成分主要来源于血液。尿中含水 95% ~ 97%，固体物只占 3% ~ 5%，正常人尿中的固体物主要是电解质和非蛋白含氮化合物。正常尿中不含血细胞，可含极微量蛋白质。

新鲜尿液透明、呈淡黄色。其比重一般介于 1.015 ~ 1.025 之间，渗透浓度可在 50 ~ 1200mOsm 之间波动。正常的尿液，一般呈酸性反应，pH 值介于 5.0 ~ 7.0 之间，最大变动范围可达 4.5 ~ 8.0 之间。尿的 pH 值可受食物成分的影响而改变，高蛋白饮食或荤素杂食的人，可因蛋白质在体内分解产生较多的硫酸盐和磷酸盐随尿排出而尿呈酸性；素食的人，可因植物中的有机酸如酒石酸、苹果酸、柠檬酸等均可在体内氧化，故酸性产物较少，而碱基多以碳酸氢盐的形式随尿排出，则尿呈中性或弱碱性。

二、肾小球的滤过功能

尿的生成包括三个环节：肾小球的滤过作用、肾小管和集合管的重吸收作用以及肾小管和集合管的分泌作用。肾小球的滤过作用是尿液生成的第一步。肾小球的滤过作用是指血液流经肾小球毛细血管时，血浆中的水分和小分子物质通过滤过膜滤入肾小囊形成原尿的过程。实验表明，原尿的生成是一种超滤过过程。原尿就是血浆的超滤液。单位时间内两肾生成的超滤液量称为肾小球滤过率（GFR）。正常成人肾小球滤过率为 125ml/min。滤过分数（FF）是指肾小球滤过率与肾血浆流量的比值，滤过分数为 19%。

（一）滤过膜

原尿滤过的结构基础是滤过膜。滤过膜是由肾小球毛细血管的内皮细胞、基膜和肾小囊上皮细胞所组成。肾小球毛细血管内皮细胞有大量的圆形小孔，称为窗孔，能够阻止血细胞通过；基膜层由水合凝胶所构成的微纤维网的孔隙大小来决定滤过的分子大小，通常水和小分子的溶质可以通过，较大分子量的蛋白质不能通过基膜层。因此，一般认为基膜是机械屏障的主要部位。滤过膜最外层的肾小囊上皮细胞上有足突，足突之间的裂隙称为裂孔，裂孔上有一层滤过裂孔膜，是物质滤过的最后一道屏障。对蛋白质等小分子物质有阻挡作用。

滤过膜对血浆中各种物质的通透性，除和分子量大小有关外，还和该物质所带的电荷有关。现已查明，肾小球滤过膜的各层表面都覆盖有带负电荷的唾液蛋白层，因此，能阻止带负电荷的较大分子通过，该现象称静电屏障作用。静电屏障作用仅能阻止带负电荷的物质滤过，对带正电荷的物质则能促使其通过滤过膜，对于中性分子而言，能否通过滤过膜只取决于分子的大小而和静电屏障无关。

综合上述，可以认为肾小球滤过膜对分子大小和分子电荷均起选择性过滤器作用。其中机械屏障尤为重要，因为分子太大超过滤过膜孔隙时，即使分子带正电荷也难以通过，而分子甚小时，即使带负电荷（如 Cl^-、HCO_3^-）也能顺利通过。

（二）滤过的动力

肾小球的滤过动力为肾小球的有效滤过压。促使滤液生成的力量是肾小球毛细血管血压和囊内滤液的胶体渗透压；阻止滤液生成的力量则是血浆胶体渗透压和囊内压。因肾小球滤过膜对蛋白质几乎不通透，故肾小囊内滤液的胶体渗透压可以忽略不计。

有效滤过压 = 肾小球毛细血管血压 −（血浆胶体渗透压 + 囊内压）

计算表明，肾小球毛细血管入球端至出球端的有效滤过压是一递降过程，因此推测，尽管平时所有肾单位均开放可供滤过，但并非肾小球毛细血管全长都有滤液生成，只有肾小球毛细血管前段部分，因有效滤过压为正值才有滤过作用，而接近出球小动脉端的后段毛细血管，因有效滤过压变为零，达到了滤过平衡，而无滤液生成。

（三）影响肾小球滤过的因素

影响肾小球滤过的因素主要有滤过膜的改变、肾小球有效滤过压的改变以及肾小球血浆流量的改变。

1.滤过膜的通透性和面积

①滤过膜通透性：正常情况下，滤过膜的通透性比较稳定，但在病理情况下，通透性可发生较大变化，如唾液蛋白减少以及机械屏障的减弱，均可导致原来不易滤过的蛋白质甚至红细胞通过滤过膜进入原尿，从而形成蛋白尿或血尿。

②滤过面积：正常情况下，由于肾小球都处于活动状态，滤过面积比较稳定。急性肾小球肾炎时，肾小球毛细血管管腔变窄或闭塞，部分减少或阻断了肾小球毛细血管血流，致使活动的肾小球数目减少，有效滤过面积减少，肾小球滤过率降低，结果出现少尿或无尿。

2.有效滤过压的改变

①肾小球毛细血管血压的改变：由于肾脏血流量通过自身调节能保持相对稳定，当动脉血压波动在 10.7～24.0kPa（80～180mmHg）之间时，肾小球毛细血管血压相对稳定，故肾小球滤过率无明显变化。当动脉血压低于 10.7kPa（80mmHg）时，已超过了肾脏自身调节的能力范围，肾小球毛细血管血压将相应下降，因而有效滤过压降低，肾小球滤过率减少，出现少尿或无尿。

②肾小囊内压的改变：正常情况下，肾小囊内压变化很小，对有效滤过压影响不大。但在结石、肿瘤、前列腺肥大等疾病造成尿路梗阻时，尿液排出受阻，梗阻部位上端的尿液潴留，导致压力逐

渐升高，结果囊内压升高，有效滤过压降低而滤液生成减少，出现少尿或无尿。

③血浆胶体渗透压的改变：正常情况下，血浆胶体渗透压变化很小。但全身血浆蛋白浓度显著降低时，则血浆胶体渗透压降低，使有效滤过压升高，肾小球滤过率升高致尿量增多。例如，静脉快速注射较大量的等渗盐水时尿量增加，可能与血浆蛋白被稀释、血浆胶体渗透压降低有关。动物实验还发现，当血浆蛋白显著降低时，肾小球滤过膜的通透性也降低（机制尚不清楚），这一发现有助于解释某些血浆蛋白极度低下的患者其肾小球滤过率并不明显增加的临床现象。

3.肾小球血浆流量的改变　肾小球血浆流量的改变主要通过影响滤过平衡的位置变化而影响肾小球滤过率。例如，肾小球血浆流量大时，血浆胶体渗透压上升的速度比较缓慢，滤过平衡后移，具有滤过作用的肾小球毛细血管段延长，肾小球滤过率相应升高。已有实验证明，当肾小球血浆流量增加到正常血浆流量的 3 倍时，则肾小球毛细血管全长均有滤过作用。相反，如肾小球血浆流量太少，血浆胶体渗透压上升的速度很快，有效滤过压迅速下降为零，滤过平衡前移，使肾小球毛细血管具有滤过作用的血管段变短，肾小球滤过率亦相应降低。当缺氧、大失血、中毒性休克、剧烈运动以及交感神经兴奋时，均可使肾血流量和肾小球血浆流量显著减少，滤过率也显著降低。

三、肾小管和集合管的重吸收功能

（一）肾小管和集合管的重吸收特点和方式

肾小管的重吸收功能是指小管液在流经肾小管时，其中水和各种溶质经由管壁上皮细胞重新返回血液的过程。进入肾小管的原尿称为小管液。小管液经过肾小管和集合管时大部分物质被重吸收，最后形成终尿排出体外。

1.选择性重吸收　比较原尿和终尿的质和量可以发现，原尿每分钟生成量 125ml，每天生成量为 180L，而终尿每分钟生成量仅 1ml，每天为 1.5L，终尿量仅为原尿量的 1%，这说明小管液中的水分 99% 被重吸收。同时，小管液中葡萄糖、氨基酸可全部被重吸收；水和电解质如 Na^+、K^+、Cl^- 等大部分被重吸收；尿素部分被重吸收；而肌酐则完全不被重吸收。可见肾小管的重吸收具有选择性。

2.重吸收的方式　重吸收的方式有主动重吸收和被动重吸收。

（二）各段肾小管和集合管的重吸收机制

1.近曲小管的重吸收功能　超滤液中的葡萄糖、氨基酸、维生素及微量蛋白质等，几乎全部在近曲小管被重吸收；Na^+、K^+、Cl^-、水等在此重吸收 65%～70%，HCO_3^- 在此重吸收 85%。多种物质的重吸收均与上皮细胞基侧膜上的钠泵活动有关。

（1）Na^+、Cl^-、水的重吸收：近曲小管前段和后段对 Na^+ 重吸收机制有所不同，前段 Na^+ 的重吸收主要与葡萄糖、氨基酸同向转运以及与 HCO_3^- 一起重吸收；而后段 Na^+ 主要与 Cl^- 一起重吸收。水则随 NaCl 等溶质重吸收而被重吸收。因此，近曲小管重吸收是等渗重吸收。

（2）HCO_3^- 的重吸收：HCO_3^- 是以 CO_2 的形式间接重吸收的。近曲小管对 HCO_3^- 的重吸收与小管上皮细胞管腔膜上的 H^+–Na^+ 交换有密切关系。

（3）K^+ 的重吸收：正常成人每天经肾小球滤过的 K^+ 约 35g，每日从尿中排出 K^+ 2～4g。原尿中的 K^+ 绝大部分在近球小管被主动重吸收，而终尿中的 K^+ 主要由远曲小管和集合管分泌。

（4）葡萄糖的重吸收：小管液中的葡萄糖全部被近曲小管重吸收，所以终尿中不含葡萄糖。其他各段肾小管和集合管均无重吸收葡萄糖的能力。近曲小管对葡萄糖的重吸收和小肠对葡萄糖吸收的机制相似，是逆浓度差进行的并和 Na^+ 的主动重吸收相伴联，属继发性主动重吸收。

近曲小管细胞对葡萄糖的重吸收是有一定限度的。当血糖浓度超过 10.0mmol/L 时，部分肾小管细胞对葡萄糖的吸收能力已达极限，尿中即可出现葡萄糖，称为糖尿。尿中刚开始出现葡萄糖时的血糖浓度称为肾糖阈。正常值是 9.0～10.0mmol/L。肾糖阈反映了部分近曲小管管腔膜上的转运载体能力已达饱和，超过载体转运极限而未能吸收的葡萄糖则由尿中排出。

如果血糖浓度继续升高，一方面表现为葡萄糖重吸收的数量仍能增加，说明此时并非所有载体都达饱和，另一方面也将因饱和转运载体数量的继续增加而尿糖更多。如果血糖浓度继续升高达到一定程度，最终会使肾小管对葡萄糖的重吸收达到极限。如葡萄糖的滤过量在男性达 375mg/min、女性达 300mg/min 时，则近曲小管上皮细胞的转运载体已全部饱和，对糖的重吸收量已无从增加，此量称为肾小管对葡萄糖重吸收的极限量。

2.髓袢的重吸收功能　在髓袢重吸收的物质主要有 Na^+、K^+、Cl^-、水等，重吸收量占肾小球滤过液的 15%～20%。髓袢升支粗段的 NaCl 重吸收在尿液稀释和浓缩机制中具有重要意义。

3.远曲小管和集合管的重吸收功能　远曲小管和集合管对 Na^+、Cl^- 的重吸收较少，约占滤过 Na^+、Cl^- 的 12%，并且在重吸收 Na^+、Cl^- 的同时多伴有 K^+、H^+ 的分泌。远曲小管和集合管对 Na^+、水的重吸收主要受体液因素的调节，对终尿的质和量起决定性作用。

四、肾小管和集合管的分泌与排泄作用

（一）H^+ 的分泌和 H^+-Na^+ 交换

肾小管所分泌的 H^+ 是细胞代谢的产物。细胞内的 CO_2 和 H_2O 在碳酸酐酶催化下生成 H_2CO_3，而后解离出 H^+ 和 HCO_3^-，H^+ 与小管液中的 Na^+ 则以 1：1 经管腔膜载体逆向转运，使 H^+ 进入小管液中，Na^+ 进入管壁细胞内，这一过程称为 H^+-Na^+ 交换。H^+-Na^+ 交换的原动力是管周膜钠泵活动所提供和维持的细胞和小管液间的 Na^+ 浓度差，所以 H^+-Na^+ 交换是钠泵依赖性的主动过程。此外，通过管腔膜上的氢泵活动，将 H^+ 主动转运至小管液中，也是肾小管细胞分泌 H^+ 的一种方式。肾小管上皮细胞每分泌一个 H^+ 进入小管液中，就可以从小管液中重吸收一个 Na^+ 和一个 HCO_3^- 入血，对维持机体的酸碱平衡具有重要意义。远曲小管和集合管既有 H^+-Na^+ 交换，又有 K^+-Na^+ 交换，二者有竞争性抑制现象。

（二）NH_3 的分泌

远曲小管和集合管的上皮细胞在代谢过程中不断地生成 NH_3。因 NH_3 是脂溶性物质，极易通过细胞膜向周围扩散，进入小管液中的 NH_3 与 H^+ 结合生成 NH_4^+，从而使小管液中 NH_3 浓度下降，于是在管腔膜两侧形成 NH_3 的浓度差，进一步加速 NH_3 向小管液中的扩散。在小管液中的 NH_4^+ 可与小管液中的强酸盐（如 NaCl）的负离子结合而形成酸性铵盐（如 NH_4Cl 等）随尿排出，而该强酸盐的正离子（如 Na^+）则可和 H^+ 交换进入肾小管上皮细胞内，并与细胞内的 HCO_3^- 一起转运入血。

（三）K^+ 的分泌和 K^+-Na^+ 交换

终尿中的 K^+，主要为远曲小管和集合管所分泌。K^+ 的分泌和 Na^+ 的重吸收有着依存关系。由于 Na^+ 的主动重吸收，形成了小管内外的电位差，即管内呈负电位，于是 K^+ 顺电位差向管腔内被动扩散而完成 K^+ 的分泌，并且这种分泌将随着管腔内负电位的增减而增减。因 K^+ 的分泌和 Na^+ 的重吸收密切相关，故这一过程称为 K^+-Na^+ 交换。

第三节　尿液的浓缩和稀释

尿液的浓缩和稀释是指尿的渗透压和血浆渗透压相比较而言。如果机体缺水，尿的渗透压比血浆渗透压高，排出的则是高渗尿，表示尿被浓缩；反之，机体水分过剩，尿的渗透压将比血浆渗透压低，称为低渗尿，表示尿被稀释。如果肾脏的浓缩和稀释功能遭到严重损害时，则不论机体缺水或水分过剩，终尿渗透压总是和血浆渗透压几乎相等，排出的则是等渗尿。因此，通过对尿液渗透

压的测定，有助于了解肾脏对尿液的浓缩和稀释能力。肾脏对尿的浓缩和稀释功能，在维持机体的水平衡中具有重有意义。

一、肾髓质的高渗梯度现象

应用冰点下降法，测定鼠肾分层切片的渗透压并与血浆相比较，发现肾皮质部分的组织液渗透浓度与血浆的渗透浓度之比值为1.0，这说明，肾皮质部组织液与血浆等渗。肾髓质部分的组织液渗透浓度与血浆渗透浓度的比值，则随着向内髓方向的深入而逐渐增高，分别为2.0、3.0和4.0。这说明肾髓质组织液是高渗的，而且越接近肾乳头其渗透压越高，这一现象称为肾髓质高渗梯度现象。

二、肾髓质高渗梯度的形成与维持

有关肾髓质渗透压梯度状态的形成与维持，根据肾小管的特殊结构和溶质的通透性不同，大多数学者以逆流交换和逆流倍增现象来解释。

（一）逆流交换和逆流倍增

物理学上，两个并列管道内流动着方向相反的两股液流，称为逆流。如果两股液流之间存在有溶质的浓度差或温度差，而管壁又具通透性或导热性，其溶质或热量可在两管之间进行交换，此称之为逆流交换。

逆流交换的净通量实际上是单方向的。假如U形管管壁是由细胞构成的，这些细胞能主动将升支溶液中的溶质单方向地转运至降支，于是降支中的液体将不断从升支液体中获得溶质，而使降支溶液中的溶质浓度由上而下逐渐升高，至U形管折返处达最高值；而升支溶液则因不断丧失溶质而使溶质浓度由下而上逐渐降低，这样一来，U形管中溶质溶度就会沿管的长轴成倍地增长起来，该现象称之为逆流倍增。

逆流管中溶液流动速度越慢，逆流管越长，其逆流交换率就越高，则逆流倍增作用也就越强。形态学和功能学的研究表明，肾小管髓袢的降支、升支之间呈U形排列，以及管壁细胞对水和电解质的选择性通透等特点，均与逆流系统颇为相似，根据逆流学说的原理，可以认为肾髓质高渗梯度的形成，是通过髓袢的逆流倍增作用实现的。

（二）肾髓质高渗梯度的形成原理

1.肾外髓质部高渗梯度的形成　髓袢升支的粗段位于肾外髓质部，该处小管上皮细胞对NaCl能主动重吸收，但对水几乎不通透，这种选择性通透的特点，导致外髓质部分的组织间液处于高渗状态，并从外髓深部向皮质方向形成逐渐下降的渗透梯度，即越靠近内髓部其渗透浓度越高，越靠近皮质部其渗透浓度越低。可见，外髓部分渗透梯度的形成，主要由于该处只有NaCl的重吸收而不伴有水的重吸收所致。

2.肾内髓质部高渗梯度的形成　内髓部高渗梯度的形成主要与尿素的再循环和NaCl的重吸收有关。①远曲小管和皮质部及外髓部的集合管对尿素相对不通透。当小管液流经远曲小管及皮质、外髓部的集合管时，在抗利尿激素的作用下，小管液的水分逐渐被吸收，使小管中尿素浓度逐渐升高；②含有高浓度尿素的小管液进入内髓部，内髓部的集合管上皮细胞对尿素却有很高的通透性，尿素则顺浓度差迅速向管外扩散，进入内髓质组织间液形成该处的高渗状态；③髓袢降支细段对NaCl和尿素都相对不通透，但对水有较高的通透性，当小管液流经该段时，由于尿素所形成的内髓质组织间液的高渗状态使髓袢降支细段内的水不断被重吸收，小管液中NaCl浓度则逐渐增高，至髓袢降支顶端达最高值；④小管液绕过髓袢降支顶端折返进入升支细段，髓袢升支细段对NaCl的通透性很高，NaCl则顺浓度差进入内髓质组织间液形成该处高渗状态。可见，内髓质部高渗状态的形成，与

214

内髓部的集合管扩散出来的尿素以及髓袢升支细段扩散出来的 NaCl 等双重因素有关；⑤髓袢升支细段在上升过程中，由于 NaCl 扩散到组织间液，且该段对水相对不通透，造成管内 NaCl 浓度逐渐下降，渗透压梯度逐渐降低。如此降支细段与升支细段构成一个逆流倍增系统，使内髓组织间液形成了渗透梯度；⑥尿素的再循环。升支细段对尿素具有中等的通透性，所以从内髓部集合管扩散到组织间液的尿素可以进入升支细段，而后通过升支粗段、远曲小管、皮质和外髓部集合管，又回到内髓部集合管处再扩散到内髓部组织间液中，形成尿素再循环。

（三）直小血管在保持肾髓质高渗梯度中的作用

伸入肾髓质的直小血管也呈 U 形，并与髓袢相平行。血液在直小血管降支和升支中逆向流动，故也存在有逆流交换。当直小血管降支中的血液流经肾髓质时，髓质中较高浓度的尿素和 NaCl 便扩散入血，与此同时，血浆的水分则进入髓质间液。这样，越靠近肾髓质深层，直小血管降支中的 NaCl 和尿素浓度就越高，至顶端转折处达到最高。当血液折返流入直小血管升支时，血液中的 NaCl 和尿素又会高于同一水平的髓质间液，于是 NaCl 和尿素又由血液再经扩散进入组织间液，而组织间液的水分再回到直小血管的升支内，这种逆流交换的结果，使肾髓质高浓度的 NaCl 和尿素不易被血流大量带走，也不会把血液的水分留在肾髓质的组织间液，并最终把重吸收的水分送入体循环，从而使肾髓质能保持其渗透梯度。

三、尿浓缩和稀释的机制

（一）尿浓缩的机制

尿液的浓缩是由于水被重吸收而溶质仍留在小管液中造成的。当低渗的小管液从远曲小管进入集合管，穿过肾髓质高渗区流向肾乳头时，在抗利尿激素作用下，集合管对水通透性提高，水重吸收增多，集合管内水分减少，渗透压增高，形成浓缩尿。显然，尿的浓缩必须具备两个重要条件：一是肾髓质高渗梯度的形成和保持，二是要有一定量的抗利尿激素作用于远曲小管和集合管。

（二）尿稀释的机制

当血中抗利尿激素水平下降时，远曲小管和集合管对水的通透性降低，水重吸收减少，甚至不被重吸收，小管液渗透压降低，形成低渗尿。

四、影响尿浓缩和稀释的因素

（一）肾髓质组织结构的改变

当肾脏疾患损害到内髓质部分，特别是损及乳头部时，如肾髓质的纤维化、肾髓质萎缩、肾髓质间隙的钙盐沉积等都能使肾髓质逆流系统遭到不同程度的破坏，使肾髓质高渗梯度不能形成或难以维持，导致尿浓缩能力下降而呈低渗尿。人类的肾脏髓袢是随着个体的生长发育而逐渐伸长的，婴幼儿由于髓袢很短，逆流倍增的能力较差，可能是婴幼儿不能排出高浓缩尿的原因之一。

（二）Na^+ 和尿素重吸收的改变

因为肾外髓质部高渗梯度的形成和 NaCl 的重吸收密切相关，所以凡能影响肾髓袢升支粗段对 NaCl 的主动重吸收的任何因素，都会影响肾外髓部分的高渗梯度的维持，使尿的浓缩能力下降。如临床上使用的速尿和利尿酸等强利尿剂，就是主要通过抑制髓袢升支粗段对 NaCl 的重吸收，使该处不能形成高渗梯度，减少了集合管对水的重吸收，从而产生利尿效果的。

肾内髓质部的高渗梯度的建立，除和 NaCl 的数量有关外，集合管对尿素的重吸收也非常重要。

所以当尿素的重吸收减少时，肾髓质特别是内髓部的渗透浓度将显著下降，尿浓缩能力相应降低。机体蛋白质缺乏或体内蛋白质代谢障碍，都会使体内尿素的生成减少，肾髓质的渗透梯度下降，浓缩尿的能力也随之下降。临床实践表明，给肾浓缩功能衰退的老年人增加蛋白质的摄入量，能显著提高其肾的尿浓缩能力。

（三）直小血管逆流交换作用的减弱

当直小血管血流速度过快时，因血液在直小血管内的停留时间过短，逆流交换很不充分，并从肾髓质带走较多溶质而使髓质渗透浓度下降。相反，直小血管血流速度太慢，则因进入肾髓质间液的水分不能及时被直小血管中血流带走，而使髓质高渗梯度难以维持。可见，直小血管血流速度过快或过慢都能降低尿的浓缩能力，使尿液渗透压降低。

（四）远曲小管和集合管上皮细胞对水通透性的改变

因远曲小管和集合管的上皮细胞对水的通透性主要受抗利尿激素的调节，故抗利尿激素释放的增加或减少，可提高或降低对尿的浓缩能力，从而改变尿的渗透浓度。

第四节 尿生成的调节

一、肾内自身调节

（一）小管液中溶质浓度的影响

小管液中的溶质浓度升高，渗透压随之升高，对抗水重吸收的力量加大，水的重吸收量减少，而尿量增加，该现象称为渗透性利尿。糖尿病患者的多尿，就是小管液中葡萄糖浓度增高所致。根据上述原理，临床上常采用某些不易被肾小管吸收的物质（如甘露醇等），增加肾小管液中的溶质浓度而达到利尿目的。

（二）球-管平衡

近端小管的重吸收率和肾小球滤过率之间存在密切联系，即不论肾小球滤过率增加或减少，近端小管的重吸收率总是占滤过率的65%～70%，称为定比重吸收，这种现象称为球-管平衡。球-管平衡的生理意义在于使终尿量不会因肾小球滤过率的改变而出现大幅度的变动。

（三）肾小管上皮细胞的功能

肾小管上皮细胞有强大的重吸收功能，而且具有选择性。某些疾病损害肾小管细胞的功能，造成其重吸收障碍，引起尿量增加或尿中出现某些异常成分。

（四）管-球反馈

当肾血流量和肾小球滤过率增加时，到达远曲小管致密斑的小管液流量增加，刺激致密斑发出信息，使肾血流量和肾小球滤过率恢复正常。相反，当肾血流量和肾小球滤过率减少时，到达远曲小管致密斑的小管液流量减少，通过致密斑的信息活动，使肾血流量和肾小球滤过率再恢复正常。小管液流量变化影响肾血流量和肾小球滤过率的现象称为管-球反馈。

二、神经和体液调节

（一）肾交感神经的作用

肾交感神经末梢释放去甲肾上腺素，支配肾动脉（尤其是入球小动脉和出球小动脉的平滑肌）、肾小管和球旁细胞，通过调节肾血流量、肾小球滤过率、肾小管的重吸收、肾素分泌等影响尿生成。

（二）体液调节

1.抗利尿激素

（1）抗利尿激素的生理作用：抗利尿激素（ADH）又称为血管升压素（AVP），是由下丘脑视上核和室旁核合成的一种肽类激素。经下丘脑–垂体束神经纤维的轴浆运输至神经垂体贮存，并经常小量释放入血。抗利尿激素的主要生理作用是提高肾远曲小管和集合管上皮细胞对水的通透性，从而促进水的重吸收，使尿液浓缩，尿量减少。

（2）抗利尿激素合成和释放的调节：调节抗利尿激素合成和释放的主要因素是血浆晶体渗透压、循环血量及动脉血压的改变。①血浆晶体渗透压的改变：血浆晶体渗透压的改变可能是生理条件下调节抗利尿激素分泌和释放的最主要因素。下丘脑视上核附近有渗透压感受器，它对血浆晶体渗透压的改变十分敏感，血浆晶体渗透压只要有 1% ~ 2% 的变动即可产生刺激作用。当大量出汗、严重呕吐或腹泻时，体内失水较多，血浆晶体渗透压增高，对渗透压感受器刺激增强，引起抗利尿激素的合成和释放增加，使远曲小管和集合管对水的通透性增高，尿量排出减少，从而较多地保留体内水分。日常大量饮清水后，可引起尿量增多，这一现象称为水利尿。水利尿现象是低渗溶液进入体内使血浆晶体渗透压降低，导致抗利尿激素合成和释放减少的结果；②循环血量的改变：循环血量的改变，可通过刺激心房（主要是左心房）和胸腔大静脉的容量感受器，反射性地影响抗利尿激素的合成和释放。当循环血量增加时，心房和腔静脉的扩张刺激了该处的容量感受器并使之兴奋，冲动经迷走神经传入下丘脑，抑制了抗利尿激素的合成和释放，使尿量增多。当较多的水分排出体外后，循环血量即恢复正常。反之，当循环血量减少时（如大失血时），对心房和腔静脉的容量感受器的刺激减弱，传入冲动减少，抗利尿激素的合成与释放增多，尿量减少，则有助于循环血量的回升。可见，循环血量改变所引起的抗利尿激素的合成与释放的相应增减，是较为敏感的负反馈调节，对维持循环血量的相对稳定有重要意义。此外，当动脉血压升高时，可通过刺激颈动脉窦压力感受器，反射性地抑制抗利尿激素的释放，使尿量增加。剧烈疼痛、情绪紧张、窒息、呕吐以及低血糖等，可使抗利尿激素释放增加，尿量减少。寒冷刺激则使抗利尿激素释放减少，尿量增加。

2.醛固酮

（1）醛固酮的生理作用：醛固酮是肾上腺皮质球状带所分泌的一种类固醇激素。其作用部位主要为远曲小管和集合管的上皮细胞，具有保 Na^+ 排 K^+ 保水的作用。

（2）醛固酮分泌的调节：醛固酮分泌，主要受肾素–血管紧张素–醛固酮系统和血钾、血钠浓度的调节。①肾素–血管紧张素–醛固酮系统：肾素是由肾脏球旁细胞分泌的一种蛋白水解酶，它能催化血液中的血管紧张素原分解，生成血管紧张素Ⅰ（10 肽），血管紧张素Ⅰ可促使肾上腺髓质分泌肾上腺素，并对血管平滑肌有较弱的收缩作用。血管紧张素Ⅰ受血液和组织中（主要是肺）的转换酶的作用，可降解为血管紧张素Ⅱ（8 肽），血管紧张素Ⅱ有强烈的收缩血管作用，其升压作用是去甲肾上腺素的 40 倍，并能刺激肾上腺皮质球状带合成和分泌醛固酮。血管紧张素Ⅱ可进一步被氨基肽酶水解为血管紧张素Ⅲ（7 肽），它虽然也具有刺激肾上腺皮质球状带使之分泌醛固酮的作用，并也能使肾血管收缩，但由于血管紧张素Ⅲ在血液中浓度较低，故血管紧张素Ⅱ在醛固酮的分泌调节方面起主要作用。肾素、血管紧张素和醛固酮三者在血浆中的水平通常保持一致，构成一个相互连接的功能系统，称为肾素–血管紧张素–醛固酮系统；②血钾和血钠的浓度：血钾升高或血钠降低时，都可直接刺激肾上腺皮质球状带使醛固酮分泌增加，以促进肾脏保 Na^+ 排 K^+，从而保持血钠和血钾浓度的平衡；反之，血钾浓度降低或血钠浓度升高时，则醛固酮分泌减少。肾上腺皮质球状带对血钾浓度的变化更敏感。

第五节 尿的输送、贮存和排放

一、输尿管、膀胱、尿道的形态结构

（一）输尿管

输尿管是细长的肌性管道，长 20～30cm，直径 0.5～0.7cm，上端与肾盂相连，在腹后壁沿脊柱两侧下行，进入小骨盆，下端在膀胱底的外上方斜行插入膀胱壁，开口于膀胱。在开口处有黏膜皱折，膀胱充满时由于膀胱内压力上升，输尿管开口因受压力而关闭，可以防止尿液向输尿管倒流。输尿管壁由三层组织组成，由内向外为黏膜、平滑肌层和外膜。输尿管平滑肌有缓慢地收缩和舒张的蠕动，使尿液向膀胱方向推进。

（二）膀胱

膀胱为锥体形囊状肌性器官，位于小骨盆腔的前部。空虚时膀胱呈锥体形，充满时形状变为卵圆形，顶部可高出耻骨上缘。成人膀胱容量为 300～500ml 尿液。膀胱底的内面有三角形区，称为膀胱三角，位于两输尿管口和尿道内口三者连线之间。膀胱的下部有尿道内口，膀胱三角的两后上角是输尿管开口的地方。

膀胱壁由三层组织组成，由内向外为黏膜层、肌层和外膜。肌层由平滑肌纤维构成，称为逼尿肌，逼尿肌收缩，可使膀胱内压升高，压迫尿液由尿道排出。在膀胱与尿道交界处有较厚的环形肌，形成尿道内括约肌。括约肌收缩能关闭尿道内口，防止尿液自膀胱漏出。

（三）尿道

尿道是从膀胱通向体外的管道。男性尿道细长，长约18cm，起自膀胱的尿道内口，上于尿道外口，行程中通过前列腺部、膜部和阴茎海绵体部，男性尿道兼有排尿和排精功能。女性尿道粗而短，长约5cm，起于尿道内口，经阴道前方，开口于阴道前庭。男性尿道在尿道膜部有一环行横纹肌构成的括约肌，称为尿道外括约肌，由意识控制。女性尿道在会阴穿过尿生殖膈时，有尿道阴道括约肌环绕，该肌为横纹肌，也受意识控制。

二、膀胱和尿道的神经支配及作用

膀胱逼尿肌和尿道内括约肌，受盆神经和腹下神经支配；膀胱外括约肌则受阴部神经支配。盆神经系副交感神经，兴奋时则引起逼尿肌收缩，膀胱内括约肌松弛，促使尿从膀胱排出；腹下神经系交感神经，兴奋时则引起逼尿肌松弛，膀胱内括约肌收缩，利于尿在膀胱贮存并抑制排尿；阴部神经属躯体神经，直接受意识控制，兴奋时使膀胱外括约肌收缩。

三、排尿反射

正常情况下，由于副交感神经的紧张性作用，使膀胱逼尿肌处于轻度收缩状态，内压多保持在 0.98kPa（10cmH$_2$O）以下。随着膀胱尿量的增加，膀胱内压相应升高，但由于膀胱容量可随着尿量增加而扩大，故膀胱内压上升缓慢，直至膀胱内的贮尿量达 400～500ml 时，膀胱内压才显著上升超过 0.98kPa，膀胱壁的牵张感受器受到牵拉而兴奋，冲动沿盆神经的传入纤维传至脊髓初级排尿中枢，并上传至大脑皮质产生尿意，如当时无排尿机会，则脊髓初级排尿中枢的活动受到大脑皮质高位中枢的抑制，直至有适当排尿机会时，皮质抑制才能解除，排尿反射才能继续进行，此时，冲动沿盆神经传出，引起膀胱逼尿肌收缩，膀胱内括约肌松弛，尿液进入后尿道，刺激该处感受器，产生冲动再经盆神经传入脊髓初级排尿中枢，反射性抑制阴部神经使膀胱外括约肌松弛，于是尿液被强大的膀胱内压驱出。在排尿末期，由于尿道海绵体肌的收缩，可将残留于尿道的尿液排出体外。在膀胱逼尿肌收缩时，还刺激膀胱壁上的牵张感受器，并不断向脊髓初级排尿中枢发放冲动，从而使逼尿肌进一步收缩，这样反复进行，使排尿反射一再加强，直至膀胱内尿液排完为止。这是一种正反馈调节。此外，排尿时还有腹肌和膈肌强有力的收缩，增加了腹压和膀胱内压，加强了尿的排放。

第六节 肾小球肾炎

肾小球肾炎是以肾小球损害为主的变态反应性炎症，是一种比较常见的疾病。临床表现主要有蛋白尿、血尿、水肿和高血压等。早期症状不明显，容易被忽略，发展到晚期可引起肾功能衰竭，严重威胁病人的健康和生命，是引起肾功能衰竭最常见的原因。肾小球肾炎可分为原发性和继发性。原发性肾小球肾炎指原发于肾的独立性疾病。病变主要累及肾。继发性肾小球肾炎的肾病变是其他疾病引起的，或肾病变是全身性疾病的一部分，如红斑狼疮性肾炎、过敏性紫癜性肾炎等。此外，血管病变如高血压、代谢疾病如糖尿病等都可引起肾小球病变。一般所称肾小球肾炎若不加说明常指原发性肾小球肾炎。部分继发性肾小球疾病在其他有关章节叙述。本节仅介绍原发性肾小球肾炎。

一、病因和发病机制

肾小球肾炎（简称肾炎）的病因和发病机制虽然尚未完全明了，但近年来的研究在阐明肾炎的病因和发病机制方面取得了很大进展。大量实验和临床研究证明肾炎的大多数类型都是抗原抗体反应引起的免疫性疾病。细胞免疫可能对某些肾炎的发病也有一定作用。

（一）引起肾小球肾炎的抗原

引起肾小球肾炎的抗原物质有些还不了解，已知的大致可分为内源性和外源性两大类。

1.内源性抗原

（1）肾小球本身的成分：肾小球基底膜的成分有层连蛋白和 Goodpasture 抗原（Ⅳ型胶原羧基端球状部的一种多肽），肾小球毛细血管上皮细胞的 Heymann 抗原（一种膜糖蛋白），内皮细胞膜抗原，系膜细胞膜抗原等。

（2）非肾小球抗原：核抗原，DNA，免疫球蛋白，免疫复合物，肿瘤抗原，甲状腺球蛋白抗原等。

2.外源性抗原

（1）感染的产物：细菌如链球菌、葡萄球菌、肺炎球菌、脑膜炎球菌、伤寒杆菌等；病毒如乙型肝炎病毒、麻疹病毒、EB 病毒等；霉菌如白色念珠菌等；寄生虫如疟疾、Manson 血吸虫、丝虫等。

（2）药物如青霉胺、金和汞制剂等。

（3）异种血清、类毒素等。

各种不同的抗原物质引起的抗体反应和形成免疫复合物的方式和部位不同，与肾小球肾炎的发病和引起的病变类型有密切关系。

（二）肾小球肾炎的免疫发病机制

免疫复合物形成引起肾小球肾炎基本上有两种方式：①抗体与肾小球内固有的不溶性肾小球抗原或植入在肾小球内的非肾小球抗原，在肾小球原位结合形成免疫复合物；②血液循环内形成的可溶性抗原抗体复合物沉积于肾小球。

肾小球原位免疫复合物形成抗体与肾小球内固有的抗原成分或植入在肾小球内的抗原结合，在肾小球原位直接反应，形成免疫复合物，引起肾小球损伤。近年来的研究证明，肾小球原位免疫复合物形成在肾小球肾炎的发病中起主要作用。由于抗原性质不同所引起的抗体反应不同，可引起不同类型的肾炎。

（1）肾小球基底膜抗原：肾小球基底膜本身的成分为抗原，机体内产生抗自身肾小球基底膜抗体，这种自身抗体直接与肾小球基底膜结合形成免疫复合物。用免疫荧光法可见免疫复合物沿肾小球毛细血管基底膜沉积呈连续的线形荧光。肾小球基底膜抗原的性质可能是基底膜内Ⅳ型胶原羧基端非胶原区的一种多肽。关于机体产生抗自身肾小球基底膜抗体的原因目前还不完全明了。可能在感染或某些因素的作用下，基底膜的结构发生改变而具有抗原性，可刺激机体产生自身抗体。或某些细菌、病毒或其他物质与肾小球基底膜有共同抗原性，这些抗原刺激机体产生的抗体可与肾小球毛细血管基底膜起交叉反应。抗肾小球基底膜抗体引起的肾炎称为抗肾小球基底膜性肾炎，是一种自身免疫性疾病。这类肾炎在人类较少见，约占人类肾小球肾炎的5%。

（2）其他肾小球抗原：除肾小球基底膜外，肾小球内其他抗原成分如系膜细胞膜抗原Thy-1和上皮细胞的Heymann抗原等也可引起肾小球原位免疫复合物形成。典型的代表为实验性大鼠的Heymann肾炎。用肾小管刷状缘抗原免疫大鼠后，大鼠体内产生抗肾小管刷状缘抗体，并引起肾小球肾炎。目前已知这种刷状缘抗原即Heymann抗原，是一种分子量为330kD的糖蛋白（gp330），主要位于近曲小管刷状缘和肾小球。肾小球的gp330由脏层上皮细胞合成，合成后集中在上皮细胞足突底部表面与毛细血管基底膜相邻处。抗体与足突底部的gp330抗原结合，在毛细血管表面形成多数小丘状免疫复合物，免疫荧光染色呈不连续的颗粒状荧光。电子显微镜下可见肾小球毛细血管基底膜表面上皮细胞下有多数小堆状电子致密物沉积。

（3）植入性抗原：非肾小球抗原可与肾小球内的成分结合，形成植入性抗原而引起抗体形成。抗体与植入抗原在肾小球内原位结合形成免疫复合物引起肾小球肾炎。

可形成肾小球植入抗原的非肾小球抗原可为内源性或外源性。例如带正电荷的非肾小球抗原或抗体，可与肾小球内带负电荷的成分如基底膜表面的硫酸类肝素、多糖蛋白或系膜细胞表面的阴离子结合形成植入抗原。免疫球蛋白、聚合的IgG等大分子物质常在系膜内沉积与系膜结合形成植入抗原。此外，细菌的产物如甲组链球菌产生的endostreptosin、病毒、寄生虫等感染产物和某些药物都可能与肾小球内的成分结合形成植入抗原。大多数植入抗原引起的肾小球肾炎，用免疫荧光法检查可见免疫复合物在肾小球内呈不连续的颗粒状荧光。

循环免疫复合物沉积引起循环免疫复合物的抗原为非肾小球性，即不属于肾小球的组成成分。这些抗原可以是外源性的，如感染产物、异种蛋白、药物等。也可以是内源性的，如DNA、甲状腺球蛋白及肿瘤抗原等。这些抗原在机体内产生的相应抗体，对肾小球的成分无免疫特异性。抗原抗体在血液循环内结合，形成抗原抗体复合物。这些抗原抗体复合物随血液流经肾时，在肾小球内沉积引起肾小球损伤。应用电子显微镜可见肾小球内有电子致密物质沉积。用免疫荧光法检查可见免疫复合物在肾小球内呈颗粒状荧光。

抗原、抗体和免疫复合物在肾小球内沉积的部位与免疫复合物的大小，抗原、抗体和免疫复合物的电荷有关。含大量阳离子的抗原容易通过肾小球基底膜，在基底膜外侧上皮细胞下形成免疫复合物。含大量阴离子的大分子物质不易通过基底膜，往往在内皮细胞下沉积，或被吞噬清除，不引起肾炎。接近中性的分子形成的免疫复合物往往容易沉积于系膜内。此外，抗原和抗体的性质，肾小球的结构和形态，如电荷、通透性、血液动力学以及系膜细胞和单核巨噬细胞的功能等都与免疫复合物形成的部位和所引起的肾组织病变类型有密切关系。

以上引起肾炎的两种途径，即肾小球原位免疫复合物形成和循环免疫复合物形成并非完全互不相关。两者既可单独进行，也可共同作用引起肾小球肾炎。两种发病机制引起的肾炎都可表现为急性或慢性过程，病变也都可有轻有重。这一方面与抗原和抗体的性质、数量、免疫复合物沉积的量和持续的时间有关，另一方面也取决于机体的免疫状态和反应性等内在因素。

关于细胞免疫在肾小球肾炎发生中的作用，由于有些病人或实验性肾炎组织中无免疫复合物，但可见巨噬细胞或淋巴细胞反应，故有人认为，这些肾炎的发生可能与T细胞介导的细胞免疫有关。近年来有实验证明，T细胞可不依赖抗体引起肾炎。

（三）引起肾小球肾炎的介质

免疫复合物在肾小球内沉积后，可通过不同的机制引起肾小球损伤。引起肾小球损伤的主要介质包括抗体、补体、中性粒细胞、单核巨噬细胞、血小板、系膜细胞和凝血系统等。

1.抗体　通过各种方式沉积在肾小球内的抗体可以在没有补体或炎症细胞的参与下，单独引起肾小球损伤。实验证明豚鼠的一种抗肾小球基底膜抗体和有些不固定补体的抗肾小球上皮细胞膜的单克隆抗体，可作用于上皮细胞膜引起上皮细胞的改变，使上皮细胞与基底膜脱离或损伤基底膜引起肾炎。

2.补体　免疫复合物结合并激活补体。活化补体可通过两种方式：①吸引中性粒细胞；②补体的末端成分（C5b~9）引起肾小球损伤。

补体成分 C3a、C5a 具有过敏毒素作用，可使血管通透性增加。C3a、C5a 和 C567 具有化学趋向性，可吸引中性粒细胞。C3b 可增强粒细胞的吞噬作用和促进免疫吸附。中性粒细胞黏附于血管壁，释放炎症介质尤其是蛋白酶和氧代谢活性产物破坏毛细血管内皮细胞和基底膜。

补体的末端成分（C5b~9）形成膜攻击复合物可在没有中性粒细胞参与下引起肾小球损伤。C5b~9 可刺激肾小球脏层上皮细胞产生氧代谢活性产物和蛋白酶等炎症介质损伤基底膜，并可刺激系膜细胞产生蛋白酶、氧自由基、白细胞介素-1 和前列腺素等引起肾小球损伤。

3.中性粒细胞　中性粒细胞除通过补体成分的化学趋向性作用在肾小球聚集引起炎症外，有些细胞损伤后释放的血小板活化因子、血小板源性生长因子、白细胞三烯 B4 等也具有吸引中性粒细胞的作用。

4.单核细胞和巨噬细胞　有些肾炎时肾小球内有多数单核细胞浸润。活化的单核细胞可产生多种生物活性物质如蛋白酶、白细胞三烯、前列腺素、IL-1、血小板源性生长因子和凝血因子等与肾小球炎症的发生和发展有关。

5.血小板　有些肾炎时通过补体的作用，血小板在肾小球内聚集释放血栓素 A2、血小板活化因子、花生四烯酸代谢产物和生长因子等可促进白细胞释放蛋白分解酶和促使系膜细胞增生引起肾小球炎症。

6.系膜细胞　在免疫复合物、补体、C5b~9、内毒素和生长因子等作用下，系膜细胞增生并被活化。活化的系膜细胞可产生许多炎症介质如蛋白酶、氧代谢活性产物、IL-1 及生长因子等可不依赖中性粒细胞引起肾小球炎症。

7.凝血系统　内皮细胞损伤，基底膜胶原暴露激活XII因子。活化的XII因子可激活凝血系统、激肽系统及纤维蛋白溶酶系统引起炎症。此外，内皮细胞和单核巨噬细胞产生的促凝血因子可促使渗入肾球囊的纤维蛋白原凝集，刺激细胞增生，与肾小球病变的发展尤其是新月体的形成有重要关系。

二、肾小球肾炎的分类

肾小球肾炎的命名和分类方法很多，分类的基础和依据各不相同，意见也不完全一致。近三十余年来通过开展肾穿刺活检，对肾炎的病理变化和病变发展过程的认识有了很大提高。肾炎的病理变化与临床发展有密切联系，肾小球肾炎的病理分类对临床治疗和预后有很大帮助，已在各国普遍应用。

根据肾炎时肾组织病变的范围可将肾小球肾炎分为局灶性和弥漫性。病变累及肾组织中全部或绝大部分肾小球者称为弥漫性肾小球肾炎，病变仅累及少数或部分肾小球者称为局灶性肾小球肾炎。根据肾小球的病变情况，每个肾小球的病变可分为球性和节段性。整个肾小球皆受累者称为球性，病变仅累及肾小球的一部分或少数毛细血管祥者称为节段性。

肾小球肾炎的病变类型较多，临床表现也不相同。肾炎的病变类型与临床表现虽有密切关系，但不完全平行。相似的症状可由不同的病变引起，相似的病变也可引起不同的症状。此外，肾炎的临床表现尚与病变的严重程度、发病机制、持续时间、发病急缓等都有关系。一般可将肾炎的临床表现大致分为以下几个类型。

（1）急性肾炎综合征：起病急，常突然出现血尿、程度不同的蛋白尿、少尿、水肿、高血压，肾小球滤过率降低。

（2）快速进行性肾炎综合征：突然或逐渐出现血尿、少尿、蛋白尿、贫血，快速进展为肾功能衰竭。

（3）复发性或持续性血尿：起病缓慢或急骤，常表现为肉眼或镜下血尿，可伴有轻度蛋白尿。一般没有其他肾炎症状。

（4）慢性肾炎综合征：起病缓慢，逐渐发展为慢性肾功能不全，可伴有蛋白尿、血尿和高血压。

（5）肾病综合征：表现为大量蛋白尿、严重水肿、低蛋白血症，并常有高脂血症。

原发性肾小球肾炎的病理学分类与主要临床表现（见表12-1）。

表 12-1 原发性肾小球肾炎的病理学分类与主要临床表现

病理学分类	主要临床表现
急性弥漫增生性肾小球肾炎	急性肾炎综合征
新月体性肾小球肾炎	快速进行性肾炎综合征
膜性肾小球肾炎	肾病综合征
膜性增生性肾小球肾炎	肾病综合征、无症状性蛋白尿、慢性肾炎综合征
微小病变性肾小球肾炎	肾病综合征
局灶性/节段性肾小球硬化	肾病综合征或明显蛋白尿
系膜增生性肾小球肾炎	肾病综合征、无症状性血尿或蛋白尿
IgA 肾病	无症状性血尿或蛋白尿，少数急性肾炎综合征或肾病综合征
慢性硬化性肾小球肾炎	慢性肾炎综合征

三、常见肾小球肾炎的类型

（一）毛细血管内增生性肾小球肾炎

毛细血管内增生性肾小球肾炎又称为急性弥漫增生性肾小球肾炎，多见于儿童和青少年。其病变特点为肾小球毛细血管内皮细胞和系膜细胞增生、肿胀，伴有中性粒细胞和巨噬细胞浸润。多数病例与感染有关，又称为感染后肾小球肾炎，其中多数病例有扁桃体炎、咽喉炎等链球菌感染的历史，故又有链球菌感染后肾小球肾炎之称；少数感染其他生物病原体者则被称为非链球菌感染性肾小球肾炎。临床上，本病起病急骤，主要为血尿、蛋白尿、少尿、水肿和高血压等急性肾炎综合征的表现，预后良好。

1.病理变化　肉眼观、双侧肾斑对称性轻、中度肿大，包膜紧张，表面光滑，因充血而色红，称之为大红肾。少数病例的肾脏表面可见散在粟粒大小的出血点，故又有蚤咬肾之称。肾脏切面可见皮质略增厚。

光镜下，病变呈弥漫性分布，累及双侧肾脏的绝大多数肾小球。肾小球毛细血管的内皮细胞和系膜细胞增生、肿胀，毛细血管腔狭窄甚至闭塞，中性粒细胞和单核细胞浸润，肾小球细胞数目增多，体积增大。肾球囊内可见渗出的纤维蛋白、中性粒细胞和漏出的细胞。部分病例以渗出为主，称为渗出性肾炎。严重者，毛细血管腔内有微血栓形成，毛细血管壁发生纤维素样坏死，毛细血管壁破裂、出血。肾小管上皮可发生细胞水肿、脂肪变性和玻璃样变性等；管腔内可见蛋白质、红细胞和中性粒细胞，并可见到透明管型、红细胞管型、白细胞管型和颗粒管型等。肾间质充血、水肿，有少量中性粒细胞和淋巴细胞浸润。

免疫荧光检查，肾小球基膜和系膜区有 IgG 和补体 C3 沉积，呈颗粒状分布。

电子显微镜检查，毛细血管基膜和足细胞之间有电子致密物质沉积，呈驼峰状或小丘状。

2.临床病理联系　临床上，急性肾炎主要表现为急性肾炎综合征，即尿的变化（少尿、蛋白尿、血尿、管型尿）、水肿和高血压等。

（1）尿的变化：表现为少尿或无尿、蛋白尿、血尿和管型尿。由于肾小球毛细血管内皮和系膜细胞增生、肿胀，使毛细血管腔狭窄甚至闭塞，导致肾小球滤过率明显下降，而肾小管的重吸收功能基本正常，引起少尿甚至无尿。因为肾小球滤过膜的损伤和通透性增大，血浆蛋白和红细胞漏出至肾球囊腔内，随尿液排出，形成轻、中度蛋白尿和血尿，轻者表现为镜下血尿，严重者则出现肉眼血尿。漏出到肾球囊腔内的蛋白质、红细胞、白细胞和脱落的肾小管上皮细胞及细胞碎片等成分，在肾小管内随原尿的浓缩、凝集形成各种管型，随尿液排出体外，出现管型尿。

（2）水肿：本病患者临床上常出现轻、中度水肿，常以眼睑等疏松结缔组织丰富的部位开始，再蔓延至整个面部，严重者波及全身。水肿发生的主要机制为肾小球滤过率明显下降，引起钠、水潴留。此外，水肿的发生也与超敏反应引起的全身毛细血管壁通透性增加有关。

（3）高血压：本病患者常伴有轻、中度高血压。其发生与钠、水潴留引起的血容量增加有关。严重病例可出现心功能不全和高血压脑病。

3.结局　本型肾小球肾炎预后较好，95%以上的患儿在数周至数月内可以完全恢复，不到1%的病例可发展为新月体性肾小球肾炎或慢性硬化性肾小球肾炎。成人患者预后较差，15%～50%的病例发展为慢性硬化性肾小球肾炎。

（二）新月体性肾小球肾炎

新月体性肾小球肾炎又称快速进行性肾小球肾炎，多见于青年人与中年人。其病变特点为肾球囊的壁层上皮细胞增生，形成新月体。因其主要病变发生于肾小球的毛细血管丛之外，故又称为毛细血管外增生性肾小球肾炎。

1.病理变化　肉眼观，双侧肾脏呈弥漫性肿大，色苍白，皮质表面可有出血点。切面可见肾皮质增厚，纹理模糊。

光镜下，本病的特征性病变为肾球囊内有广泛的新月体或环状体形成（一般为50%以上）。增生的肾球囊壁层上皮细胞和渗出的单核细胞在肾球囊腔内形成新月状或环状结构，称为新月体或环状体。病变早期，新月体内以细胞成分为主，构成新月体的主要成分为增生的肾球囊壁层上皮细胞，其间混有单核细胞、中性粒细胞和纤维蛋白，称为细胞性新月体。随着病变进展，新月体内逐渐发生纤维化，转变为纤维-细胞性新月体，最终形成纤维性新月体。新月体压迫肾小球的毛细血管丛，使之发生萎缩并与囊壁相连，导致肾小球发生纤维化与玻璃样变。病变肾小球所属的肾小管上皮细胞发生水肿和玻璃样变，随后发生萎缩甚至消失。肾间质出现水肿和炎细胞浸润，晚期发生纤维化。

2.临床病理联系　主要表现为快速进行性肾炎综合征，起病急，进展快，肾功能急剧恶化。因大量新月体或环状体的形成，使病变肾小球的球囊腔闭塞，肾小球的滤过功能丧失，患者出现少尿、无尿、严重的氮质血症甚至尿毒症，常伴有水、电解质和酸碱平衡紊乱。肾小球毛细血管坏死、基膜损伤和肾球囊内出血，使患者出现明显的蛋白尿和血尿。肾缺血使肾素-血管紧张素-醛固酮系统被激活，体内血管紧张素Ⅱ增多，再加上少尿引起的水、钠潴留等，患者出现高血压。

3.结局　新月体性肾小球肾炎的病变严重，进展迅猛，预后极差。如不及时治疗，患者多于数周到数月内死于尿毒症。本病的预后与病变肾小球占肾小球总数的比例有关。形成新月体或环状体的肾小球所占比例低于80%者预后稍好。

（三）膜性肾小球肾炎

膜性肾小球肾炎好发年龄为30～50岁，是引起成人肾病综合征的最常见原因。其病变特征为肾小球毛细血管基膜弥漫性增厚。由于肾小球内无明显的炎症反应，又称为膜性肾病。本病起病缓慢，病程较长，临床上常反复发作。

目前认为，膜性肾小球肾炎为一种慢性免疫复合物沉积性疾病。大多数膜性肾小球肾炎的发生是由于抗体与内源性或植入性肾小球抗原形成原位免疫复合物的结果。

1.病理变化　肉眼观，病变早期双侧肾脏体积增大，色苍白，称为大白肾。切面可见肾皮质增厚。晚期肾体积缩小，表面是细颗粒状。

光镜下，病变早期，肾小球的病变不明显。随着病变进展，肾小球毛细血管的基膜呈弥漫性增厚，而细胞增生不明显。肾小管上皮细胞可出现细胞水肿和脂肪变性。镀银染色可见，毛细血管的基膜外侧有许多与基膜垂直并与之相连的钉状突起，如梳齿状。晚期，肾小球毛细血管壁明显增厚，管腔逐渐狭窄甚至闭塞，肾小球发生纤维化与玻璃样变。小管可发生萎缩甚至消失。

免疫荧光检查，肾小球毛细血管壁有IgG和补体C3沉积，呈不连续的颗粒状荧光。

电镜观察，脏层上皮细胞肿胀，足突消失，肾小球毛细血管的基膜外侧有大量电子致密物质沉积。基膜增生产生许多钉状突起，凸入沉积物之间。随着病变的进展，钉突逐渐向沉积物表面延伸，并把沉积物埋入其中，基膜显著增厚，其中的沉积物逐渐溶解，形成虫蚀样空隙。

2.临床病理联系　膜性肾小球肾炎的典型临床表现为肾病综合征，患者出现大量蛋白尿、低蛋白血症、高度水肿和高脂血症。

（1）大量蛋白尿：肾小球基膜受损，通透性明显增加，血浆蛋白大量滤出到原尿中，出现重度非选择性蛋白尿。

（2）低蛋白血症：大量蛋白尿使血浆蛋白大量丢失，导致低蛋白血症。

（3）高度水肿：低蛋白血症使血浆胶体渗透压降低，导致组织液生成大于回流，引起水肿。水肿的形成过程使血浆容量减少，肾血流量减少，肾小球滤过率降低，肾小管对水、钠的重吸收增加，形成水、钠潴留，使水肿进一步加重。患者的水肿较重，常为全身性水肿，甚至出现胸腔积液和腹水。

（4）高脂血症：低蛋白血症使肝脏代偿性合成的包括脂蛋白在内的血浆蛋白增加，导致高脂血症。

3.结局　膜性肾小球肾炎的病变进展缓慢，病程较长。部分患者经早期治疗，病情可部分或完全缓解。多数患者的蛋白尿持续存在。晚期可因肾小球的毛细血管阻塞，出现肾小球广泛纤维化与玻璃样变，形成慢性硬化性肾小球肾炎，最终出现慢性肾功能衰竭。

（四）微小病变性肾小球炎

微小病变性肾小球肾炎又称为微小病变性肾小球疾病，其病变特征为：电镜下，肾球囊脏层上皮细胞的足突变平或消失，而光镜下肾小球病变轻微或无明显变化，为儿童肾病综合征最常见的病理类型。研究表明，微小病变性肾小球肾炎的发生与T细胞的免疫功能异常有关。

1.病理变化　肉眼观，肾脏肿胀，色苍白，切面可见肾皮质因肾小管上皮细胞内脂质沉积而呈黄白色条纹。光镜下，肾小球无明显变化，肾小管上皮细胞内大量脂质沉积，故有脂性肾病之称。

免疫荧光检查，无免疫复合物和补体沉积。电子显微镜检查，球囊脏层上皮细胞的足突变平成消失，未见电子致密物质沉积。

2.临床病理联系 临床上主要表现为肾病综合征。水肿常为本病最早的临床表现。蛋白尿的主要成分为小分子的白蛋白，为高度选择性蛋白尿。

3.结局 本型肾小球肾炎的预后良好，90%以上的患儿对激素治疗有效，但部分病例出现病情反复，甚至出现对激素的依赖或抵抗现象。不到5%的患儿最终发展为慢性肾功能衰竭。成人患者恢复缓慢，复发率较高。

（五）慢性硬化性肾小球肾炎

慢性硬化性肾小球肾炎又称为慢性肾小球肾炎，简称慢性肾炎，为各种类型的肾小球肾炎发展的最终阶段，病变特点为大量肾小球发生纤维化与玻璃样变。临床上，有部分病例无肾炎病史，起病隐匿，无明显自觉症状，被发现时已经进入病变晚期。

1.病理变化 肉眼观，两侧肾脏呈对称性缩小，重量减轻，颜色苍白，质地变硬，表面呈均匀的细颗粒状，称为继发性颗粒性固缩肾。切面可见肾皮质明显变薄，皮、髓质界限不清，小动脉管壁因增厚而呈移开状。肾盂周围脂肪增多。

光镜下，病变早期可见原发肾炎病理类型的病变特点，如来源于新月体性肾小球肾炎者，可见新月体的痕迹。后期，大部分肾小球发生纤维化与玻璃样变，其所属的肾小管萎缩、消失，可见肾小球相互靠拢现象。残存的相对正常的肾小球发生代偿性肥大，所属肾小管扩张，腔内有管型，部分肾小管高度扩张呈小囊状。肾间质纤维结缔组织增生，有以淋巴细胞为主的炎细胞浸润，可见硬化的小动脉和微动脉，管腔明显狭窄。

2.临床病理联系 慢性硬化性肾小球肾炎的临床表现主要为慢性肾炎综合征，即尿的变化（多尿、夜尿、低比重尿）、高血压、贫血、氮质血症甚至尿毒症等。

（1）尿液的变化：大量肾单位被破坏，肾小球纤维化，其所属肾小管萎缩、消失，残存肾单位的肾小球内血流代偿性增加，肾小球滤过率增加，肾小管内原尿流速加快，而肾小管来不及充分重吸收，再加上氮质血症引起的渗透性利尿作用和肾脏对尿液的浓缩功能障碍，出现多尿。夜尿的机制不明。慢性硬化性肾小球肾炎患者尿液的比重常维持在 1.008～1.012，低比重尿的出现与多尿和肾脏对原尿的浓缩和稀释功能障碍有关。因残存的肾单位功能相对正常，蛋白尿、血尿和管型尿较轻。

（2）高血压：在慢性硬化性肾小球肾炎时，肾脏的小动脉和微动脉硬化，肾脏缺血，肾素-血管紧张素系统被激活，使血压升高。长期的高血压导致心室肥大，严重者可出现心力衰竭，甚至出现脑血管意外等并发症。

（3）贫血：由肾组织被破坏，肾脏产生促红细胞生成素减少，再加氮质血症与尿毒症时毒物抑制骨髓造血，使骨髓生成红细胞减少，又可以使红细胞的寿命缩短，故而临床常出现贫血。

（4）氮质血症与尿毒症：随着病变的进展，残存的肾单位逐渐减少，肾小球滤过率进行性下降，使血液中非蛋白含氮物质（NPN）（如尿素、肌酐、肌酸等）的含量显著升高，称为氮质血症。晚期，由于出现肾功能衰竭，代谢废物和内源性毒物在体内潴留，患者出现水、电解质和酸碱平衡紊乱，以及某些内分泌功能失调，引起一系列自身中毒表现，称为尿毒症。

3.结局 慢性硬化性肾小球肾炎的病变呈慢性进行性，病变发展极不稳定，病程可长达数年到数十年。若早期能给予积极合理的治疗，可控制其病变的进展。晚期常发展为慢性肾功能衰竭，最终死于尿毒症，也可死于心力衰竭、脑血管意外或继发感染等。目前，临床上治疗该型肾炎的最有效方法是血液透析和肾脏移植。

第七节 肾盂肾炎

肾盂肾炎是一种常见的以肾小管、肾盂和肾间质为主的炎症，可发生于任何年龄，多见于女性，发病率为男性的 9~10 倍。临床上常有发热、腰部酸痛、血尿和脓尿等症状。根据发病情况和病理变化可分为急性肾盂肾炎和慢性肾盂肾炎两种。

一、病因和发病机制

肾盂肾炎主要由细菌感染引起，肾组织和尿液中都可培养出致病菌。引起肾盂肾炎的致病菌主要为革兰阴性菌，多数为大肠杆菌，占 60%~80%；其次为变形杆菌、产气杆菌、肠杆菌和葡萄球菌等。也可由其他细菌或霉菌引起。急性肾盂肾炎常为单一的细菌感染，慢性肾盂肾炎多为两种以上细菌和混合感染。

肾盂肾炎的感染途径主要有两种：

1.血源性感染　细菌由体内某处感染灶侵入血流，随血流到达肾。这种肾盂肾炎可以是全身脓毒血症的一部分。病原菌以葡萄球菌为多见，两侧肾可同时受累。

2.上行性感染　下泌尿道的炎症，如尿道炎或膀胱炎时，细菌可沿输尿管或输尿管周围的淋巴管上行到肾盂，引起肾盂和肾组织的炎症。病原菌以大肠杆菌为主。病变可累及一侧或两侧肾。大多数肾盂肾炎为上行性感染。

血源性感染较少见。一般多发生于有输尿管阻塞、体质虚弱和免疫力低下的病人。上行性感染最多见，细菌引起上行性感染，首先要能在尿道黏膜停留繁殖。大肠杆菌细胞膜表面的 ρ-菌毛可通过与尿道上皮细胞表面的受体结合黏附在尿道黏膜表面停留繁殖，对引起上行性感染起重要作用。

尿路的完全或不完全阻塞、尿流不畅引起尿液潴留，有利于细菌感染、繁殖，对肾盂肾炎的发生有重要作用。正常时，机体具有一定的防御功能，包括膀胱内不断有尿液流动，可将进入膀胱的少量细菌稀释冲刷，使之不易在膀胱内停留生长。此外，膀胱黏膜能产生局部泌型抗体 IgA，有抗菌作用。膀胱黏膜内的白细胞也可吞噬杀灭细菌。因此少量细菌进入膀胱后不能生长，膀胱内的尿液无菌。但尿液又是良好的培养基，当某些因素使机体的防御功能削弱时，细菌得以侵入和生长繁殖，引起肾盂肾炎。因此泌尿道结石、前列腺肥大、妊娠子宫和肿瘤的压迫，尿道炎症和损伤后的瘢痕狭窄，以及肾盂输尿管畸形或发育不全等引起尿路阻塞时，容易发生肾盂肾炎。

导尿、膀胱镜检查和其他尿道手术、器械操作等有时可将细菌带入膀胱，并易损伤尿道黏膜引起感染，诱发肾盂肾炎。尤其是留置导尿管的使用，应注意严格灭菌和掌握使用指征。

膀胱输尿管返流是导致细菌由膀胱进入输尿管和肾盂的重要途径。正常人输尿管斜行穿过膀胱壁，在壁内的斜行部分可起瓣膜作用，当排尿膀胱内压增高时，压迫该部输尿管，可阻止膀胱内的尿液返流。如膀胱三角区发育不良，张力减弱，输尿管在膀胱壁内斜行部分过短，输尿管开口异常等，可发生膀胱输尿管返流。此外，下泌尿道梗阻、膀胱功能紊乱、尿道炎、膀胱炎等也可引起膀胱输尿管返流，使细菌进入输尿管和肾盂，引起感染，返流是细菌由膀胱进入肾组织最常见的途径。

女性尿道短，上行性感染机会较多。此外，妊娠子宫压迫输尿管可引起不完全梗阻；黄体酮可使输尿管张力降低，蠕动减弱，容易引起尿滞留，都可诱发感染。同时，男性前列腺液含有抗菌物质，故女性肾盂肾炎发病率比男性高。慢性消耗性疾病如糖尿病和截瘫等全身抵抗力低下时常并发肾盂肾炎。

二、类型

（一）急性肾盂肾炎

急性肾盂肾炎是细菌感染引起的以肾间质和肾小管为主的急性化脓性炎症。

1.病理变化　主要病变为肾间质的化脓性炎和肾小管坏死。病变分布不规则，可累及一侧或两侧肾。肉眼观，肾肿大、充血，表面散在多数大小不等的脓肿，呈黄色或黄白色，周围有紫红色充血带环绕。严重病例数个小化脓灶可融合成大小不等的较大脓肿，不规则地分布在肾组织各部。髓质内可见黄色条纹向皮质伸展。有些和条纹融合形成小脓肿。肾盂黏膜充血、水肿，可有散在的小出血点，有时黏膜表面并有脓性渗出物覆盖，肾盂腔内可有脓性尿液。

上行性感染引起的急性肾盂肾炎首先引起肾盂炎。镜下可见肾盂黏膜充血、水肿，并有中性粒细胞等炎性细胞浸润。以后炎症沿肾小管及其周围组织扩散，在肾间质内引起大量中性粒细胞浸润，并可形成大小不等的脓肿。肾小管腔内充满脓细胞和细菌，故常有脓尿和蛋白尿。尿培养可找到致病菌。早期肾小球多不受影响，病变严重时大量肾组织坏死可破坏肾小球。

血源性感染的特点是肾组织内有多数散在的小脓肿，病变可首先累及肾小球或肾小管周围的间质，并可逐渐扩大，破坏邻近组织，也可破入肾小管蔓延到肾盂。

2.临床病理联系　急性肾盂肾炎起病急，突然出现发热、寒战、白细胞增多等全身症状。肾肿大和化脓性病变常引起腰部酸痛和尿的变化，如脓尿、蛋白尿、管型尿、菌尿，有时还有血尿等。由于膀胱和尿道急性炎症的刺激可出现尿频、尿急、尿痛等症状。肾盂肾炎病变为不规则灶性，早期肾小球往往无明显病变或病变较轻，故一般肾功能无明显变化，无氮质血症和高血压。

急性坏死性乳头炎时常有明显血尿。严重时肾小管破坏，相应的肾小球被阻塞可引起少尿和氮质血症。乳头坏死组织脱落可阻塞肾盂，有时坏死组织碎块通过输尿管排出可引起绞痛。

3.并发症

（1）急性坏死性乳头炎：主要发生于糖尿病或有尿路阻塞的病人。病变可为单侧或双侧。肉眼观可见肾切面乳头部坏死，范围大小不等。坏死区呈灰黄色，周围有充血带与邻近组织分界明显。镜下见坏死区为缺血性凝固性坏死，坏死区内可见肾小管轮廓，有时可见细菌集落，周围有充血和血细胞浸润。

（2）肾盂积脓：有严重尿路阻塞，特别是高位完全性尿路阻塞时，脓性渗出物不能排出，淤积充满在肾盂、肾盏和输尿管内，引起肾盂积脓。严重者肾组织受压萎缩变薄，整个肾可变成一个充满脓液的囊。

（3）肾周围脓肿：肾组织内的化脓性炎症可穿过肾包膜扩展到肾周围的组织中，引起肾周围脓肿。

肾盂肾炎急性期后，肾组织内的中性粒细胞浸润由单核细胞、巨噬细胞、淋巴细胞及浆细胞取代。被破坏的肾组织由纤维组织修补，形成瘢痕，其中可见萎缩的肾小管和多数淋巴细胞浸润。肾盂、肾盏因瘢痕收缩而变形。

4.结局　急性肾盂肾炎如能及时彻底治疗，大多数可以治愈。如治疗不彻底或尿路阻塞未消除，则易反复发作而转为慢性。如有严重尿路阻塞，可引起肾盂积水或肾盂积脓。

（二）慢性肾盂肾炎

慢性肾盂肾炎可由急性肾盂肾炎未及时彻底治疗转变而来，或因尿路梗阻未解除，或由于膀胱输尿管返流，病变迁延，反复发作而转为慢性。有些慢性肾盂肾炎病人，多次尿培养皆为阴性，但肾病变反复发作，迁延不愈，可能与免疫反应有关。有人报告，慢性肾盂肾炎病人肾组织中有细菌抗原持续存在，可在体内引起免疫反应，使炎症继续发展。此外，细菌的 L 型（原生质体）可在肾髓质高渗环境中长期生存，青霉素等许多抗菌药物多系作用于细菌的细胞壁，故对细菌 L 型无效。

细菌 L 型长期存在与肾盂肾炎发展为慢性有一定关系。

1.病理变化　慢性肾盂肾炎的病变特点是肾小管和肾间质活动性炎症，肾组织纤维化瘢痕形成，肾盂、肾盏变形。病变可累及一侧或两侧肾。病变分布不均匀，呈不规则的灶性或片状。肉眼观，可见两侧肾不对称，大小不等，体积缩小，质地变硬。表面高低不平，有不规则的凹陷性瘢痕。切面可见皮髓质界限模糊，肾乳头部萎缩。肾盂、肾盏因瘢痕收缩而变形。肾盂黏膜增厚、粗糙。

镜下见病变呈不规则片状，夹杂于相对正常的肾组织之间。瘢痕区的肾组织破坏，肾间质和肾盂黏膜纤维组织大量增生，其中有大量淋巴细胞、浆细胞、单核细胞和多少不等的中性粒细胞浸润。其间的小血管常有炎症，管壁增厚，管腔狭小。肾小管多萎缩、坏死由纤维组织替代。有些肾小管腔扩张，腔内有均匀红染的胶样管型，形似甲状腺滤泡。有些肾小管腔内还有多数中性粒细胞。肾小球多萎缩、纤维化或玻璃样变。病灶周围的肾组织内肾小球尚完好，有些肾小球的球囊壁增厚，纤维化。有些肾单位呈代偿性肥大。

2.临床病理联系　慢性肾盂肾炎常反复急性发作。发作时症状与急性肾盂肾炎相似，尿中有多数白细胞、蛋白质和管型。由于肾小球损害发生较晚，肾小管病变比较严重，发生也较早，故肾小管功能障碍出现较早，也较明显。肾小管浓缩功能降低，可出现多尿和夜尿。电解质如钠、钾等和重碳酸盐丧失过多，可导致缺钠、缺钾和酸中毒。较晚期由于肾组织纤维化和小血管硬化，肾组织缺血，肾素分泌增加，通过肾素－血管紧张素的作用引起高血压。肾乳头萎缩，肾盂肾盏因瘢痕收缩而变形，可通过肾盂造影检见，对临床诊断有一定意义。晚期大量肾组织破坏，可引起氮质血症和尿毒症。

3.结局　慢性肾盂肾炎病程较长，及时治疗，可控制病变发展，肾功能可以得到代偿，不致引起严重后果。若病变广泛并累及双肾者，晚期可引起高血压和肾功能衰竭等严重后果，因此去除诱因和早期彻底治疗非常重要。

第八节　肾功能衰竭

肾功能衰竭是一种以肾脏泌尿功能下降，甚至停止为主要表现的综合征，可伴有肾脏内分泌功能障碍及体内代谢紊乱等。根据其发病的急缓和病程的长短，可分为急性和慢性肾功能衰竭，二者发展至严重阶段，都以尿毒症告终。

一、急性肾功能衰竭

急性肾功能衰竭（ARI）是由各种致病因素引起的肾脏功能在几小时或几天时间内急剧下降的临床综合征，由于肾小球滤过率的下降或肾小管发生变性、坏死而导致的急性病理过程，一般表现为少尿或无尿、氮质血症、高钾血症、水中毒、代谢性酸中毒等。

（一）分类及病因

按发病环节可分为肾前性、肾性、肾后性三大类，三者可相继出现。

1.肾前性急性肾衰竭　肾前性肾衰竭是指肾脏血液灌流量急剧减少导致的肾衰竭，但肾脏无器质性病变，一旦肾灌流量恢复，则肾功能也恢复，这种肾衰竭又称为功能性肾衰竭。常见于血容量不足（烧伤、消化道大出血、挤压伤、严重呕吐、腹泻等），心搏出量下降（严重心律失常、心肌梗死、心源性休克等），周围血管扩张，有效循环血量减少（过敏性休克、感染性休克等）。

2.肾性急性肾衰竭　肾性肾衰竭是指衰竭实质病变引起的急性肾衰竭，又称器质性肾衰。常见于急性肾小管坏死（持续性肾缺血和肾毒物所致，如严重休克、心力衰竭、重金属或药物等肾中毒、挤压综合征等），肾实质损害（肾小球肾炎、肾动脉血栓形成或栓塞等）。

3.肾后性急性肾衰竭　由肾以下尿路（即从肾盏到尿道口任何部位）梗阻引起的肾功能急剧下降。常见于结石、肿瘤或坏死组织引起的双侧输尿管梗阻，肿瘤、粘连和纤维化引起的双侧输尿管外梗阻，前列腺肥大、盆腔肿瘤等压迫尿道。

除了肾前性、肾性、肾后性急性肾衰竭外，还可以根据尿量分为少尿型和非少尿型急性肾衰竭。

（二）发病机制

急性肾衰竭的发病机制非常复杂，现在以少尿型急性肾衰竭为例简述机制如下：

1.肾缺血　肾血流灌注不足引起肾缺血是主要的发病机制。

（1）肾灌注压下降：肾灌注受全身血压的影响较大，全身血压下降则肾灌注压随之下降，导致肾缺血。血压降低到 50~70mmHg 时，肾血流失去自身调节，肾血流量和肾小球的滤过率可下降 1/2~2/3；血压降低到 40mmHg 时，肾血流和肾小球滤过率可降低至零。肾前性急性肾衰竭时全身血压常低于 80mmHg，肾动脉血压相当于全身血压的 60%，肾小球毛细血管血压下降，导致肾小球有效滤过压减小。肾后性急性肾功能衰竭由于尿路梗阻引起肾小球囊内压增加，当囊内压和血浆胶体渗透压之和超过肾小球毛细血管内压时，肾小球有效滤过压也可降到零。入球小动脉收缩先于全身血管收缩，且比较持久，全身血压恢复时，其仍然处于收缩状态，所以不能用全身血压水平反映。

（2）肾血管收缩：全身血容量下降引起肾缺血，肾皮质的肾小球入球小动脉收缩，肾血流重新分配，影响肾小球滤过率。机制可能为：①体内儿茶酚胺增加：休克或创伤可兴奋交感-肾上腺髓质系统，儿茶酚胺分泌增多引起入球小动脉收缩，使皮质呈缺血改变；②肾素-血管紧张素系统激活：肾灌入减少刺激致密斑分泌肾素，使肾素-血管紧张素系统被激活，引起入球小动脉痉挛而导致肾小球滤过率下降；③前列腺素产生减少：肾缺血、肾中毒使肾间质细胞合成前列腺素减少，血管扩张作用减弱；④其他：内皮素、血管加压素增多，NO、激肽减少等使肾血管收缩、肾皮质缺血。肾内合成的激肽，仅在肾内发挥作用，进入体循环后在肺内被灭活。

（3）血液流变学变化：可见血液黏度升高，白细胞与肾血管阻力、微循环都发生改变。白细胞可阻塞微循环，增加血流阻力，降低血流量；微血管管径缩小，丧失自动调节能力，加重肾缺血。

2.原尿回漏　急性肾衰竭的机制之一是尿液在肾小管弥散到间质。长期肾缺血和肾中毒使肾小管上皮细胞发生坏死，基膜断裂，肾小管腔内原尿经过断裂的基膜扩散到肾间质，此为原尿回漏。原尿回漏导致的肾间质水肿压迫肾小管使肾小球囊内压升高，肾小球滤过率下降。

3.肾小管阻塞　镜下可见肾小管内存在各种管型及近曲小管扩张。临床可见于异型输血、挤压综合征、使用大量磺胺药等，小管腔内可见血红蛋白、肌红蛋白、磺胺结晶等。肾小管阻塞导致管腔内压力升高，肾小球有效滤过率降低导致少尿；同时，囊内压升高导致少尿。

（三）发病过程及功能代谢变化

1.少尿型急性肾功能衰竭的分期

（1）少尿期：病情最危重的一期，在缺血、创伤、中毒等损害性因素侵袭后 1~2d 内出现，可持续数日或数周，平均 8~16d，持续越久，预后越差，少尿期若超过 1 个月，则表示肾脏损害严重，肾功能较难恢复。临床可见：少尿或无尿、高钾血症、氮质血症、水中毒、代谢性酸中毒等。

①少尿或无尿：初期就迅速出现，24h 尿量少于 400ml 为少尿，少于 100ml 为无尿。尿检可见尿中含有蛋白、红细胞、白细胞、上皮细胞及管型等。

②高钾血症：急性肾衰竭最严重的并发症，可引起心室颤动、心跳骤停而死亡。产生原因是：尿量减少和肾小管损害使肾排钾减少；组织破坏，细胞损伤，细胞内钾离子外溢；酸中毒时，氢离子进入细胞内，钾离子则从细胞内溢出细胞外；摄入过多含钾食物、药物、输入库存血等。

③氮质血症：肾脏不能充分排出蛋白质代谢产物，血中的尿素、肌酐、尿酸、肌酸等非蛋白含氮物质的含量增加，称为氮质血症。感染、中毒、组织破坏可迅速增加血尿素氮和肌酐水平，严重

氮质血症可引起机体自身中毒发生尿毒症而危及生命。

④水中毒：尿量减少，体内分解代谢加强使内生水增多，过多输入葡萄糖溶液等原因，引起体内水潴留，引发稀释性低钠血症。可见全身软组织水肿、细胞内水肿，严重时会发生脑水肿、肺水肿、心力衰竭等，是急性肾衰竭死亡原因之一。

⑤代谢性酸中毒：肾脏衰竭使其排酸保碱功能障碍，肾小球滤过率下降及分解代谢增强，都使酸性代谢产物在体内蓄积，引起代谢性酸中毒。酸中毒时可见心肌收缩力减弱，心肌和外周血管对儿茶酚胺的反应性降低，导致心输出量减少、血压下降、血管扩张。

（2）多尿期：当尿量增加到每日大于400ml时标志已经进入多尿期。尿量增加，说明病情好转，一般经过5～7d到达多尿高峰，每日尿量可达2000ml或更多，多尿期平均持续约1个月。产生机制是：①肾血流量和肾小球滤过功能恢复，损伤的肾小管上皮细胞也开始恢复，但浓缩功能仍然低下；②肾间质水肿消退、肾小管阻塞解除；③少尿期潴留在血内的尿素等代谢产物排出增多，肾小管腔内渗透压增高，从而引起渗透性利尿；④新生的肾小管上皮细胞重吸收水、钠功能未恢复，原尿未浓缩。

多尿期早期肾小管功能及肾小球滤过率未恢复，体内代谢产物不能充分排出，所以氮质血症、高钾血症、电解质紊乱、酸中毒等还未得到纠正；多尿期后期，以上症状可得到恢复，但若尿量过多则可发生脱水、血钠和血钾降低等。

（3）恢复期：多尿期过后，肾功能已经得到改善，此期一般在发病第五周开始，持续数月至一年。氮质血症、电解质和酸碱平衡紊乱可得到纠正，一年后仍约2/3患者的肾小球滤过率较正常低20%～40%。

2.非少尿型急性肾功能衰竭　这些患者在氮质血症进行性发展时，每日尿量仍持续在400ml以上，甚至可达到1000～2000ml。其临床特点是肾小管部分功能存在，但浓缩功能障碍；尿量不少，所以高钾血症少见；病程较短，临床症状也较轻，发病初期尿量不减少，无明显多尿期；恢复期从血尿素氮和肌酐下降开始。

二、慢性肾功能衰竭

慢性肾功能衰竭（CRF）发生在各种慢性肾脏疾病的基础上，缓慢出现肾功能减退至衰竭的一种临床综合征。在肾脏疾病的晚期，由于肾实质进行性破坏，肾单位减少，残存的肾单位不足以排出代谢废物和维持内环境的稳定，导致水、电解质、酸碱平衡紊乱，体内代谢废物潴留，肾脏的内分泌功能障碍等一系列临床综合征。

（一）病因

凡是能引起肾单位慢性进行性破坏的疾病都能引起慢性肾衰竭，包括原发性肾病和继发性肾病。原发性原因有原发性肾小球肾炎、继发性肾小球肾炎、慢性肾盂肾炎、肾结核、多囊肾等，其中肾小球肾炎占全部病因的50%～60%。继发性原因有高血压性肾损害、糖尿病肾病、结节性动脉周围炎、高脂血症、尿路结石、前列腺肥大、肿瘤等。

（二）发病机制

功能性肾单位减少后，残存的肾单位形态和功能上都会出现代偿性变化。代偿早期可以弥补肾单位减少后的肾功能减退，肾功能可以保持在正常范围；如果继续发展，则会代偿过度，残存肾单位进一步损毁，肾功能出现减退。对于慢性肾衰竭的发病机制的研究尚未明了，但有许多假说，如"尿毒症毒素学说""完整肾单位学说""矫枉失衡学说""肾小球高滤过学说"等。生理情况下，肾小球与肾功能存在"球—管反馈"，调节精确，以维持正常的内环境和肾功能的稳定。病理情况下，肾小球和肾小管互为因果，相互影响。下面列出几个慢性肾衰竭发病机制的假说。

1.健存肾单位学说 此假说认为各种可使肾脏损伤的病因持续作用于肾脏，造成病变严重部位的肾单位功能丧失，而损伤较轻或未受损伤的"健存"肾单位则仍可保持功能。虽然一些受损的肾单位的肾小球和肾小管功能下降，但多个受损的肾单位功能之和，可相当于一个健康的肾单位。残存的肾单位发生代偿性变化，加倍工作，维持内环境的稳定，但随着疾病的进展，健存的肾单位逐渐减少，即使加倍工作也无法代偿受损的肾功能，临床上就出现一系列肾功能不全的临床症状。

2.肾小球过度滤过学说 Brenner 等用大鼠做实验，将大鼠的肾脏 5/6 切除，微穿刺残余的肾脏，发现肾脏残余部分的肾单位肾小球滤过率增高、血浆流量增高、毛细血管跨膜压增高，即"肾小球过度滤过学说"。高滤过、高灌注、高压力的血流动力学状态，残存肾单位出现继发性破坏，导致肾小球纤维化和硬化，从而促进肾衰竭。

3.矫枉失衡学说 矫枉失衡学说是对健存肾单位学说的一种补充。肾脏疾病晚期，某些有毒的体液因子的浓度增高，是肾小球滤过率降低时机体的一种代偿过程，而不是肾脏清除减少的原因，机体可通过代偿使某种调节因子分泌增多，以促进因肾脏功能降低而潴留的物质的排泄，这就是所谓的"矫枉"过程。这种"矫枉"作用可以引起新的不良影响，使内环境紊乱，机体受损。例如肾脏疾病晚期时，肾小球滤过率下降，肾脏排出磷减少，可发生高磷血症和相应的低钙血症。低血钙可以刺激甲状旁腺分泌甲状旁腺激素（PTH），促进肾脏排磷，恢复内环境的稳定，但长期的 PTH 分泌会过多地动员骨钙，使骨骼缺钙，发生肾性骨营养不良。这种"矫枉失衡"进一步加重肾功能损害。

（三）发病过程及功能代谢变化

1.分期 美国肾脏病基金会（NKF）将慢性肾脏病（CKD）定义为肾脏损害和/或肾小球滤过率（GFR）下降 < 60ml/（min•$1.73m^2$），持续 3 个月以上。慢性肾衰竭传统为 4 期临床分期。

（1）肾功能不全代偿期：50% 以上的肾单位被破坏后，肾脏的储备能力进行性下降，但内环境尚稳定，内生肌酐清除率降至每分钟 50~80ml。

（2）肾功能不全失代偿期：肾脏的储备能力进一步下降，代偿能力不足，不能维持内环境稳定，出现轻度氮质血症、酸中毒、贫血，并常有多尿和夜尿，内生肌酐清除率降至每分钟 20~50ml。

（3）肾功能衰竭期：肾功能进一步恶化，内环境严重紊乱，氮质血症、贫血加重，中度代酸、低钠血症、低钙血症、高磷血症等，内生肌酐清除率降至每分钟 10~20ml。

（4）尿毒症期：肾脏功能终末期，可见全身中毒症状。氮质血症，水和电解质、酸碱平衡紊乱更加严重，内生肌酐清除率降至每分钟 10ml 以下。

2.功能代谢变化

（1）泌尿功能障碍：可见尿量、尿成分、尿的渗透压的改变。①尿量的变化：正常时，成人每日的尿量约 1500ml，夜间尿量只占 1/3。慢性肾衰竭患者早期夜尿增多，可接近或超过白天尿量，这种情况为夜尿；多尿是慢性肾衰竭较常见变化，每 24h 尿量超过 2000ml 称之为多尿；当肾单位破坏严重，极度减少时，残存的肾单位生成尿液下降，24h 总尿量少于 400ml，表现为少尿。多尿的发生机制：残存的肾单位血流增多，滤过的原尿多，且因为通过肾小管时的血流速度加快，肾小管来不及完成重吸收；滤出的原尿里的溶质（主要是尿素）量多，产生渗透性利尿；髓袢和远端小管病变，破坏了髓质的渗透梯度及对抗利尿激素的反应，导致尿液浓缩能力减低；②早期肾脏的浓缩能力减退而稀释能力正常，从而出现低渗尿或低比重尿；晚期稀释功能也丧失，所以出现等渗尿或比重固定尿，尿比重固定在 1.008~1.012，可见此时机体对水的调节能力下降，易发生水代谢紊乱。摄水不足或丢失水过多时，因为有肾尿的浓缩功能受损，易引起血容量减低；摄入水分过多时，由于肾没有稀释能力，则导致水潴留和低钠血症；③肾小球滤过膜的通透性增加，蛋白质滤过增加，而肾小管上皮细胞受损重吸收蛋白质减少，可见轻或中度蛋白尿；慢性肾病时肾小球基膜出现局灶性溶解性破坏使通透性增高，血液中的红、白细胞从肾小球中滤出，在肾小管内形成各种管型，见管型尿。

（2）氮质血症：主要是血中的尿素（BUN）、尿酸氮、肌酐增多。尿素氮的浓度与肾小球滤过率的变化有关，但不是线性关系；BUN的浓度变化不能平行地反映肾脏功能的变化，只有在较晚期才较明显地反映肾功能损害程度；BUN值还与外源性与内源性尿素负荷有关，如外源性的蛋白质摄入、内源性的感染、肾上腺皮质激素应用、消化道出血等。肌酐含量与蛋白质的摄入无关，而取决于肾脏排泄肌酐的功能和肌肉磷酸肌酸分解产生的肌酐量，某种意义上可以反映肾脏仍具有功能的肾单位的多少。尿酸氮的增高主要与肾远曲小管分泌尿酸增多和肠道尿酸分解增多有关。

（3）酸碱平衡和电解质紊乱：①慢性肾衰竭时可见代谢性酸中毒，主要机制是肾小球滤过率下降，则硫酸、磷酸等酸性代谢产物滤过减少，在体内潴留；肾小管上皮细胞排出 H^+ 和 NH_3 减少，重吸收 $NaHCO_3$ 的功能降低；组织分解代谢增强，酸性代谢产物增多；②肾脏对水负荷的调节能力下降，导致水代谢失调。水摄入多而不能相应增加排出导致水潴留，引起肺水肿、脑水肿和心力衰竭；限制摄入水分而不能相应减少水的排出可导致脱水，血容量减少及血压降低，这与肾脏对尿的浓缩和稀释能力降低有关；③慢性肾功能衰竭时有功能的肾单位进一步破坏，肾贮存钠的能力降低。钠的摄入不足以补充肾丢失的钠，可导致低钠血症和钠总量减少；晚期肾丧失调节钠的能力，排钠减少而致血钠增高，摄钠过多，易导致水肿、高血压，甚至心力衰竭；④尿量如果不减少，患者的血钾可以正常，因为醛固酮代偿性分泌增多、肾小管上皮和集合管泌钾增多，肠道排钾增多等有助于调节钾离子浓度；慢性肾衰竭晚期少尿时，或有严重酸中毒、急性感染、应用钾盐过多等，可很快发展为高钾血症；当患者进食少或有呕吐腹泻时，可出现低钾血症；二者对人体的心脏和神经肌肉活动都有威胁，甚至引起死亡。⑤慢性肾衰竭时往往伴有高磷血症和低钙血症。正常时，人体中60%～80%的磷是由尿排出，CRF早期肾脏滤过能力下降，血磷上升，而血钙下降，刺激PTH分泌，抑制对磷的重吸收，尿磷可增加；晚期，肾脏滤过下降，PTH增多不能使磷充分排出，血磷水平上升；PTH增加增强溶骨，骨磷释放增多，血磷增加。肾脏破坏，肾小管生成维生素D减少，影响肠道对钙的重吸收；毒性物质、血磷增高都影响肠道对钙的重吸收。

（4）肾性骨营养不良：又称肾性骨病，成人可见骨质疏松、纤维性骨炎和骨软化症；在儿童表现为肾性佝偻病。机制与钙磷代谢障碍、继发性甲状旁腺功能亢进、维生素 D_3 代谢障碍、代酸有关。

（5）肾性高血压：水钠潴留、肾素–血管紧张素系统活性增强、肾分泌降压物质减少等原因的肾实质病变引起的高血压称为肾性高血压。慢性肾衰竭时肾脏排钠排水减少，体内水钠潴留，引起血容量增加，心脏收缩加强，心输出量增多，导致血压升高；动脉系统灌注压升高，外周血管收缩，外周阻力增加；长期血容量扩张刺激血管平滑肌增生，血管壁增厚，血管阻力增加，此种高血压称为钠依赖性高血压。肾血流减少，肾素–血管紧张素系统激活，血管收缩、外周阻力增加，引起高血压，此种可称为肾素依赖性高血压。肾脏破坏导致其分泌的降压物质 PGE_2、PGA_2 减少，使血压升高。

（6）肾性贫血和出血倾向：①97%的患者可有肾性贫血。发生机制是肾脏破坏使促红素生成减少，从而骨髓干细胞生成红细胞减少；红细胞膜上的ATP酶受抑制或血液中的毒性物质引起溶血，抑制红细胞生成；胃肠道功能减退，叶酸和铁吸收减少，影响红细胞生成；出血也加重了贫血，体内的毒性物质抑制骨髓造血功能；②慢性肾衰竭表现出皮下瘀斑和黏膜出血，胃肠道、鼻部出血。机制主要是血中毒性物质抑制血小板功能，血小板黏附和聚集、血小板第三因子释放减少，发生凝血功能障碍。

三、尿毒症

尿毒症是急、慢性肾功能衰竭发展的最严重阶段，肾实质的大面积受损，使大量的代谢终末物和内源性毒性物质在体内蓄积，水、电解质、酸碱平衡紊乱，内分泌功能失调，从而引起一系列自体中毒症状。

（一）发病机制

水和电解质、酸碱平衡紊乱，内分泌紊乱等因素与尿毒症的发生有关，还与体内的毒素有关，毒素包括体内正常代谢的产物、内源性的毒物、浓度异常升高的生理活性物质。按照分子量大小分为三类：

1.小分子毒性物质　包括尿素、尿酸、肌酐、胺类、酚、胍类等，分子量 < 500。

（1）尿素浓度升高可引起头痛、恶心、呕吐、糖耐量降低、出血倾向，引起尿素性心包炎；尿素代谢产物对神经中枢的整合作用有影响。以往尿素被认为是最主要的尿毒症毒素，但现在发现尿毒症的临床症状与血中的尿素氮浓度不平行，表明尿素并非主要毒素，但有学者认为尿素的长期作用和持续高浓度是十分重要的。血浆中尿酸浓度升高，与心包炎的发生有关。

（2）正常情况下，精氨酸主要在肝内通过鸟氨酸循环不断生成尿素、胍乙酸、肌酐。尿毒症时这些物质排泄发生障碍，肌酐在体内蓄积，精氨酸通过另一途径转变为甲基胍和胍基琥珀酸，甲基胍是胍类中毒性最强的小分子物质，胍基琥珀酸比甲基胍的毒性弱。这些物质能引起厌食、呕吐、抽搐、出血、溶血、抑制血小板功能等临床表现。

（3）胺类中的多胺、芳香族胺、脂肪族胺等物质浓度过高可引起恶心、呕吐、扑翼样震颤、脑水肿、肺水肿等。如脂肪族胺可使肌肉阵挛、扑翼样震颤、溶血，还可抑制某些酶的活性；芳香族胺对脑组织有氧化作用，对琥珀酸氧化过程和多巴羧化酶活性有抑制作用；多胺可引起厌食、恶心、呕吐、蛋白尿，并促进红细胞溶解，抑制促红素生成等。

2.中分子毒性物质　包括正常代谢产物、细胞代谢紊乱产生的多肽、细胞和细菌崩解产物等，分子量为 500 ~ 5000。可引起运动失调、嗜睡、神经系统病变，抑制白细胞吞噬和细胞免疫功能。

3.大分子毒性物质　主要是体内异常增多的激素，如 PTH、胃泌素、胰岛素、生长激素等，分子量 > 5000。其中 PTH 的毒性最强，能引起尿毒症的大部分症状和体征：骨营养不良，皮肤瘙痒，胃酸分泌增加导致的溃疡，周围神经损害，软组织坏死，增加蛋白质分解导致含氮物质蓄积，高脂血症与贫血等。软组织坏死是尿毒症严重而危及生命的病变，这种病变只能在甲状旁腺次全切除后方能痊愈。

（二）临床病变和功能代谢变化

尿毒症时，除了泌尿功能障碍，水和电解质及酸碱平衡紊乱、氮质血症、贫血、出血倾向和高血压等症状进一步加重，还出现各系统的功能障碍和物质代谢紊乱。

1.神经系统　在86%的患者中出现。主要表现为尿毒症脑病和周围神经病变。①尿毒症脑病早期表现为大脑抑制：淡漠、疲乏、记忆力减退等；进一步发展可表现为记忆力、判断力、定向力、计算力障碍，并有呆滞、幻觉、共济失调和意识障碍；晚期有嗜睡、谵妄、扑翼样震颤、昏迷等；②周围神经病变常见有下肢疼痛、灼痛和疼痛过敏，运动后会减轻；进一步发展则有肢体无力、步态不稳、腱反射减弱或消失；严重时出现运动障碍。可能与下列因素有关：某些毒性物质蓄积使 Na^+-K^+-ATP 酶活性降低，能量代谢障碍，脑细胞膜的通透性增高，脑细胞内钠离子含量增加，产生脑水肿；肾性高血压病使脑血管痉挛加重脑缺血和缺氧；PTH 促进铝进入脑细胞而产生尿毒症痴呆，还促进钙进入雪旺细胞或轴突，造成周围神经损害；低钠血症常可引起神经系统的脱髓鞘病变；高镁血症使神经传导速度减慢。

2.心血管系统　50%以上的患者有心血管损伤，是尿毒症患者的重要死亡原因之一。主要表现为心律失常、充血性心力衰竭、晚期可见尿毒症性心包炎等。尿毒症患者常可并发急性肺水肿，轻度发作时表现为活动性呼吸困难，重度时可见端坐呼吸、咯血、咳痰等。机制可为：高血钾引起心律失常；水钠潴留、高血压、酸中毒、重度贫血、毒性物质等可引起心力衰竭；尿毒症的毒素对心肌有损害；尿毒症晚期毒素刺激心包引起纤维素性心包炎。

3.呼吸系统　尿毒症时的代谢性酸中毒使呼吸加深加快，严重时由于呼吸中枢抑制而出现潮式呼吸或深而慢的呼吸。患者呼吸时有氨味，与唾液酶分解尿素生成氨有关；尿素刺激可引起纤维素性胸膜炎；由于水钠潴留、低蛋白血症和心力衰竭导致肺内静水压增高，毒性物质堆积增加肺毛细血管的通透性，易引发肺水肿，称"尿毒症肺"；心力衰竭和肺部感染可引起胸膜腔积液。

4.消化系统　消化系统症状是尿毒症时出现最早、最突出的症状。表现为食欲不振、恶心、呕吐、口腔溃疡、呕血、便血等。可见从鼻咽部到直肠黏膜有不同程度的充血、水肿、溃疡、出血、组织坏死，发生机制在于，氮质血症使消化道内排尿素增多，尿素受唾液酶和肠道细菌分解形成氨，氨可刺激消化道黏膜，引起溃疡或假膜性炎；肾损伤使胃泌素灭活减少，PTH 增多又使胃泌素分泌增多，其结果是胃酸分泌增多，溃疡形成。

5.内分泌系统　前列腺素、促红素、维生素 D_3 分泌障碍，PTH 分泌增多，垂体-性腺功能失调。男性可见性欲减退、精子数量或活性减少；女性出现月经紊乱、闭经、流产等。

6.免疫系统　60%以上的尿毒症患者有严重的感染，这也是主要死亡原因之一。因为免疫功能低下，细胞免疫受抑制明显，患者易患感冒、结核、肝炎等传染病，恶性肿瘤的发病率也高于健康人群。患者血中中性粒细胞吞噬和杀菌能力减弱，淋巴细胞转化受抑，T 淋巴细胞减少，NK 细胞功能下降，这些可能与毒性物质对免疫系统的毒性作用有关。

7.皮肤改变　皮肤瘙痒和尿素霜是尿毒症的常见症状；瘙痒与甲状旁腺功能亢进引起的钙盐沉积有关；尿素霜是尿素随汗液排出，在皮肤上形成的白色结晶。尿毒症患者面色苍白或黄褐色，与其贫血或黑色素增加有关；还可见眼睑肿胀，形成尿毒症面容。

8.物质代谢　50%～70%的尿毒症患者有糖耐量降低，其糖耐量曲线与轻型糖尿病患者相似，但空腹血糖正常，亦无糖尿，可能与尿毒症患者血中毒素使胰岛素释放减少和效应器对胰岛素反应性下降有关，有人称之为尿毒症性糖尿病。机体处于负氮平衡，表现为消瘦、恶病质状态，有低蛋白血症，可因此产生肾性水肿。其原因是蛋白质的摄入、合成不足，分解增加，且蛋白质和氨基酸经尿丢失。其特点是血清白蛋白和运铁蛋白减少，必需氨基酸水平降低。患者的血清三酰甘油增高，有高脂血症，这与胰岛素拮抗物质促使肝脏合成三酰甘油增加，或清除三酰甘油的酶类活性降低有关。

（三）防治原则

积极治疗原发病，去除加剧肾衰竭的各种因素，维持内环境的稳定。可以用透析疗法，包括血液透析和腹膜透析；还有肾移植等。

第十三章 感觉器官

第一节 概 述

一、感受器和感觉器官

感受器是指分布在体表或组织内部的一些专门感受机体内、外环境变化的特殊结构。根据感受器的分布部位可将感受器分为两大类：一类是接受外环境中各种变化的感受结构，称外感受器。如视觉、听觉、嗅觉、味觉和皮肤感觉的感受器。另一类是接受内环境变化的感受结构，称内感受器。如感受身体位置、运动感觉的本体感受器和内脏感受器等。有些外感受器，在进化过程中产生了各种有利于感受的附属装置。通常把这种感受器及其附属装置称为感觉器官，简称感官，如眼、耳等。

二、感受器的生理特性

（一）感受器的适宜刺激

各种感受器的一个共同功能特点是，它们各有自己最敏感、最容易接受的刺激形式，这一刺激形式或种类就称为该感受器的适宜刺激。如波长是可见光范围的电磁波是视网膜光感受细胞的适宜刺激。所谓"适宜"，除刺激的性质需适宜外，还需要一定的刺激强度和一定的持续时间，皮肤触觉感受器所接受的机械刺激，还必须达到一定的面积。

（二）感受器的换能作用

各种感受器在功能上的另一个共同点，就是都把所接受到的各种刺激能量转变为以电能形式表现出来的神经动作电位，这种作用称为换能作用。故每一种感受器都可看作是一种特殊的生物换能器。各种感受器受到适宜刺激后，首先引起神经末梢膜电位的小幅度波动，称之为感受器电位。感受器电位不具有"全或无"的性质，随着刺激强度的增加而增大到一定程度时，就引起神经末梢产生动作电位。

（三）感受器的编码功能

感受器在换能过程中，不仅仅是发生了能量形式的转换，更重要的是把刺激所包含的环境变化的信息也转移到了动作电位的序列之中，称为感受器的编码功能。感受器的编码功能表现在对外界刺激的性质和强度以及其他属性的编码。编码过程不仅发生在感受器部位，传入信息在中枢神经元网络的传输和处理过程中，也不断进行编码。

（四）感受器的适应现象

感受器经过连续刺激一段时间后，对刺激的敏感性逐渐降低，发放冲动的频率逐渐减少，感觉也随之减弱，这种现象称为感受器适应。"入芝兰之室，久而不闻其香" 就是嗅觉感受器适应的生动写照。适应是所有感受器的一个功能特点，但它出现的快慢在不同感受器有很大的差别，通常可把它们区分为快适应感受器和慢适应感受器两类。感受器适应的快慢各有其生理意义，快适应有利于感受器及中枢再次接受新事物的刺激，慢适应则有利于机体对某些功能进行长期持续的检测，对它们可能出现的波动进行随时的调整。

第二节 视觉器官

一、眼的解剖结构

眼球位于眶腔的前部，借筋膜与眶壁相连，眶腔的后部充以眶脂体，垫托眼球。眼球呈大致球形，其前、后面的正中点，分别叫作前极和后极。平前、后极连线的中点所做的环形线，叫作中纬线或赤道。在矢状方向，通过眼球前、后极的连线，叫作眼轴；由瞳孔的中央点至视网膜中央凹的连线，叫作视轴。视轴的前点偏于眼轴的内侧，而中面凹位于眼轴的外侧，因而视轴与眼轴以锐角相交叉。眼球由眼球壁及其内容物组成。

（一）眼球壁

眼球壁包括外、中、内膜三层。

1.外膜　由致密结缔组织构成，又称纤维膜，起着支持和保护眼球壁及其内容的作用，前 1/6 叫作角膜，是致密面透明的膜，其曲度大于眼球壁的其他部分，有屈光作用。角膜内无血管，但有大量的感觉神经末稍分布，对痛、触觉极为敏锐，故当炎症时常有剧痛。后 5/6 叫作巩膜，呈乳白色，不透明，巩膜前端与角膜相续部分的深部生有环形的静脉窦，叫作巩膜静脉窦，后端在视神经穿出部位，巩膜包于视神经的周围，形成视神经鞘。

2.中膜　含有丰富的血管丛和色素细胞，故又称为血管膜或色素膜。中膜由前向后分为虹膜、睫状体和脉络膜等三部分。

（1）虹膜：是中膜的最前部，为圆盘状薄膜，呈冠状位，中央有圆孔，叫作瞳孔。虹膜内有两种不同方向排列的平滑肌，一部分环绕在瞳孔的周围，叫作瞳孔括约肌，由动眼神经的副交感纤维支配；另一部分呈放射状排列于瞳孔括约肌的外周，叫作瞳孔开大肌，受交感纤维支配。在强光下或视近物时，瞳孔括约肌收缩，瞳孔缩小，以减少光线的进入量；在弱光下或远望时，瞳孔开大肌收缩，瞳孔开大，使光线的进入量增多。虹膜的颜色由于色素的多寡而深浅不一。

（2）睫状体：是中膜中部最厚的部分，衬于巩膜与角膜移行部的内面。后部平坦，叫作睫状环；前部有许多突起叫作睫状突。由睫状突发出许多睫状小带，与晶状体相连。睫状体内生有平滑肌，叫睫状肌，睫状肌的纤维位于睫状突内侧部分者环行，位于外侧的部分前后纵行，前端附于角膜与巩膜交界处，后端附于睫状体的后缘和脉络膜的前缘，睫状肌受动眼神经的副交感纤维支配，环形肌收缩使睫状突向内伸，纵行肌则牵睫状体和脉络膜向前，协助睫状突内伸，使睫状小带松弛，晶状体由于本身的弹性作用而加大自身的曲度，以适应近物。反之，睫状肌舒张，睫状小带被牵紧，晶状体也被拉薄，曲度变小，以适应看远物。

（3）脉络膜：是中膜的后 2/3 部，为衬于巩膜内面的一层薄而柔软的膜，与巩膜结合疏松，其间有淋巴间隙，向后经视神经周围的鞘间隙通蛛网膜下腔。其内面与视网膜色素细胞层紧贴，后方有视神经穿过。脉络膜的功能是营养眼球并吸收眼内分散的光线，以免扰乱视觉。

3.内膜　内膜即视网膜，衬于中膜内面，可分为内外两层。外层为色素部，由单层色素上皮构成；内层为神经部，又依其构造及附衬的部位不同，分为视部（位于后 2/3 部）、睫状体部和虹膜部。其中仅视部具有感光功能，其余二部不能感光，称为盲部。视网膜两层在某些疾病时互相脱离，叫作视网膜剥离症。

视网膜视部的后部厚，向前逐渐变薄。后部有一白色的圆形隆起，是视神经的穿出部位，叫作视神经盘（视神经乳头），盘的中央有视网膜中央动、静脉穿过。视神经盘没有神经细胞，不能感光，生理学上叫作盲点。在视神经盘的颞侧约 3.5mm 的稍下方，有一黄色的小圆盘，叫作黄斑，其中央为一小凹，叫中央凹，是感光（辨色力、分辨力）最敏锐的地点。上述结构可用眼底镜在活体上观察。

视网膜神经部由三层神经细胞构成，最外层为感光细胞，紧贴视网膜外层的色素上皮，有感受强光和色彩的视锥细胞和感受弱光的视杆细胞两种。中层为双极细胞。内层为节细胞，节细胞发出的轴突集中于视神经盘，形成视神经，穿过眼球壁的内、中膜。外膜包绕于其周围，构成视神经鞘。

（二）眼球的内容物

眼球内容物是透明无血管的组织，包括房水、晶状体和玻璃体，具有屈光作用。它们使物体发射或反射的光线能够进入眼球并在视网膜上成像。

1.房水　是无色透明的液体，充满于眼房内。眼房是位于角膜与晶状体、睫状体和睫状小带之间的腔隙，它被虹膜分为前、后两部，分别称为前房和后房。前、后房借瞳孔相通。前房周边部，虹膜与角膜相交处，叫作虹膜角膜角。房水除具折光作用外，还有营养角膜、晶状体和维持眼内压的作用。房水由睫状体的血管渗透和上皮细胞分泌产生，入于后房，经瞳孔入前房，再经虹膜角膜角入于其深部的巩膜静脉窦，最后汇入眼静脉，房水经常循环更新，保持动态平衡，若回流不畅或受阻，则致房水充滞于眼房中，使眼内压升高，患者视力受损，视野缩小并伴有严重头痛，称为青光眼。

2.晶状体　位于虹膜后方，玻璃体的前方，呈双凸透镜状，前面较平坦，后面凸隆明显，具有弹性，不含血管神经，外面包以透明的高弹性薄膜，叫晶状体囊。晶状体本身由许多平行排列的晶状体纤维组成，其周围部称晶状体皮质；中央部称晶状体核。晶状体借众多睫状小带系于睫状体上，前已述及晶体曲度的变化，取决于睫状肌的收缩和舒张。晶体的作用在于通过其曲度变化，调整屈光能力，以使物像聚焦于视网膜上。老年人晶体的弹性减退，睫状肌呈现萎缩，调节功能降低，出现老视。若晶状体因疾病、创伤、老年化而变混浊时，称为白内障。

3.玻璃体　是无色透明的胶状物质，充于晶状体与视网膜之间，除具有屈光作用外，还有支撑视网膜的作用。若玻璃体混浊，则造成不同程度的视力障碍，若其支撑力减弱则可发生视网膜剥脱。

二、视像的形成和眼的调节

（一）视像的形成

折光系统由角膜、房水、晶状体和玻璃体组成。外界物体发出的光线入眼，通过眼折光系统时发生折射，最后于视网膜上形成一清晰的物像，这就是眼的折光功能。其折射程度由折射界面曲率半径和各种介质的折射率所决定。曲率半径越小，折射越强；折射界面的折射率相差越大，折射越强。

光线进入眼内折射途径比较复杂，为便于说明视像的形成，一般用简约眼的模型来解释。简约眼的眼球由一个前后径为20mm的单球面折光体构成，外界光线只在由空气进入前方球面时折射一次，折射率为1.333；节点位于视网膜前15mm，球面曲率半径5mm。这个模型与一个正常而处于安静状态的人眼一样，恰好能使来自6m以外的平行光线聚集在视网膜上，形成一个较物体小而倒置的实像。

（二）眼的调节

正常眼在安静时，正好能使6m以外的物体发出的平行光线成像在视网膜上，那么来自6m以内物体的辐散光线，将成像在安静眼的视网膜之后，由于光线到达视网膜时尚未聚焦，因而物像是模糊的。但实际上正常眼看近物时也十分清楚，这是由于眼在看近物时已进行了调节，使进入眼内辐散光线经过较强的折射聚焦在视网膜上。眼的调节主要靠晶状体曲率半径的改变，同时伴有瞳孔缩小和双眼视轴会聚，以上三者称视近调节的三重反应。

1.晶状体调节　视近物时，动眼神经副交感纤维活动加强，使睫状肌收缩，睫状体前移，于是睫状小带松弛，晶状体依靠其自身弹性变厚，折光力增强，使射入眼内的辐散光线经过较强的折射成像在视网膜上，这就是眼折光力的调节。

人眼的调节能力，即眼能看清近物的能力是有一定限度的，并随年龄的增长逐渐减弱。眼的最大调节能力可用眼能看清物体的最近距离来表示，这个距离称为近点。近点的远近决定于晶状体的弹性，近点越近，说明晶状体的弹性越好。

2.瞳孔调节　视近物时，动眼神经副交感纤维活动加强，使瞳孔括约肌收缩，瞳孔缩小，称为瞳孔近反射。瞳孔近反射以减少进入眼内的光线量，并使光线通过晶状体中心进入眼内，以减少球面像差和色差。

3.视轴会聚　视近物时，动眼神经躯体运动纤维活动加强，使眼内直肌收缩，两眼球同时向鼻侧会聚，使物像落在两侧视网膜的对称点上，产生清晰的视觉。

（三）眼的调节能力异常

若眼静息时折光能力正常，但由于晶状体弹性下降，看近物时调节能力减弱，近点远移，称为老花眼。通常是由于晶状体随年龄增长而逐渐失去弹性所致，故亦称老视。进入老年期，由于晶状体弹性下降，逐渐变硬，眼的调节能力减弱，此时看远物与正常眼无异，但看近物时要靠戴适当焦度的凸透镜，才能使近物在视网膜上形成清晰的物像。但戴镜看远物时又不清楚，这是老花眼与远视眼都用凸透镜片纠正而又不同之处。

（四）眼的屈光不正

正常眼睛无须进行调节就可以看清远处的物体，经过调节也可看清楚近点以外的物体，此称为正视眼。若眼的折光能力异常或眼球的形态异常，使平行光线不能在静息眼的视网膜上清晰成像，则称为非正视眼或屈光不正。屈光不正包括近视、远视和散光眼。

1.近视　近视的形成原因有两种。一种是调节过度造成的。如弱光下看书，阅读时间过长，读写距离太近，使睫状肌呈痉挛性收缩，晶状体变凸，看远物时难以依靠调节使睫状肌完全松弛，由于晶状体折光力过大，远物光线聚焦在视网膜前，使物像模糊不清。另一种是眼球前后径即眼轴过长造成的。眼轴过长也可使远物光线聚焦在视网膜前，造成视物不清。但近视眼看近物时，眼无须进行调节或只进行较小程度的调节，就可在视网膜上成像，这就使近视眼的近点比正常眼还要近。近视眼的矫正方法是配戴合适的凹透镜，使远处物体的平行光线到眼之前先行发散，然后再通过眼的折光而成像于视网膜上。

2.远视　远视多因眼球前后径过短造成。眼轴过短，远处物体光线通过折光系统聚焦在视网膜之后，形成一个模糊的物像。远视眼在看远物时就需要进行晶状体的调节，使平行光线聚焦在位置靠前的视网膜上。所以远视眼的特点是在看远物时即需动用眼的调节能力，因而看近物时晶状体的凸出差不多已达到它的最大限度，故近点距离较正常人为大，视近物能力下降，且易产生视疲劳。远视的矫正方法是配戴合适的凸透镜。

3.散光　正常眼的折光系统的各折光面都是正球面，即在球表面任何一点其曲率半径都是相等的。如果因为某些原因，折光面（通常发生在角膜）在某一角度的方位上曲率半径变小，而和它垂直的方位上曲率半径变大，则到达角膜不同方位的光线在眼内不能同时聚焦，造成物像变形和视物不清。这种情况属于规则散光，可用适当的柱面镜矫正。

三、瞳孔和瞳孔对光反射

（一）瞳孔

瞳孔指虹膜中间的开孔。一般情况下人的瞳孔直径可变动于 1.5～8.0mm 之间，其大小可控制进入眼内的光线量。虹膜内的平滑肌有两种：环绕瞳孔排列的平滑肌称瞳孔括约肌，副交感神经兴奋可使其收缩，瞳孔缩小；由瞳孔向周围放射排列的平滑肌称瞳孔散大肌，交感神经兴奋可使其收缩，瞳孔散大。

（二）瞳孔对光反射

当强光照射眼睛时，瞳孔会反射性缩小；当照射的光线突然减弱时，瞳孔又会反射性扩大。瞳孔的大小随照射视网膜的光线强弱而出现的改变，称为瞳孔对光反射。该反射的感受器是视网膜，传入纤维在视神经中，但这部分纤维进入中枢后是在中脑的顶盖前区换神经元，然后到达同侧和对侧的动眼神经核，传出纤维主要是动眼神经中的副交感神经纤维，效应器是瞳孔括约肌。

瞳孔对光反射有下列特点：①双侧性效应，光照一只眼的视网膜，同侧及对侧的瞳孔均缩小；②潜伏期较长，大约0.5s；③有适应现象，适度的强光照射视网膜时，初期瞳孔缩小明显，持续照射几分钟后，瞳孔缩小的程度就不明显了。

四、视网膜的结构与感光功能

（一）视网膜的结构

视网膜的厚度只有0.1~0.5mm，但结构十分复杂。是由色素上皮细胞层、感光细胞层、双极细胞层和神经节细胞层等四层细胞构成的神经性结构。

1.色素上皮细胞层　视网膜的最外层是色素上皮细胞层，每个细胞向里面伸有许多突起，插入感光细胞突起之间，其胞体和突起内都含有黑色素颗粒和维生素A，对同它相邻的感光细胞起保持和营养作用。

2.感光细胞层　感光细胞分视杆和视锥细胞两种，它们都含有特殊的感光色素，是真正的光感受器细胞。视杆细胞和视锥细胞在形态上都可分为四部分，由外向内依次称为外段、内段、胞体和终足。其中外段是感光色素集中的部位，在感光换能中起重要的作用。视杆细胞和视锥细胞在形态上的区别，也主要在外段。视杆细胞外段呈长杆状，主要分布在视网膜周边部分；视锥细胞外段呈短圆锥状，主要分布在视网膜的中央部分。它们外形不同，所含感光色素也不同。两种感光细胞都通过终足和双极细胞层内的双极细胞发生突触联系。

3.双极细胞层　双极细胞为联络神经元，它有两个突起，一个是树突，向外呈树枝状，与许多感光细胞联系；另一个是轴突，向内与神经节细胞的树突形成突触联系。

4.神经节细胞层　神经节细胞为多极神经元，其树突与许多双极细胞形成突触联系，神经节细胞的轴突在视网膜的里面形成一层神经纤维，这些纤维汇集在视神经乳头处，然后穿出巩膜形成视神经。该处没有感光细胞，因此无感光能力，在视野上表现出一个缺损区，称生理盲点。

（二）视网膜的两种感光换能系统

目前认为，在人和大多数脊椎动物的视网膜中存在着两种感光换能系统，即视杆系统和视锥系统，这称为视觉的二元理论。

视杆系统由视杆细胞和与它们相联系的双极细胞及神经节细胞等成分组成。它们对光的敏感度较高，能感受弱光，但视物无色觉而只能区别明暗，且视物时只能有较粗略的轮廓，精确性差，又称晚光觉系统。

视锥系统由视锥细胞和与它们有关的传递细胞等成分组成。它们对光的敏感性较差，只能感受强光，但视物时可以辨别颜色，且对物体表面的细节和轮廓境界都能看得很清楚，分辨力高，又称昼光觉系统。

1.视杆细胞的感光换能机制　视杆细胞外段所含的感光色素称视紫红质。在受到光线照射时视紫红质迅速分解为视蛋白和全反视黄醛，在此反应中，视黄醛发生了分子构象的改变，并导致视蛋白分子构象也发生改变，经过较复杂的信息传递系统的活动，诱发视杆细胞出现感受器电位。

在亮处分解的视紫红质，在暗处又可重新合成。在视紫红质分解和再合成的过程中，有一部分视黄醛将被消耗，这最终要靠由食物进入血液循环的维生素 A 来补充。长期维生素 A 摄入不足，会影响人在暗处的视力，将患夜盲症。

2.视锥系统的感光换能和颜色视觉　人的眼睛能够感受波长为 370～740nm 的光波刺激，波长只要有 3～5nm 的增减，就可被视觉系统分辨为不同的颜色，这种分辨颜色的能力即为色觉。人眼能分辨的颜色不下 150 种。关于辨色机制，人们根据色光混合原理提出了三原色觉学说。此学说认为：视网膜中的三种视锥细胞各含有不同的感光色素，分别对蓝、绿、红光刺激最敏感，反应最强，对其他光刺激反应很弱。三种视锥细胞产生的色觉冲动由神经通路传到视觉中枢不同部位形成相应的色觉。如果只有红光入眼，主要引起视红质分解，产生冲动传入大脑枕叶皮质形成红色感觉。单纯绿光或蓝光入眼同理引起相应的视绿质或视蓝质分解。若红、绿两种色光同时入眼，视红质、视绿质按比例分解，产生黄色感觉。依此类推，不同比例混合的各色光线，分别引起三种视色素不同比例分解，产生冲动传至视觉中枢，可辨别出各种不同的颜色。有些人缺乏辨别某些颜色的能力，称为色盲。全色盲极为少见，红色盲和红绿色盲较为多见。有些人只是辨别某种颜色的能力较弱，称为色弱。

五、与视觉有关的其他现象

（一）暗适应和明适应

人从光亮处进入黑暗的环境，最初任何东西都看不清楚，经过一定时间，视觉敏感度才逐渐增高，恢复了在暗处的视力，这一过程称暗适应。相反，从暗处初来到亮处时，最初感到一片耀眼的光亮，不能看清物体，只有稍待片刻才能恢复视觉，这一过程称明适应。

（二）视力

视力又叫视敏度，是指眼睛分辨最小两点间距离的能力，亦即对物体形态的精细辨别能力。正常眼，在 5m 远处能分辨两点的最小距离为 1.5mm，此时的视角为 1 分角。临床上把 1 分角的视力定为 1.0，为眼的正常视力。

（三）视野

单眼固定地注视前方一点不动，这时该眼所能看到的空间范围称为视野。它能反映视网膜普遍的感光功能状况，所以又叫周边视力。视野与视网膜对应各点的位置，是上下、左右相反的。通常视野上侧和内侧较小，是由于眼睑和鼻根限制的缘故。在颜色视野中白色最大，黄蓝色较小，而红色视野更小，绿色视野最小。

（四）双眼视觉和立体视觉

在双眼同时看一物体时所产生的视觉，称为双眼视觉。两眼同时看一个物体时，物体的光线能同时到达两眼的视网膜，因两眼的视神经纤维有部分交叉到对侧，所以每侧大脑皮质的视觉中枢都同时接受来自两眼的纤维投射。在正常情况下，面对远近方向不同的物体，中枢神经系统通过两眼眼外肌精细调节眼球位置，维持两眼视轴的对称关系，以保证两眼的主要对称点能精确地对准所注视的物体。任何情况下，如果物像投射在两眼视网膜的非对称点上，都将产生复视。如用手轻按一眼，使物体在两眼的成像不在对称点上，即会把一个物体看成了两个。双眼视觉弥补了单眼视野中存在盲点的缺陷，同时又扩大了单眼视觉的视野，增强了判断物体大小和距离的准确性，形成了立体视觉。

用两眼视物时，能看到物体的高度、宽度和深度，这种感觉称为立体视觉。这是由于用两眼注视一物体时，两眼间隔的距离会产生角度上的微细差别（视差），两眼视网膜成像也将有微小的差别。两眼视野的重叠部分，被感知的是平面（高和宽），而借助两所见物体侧面的差别，则能判知物体的深度。这就获得了远近、深浅完善的立体感。

第三节 位听器官

前庭蜗器（位听器）包括感受头部位置的位觉器和感受声波刺激的听觉器两部分。

一、耳的解剖结构

听觉器（耳）包括外耳、中耳和内耳三部分，外耳、中耳是声波的传导装置，内耳的耳蜗是接受声波刺激的感受器的所在部位；位置觉感受器则存在于内耳的前庭和半规管中。

（一）外耳

外耳包括耳廓、外耳道和鼓膜等三部分，具有收集和传导声波的功能。

1.耳廓 耳廓以弹性软骨为支架，外面被覆皮肤而构成。皮下组织很少，但血管神经丰富。下方耳垂部分软骨，仅含结缔组织和脂肪。

耳廓凸面向后，凹面朝向前外。周缘卷曲叫作耳轮，耳轮的前内侧有与之平行的隆起叫对耳轮，对耳轮的上端分叉，分叉间的凹陷部叫作三角窝，在耳轮与对耳轮之间狭窄而弯曲的凹沟叫作耳舟。对耳轮的前方有一深凹叫耳甲，被耳轮的起始部耳轮脚分为上部的耳甲艇和下部的耳甲腔。耳甲腔的前方有一突起，叫耳屏，从前方遮盖着外耳门。对耳轮的下端突起，与耳屏相对应，叫作对耳屏，二者之间隔以屏间切迹。对耳屏的下方为耳垂。

2.外耳道 为自外耳门向内延伸至鼓膜的管道，成人长 2.0~2.5cm，外侧 1/3 为软骨部与耳廓软骨相续；内侧 2/3 为骨性部。外耳道全形为一曲管，从外向内，软骨部先朝向前上，继而稍向后，骨性部的朝向前下，故做外耳检查时，将耳廓向后上方牵拉，即可使外耳道拉直。婴儿外耳道的发育尚未完全，短而狭窄，其鼓膜位置较水平，在检查时需将耳廓向后下方牵拉。

（二）中耳

中耳包括鼓室及其后方与之相通的乳突窦和乳突小房，以及向前下方与咽交通的咽鼓管等三部分。

1.鼓室 位于颞骨岩部内，为内外方向扁的不规则的含气腔洞，内表面衬以黏膜，为咽黏膜经咽鼓管延续而来，向后移行为乳突窦黏膜。鼓室内有听小骨及附于其上的小肌肉、血管和神经等。

（1）鼓室各壁：上壁由颞骨岩部前上面的外侧部构成，叫作鼓室盖，与颅中窝仅以薄骨板相隔，故中耳炎可溃破此薄板侵入颅腔。

下壁紧邻颈静脉窝，叫颈静脉壁。

前壁为颈动脉管的后壁，叫作颈动脉壁，上部有肌咽鼓管，此管被一片不完整的隔分为两个半管，上方者叫鼓膜张肌半管，内藏鼓膜张肌。下方者叫咽鼓管半管，为咽鼓管外侧 1/3 的骨性壁。

后壁为乳突壁，上部有乳突窦口，通向乳突窦及乳窦小房。乳突窦口的内侧壁上有弓形的隆起，叫作外半规管凸；窦口的下缘处有锥状隆起，蹬骨肌藏于其内，并以细小的肌腱自锥状隆起的尖端穿出。在外半规管凸的下方和锥状隆起的上方有面神经由鼓室的内侧壁转至鼓室的后壁下行。在锥状隆起的后下方有鼓索（神经）自面神经管穿出，进入鼓室，再穿鼓室下壁的小裂隙出颅加入舌神经。

外侧壁的大部分是鼓膜，鼓膜上方为骨性部，即鼓室上隐窝的外侧壁。鼓膜呈斜位，是外耳道和中耳的分界。其外侧面朝向前、下、外，与外耳道底呈45°~50°角，因而外耳道的前、下壁较长。婴儿鼓膜更为倾斜，几近于水平。鼓膜的周缘附于颞骨上，中心向内凹陷，是锤骨柄的附着处，叫作鼓膜脐。沿锤骨柄向上鼓膜向前、后各形成一条皱襞，叫作锤骨前襞和锤骨后襞，两襞上方的鼓膜略呈三角形，薄而松弛，叫作松弛部；而两襞下方的骨膜则坚实而紧张，称为紧张部。鼓膜脐的前下方有一三角形的反光区，叫作光锥。鼓膜是以纤维组织为基础，外面覆以皮肤（与外耳道皮肤相续），内面覆以鼓室黏膜而构成。

（2）听小骨：听小骨共有三块，即锤骨、砧骨和镫骨，三者以关节和韧带连接成链状的杠杆系统。当声波振动鼓膜时，经听小骨链的连串运动，使镫骨底在前庭窗上摆动，将声波的振动传入内耳。

锤骨呈锤子形，有一细长的柄和一个膨大的球形的头。柄的下端附着于鼓膜脐，柄的上端生有两个突起，分别突向前方和外侧。头向上突入于鼓室上隐窝，与砧骨头形成关节，并有韧带将之系于鼓室上壁。

砧骨有体和长、短二脚，体的凹面与锤骨头形成球窝状关节，长脚伸向下方，末端与镫骨头形成关节。

镫骨可分为头、二脚和底等部分，头与砧骨长脚形成关节，自头伸出的二脚连于椭圆形的底。底借韧带系于前庭窗的周缘。

（3）听小骨肌：鼓膜张肌位于鼓膜张肌半管内，起于邻近的骨及软骨，以腱止于锤骨柄的上端，肌收缩时牵拉锤骨柄使鼓膜紧张，受三叉神经下颌神经的分支支配。镫骨肌位于锥状隆起内，以细腱穿出隆起的尖端，止于镫骨头，收缩时，将镫骨牵向后外方，使镫骨底与前庭窗周缘间的韧带紧张，受面神经的分支支配。听小骨肌的协同作用是减低声波的振动强度，以保护听觉感受器。

2.咽鼓管　咽鼓管由咽侧壁向后外通向鼓室，长约4cm，可分为内侧的软骨部和外侧的骨部（即颞骨岩部的咽鼓管半管）。骨部的外侧端开口于鼓室的前壁，软骨部的侧端开口于鼻咽部的侧壁，约与下鼻甲的后端平齐，叫作咽鼓管咽口。当吞噬时，咽鼓管咽口张开，使空气经咽鼓管至鼓室，以维持鼓膜内、外的大气压的均衡，便于鼓膜接受声波冲击而颤动。小儿咽鼓管短且走向平，腔径较大，故咽部感染常经咽鼓管向鼓室蔓延。

3.乳突窦和乳突小房　乳突窦和乳突小房是鼓室向后方伸延于乳突内的含气腔洞。乳突窦向前经乳突口通鼓室，向后则与乳突小房相连。这些腔洞均衬以黏膜，该黏膜与鼓室黏膜、咽鼓管黏膜和咽黏膜相延续，故中耳炎时常向后发展为乳突窦炎。

（三）内耳

内耳位于颞骨岩部，居于中耳和内耳道底之间。包括由骨密质构成的一系列复杂的曲管，称骨迷路，及其内部的形态与骨迷路基本一致的膜性曲管，叫作膜迷路两部分。膜迷路内充以淋巴液，叫作内淋巴，膜迷路与骨迷路之间的间隙内也有淋巴液，叫作外淋巴。内、外淋巴液互不交通。

1.骨迷路　骨迷路在颞骨岩部内，沿岩部长轴从前内向后外依次排列着耳蜗、前庭和骨性半规管等三部分。

（1）耳蜗：形似蜗牛壳，蜗底对向内耳道，蜗顶朝向前外方，由蜗螺旋管蟠绕蜗轴两圆半而构成。蜗轴呈圆锥形，骨质较疏松，蜗螺管则由骨密质构成，两者之间质地有明显不同。由蜗轴发出骨性螺旋板，突入于蜗螺旋管内，但板的游离缘并未达到蜗螺旋管的对侧壁，空缺处由膜迷路的膜性蜗管填补，从而将蜗螺管分为两半，上半称前庭阶，下半叫作鼓阶。故耳蜗内实际由蜗管、前庭阶和鼓阶等三条并列的管道系统构成。膜性蜗管的顶端为盲端，与蜗螺旋管顶之间留有蜗孔，前庭阶和鼓室阶内的外淋巴液可经蜗孔互相交通。前庭阶起自前庭，与中耳间隔以前庭窗；鼓阶则以蜗窗的第二鼓膜与中耳鼓室相隔。

（2）前庭：为位于骨迷路中部的近于椭圆形的空腔，其前部连通耳蜗，后部有5个小孔，与3个骨半规管相通。前庭的外侧壁即鼓室内侧壁，有前庭窗为镫骨底及韧带所封闭；前庭的内侧壁即内耳道底，前庭神经自膜迷路起始后经此入颅后窝。

（3）骨半规管：为3个C字形的弯曲骨管，三者在三维方向互相垂直。其中外半规管位置与水平面一致，又称水平半规管，前半规管与颞骨岩部的长轴垂直，后半规管与岩部的长轴平行。由于两侧颞骨岩部的长轴延长线以直角相交，所以两侧水平半规管处于同一水平面上，而一侧的前半规管则与另一侧的后半规管相平行。每个半规管有2个脚与前庭后部相通，一个叫单脚，一个较膨大，叫壶腹脚。但前半规管与后半规管的单脚合成一个总脚，开口于前庭，所以3个半规管仅有5个口与前庭相通。

2.膜迷路　膜迷路是骨迷路内封闭的膜性管和囊，其管径小于骨迷路，可分为位于耳蜗内的蜗管、位于前庭内的球囊和椭圆囊，以及位于骨半规管内的膜半规管等三部分。

（1）蜗管：位于耳蜗内，其口径仅及耳蜗的1/8，紧靠耳蜗的外侧壁（以蜗轴为中心），填补了骨性螺旋板与耳蜗外侧之间的空隙，随螺旋板蟠绕约两圈半，顶端为盲端，底部后端借连合管通球囊。蜗管从底部向顶部逐渐变细，内含内淋巴。截面呈三角形，上壁为前庭壁（前庭膜），对向前庭阶；外侧壁紧贴蜗管外侧壁的骨膜，较厚，含有丰富的血管；下壁由骨性螺旋板的外侧部和蜗管鼓壁（膜性螺旋板或基底膜）构成，其上有螺旋器（Corti氏器），是听觉的感受器。螺旋器的主体是毛细胞，另外还有支持细胞和盖膜。毛细胞排列于基底膜上，其顶面有听毛，上方有盖膜，当声波经外耳、中耳传入时，经前庭窗引起耳蜗的外淋巴波动，继而基底膜振动、内淋巴波动，刺激毛细胞与盖膜接触而感音。基底膜内的纤维长短不一，蜗底（近蜗窗处）最短，向蜗顶逐渐加长，有如琴弦，与毛细胞感受音频的高低相关。

声波的传导途径有空气传导和骨传导两种途径。空气传导的途径是经外耳道振动鼓膜，经听小骨链将之传至前庭窗，引起耳蜗外淋巴波动，经前庭壁引起内淋巴波动，并经鼓阶引起螺旋器基底膜振动，刺激毛细胞，转化为神经冲动，经蜗神经传入脑干，再经一定的传导径路传入大脑皮质听觉感受区，产生听觉，骨传导主要是指音波冲击颅骨，经颅骨传至耳蜗，使耳蜗外淋巴液产生波动，刺激螺旋器的毛细胞而感受。但骨传导的效能比空气传导要小得多。

临床上将鼓膜、听小骨等损坏而导致的听力下降叫传导性耳聋，将螺旋器和蜗神经损伤导致的听力障碍叫神经性耳聋。传导性耳聋时，可经骨传导听到声音，而神经性耳聋则可完全丧失对音波的感受。

（2）球囊的椭圆囊：位于前庭内，球囊位于前下方，借连合管与蜗管相通；椭圆囊居于后上方，其后壁有5个开口，与膜性半规管相连。两囊之间有椭圆球囊管相连，由此管发出内淋巴管，经前庭内侧壁至颞骨岩部后面，内耳门的后外侧，扩大为内淋巴囊，内淋巴经此囊渗出到周围血管丛。球囊的前壁有球囊斑，椭圆囊的底有椭圆囊斑，两斑生有毛细胞，能感受直线加速或减速运动的刺激；椭圆囊斑近于水平位，头部前俯后仰时则刺激该斑的毛细胞；球囊斑近于矢状位，头侧倾斜时则可刺激囊斑的毛细胞。

（3）膜半规管：与骨半规管形态一致，但管径较小。在壶腹处管壁隆起形成壶腹嵴，嵴与壶腹的长轴相垂直，是位置觉感受器，嵴上的毛细胞能感受旋转运动开始和终止时的刺激。

3.内耳道　内耳道为岩部的骨管，以内耳门开口于颅后窝，外侧为内耳道底。底上有许多小孔，有前庭蜗神经、面神经及迷路动脉（又称内听动脉，为两侧椎动脉合成的基底动脉的分支）等通过。

二、外耳和中耳的传音功能

从生理功能来看，外耳起集音作用，并有助于声源方向的判断。

中耳包括鼓膜、听小骨、鼓室和咽鼓管等主要结构。中耳的主要功能是起传音作用，将来自外耳的空气中声音振动能量真实地传到内耳淋巴液中。鼓膜呈浅漏斗形，对声波有较好的频率响应，其内侧连锤骨柄。听小骨即锤骨、砧骨和镫骨，三者互相连接成一个听骨链，并共同组成交角杠杆。当鼓膜受到声波振动时，如锤骨柄内移，砧骨长突和镫骨也产生同方向内移，推动卵圆窗引起外淋巴振荡。声波通过鼓膜、听骨链作用于卵圆窗时，其振幅减小而压强增大，使声音能真实地传入内耳。声波通过鼓膜、听骨链作用于卵圆窗时，产生了明显的增压效应。产生增压效应的原因是鼓膜与镫骨底板的面积差别和听骨链的杠杆作用。据测量，鼓膜振动时实际发生振动的面积约 $55mm^2$，而卵圆窗膜面积只有 $3.2mm^2$，如果听骨链传递时总压力不变，则作用于卵圆窗膜上的压强将增大 17 倍（55/3.2）。另外，听骨链中，锤骨柄为长臂，砧骨长突为短臂，长臂和短臂之比约 1.3:1，由此增加的压力为原来的 1.3 倍。这样算来，声波通过中耳传递总的增压效应为 22（17×1.3）倍。通过中耳的增压作用，补偿了声波从空气进入内耳淋巴液因声阻抗不同所衰减的部分能量。强烈的声音可引起听肌的收缩，使中耳的传音效能减弱，防止过强的振动传到耳蜗，对感音装置起保护作用。咽鼓管为连通鼻咽腔与鼓室之间的管道。咽鼓管的功能是：①平衡鼓室内外的压力，保持鼓膜的正常形态和功能；②中耳引流作用，使鼓室黏膜分泌物以及脱落上皮细胞借助于咽鼓管黏膜上皮的纤毛运动向鼻咽腔排出。

正常声音传导途径有两条：①气传导：声波经耳廓、外耳道振动鼓膜，再经听骨链和卵圆窗进入耳蜗，这一声音传导途径称为气传导。声波引起鼓膜振动，通过听骨链叩击卵圆窗，可以引起前庭阶中的外淋巴振动，外淋巴的波动由前庭阶波及鼓阶，于是蜗管中的内淋巴产生振动，这样刺激了基底膜上的螺旋感受器兴奋，产生神经冲动，经听神经传到大脑颞叶皮质的听觉中枢；②骨传导：声波可以直接引起颅骨振动，再引起位于颞骨骨质内的耳蜗内淋巴的振动而产生听觉，这一传导途径称为骨传导。正常人气传导比骨传导灵敏。

三、内耳（耳蜗）的感音功能

内耳的听觉功能可概括为对声音的感受和对声音信息的初步分析。当外淋巴的振动引起耳蜗中的内淋巴振动时，位于基底膜上的螺旋器的毛细胞受刺激而兴奋，产生神经冲动，经耳蜗神经的听神经支传到大脑皮质颞叶的听觉中枢，产生听觉。

（一）耳蜗的结构特点

耳蜗主要由一条骨质管道围绕一个骨轴盘旋 $2\frac{1}{2} \sim 2\frac{3}{4}$ 周所构成，耳蜗骨管内有两层膜，一为横行的基底膜，二为斜行的前庭膜。它们把耳蜗分为三个腔，即前庭阶、鼓阶、蜗管。前庭阶和鼓阶内充满外淋巴，它们通过蜗顶的蜗孔相交通。蜗管为一条充满内淋巴的盲管，与外淋巴不相通。位于基底膜上的螺旋器（又称柯蒂氏器）由毛细胞和支持细胞组成，螺旋器内毛细胞是声音感受细胞。在蜗管的横断面上靠蜗轴一侧，可以看到有一行毛细胞纵行排列；在蜗管的靠外一侧有 3~5 行外毛细胞纵行排列。每一个毛细胞顶部表面都有上百条排列整齐的听毛，其中较长的一些埋植在盖膜的胶冻状物质中，盖膜在内侧连耳蜗轴，外侧游离在内淋巴中。

（二）耳蜗的感音换能作用

当声波振动由听骨链到达卵圆窗时，卵圆窗的振动可经前庭阶的外淋巴传到蜗顶再传到鼓阶，而后再经圆窗到达中耳。在这个过程中，由于卵圆窗的振动方式是内移和外移，可使前庭膜和基底膜产生上下方向的振动。有人用直接观察的方法详细记录了基底膜振动的情况，指出基底膜的振动是以所谓"行波"的方式进行的，即内淋巴的振动首先在靠近卵圆窗处引起基底膜振动，然后此振动再以行波的形式沿基底膜向蜗顶部方向传播，就像人在抖动一条绸带向远端传播一样。这样使得基底膜上的螺旋器的毛细胞受刺激而兴奋，冲动经耳蜗神经（听神经支）传向听觉中枢。在链霉素中毒时，毛细胞发生退化，兴奋性消失。

耳蜗对声音频率和强度具有初步分析功能。实验证明，不同频率的声音引起的行波都是从基底膜的底部即靠近卵圆窗膜处开始，但频率不同时，行波传播的远近和最大行波振幅的出现部位有所不同，振动频率越低，行波传播越远。与不同频率对应的基底膜相应部位是：靠近卵圆窗的基底膜对高频声音发生反应，而随着向蜗顶接近，基底膜的幅度变宽，则对低频声音发生反应。因此不难理解，耳蜗底部受损时主要影响高频听力，蜗顶受损主要影响低频听力。实验还证明，每一种振动频率在基底膜上都有一个特定的行波传播范围和最大振幅区，而且在最大振幅出现以后，行波很快消失不再传播。那么与这些区域有关的毛细胞或听神经纤维，将受到最大的刺激而产生兴奋，传到听觉中枢的不同部位便会引起不同声调的感觉。

（三）耳蜗的生物电现象

在耳蜗结构中可以记录到三种电位：一是在没有声音刺激时引导出的耳蜗内电位；二是在耳蜗接受声音刺激时记录到的耳蜗微音器电位；三是耳蜗神经的动作电位。

在耳蜗未接受刺激时，如果把一个电极放在鼓阶外淋巴中并接地，使之保持在零电位，那么用另一个测量电极可测出蜗管内淋巴中的电位为+80mV左右，这一电位称为耳蜗内电位。如果将此测量电极刺入毛细胞内，则膜内电位为-70～-80mV。由于细胞顶端与周围浸浴在不同的淋巴液中，因此测出的静息电位不同。在毛细胞周围浸浴液为外淋巴（电位相当于零），该处膜内外的电位差为80mV左右；而毛细胞顶端外的浸浴液为内淋巴，则该处细胞膜内（相当于-80mV）和膜外（相当于+80mV）的电位差为160mV，这是毛细胞静息电位和一般细胞不同之处。

当耳蜗接受声音刺激时，在耳蜗及其附近结构可记录到一种特殊的电位波动，称为微音器电位（CM），CM是耳蜗对声音刺激所产生的一种与声音声学图形相同的交流性质的电位变化。这种电信号如同讲话的声音作用于话筒（即微音器）所产生的电信号一样，经扩音和放大后输送到喇叭，能复制出原来的声音，因而称为微音器电位。CM紧随刺激产生，能真实地反映基底膜瞬时位移振幅。耳蜗微音器电位的特点是：①在一定刺激强度范围内，其频率和幅度与声波振动完全相同；②微音器电位无真正阈值，潜伏期极短，小于0.1ms，无不应期；③不易疲劳，对缺氧和深麻醉相对不敏感，在听神经纤维变性时仍能出现。CM主要是由外毛细胞产生，其中小部分由内毛细胞产生。外毛细胞位于基底膜的中部，内毛细胞靠近蜗轴。因此，引起内毛细胞兴奋所需的声音强度比外毛细胞高。外毛细胞阈值较低，对声音刺激的敏感性高，其功能主要是对声音的感受作用。内毛细胞的阈值较高，其功能主要表现在对声音的分析作用。目前认为CM发生在神经动作电位出现之前，很可能是引起耳蜗神经动作电位的电学因素。

听神经动作电位（AP）是耳蜗对声音刺激所产生的一系列反应中最后出现的电变化，是耳蜗对声音刺激进行换能和编码的总结果。它的作用是传递声音信息。听神经纤维上的动作电位可将声音信息编码后传向中枢。如果用不同频率的纯音刺激耳蜗，发现由于基底膜的振动，引起毛细胞发生兴奋，每个分段的毛细胞都有单独的神经纤维支配，因而特定部位的振动只能使支配该部位的神经纤维发生传入冲动。每一条纤维的最佳反应频率的高低，决定于该纤维末梢在基底膜上的分布位置，而这一部位正好是该频率的声音所引起的行波最大振幅的所在位置。当某一频率声音强度较弱时，神经信息由少数对该频率敏感的神经纤维向中枢传递，当这一频率的声音强度增大时，就导致每条神经纤维上冲动发放频率增加，同时在空间上被兴奋的神经纤维数目也增多，因此就感到声音很响，人耳可以区别不同音色，其基础也可能在于此。

四、前庭器官

（一）前庭器官的组成

前庭器官由内耳迷路的椭圆囊、球囊和三个半规管组成，是感受人体在空间的位置以及运动情况的感官，在调节肌紧张和维持身体平衡中起重要作用。

（二）前庭器官的功能

1.椭圆囊和球囊的功能　椭圆囊和球囊均有一个囊斑，囊斑的适宜刺激为头部位置的改变和直线变速运动。因此，椭圆囊和球囊的功能是感知头部及身体静态时的位置和直线变速运动的状况。

（1）头部位置的改变对囊斑的刺激效应：正常头的位置保持其矢状面及额面与地面垂直。在头部处于正常位置时，耳石膜与毛细胞间呈一定的压力关系，当头部位置改变时，使耳石膜位移，从而改变了耳石膜与毛细胞在空间上的相对位置，因耳石密度大于内淋巴，所以在不同位向情况下，耳石膜就向不同方向、不同程度地牵拉毛细胞纤毛，刺激毛细胞产生传入冲动，引起头部位置变化的感觉，同时引起颈部肌肉张力的改变。

（2）直线加速或减速运动对囊斑的刺激效应：当人体向某一方向做加速或减速运动时，由于耳石的密度大于周围的组织，所以表现出一定的惯性。开始时，耳石总是朝身体运动相反的方向位移，使附着于耳石膜的纤毛弯曲，引起毛细胞兴奋，向中枢发放有关运动方向和运动速度等方面的信息，引起相应的速度变化感觉。同时，反射性地引起躯干四肢等各部分的肌肉产生肌张力改变，调整姿势，以维持身体的平衡。如人直立乘电梯上升时，毛细胞兴奋程度降低，下肢伸肌张力减弱，两腿稍屈；相反，在乘电梯下降时，毛细胞兴奋，下肢伸肌张力增强，两腿伸直。

2.半规管的功能　半规管的适宜刺激是人体的旋转变速运动。半规管壶腹嵴毛细胞的结构同囊斑中的相似。当头发生变速转动时，内淋巴的惯性作用冲击半规管壁，致使壶腹嵴变形。与运动方向相反的壶腹嵴内毛细胞受到刺激，当壶腹嵴毛细胞的静纤毛朝动纤毛一侧弯曲时，发生兴奋；而静纤毛背离动纤毛弯曲时，则产生抑制。例如，当直立位置人体向左水平方向旋转时，左侧水平半规管中的内淋巴将压向壶腹的方向，使该侧毛细胞兴奋，传入冲动增多。与此同时，旋转使右侧水平半规管中的内淋巴压力作用方向正好离开壶腹，于是该侧毛细胞抑制，传入冲动减少。因此可以认为，人脑正是根据来自两侧水平半规管传入信号的不同来判定是否开始旋转和旋转方向的。当人直立时，沿水平方向旋转，则水平半规管感受到的刺激最大，而当头沿冠状轴旋转时，上及外半规管受到的刺激最大。水平半规管的功能是感知以身体长轴为轴所做的旋转变速运动，并通过反射调整眼的运动，使人体在运动时，眼仍能注视空间中某一物体，这对人判别体位方向和看清物体均很重要。内耳迷路中其他两对半规管，可以接受和它们所处平面方向一致的旋转变速运动的刺激，并产生相应的旋转运动感觉。

3.眼震颤　身体旋转引起的眼球运动称为眼球震颤，简称眼震颤。眼震颤是眼球不自主的节律性运动。生理情况下，上下半规管受刺激时，引起垂直方向的眼震颤，外半规管受刺激时，引起水平方向的眼震颤。眼震颤包括眼球运动的慢动相与快动相两种成分。当旋转开始时，如果是向右旋转，两眼球并不随头向右旋转，而要保持注视正前方原来的目标，因此，缓慢地向左移动，这一过程称为慢动相；当眼球向左偏移达到最大限度不能再向左偏移时，立即迅速回跳到原来的位置，这一过程称为快动相。同时眼球又注视正前方的新目标，但是头与身体仍继续向右旋转，眼球又重复向左偏移并再次回到原位，完成第二次眼震颤运动。眼震颤慢动相的方向与旋转方向相反，而快动相的方向与旋转方向一致。由于快动相容易被察觉，临床上用它来代表眼震颤方向。通过检查眼震颤可以判断前庭器官功能状态。方法是让受试者坐在转椅上，头向前倾30°以每2s转一周的速度旋转10周，然后突然停止，这时一个正常人眼震颤应持续15～40s。身体旋转刺激半规管引起的眼球运动（眼震颤），其生理意义是在运动中的一段时间内能使眼内物像暂时不动，借以看清物体，辨别自己在空间的位移方向。临床上常用眼震颤来检查前庭功能，眼震颤时间过短或过长，说明前庭功能或有减弱或过于敏感。前庭功能过敏或前庭器官受到过强或过长的刺激时，会出现恶心、呕吐、眩晕和皮肤苍白等现象，称为前庭自主神经反应。例如晕船反应就是由于身体上下颠簸及左右摇摆，使上下半规管感受到过度的刺激所引起的。

第四节 其他感受器官

一、味觉

人的味觉器官是舌。味觉感受器主要是味蕾，味蕾主要分布于舌的背部表面和舌缘，口腔、咽喉等处也有散在的味蕾存在。每一个味蕾由味觉细胞和支持细胞组成，味觉细胞顶端有纤毛称为味毛。味蕾的顶端有味孔，开口于表面。舌的前 2/3 的味蕾受面神经中的感觉纤维支配，舌的后 1/3 的味蕾受舌咽神经中的感觉纤维支配，还有少数味蕾受迷走神经中的感觉纤维支配。

人能辨别四种基本的味质，即甜、酸、苦、咸。一个味觉感受器对以上四种味觉均有反应，但敏感程度不同。一般舌尖对甜味最敏感，舌两侧对酸味比较敏感，舌两侧前部对咸味比较敏感，而舌根对苦味比较敏感。

引起酸味的物质主要是 H^+；引起咸味的物质主要是无机盐的阴离子，但有一些有机物也能引起咸味；引起苦味的物质有有机物，如奎宁、士的宁等，也有一些无机盐如镁盐、钙盐等；引起甜味的物质大多数是有机物，如蔗糖、麦芽糖等。但辣味却是由于口腔的神经末梢受到某些化学性刺激而产生的痛觉与其他味觉混合而成的一种综合感觉。

味觉敏感度易受温度的影响，在 $20 \sim 30℃$ 间，味觉的敏感性最高。另外，味觉辨别力以及对食物的选择，往往还受自身体液成分的影响。如肾上腺皮质功能低下的人，其机体少钠，血液中钠离子减少，为补充钠的不足而喜咸味食物。

二、嗅觉

嗅细胞是嗅觉的感受器，它们位于上鼻道及鼻中隔后上部的嗅上皮内。嗅上皮含有三种细胞，即主细胞、支持细胞和基底细胞。主细胞又称嗅细胞，它是一种呈圆瓶状的双极细胞，表面 $5 \sim 6$ 条纤毛，称为嗅毛。嗅细胞的另一端是轴突，穿过筛板后进入嗅球，与嗅球内的第二级感觉细胞发生联系，最后进入皮质嗅觉中枢，包括梨状区、杏仁核等处，引起嗅觉。嗅细胞的适宜刺激是挥发性气体物质，当空气中的挥发性物质的气体分子顺气流上达嗅上皮时，就可与嗅毛中的化学物质起反应，引起嗅细胞兴奋，通过嗅束传到大脑皮质的梨状区及杏仁核产生嗅觉。人的嗅觉能辨别 $2000 \sim 4000$ 种不同物质的气味，嗅觉的敏感性也是很高的，当空气中含有麝香 $0.00004mg/L$ 时，即可引起嗅觉。

目前，对嗅细胞兴奋的电学变化已有初步了解，嗅细胞的纤毛表面膜上具有对某些分子结构有特殊结合能力的受体或位点，这种结合可导致膜上某种离子通道开放，引起 Na^+、K^+ 等离子的易化扩散，在嗅细胞的胞体膜上产生一个去极化型的感受器电位。然后在轴突膜上引起不同频率的动作电位发放，传入中枢后引起嗅觉。

人的嗅觉有明显的适应现象，在强烈刺激作用下，经过一段时间后，就产生适应，直到近于消失的程度。这不等于嗅细胞的疲劳，因为对某种气味适应之后，对其他气味仍很敏感。

第十四章 内分泌系统

内分泌系统是由内分泌腺和散在的内分泌细胞组成的一个信息传递系统。内分泌细胞有的比较集中，形成腺体，称为内分泌腺。主要的内分泌腺有垂体、甲状腺、甲状旁腺、肾上腺、胰岛、性腺、松果体和胸腺。内分泌细胞有的分散存在于某些组织器官内，如消化道黏膜内散在的内分泌细胞，肾脏、心脏及肺内的内分泌细胞，下丘脑某些兼有内分泌功能的神经细胞等。内分泌系统与神经系统紧密联系，互相配合共同调节机体的各种生理功能，维持内环境相对稳定。

第一节 激 素

一、激素分类

激素是由内分泌细胞产生的具有特殊生理作用的高效能生物活性物质。按其化学本质可分为含氮激素和类固醇激素两大类。

（一）含氮激素

1.肽类和蛋白质激素　主要有下丘脑神经激素、垂体激素、胰岛素、甲状旁腺激素、降钙素和胃肠激素。

2.胺类激素　主要为酪氨酸衍生物，包括肾上腺素、去甲肾上腺素和甲状腺激素。

（二）类固醇（甾体）激素

主要为肾上腺皮质和性腺分泌的激素，如皮质醇、醛固酮、雌激素、孕激素、雄激素等。目前将1,25-二羟维生素 D_3 也作为类固醇激素看待。此外，有人将脂肪酸的衍生物前列腺素列为第三类激素。

二、激素的传递方式

激素的传递方式有四种：①远距分泌：指大多数激素经血液运输至远距离的靶组织而发挥作用；②旁分泌：指激素不经血液运输，仅由组织间液扩散作用于邻近细胞而发挥作用；③自分泌：指内分泌细胞分泌的激素在局部扩散，又返回作用于该内分泌细胞而发挥作用；④神经分泌：指神经激素沿轴突借轴浆流动运送至末梢释放而发挥作用。

三、激素的一般作用和特征

（一）激素的一般作用

（1）调节机体新陈代谢。
（2）促进细胞的增殖与分化。
（3）影响神经系统的发育和活动。
（4）调节生殖活动，维持性功能。

（5）增强机体的适应能力。

（6）调节内脏器官活动。

（二）激素作用的特征

1.信息传递作用　激素对机体各系统的功能虽有广泛影响，但作用只是将其携带的"生物信息"传递给靶细胞，调节细胞内固有的生理生化过程，但不产生新的功能或反应。

2.作用的特异性　激素虽然可随血流运送到全身各处，并与组织细胞有广泛接触，但是只选择性地作用于某些器官、腺体和细胞，此种选择性作用称为激素作用的特异性。

3.高效放大作用　无论是含氮激素还是类固醇激素，在血液中的浓度都很低，一般在纳摩尔（nmol/L），甚至皮摩尔（pmol/L）数量级。但微量激素却能加强细胞内的生化反应，对机体的生长、生殖等重要生理过程产生巨大影响。

4.激素间的相互作用　各种内分泌腺虽然位于身体不同部位，但是，它们分泌的激素是相互联系、相互影响的。一些激素彼此具有相互增强作用，如生长素、肾上腺素、胰高血糖素、糖皮质激素等虽然作用环节不同，但均能升高血糖。相反，胰岛素则能降低血糖，与上述激素起拮抗作用。另外有一些激素，它们本身并不能直接在某些器官或细胞上引起生理效应，但是，它们的存在是其他激素引起生理效应的必要条件，这种作用称为允许作用。如糖皮质激素本身对血管平滑肌无收缩作用，但只有它的存在，去甲肾上腺素才能发挥缩血管作用。

5.节律性分泌　激素的分泌随着机体的生理和病理情况的变化而变化，一般呈脉冲状分泌。

6.代谢失活　激素在体内不断地失活，并不断地被排除。激素失活的场所主要有靶细胞和靶腺；另一个主要灭活地点是肝脏。

四、激素作用的机制

（一）含氮激素的作用机制——第二信使学说

20世纪60年代 Sutherland 提出第二信使学说，认为含氮激素是第一信使，作用于靶细胞膜上特异性受体后，激活膜内表面的腺苷酸环化酶，在细胞内产生 cAMP，cAMP 作为第二信使，激活依赖 cAMP 的蛋白激酶（PKA），进而催化细胞内各种底物的磷酸化反应，引起靶细胞的各种生物效应。如腺细胞的分泌、肌肉细胞收缩与舒张、神经细胞出现电位变化、细胞膜通透性改变、细胞分裂与分化以及各种酶反应等。

现已证明，除了 cAMP 外，还有 cGMP、三磷酸肌醇、二酰甘油及 Ca^{2+} 等均可作为第二信使；而所激活的细胞内起关键作用的蛋白激酶，除了 PKA，还有蛋白激酶 C（PKC）、蛋白激酶 G（PKG）等。细胞膜受体与激素结合后被激活，相应的反应途径可分为：

1. G 蛋白在跨膜信息传递中的作用　鸟苷酸结合蛋白简称 G 蛋白。G 蛋白由 α、β 和 γ 三个亚单位组成，α 亚单位通常起催化亚单位的作用，其上有鸟苷酸结合位点。当激素与膜受体结合时，活化的受体便与 G 蛋白的 α 亚单位结合，并促使其与 β、γ 亚单位脱离，进而对效应器酶（如腺苷酸环化酶）起激活或抑制作用。G 蛋白可分为兴奋型 G 蛋白（Gs）和抑制型 G 蛋白（Gi）。Gs 的作用是激活腺苷酸环化酶，从而使 cAMP 生成增多；Gi 的作用则是抑制腺苷酸环化酶的活性，使 cAMP 生成减少。

2.以三磷酸肌醇和二酰甘油为第二信使的信息传递系统　有些含氮激素不以 cAMP 为第二信使传递激素信息。如胰岛素、催产素、催乳素和某些下丘脑调节肽、生长因子等与靶细胞膜受体结合后，会引起细胞膜磷脂酰肌醇转变为三磷酸肌醇（IP_3）和二酰甘油（DG），IP_3 和 DG 作为第二信使可导致细胞浆中 Ca^{2+} 浓度升高，并激活蛋白激酶 C（PKC），进而调节细胞的功能活动。其基本过程是：在激素作用下相应的膜受体活化，经 G 蛋白的耦联作用，激活膜内的磷脂酶 C（PLC），PLC 使由磷脂酰肌醇（PI）二次磷酸化生成的磷脂酰二磷酸肌醇（PIP_2）分解，生成 IP_3 和 DG。DG 生成后仍留在膜中，IP_3 则进入胞浆。IP_3 的作用是促使细胞内 Ca^{2+} 贮存库（内质网）释放 Ca^{2+}，使胞浆中 Ca^{2+} 浓度升高，Ca^{2+} 与细胞内的钙调蛋白（CaM）结合，激活蛋白激酶，促进蛋白质或酶的磷酸化。DG 的作用是在 Ca^{2+} 存在下激活蛋白激酶 C（PKC），激活的 PKC 与 PKA 一样，可使多种蛋白质或酶发生磷酸化，引起细胞产生固有反应。

（二）类固醇激素的作用机制——基因表达学说

类固醇激素分子较小且具有脂溶性，可通过细胞膜进入细胞，与细胞浆和核内的受体相结合。这类激素进入细胞后经过两个步骤才影响核内基因表达而发挥生物学作用，这一过程概括为基因表达学说。第一步是激素与胞浆受体结合，形成激素–胞浆受体复合物。该复合物在 37℃下发生变构，获得透过核膜能力。第二步是与核内受体结合，转变为激素–核受体复合物，进而启动 DNA 的转录过程，并且促进 mRNA 的合成，诱导新蛋白质的生成，从而表现出特定的生理功能。

近年来由于基因工程技术的发展与应用，一些类固醇激素的核内受体的结构已经清楚。核内受体是一种特异地对转录起调节作用的蛋白质，其活性受类固醇激素调控。核内受体主要有三个功能结构域：激素结合结构域、DNA 结合结构域和转录增强结构域。一旦激素与核内受体结合，其分子构象即发生改变，暴露出隐蔽于分子内部的 DNA 结合结构域及转录增强结构域，使受体与 DNA 结合，从而产生增强转录的效应。另外，还有资料表明，在 DNA 结合结构域可能有一个特异序列的氨基酸片段，它起着介导激素受体复合物与染色体中特定的部位相结合，发挥核定位信号的作用。

以上两种激素作用机制并非绝对，还有特殊情况。例如甲状腺激素属于含氮激素，它除了与靶细胞膜上受体结合外，还可直接进入细胞核，与核内受体结合，通过基因表达机制促进细胞的代谢过程。胰岛素和生长素属于肽类激素，它们与膜受体结合后即能改变膜的通透性，而不需要 cAMP 的参与。即使是容易进入细胞的类固醇激素，也有可能不通过基因表达机制，而是直接作用于细胞膜发挥其作用，如糖皮质激素能稳定溶酶体膜，对细胞起保护作用，就是对膜的直接作用所致。所以，激素作用的机制除了上述两种完整模式外，可能还存在着不完整的或其他的模式。

第二节 下丘脑与垂体

下丘脑与神经垂体和腺垂体的联系非常密切。下丘脑视上核、室旁核的神经元轴突延伸终止于神经垂体，形成下丘脑–垂体束。下丘脑与腺垂体之间通过垂体门脉系统发生功能联系。下丘脑的一些神经元既能分泌神经激素，有内分泌细胞的作用，又具有神经细胞的功能。它们能将大脑或中枢神经系统其他部位传来的神经信息转变为激素的化学信息，从而以下丘脑为枢纽，把神经调节和体液调节密切联系起来，组成下丘脑–垂体功能单位。

一、下丘脑的内分泌功能

（一）下丘脑调节肽

下丘脑"促垂体区"神经细胞合成和分泌的调节腺垂体的生物活性物质称为下丘脑调节肽（HRP），与下丘脑释放的其他激素总称为神经激素。

下丘脑调节肽目前已有 9 种研究得较为深入，其中有 5 种的分子结构和氨基酸顺序已搞清楚，已能分离、提纯和合成，这 5 种称为激素，还有 4 种化学结构尚不十分清楚，因此叫作因子，以示区别。9 种下丘脑调节肽为：①促甲状腺激素释放激素（TRH）；②促性腺激素释放激素（GnRH）；③促肾上腺皮质激素释放激素（CRH）；④生长素释放激素（GHRH）；⑤生长素释放抑制激素

（GHRIH）；⑥催乳素释放因子（PRF）；⑦催乳素释放抑制因子（PIF）；⑧促黑激素释放因子（MRF）；⑨促黑激素释放抑制因子（MIF）。下丘脑调节肽主要作用是调节腺垂体的活动，并且它们几乎都有垂体外作用。

（二）调节下丘脑肽能神经元活动的递质

下丘脑的肽能神经元的活动接受脑内递质的调节。组织化学研究表明，单胺类递质（多巴胺、5-羟色胺和去甲肾上腺素）的浓度在"促垂体区"正中隆起附近最高。单胺神经元可能直接与释放调节性多肽的肽能神经元发生突触联系，也可以通过多突触接替发生联系，调节或控制下丘脑肽能神经元的活动。此外，中枢的肽类递质，如神经降压素、P物质、脑啡肽、β-内啡肽与蛙皮素对下丘脑肽能神经元也有调节作用。

二、腺垂体

腺垂体是人体内主要的内分泌腺，分泌的激素主要有七种：生长素（GH）、催乳素（PRL）、促甲状腺激素（TSH）、促肾上腺皮质激素（ACTH）、促卵泡激素（FSH）、黄体生成素（LH）、促黑激素（MSH）。这些激素的本质都是蛋白质，对机体生长发育、物质代谢具有重要调节作用，并能调节肾上腺皮质、甲状腺和性腺活动，因而，腺垂体是中枢神经系统对内分泌腺活动进行调节的重要环节。

（一）生长素（GH）

1.生长素的生理作用

（1）促生长作用：机体生长受多种因素影响，而生长素是起关键作用的因素。生长素能促进蛋白质合成，促进骨、软骨和其他组织的生长，从而促进生长发育。人类若在青春期以前生长素分泌过多，全身各部分将普遍过度生长，患巨大畸形的巨人症；倘若成年后生长素分泌过多，由于骨已不能再行生长，身材不再长高，只能促进短骨和内脏器官的生长，以致出现手大、指粗、鼻高、下颌突出等现象，称为肢端肥大症。如果人在幼年时期生长素分泌不足，则生长发育迟缓，身材矮小，称为侏儒症，但智力正常，有别于甲状腺功能不足的呆小症。

（2）促进代谢作用：生长素对物质代谢和能量代谢均有影响。①蛋白质代谢：在生长素的作用下，氨基酸进入细胞的速度加快，并促进细胞内RNA的合成，从而促进蛋白质的合成，尿氮排出减少，机体呈现正氮平衡。同时生长素增强钠、钾、钙、磷、硫等元素的摄取与利用，提供骨生长的原料；②糖代谢：生长素能降低肌肉、脂肪组织对葡萄糖的摄取和利用，减少糖的消耗；同时促进肝脏产生葡萄糖，结果是使血糖升高，此即生长素的生糖作用；③脂肪代谢：生长素对脂肪代谢的影响，主要是促进脂肪分解，从而使脂肪组织中的脂肪量减少，特别是肢体中脂肪减少，血中游离脂肪酸增加，游离脂肪酸进入肝脏后在肝内氧化以提供能量。

总之，生长素能促进蛋白质合成，加速脂肪的分解，抑制糖的消耗，使能量来源由糖代谢转向脂肪代谢，有利于机体的生长和修复过程。故有人概括说，生长素能使机体各组织的组成维持"年轻"状态，蛋白质与体液较多而脂肪较少。

2.生长素分泌的调节　生长素分泌主要受下丘脑生长素释放激素（GHRH）和生长素释放抑制激素（GHRIH）的双重调节，GHRH促进生长素分泌，GHRIH抑制生长素分泌。一般认为，GHRH是GH分泌的经常调控者，而GHRIH是在应激刺激GH分泌过多时，才显著地发挥对GH分泌的抑制作用。GH对下丘脑和腺垂体可产生负反馈调节作用，如GH反馈抑制GHRH释放，而且GHRH对其自身释放也有反馈调节作用。此外，GH分泌也受睡眠及代谢因素的影响，如慢波睡眠GH分泌增加，转入异相睡眠GH分泌减少，血中糖、氨基酸和脂肪酸均能影响GH分泌。运动、应激刺激、甲状腺激素、雌激素和睾酮等能促进GH分泌。

（二）催乳素（PRL）

1.催乳素的主要生理作用

（1）对乳腺及泌乳的作用：催乳素主要作用是促进乳腺生长发育，引起并维持乳腺分泌。女性青春期乳腺主要由雌激素刺激以及其他激素的协同作用下而发育。妊娠期间催乳素分泌增加，与雌激素和孕酮协同作用进一步促进乳腺发育，使乳腺具有分泌能力但不泌乳。分娩后，雌激素与孕激素分泌减少，此时催乳素才发挥始动和维持泌乳的作用。

（2）对性腺的作用：女性随着卵泡的发育成熟，在颗粒细胞上出现 PRL 受体，它是在 FSH 的刺激下形成的。PRL 与其受体结合，可刺激 LH 受体生成，LH 与其受体结合后，促进排卵、黄体生成及孕激素与雌激素的分泌。实验表明，小量的 PRL 对卵巢雌激素与孕激素的合成有促进作用。

（3）对男性的作用：男性在睾酮存在的条件下，PRL 促进前列腺及精囊的生长，还可增强 LH 对间质细胞的作用，使睾酮合成增加。

（4）在应激反应中的作用：应激状态下，血中 PRL 有不同程度的升高，而且与 ACTH、GH 的增加一同出现。应激刺激停止后逐渐恢复正常。

2.催乳素分泌的调节　催乳素主要受下丘脑催乳素释放因子（PRF）和催乳素释放抑制因子（PIF）双重调节，前者促进 PRL 分泌，后者抑制 PRL 分泌，平时以 PIF 的抑制作用为主。TRH 对 PRL 分泌也有促进作用。由于多巴胺可直接抑制腺垂体 PRL 分泌，注射多巴胺可使正常人或高催乳素血症患者血中的 PRL 明显下降，而且在下丘脑和垂体存在多巴胺，因此有人认为多巴胺可能就是 PIF。妊娠期 PRL 分泌明显增多，可能与雌激素刺激腺垂体催乳素细胞的活动有关。授乳时，婴儿吸吮乳头反射性引起 PRL 大量分泌。

（三）促黑激素（MSH）

促黑激素主要作用于黑素细胞，生成黑色素。体内黑素细胞分布于皮肤、毛发、眼球虹膜及视网膜色素层等处。皮肤黑素细胞位于表皮与真皮之间，其胞浆内有特殊的黑色素小体，内含酪氨酸酶，可催化酪氨酸转变为黑色素。成熟的黑色素小体内含有大量的黑色素，可经黑素细胞的细长树状突进入表皮细胞。促黑激素的分泌主要受下丘脑 MIF 和 MRF 的调节，MIF 抑制其分泌，MRF 则促进其分泌，平时以 MIF 的抑制作用占优势。

三、神经垂体

神经垂体本身并无内分泌细胞，其所分泌的激素实质上是来自下丘脑的神经内分泌细胞。由下丘脑前部的视上核和室旁核的神经内分泌细胞发出的轴突下行至神经垂体，构成下丘脑-神经垂体系统，视上核以产生血管升压素（抗利尿激素）为主，室旁核以产生催产素为主。这些激素合成后呈小颗粒状，靠下丘脑-垂体束的轴浆流动运送到末梢，在神经垂体处贮存和释放。催产素与血管升压素都是九肽激素，只是第 3 与第 8 位氨基酸残基有所不同，它们各有不同的生理功能，但作用上亦有交叉。

（一）血管升压素（抗利尿激素）

血管升压素的主要生理作用是增强肾脏远曲小管和集合管对水的通透性，促进水的重吸收，使尿量减少，即具有抗利尿作用，该作用对维持机体的水平衡具有重要意义。超生理剂量的血管升压素能引起包括冠状动脉和肺内小动脉在内的动脉收缩，外周阻力增加，血压升高，故称为血管升压素。但引起升压效应所需的浓度要比抗利尿效应高 1000 倍，因此血管升压素在血压的生理性调节中作用不大。

（二）催产素

催产素的主要生理作用表现为具有刺激乳腺及子宫的双重作用。

1.对乳腺的作用　哺乳期乳腺不断分泌乳汁，贮存于腺泡中，当婴儿吸吮乳头时，通过神经反射可引起催产素直接作用于乳腺，使乳腺腺泡周围的肌上皮细胞收缩，将乳汁排出来，这一反射过程称为射乳反射。催产素还有维持乳腺在哺乳期持续泌乳的作用，使乳腺不致萎缩。

2.对子宫的作用　催产素能促进子宫强烈收缩，但对非孕子宫作用较小，而对妊娠子宫的作用比较强。

四、垂体肿瘤

（一）垂体腺瘤

垂体腺瘤是垂体前叶腺细胞形成的良性肿瘤，占颅内肿瘤的 10%～15%，临床有特殊表现：①功能性垂体腺瘤分泌过多的某种激素，表现为有关功能亢进，但晚期可由于肿瘤过大压迫血管，引起大面积坏死而转为功能低下；②压迫正常垂体组织使其激素分泌障碍，表现为功能低下；③当直径超过 1cm 时，将使蝶鞍扩大，直径超过 2cm 时常向鞍上、蝶窦伸展，压迫视交叉及视神经，引起同侧偏盲或其他视野缺失及其他神经系统症状。

垂体腺瘤生长缓慢，发现时大小不一，小者直径仅数毫米，大者可达 10cm。肿瘤多数有包膜，少数微小腺瘤可无包膜，不易与局灶性增生区别。肿瘤一般柔软，灰白或微红，有时可见灶状缺血性坏死或出血。镜下瘤细胞呈圆形、多角形，可大可小，在同一肿瘤内大小比较均匀。细胞排列成团状、条索状、片状或乳头状，仅有少量间质及毛细血管将其分隔，少数呈弥漫散在排列。根据免疫组化技术，从功能上加以鉴别，分为以下几类：

1.生长激素细胞腺瘤　约占垂体腺瘤的 1/4，由于发现常较晚，因而体积较大，在电镜下胞浆中可见直径平均 500nm 的分泌颗粒，该腺瘤约一半有致密的分泌颗粒，免疫组化染色强阳性，HE 切片中胞浆嗜酸性，血中 GH 水平增高，临床表现为巨人症或肢端肥大症；另一半只有稀疏的分泌颗粒，免疫组化呈弱阳性反应，HE 切片胞浆弱嗜酸性或嫌色性，并不分泌过多的 GH，因正常垂体组织受其压迫，临床表现为垂体前叶功能低下。

2.催乳素细胞腺瘤　为垂体腺瘤中最多的一种，约占 30%，电镜下胞浆中多为稀疏的小分泌颗粒，血中 PRL 水平增高，在女性早期能出现溢乳-闭经综合征，故发现时肿瘤较小。在男性及老年妇女，催乳素过高血症的症状不明显，因而发现时肿瘤较大。

3.促肾上腺皮质激素细胞瘤　约占垂体腺瘤的 15%，组织学上细胞常呈嗜碱性，并呈 PAS 阳性反应。电镜下分泌颗粒多少不一，大小不等，平均直径约 300nm。免疫组化显示 ACTH 阳性，临床有一半病人表现 Cushing 综合征，另一半却无该激素功能异常表现，其原因可能是该瘤细胞只合成 ACTH 的前身，即 POMC。POMC 在细胞内未能分解为 ACTH、内腓肽及 β-促脂素，因而不具有激素效应。

4.促性腺激素细胞瘤　约占 5%，光镜下多为嫌色细胞瘤，分泌颗粒显示 FSH 或 FSH 及 LH，临床性激素功能障碍的症状不明显，多半由于压迫症状才引起注意。

5.促甲状腺细胞腺瘤　仅占 1%。

6.多种激素细胞腺瘤　占 12%～15%，多数为 GH 细胞及 PRL 细胞混合腺瘤，有的呈 TSH 细胞与上述两种细胞分别或共同混合在一起的腺瘤，镜下细胞染色呈多样化。

7.无功能性细胞腺瘤　约占 25%，镜下为嫌色细胞瘤，免疫组化显示多数细胞激素为阴性，少数细胞可含 FSH、TSH 及 ACTH 等，可引起垂体前叶功能低下。

（二）颅咽管瘤

颅咽管瘤占颅内肿瘤的 1.8%～5.4%，是胚胎期颅咽囊残留上皮发生的肿瘤，肿瘤有的位于蝶鞍内，也可位于蝶鞍外沿颅咽管的各部位。肿瘤大小不一，从小豆大到拳头大，瘤体为实性或囊性（单囊或多囊），囊内有暗褐色液体。镜下与造釉细胞瘤相似，瘤细胞排列成巢，细胞巢的周边有 1～2 层柱状细胞，稍内为棘细胞，中心部逐渐变成星状细胞。细胞巢中心部常有坏死，有胆固醇结晶及钙盐沉着，或液化成囊腔。囊性肿瘤的囊壁由鳞状上皮构成。肿瘤压迫垂体或下丘脑，可引起垂体功能低下；压迫第三脑室可引起脑积水；压迫视神经可引起视野缺失。

第三节 甲状腺

成年人的甲状腺重 20～25g，是人体内最大的内分泌腺。它位于气管上端两侧，甲状软骨的下方，分为左右两叶，中间由较窄的峡部相连，呈"H"形。甲状腺由单层立方上皮细胞围成的囊状腺泡组成，腺泡腔内充满胶质，胶质是由腺泡上皮细胞分泌的，主要成分是含有甲状腺激素的甲状腺球蛋白。甲状腺分泌的激素主要是甲状腺素，即四碘甲腺原氨酸（T_4）和三碘甲腺原氨酸（T_3）两种。两者都是酪氨酸碘化物。

一、甲状腺激素的合成与代谢

（一）甲状腺腺泡聚碘

碘是合成甲状腺激素不可缺少的重要原料。碘有两种来源，一是食物来源，二是体内甲状腺激素代谢过程中脱下的碘的再利用，但是食物供给的碘仍是主要的。正常人每日从食物中摄取无机碘的最低需要量约为 50μg，一般食物供给的碘是足够的。食物中的碘以无机碘化合物的形式迅速由胃肠道吸收入血液，以碘离子（I^-）形式存在于血液中。血液中 I^- 的浓度约为 250μg/L，而甲状腺内 I^- 浓度比血液高出 20～25 倍，加上甲状腺上皮细胞膜静息电位为 $-50mV$，因此 I^- 从血液中转运到甲状腺腺泡上皮细胞内，必须逆着电化学梯度而进行主动转运。而腺泡上皮细胞内的 I^-，则顺电学梯度进入腺泡腔内。有关 I^- 主动转运的供能机制，目前尚不清楚。实验研究表明，I^- 的跨膜转运常伴有 Na^+ 同时进入细胞内，应用哇巴因抑制 ATP 酶活性，随着 Na^+ 进入甲状腺腺泡上皮受到抑制，则聚碘作用也发生障碍。据此推测，I^- 的转运是继发性主动转运过程。在甲状腺腺泡上皮细胞基底面的膜上可能存在一种 I^- 转运蛋白，它转运 I^- 所需的能量不是直接来自 ATP 的分解，而是来自膜外 Na^+ 的高势能，但造成这种高势能的钠泵活动是需要分解 ATP 的。有些离子，如过氯酸盐的 ClO_4^- 和硫氰酸盐的 SCN^- 能与碘离子竞争转运，从而抑制甲状腺的聚碘作用。垂体的促甲状腺激素能促进甲状腺的聚碘过程。

（二）I^- 的活化

摄入腺泡上皮细胞的碘离子，被细胞内过氧化酶氧化而发生活化，活化的部位在腺泡上皮细胞顶端质膜微绒毛与腺泡腔交界处。活化过程的本质尚未确定，可能由 I^- 变成 I_2，或与过氧化酶形成某种复合物。碘的活化是碘得以取代酪氨酸残基上氢原子的先决条件。

（三）酪氨酸碘化与甲状腺激素的合成

甲状腺腺泡上皮细胞可合成一种大分子糖蛋白，即甲状腺球蛋白（TG），碘化过程就是发生在TG 的酪氨酸残基上。甲状腺球蛋白的酪氨酸残基上的氢原子被碘原子取代或碘化，首先合成一碘酪氨酸残基（MIT）和二碘酪氨酸残基（DIT），然后两个分子的 DIT 耦联生成四碘甲腺原氨酸（T_4），或一个分子的 MIT 和一个分子的 DIT 耦联生成三碘甲腺原氨酸（T_3），此外还能合成极少量的逆三碘甲腺原氨酸（rT_3）。

上述酪氨酸碘化和碘化酪氨酸耦联作用都是在甲状腺球蛋白的结构上进行的，所以甲状腺球蛋白分子上既含有酪氨酸、MIT 及 DIT，也含有 T_4 和 T_3。在一个甲状腺球蛋白分子上，T_3 和 T_4 之比约为 20/1，这种比值常受碘含量的影响，当甲状腺内碘化活动增强时，DIT 含量增加，T_4 含量也相应增加；在缺碘时，MIT 增多，则 T_3 含量明显增加。

甲状腺过氧化酶是由腺泡上皮细胞合成的一种含铁卟啉的蛋白质，其作用是促进碘的活化、酪氨酸碘化，以及碘化酪氨酸的耦联。硫氧嘧啶与硫尿类药物可抑制甲状腺过氧化酶活性，从而抑制甲状腺激素的合成，可用于治疗甲状腺功能亢进。

（四）甲状腺激素的贮存、释放、运输与代谢

1.贮存　在甲状腺球蛋白上形成的甲状腺激素在腺泡腔内以胶质的形式贮存。甲状腺激素的贮存有两个特点：一是贮存于细胞外（腺泡腔中）；二是贮存量很大，可供机体利用长达 50~120d 之久，在激素的贮存量中居首位。

2.释放　当甲状腺受到 TSH 刺激后，腺泡细胞顶端即活跃起来，伸出伪足，将含有酪氨酸残基、MIT、DIT、T_4 和 T_3 的甲状腺球蛋白胶质小滴，通过胞饮进入腺细胞内。吞入的甲状腺球蛋白随即与溶酶体融合而形成吞噬体，并在溶酶体蛋白水解酶的作用下，将 MIT、DIT、T_4 和 T_3 水解下来。甲状腺球蛋白分子较大，一般不易进入血液循环，而 MIT 和 DIT 分子较小，很快受脱碘酶作用而脱碘。脱下的碘大部分贮存在甲状腺内，供重新利用合成激素；而小部分从腺泡上皮细胞释出，进入血液。T_4 和 T_3 对腺泡上皮细胞内的脱碘酶作用不敏感，故可迅速进入血液。此外，尚有微量的 rT_3、MIT、DIT 可以从甲状腺释放进入血液。已脱掉 MIT、DIT、T_4 和 T_3 的甲状腺球蛋白分子被溶酶体中的蛋白水解酶所水解。

由于甲状腺球蛋白分子上的 T_4 数量远远超过 T_3，因此甲状腺分泌的激素主要是 T_4，占总量的 90% 以上，T_3 分泌量较少，但 T_3 的生物活性比 T_4 约大 5 倍。

3.运输　T_4 和 T_3 释放入血后，绝大部分与血浆蛋白结合，极少部分呈游离状态。与甲状腺激素结合的血浆蛋白主要为甲状腺激素结合球蛋白（TBG），占总结合量的 60%；与前白蛋白结合占 30%；白蛋白也能结合甲状腺激素但其亲和力不如 TBG 强，结合激素的量较少，只占总结合量的 10%。与蛋白结合的激素和游离的激素之间可以相互转变，维持动态平衡。只有游离的激素才能进入细胞内，并与细胞中受体结合而发挥生理作用。

4.代谢　血浆 T_4 的半衰期为 7d，T_3 的半衰期为 1.5d。20% 的 T_4 和 T_3 在肝脏降解，形成葡萄糖醛酸或硫酸盐的代谢产物，经胆汁排入小肠，在小肠内重吸收极少，绝大部分由小肠液进一步分解，随粪排出体外。80% 的 T_4 在外周组织脱碘酶的作用下变为 T_3，是 T_3 的主要来源。血液中的 T_3 75% 来自 T_4，其余是来自甲状腺；rT_3 仅有极少量由甲状腺分泌，绝大部分是在组织由 T_4 脱碘而来。由于 T_3 的生物活性比 T_4 约大 5 倍，所以脱碘酶的活性影响 T_4 在组织内发挥作用，如 T_3 浓度减少，脱碘酶可使 T_4 转化为 T_3 增加，而使 rT_3 减少。近年的研究证明，脱碘酶中含有硒，而且硒对脱碘酶的活性有重要影响，因此当硒缺乏时，T_4 脱碘为 T_3 的过程受阻，外周组织中 T_3 的含量减少。T_3 或 rT_3 可再经脱碘变成二碘、一碘以及不含碘的甲状腺氨酸。肾亦能降解少量的 T_4 和 T_3，产物随尿排出体外。

二、甲状腺激素的生理作用

甲状腺激素作用范围十分广泛，作用缓慢而持久，主要生理作用是促进物质代谢与能量代谢以及促进生长和发育。未完全分化和已分化组织对甲状腺激素的反应不同，成年后，不同组织的敏感

性也有差别。

（一）促进能量与物质代谢

1.产热效应　甲状腺激素可提高绝大多数组织的耗氧率，增加产热量，基础代谢增高，称此为产热效应。1mg甲状腺激素可增加产热4200kJ，效果显著。

2.对物质代谢的影响　①糖代谢：甲状腺激素促进小肠吸收葡萄糖，促进糖原分解，抑制糖原合成，并加强肾上腺素、胰高血糖素、皮质醇、生长素的升高血糖作用；同时，甲状腺激素还可加速外周组织对糖的利用，降低血糖。通常甲状腺功能亢进时，血糖常常升高；②脂肪代谢：甲状腺激素促进脂肪酸氧化，增强儿茶酚胺、胰高血糖素对脂肪的分解作用。T_3和T_4既促进胆固醇的合成，又可通过肝加速胆固醇降解，但分解速度超过合成速度。所以甲状腺功能亢进患者，血中胆固醇含量低于正常；③蛋白质代谢：生理剂量甲状腺激素促进蛋白质合成。尤其是肌肉、肝、肾脏蛋白质合成增加，尿氮排出减少，表现正氮平衡。成年人甲状腺功能低下时，T_4和T_3分泌不足，蛋白质合成减少，肌肉无力，但细胞间隙的黏液蛋白增多，可结合大量正离子和水分子，引起黏液性水肿。甲亢T_4和T_3分泌过多时，蛋白质分解大大加强，特别是骨骼肌蛋白质分解尤为增强，病人肌肉组织消耗，疲乏无力。

（二）对生长发育的影响

甲状腺激素是促进组织分化，维持正常生长发育不可缺少的激素，主要促进脑、骨骼及生殖器官的发育与生长。小儿缺乏甲状腺激素，则患智力低下，身材矮小的呆小症。表现为智力迟钝，长骨的生长迟缓，上身与下身长度明显不成比例，牙齿发育不全。由于出生后，特别是在头四个月内，甲状腺激素缺乏对生长发育的影响最大，故治疗呆小症必须抓紧时机，在生后四个月内即应补充甲状腺激素，脑的功能还能恢复正常，过迟则难以奏效。

（三）对中枢神经系统的影响

甲状腺激素能提高中枢神经系统的兴奋性。如甲亢时，常有烦燥不安、易激动、多言、失眠以及注意力不集中等兴奋性增强表现。甲状腺功能低下时则相反，中枢神经系统兴奋性降低，出现记忆力衰退、说话和行动迟缓、淡漠无情甚至终日嗜睡。

（四）对心血管系统的影响

甲状腺激素对心血管系统的活动有明显的影响，使心率增快，心肌收缩力增强。

三、甲状腺功能的调节

甲状腺功能主要受下丘脑-腺垂体-甲状腺轴的调节。此外，甲状腺还可进行一定程度的自身调节。

（一）下丘脑-腺垂体对甲状腺的调节

腺垂体分泌的促甲状腺激素（TSH）是调节甲状腺功能的主要激素。TSH呈脉冲式释放，每2～4h出现一次波动，在脉冲式释放的基础上，还有日周期变化，血中TSH浓度清晨高、午后低。TSH的作用是促进甲状腺激素的合成与释放。给予TSH最早出现的效应是甲状腺球蛋白水解与T_4、T_3的释放。给TSH数分钟内，甲状腺腺泡上皮细胞靠吞饮把胶质小滴吞入细胞内，加速T_4、T_3的释放，随后增强碘的摄取和甲状腺激素的合成。TSH还促进葡萄糖氧化，尤其经己糖氧化旁路，可提供过氧化酶作用所需的还原型辅酶Ⅱ。TSH的长期效应是刺激甲状腺腺细胞增生，腺体增大，这是由于TSH刺激腺泡上皮细胞核酸与蛋白质合成增强的结果。切除垂体之后，血中TSH迅速消失，甲状腺也发生萎缩，甲状腺激素分泌明显减少。

在甲状腺腺泡细胞膜上有 TSH 受体，TSH 与其受体结合后，通过 G 蛋白激活腺苷酸环化酶，使 cAMP 生成增多，进而增强甲状腺对碘的摄取，刺激过氧化酶活性，促进甲状腺激素合成。TSH 还可通过磷酸肌醇系统和 Ca^{2+} 促进甲状腺激素的合成与释放。有些甲状腺功能亢进患者，血中可出现一些免疫球蛋白物质，其中之一是人类刺激甲状腺免疫球蛋白，它可与 TSH 竞争甲状腺腺泡细胞膜上的受体而刺激甲状腺分泌，这可能是甲状腺功能亢进的原因之一。

腺垂体 TSH 分泌受下丘脑 TRH 的调控。下丘脑 TRH 神经元接受神经系统其他部位传来的信息，把环境因素与 TRH 神经元活动联系起来，然后 TRH 神经元通过释放 TRH 调控腺垂体 TSH 的释放。如寒冷刺激的信息到达中枢神经系统，在传入下丘脑体温调节中枢的同时，还与其附近的 TRH 神经元发生联系，促进 TRH 释放增加，进而使腺垂体分泌 TSH。在这一过程中，去甲肾上腺素起重要的递质作用，它能增强 TRH 的释放。另外，当机体受到应激刺激时，下丘脑可释放较多的生长抑素，抑制 TRH 的合成与释放，进而使腺垂体分泌 TSH 减少。

（二）甲状腺激素的反馈调节

血液中游离的 T_4、T_3 浓度的升降，对腺垂体 TSH 的分泌起着经常性反馈调节作用。当血液中 T_4、T_3 浓度增高时，可抑制 TSH 分泌，该抑制作用与甲状腺激素刺激腺垂体促甲状腺激素细胞产生抑制性蛋白有关。关于甲状腺激素对下丘脑是否有反馈调节作用，目前尚不清楚。

有些激素也可影响腺垂体分泌 TSH，如雌激素可增强腺垂体对 TRH 的反应，从而使 TSH 分泌增加，而生长素和糖皮质激素对 TSH 的分泌有抑制作用。

（三）自身调节

甲状腺具有适应碘供应的变化而调节自身对碘的摄取与合成甲状腺激素的能力。在缺乏 TSH 或血液 TSH 浓度不变的情况下，这种调节仍能发生，称为甲状腺的自身调节。血碘浓度增加时，最初甲状腺激素的合成有所增加，但碘量超过一定限度后，甲状腺激素的合成在维持一段高水平后即明显下降。当血碘浓度超过 1mmol/L 时，甲状腺摄碘能力开始下降，若血碘浓度达到 10mmol/L 时，甲状腺聚碘作用完全消失。这种过量的碘所产生的抗甲状腺聚碘作用，称为 Wolff–Chaikoff 效应。如果在持续加大碘量的情况下，则抑制摄碘作用就会消失，激素的合成再次增加，出现对高碘的适应。相反，当血碘含量不足时，甲状腺对碘的转运作用增强，并加强甲状腺激素的合成。

（四）自主神经对甲状腺活动的影响

实验表明，肾上腺素能纤维兴奋可促进甲状腺激素的合成与释放，而胆碱能纤维兴奋则抑制甲状腺激素的分泌。

四、甲状腺的功能障碍

（一）毒性甲状腺肿

毒性甲状腺肿是具有甲状腺毒症的甲状腺肿。甲状腺毒症是由于血中甲状腺素过多作用于全身组织所引起的综合征，其原因：①90％为甲状腺功能亢进，即甲状腺素的合成及分泌增多，如毒性甲状腺肿、毒性腺瘤、毒性结节性甲状腺肿；②甲状腺素释放增多，如某些类型的甲状腺炎；③极少数情况见于垂体促甲状腺细胞腺瘤或下丘脑促甲状腺释放激素的增多，引起继发性甲状腺功能亢进。

毒性甲状腺肿患者年龄常在 30～40 岁，女性发病比男性高 4 倍或更高。临床主要表现为甲状腺肿大，甲状腺功能亢进引起的代谢增高、心悸、多汗、多食、消瘦等症状，约有 1/3 伴有眼球突出，故又称为突眼性甲状腺肿。

1.病因和发病机制 病因虽不太清楚，但已有以下证据说明本病为自身免疫性疾病：①与桥本甲状腺炎有许多相似之处，如血中球蛋白增高，并有多种抗甲状腺抗体；常与其他自身免疫性疾病如重症肌无力、血小板减少性紫癜、溶血性贫血等合并发生；②在诸多的抗各种甲状腺成分的抗体中，最重要的是能与 TSH 受体结合的自身抗体。因为具有类似 TSH 的作用，其中可分两种，一种是能促进甲状腺激素分泌的甲状腺刺激免疫球蛋白（TSI），另一种是促进滤泡上皮生长的甲状腺生长刺激免疫球蛋白（TGI）；③本病有家族性素质，在西方已证明在患者及其亲属中 HLA-DR3 分布频率高，提示有遗传基因素质。有人推测 HLA-DR3 人群中抑制性 T 细胞功能是有基因缺陷的，因而辅助性 T 细胞增强，使自身免疫抗体生成增多。

2.病理变化 肉眼观，甲状腺对称性弥漫肿大，一般为正常的 2~4 倍，质较软，切面灰红，胶质含量少。镜下，以滤泡增生为主要特征，滤泡大小不等，以小型滤泡为主。小型滤泡上皮呈立方形，大型滤泡上皮多为高柱状，常向腔内形成乳头状突起。滤泡腔内胶质少而稀薄，胶质的周边部即靠近上皮处出现大小不等的空泡，有的滤泡内甚至不见胶质。间质中血管丰富，显著充血，有多量淋巴细胞浸润并有淋巴滤泡形成。经碘治疗的病例，由于碘能阻断含甲状腺素胶质的分解和促进胶质的储存，故胶质增多变浓，上皮增生受抑制，间质充血减轻，淋巴细胞也减少。与此相反，经硫脲嘧啶等阻断甲状腺素合成的药物治疗者，由于血中 TSH 代偿性增加，故滤泡增生更明显，上皮呈高柱状，胶质更稀少甚至消失。

除甲状腺病变外，全身淋巴组织增生，胸腺肥大和脾肿大；心脏肥大、扩大，心肌可有灶状坏死及纤维化；肝细胞脂肪变性，甚至可有坏死和纤维增生。部分病例有眼球突出，其原因是眼球外肌水肿及淋巴细胞浸润；球后脂肪纤维组织增生，淋巴细胞浸润及大量氨基多糖积聚而形成的黏液水肿，目前认为系自身免疫反应所引起。

（二）甲状腺功能低下

甲状腺功能低下是甲状腺素分泌缺乏或不足而出现的综合征，其病因包括：①甲状腺实质性病变，如甲状腺炎，外科手术或放射性同位素治疗造成的腺组织破坏过多，发育异常等；②甲状腺素合成障碍，如长期缺碘、长期抗甲状腺药物治疗、先天性甲状腺素合成障碍、可能由于一种自身抗体（TSH 受体阻断抗体）引起的特发性甲状腺功能低下等；③垂体或下丘脑病变。根据发病年龄不同可分为克汀病及黏液水肿。

1.克汀病 又称呆小症，是新生儿或幼儿时期甲状腺功能低下的表现，多见于地方性甲状腺肿病区。主要原因是缺碘，在胎儿时期，母亲通过胎盘提供的甲状腺素不足，而胎儿甲状腺及出生之后本身也不能合成足够的激素。散发病例多由于先天性甲状腺素合成障碍。

主要表现为大脑发育不全，智力低下，因为甲状腺素对胎儿及新生儿的脑发育特别重要。此外尚有骨形成及成熟障碍，表现为骨化中心出现延迟，骨骺化骨也延迟，致四肢短小，形成侏儒。头颅较大，鼻根宽且扁平，呈马鞍状，眼窝宽，加上表情痴呆，呈特有的愚钝颜貌。应该指出，在出生后数月内不易察觉智力低下及骨骼发育障碍，而这时又正是脑发育的关键时期，到症状出现再给甲状腺素治疗已无济于事，因此出生后应及早查血，如果 T_4、T_3 降低及 TSH 增高，可确定为甲状腺功能低下。

2.黏液水肿 是少年及成年人甲状腺功能低下的表现，患者基础代谢显著低下并由此带来各器官功能降低，组织间隙中有大量氨基多糖（透明质酸、硫酸软骨素）沉积而引起黏液水肿，可能是由于该物质分解减慢所致。患者开始表现为怕冷、嗜睡，女性患者有月经不规则，以后动作、说话及思维均减慢，出现黏液水肿。皮肤发凉、粗糙，手足背部及颜面尤其是眼睑苍白浮肿。氨基多糖沉着在声带导致声音嘶哑，沉着在心肌可引起心室扩张，沉着在肠管引起肠蠕动减慢及便秘等。

（三）甲状腺炎

甲状腺炎可分为急性、亚急性、慢性三种。急性甲状腺炎为细菌感染引起的急性间质炎或化脓性炎，由于甲状腺对细菌感染抵抗力强，故很少见。亚急性及慢性甲状腺炎是独立的具有特征性病变的疾病。

1.亚急性甲状腺炎

亚急性甲状腺炎又称肉芽肿性或巨细胞性甲状腺炎，一般认为病因是病毒感染，具有发热等病毒感染症状，曾分离出腮腺炎、麻疹、流感病毒，甲状腺出现疼痛性结节，病程为6周到半年，然后自愈。本病女性多于男性，多在30岁左右发病。

肉眼观，甲状腺呈不均匀轻度肿大，质硬，常与周围粘连，切面可见灰白色坏死或纤维化病灶。镜下可见分布不规则的滤泡坏死破裂病灶，其周围有急性、亚急性炎症，以后形成类似结核结节的肉芽肿。肉芽肿中心为不规则的胶质碎块伴有异物巨细胞反应，周围有巨噬细胞及淋巴细胞。以后肉芽肿纤维化，残留少量淋巴细胞浸润。本病初期，由于滤泡破坏甲状腺素释放增多，可出现甲状腺毒症；晚期如果甲状腺有严重的破坏乃至纤维化，可出现甲状腺功能低下。

2.慢性甲状腺炎

（1）慢性淋巴细胞性甲状腺炎 亦称桥本甲状腺炎，为自身免疫病。患者甲状腺肿大，功能减退。甲状腺结构为大量淋巴细胞、巨噬细胞所取代，滤泡萎缩，结缔组织增生。本病基本缺陷是抗原特异性T抑制细胞减少，致细胞毒性T细胞得以攻击破坏滤泡细胞，且TH细胞参与B细胞形成自身抗体，引起自身免疫反应。

（2）纤维性甲状腺炎 又称Riedel甲状腺肿，甚少见，主要发生在中年妇女，病因不明。病变多从一侧开始，甲状腺甚硬，表面略呈结节状，与周围明显粘连，切面灰白。镜下，甲状腺滤泡明显萎缩，纤维组织明显增生和玻璃样变，有少量淋巴细胞浸润。临床常有甲状腺功能低下。

第四节 甲状旁腺激素和其他调节钙、磷代谢的激素

一、甲状旁腺激素

（一）甲状旁腺激素的作用

甲状旁腺激素（parathyroid hormore，PTH）的主要作用是调节钙磷代谢，能使血钙升高，血磷降低。如将动物甲状旁腺摘除，血钙水平便逐渐下降，直至死亡，而血磷水平则往往呈相反变化。其主要作用途径是：①PTH促进远曲小管和集合管对钙的重吸收，使尿钙减少，血钙升高；并抑制近球小管对磷酸盐的重吸收，促使磷酸盐随尿排出；②PTH能动员骨钙入血，使血钙升高。包括快速效应和延缓效应两个时相。快速效应在PTH作用后数分钟发生，将骨中钙转运至血液中。延缓效应在PTH作用后12~14h出现，通常在几天或几周后达高峰，通过刺激破骨细胞，使其活动增强而实现；③激活肾1α-羟化酶，促进25-OH-D_3转变为$1,25$-$(OH)_2$-D_3，影响小肠对钙和磷的吸收。

（二）甲状旁腺激素分泌的调节

甲状旁腺激素分泌主要受血钙浓度的调节。血钙浓度升高，可抑制甲状旁腺分泌甲状旁腺激素，甲状旁腺体积缩小。相反，血钙浓度降低时，可使甲状旁腺分泌PTH的速度加快，长时间的低血钙可使腺体增生。血磷浓度也影响甲状旁腺功能，高血磷可通过降低血钙而刺激PTH分泌。血镁浓度降至较低时，可使PTH分泌减少。儿茶酚胺可促进PTH分泌。PGE_2促进PTH分泌，PGF_{2a}则使PTH分泌减少。

二、1,25-二羟维生素D₃

维生素D₃（VD₃）又叫胆钙化醇，是维生素D家族中最重要的维生素。主要由皮肤中的7-脱氢胆固醇经日光中紫外线照射转化而来，也可由动物性食物中获得，但此时的维生素D₃并无生物活性，它首先需在肝脏中羟化成25-OH-D₃，然后在肾脏中进一步羟化转变成1,25-（OH）₂-D₃才具备生物活性。1,25-（OH）₂-D₃的主要生理作用是促进小肠上皮细胞对钙和磷的吸收。实现这一效应可能通过三个途径：①促进钙结合蛋白的生成，进而促进肠上皮细胞吸收钙；②促进小肠上皮细胞刷状缘上钙激活的ATP酶的生成；③促进小肠上皮细胞内碱性磷酸酶的生成。

1,25-（OH）₂-D₃除了促进钙和磷的吸收而增加钙和磷的来源外，还能直接促进骨骼钙化作用，使血中溶解的钙和磷沉积到骨骼。但大量的维生素D₃又可动员骨钙进入血液。在缺乏维生素D₃的情况下，PTH对骨的作用明显减弱，甚至消失。1,25-（OH）₂-D₃促进肾小管对钙和磷的重吸收，使尿钙、磷减少。小儿维生素D₃缺乏时，主要引起骨骼钙化障碍，称为佝偻病，其特征是成骨作用障碍；成人严重缺乏维生素D₃时也可引起骨质软化症。

三、降钙素

在滤泡之间和滤泡上皮细胞之间有滤泡旁细胞，又称C细胞，分泌降钙素（CT）。降钙素最明显的生理作用就是降低血钙浓度。

（一）降钙素的生理作用

1.对骨的作用　降钙素主要是通过影响骨的代谢而降低血钙。降钙素抑制破骨过程，加速成骨过程，于是溶骨过程减弱，使骨组织释入血液与细胞外液中的钙盐减少，导致血钙降低。降钙素的作用与甲状旁腺激素的作用是相互拮抗的，这一效应对儿童骨骼生长发育具有一定意义。

2.对肾脏的作用　降钙素对肾脏有直接作用，它抑制肾小管对钙、磷、钠、钾、镁、氯等离子的重吸收，使这些离子从尿中排出增多。

（二）降钙素分泌的调节

调节降钙素分泌的主要生理性因素是血钙浓度。当血钙浓度升高时，CT的分泌随之增加。此外，一些胃肠激素，如促胰液素和促胃液素以及胰高血糖素等能促进降钙素的分泌。

第五节　肾上腺

肾上腺位于肾的上方，右侧肾上腺呈扁平三角形，左侧呈半月形。成人的每侧肾上腺重4～5g。肾上腺表面包以结缔组织被膜，少量结缔组织伴随血管和神经伸入腺实质内。肾上腺实质由周边的皮质和中央的髓质两部分构成，两者在发生、结构和功能上均不相同，皮质来自中胚层，髓质来自外胚层。

一、肾上腺皮质

（一）肾上腺皮质激素

肾上腺皮质起源于中胚层，与性腺来源相似。其结构由外向内分别为球状带、束状带和网状带。它们分泌的激素为胆固醇衍生物。球状带分泌盐皮质激素，人类主要有醛固酮和脱氧皮质酮；束状带分泌糖皮质激素，有皮质醇、皮质酮和皮质素，人类以皮质醇为主；网状带分泌少量性激素，主要是雄激素，也分泌少量的雌二醇。

（二）肾上腺皮质激素的作用

1.糖皮质激素的生理作用

（1）调节物质代谢：糖皮质激素是维持机体正常糖代谢的激素，有升高血糖的作用。糖皮质激素通过促进肝脏摄取血液中的氨基酸，同时增强肝脏内与糖异生有关酶的活性，使糖异生过程大大加强。此外，糖皮质激素又能抑制组织对糖的利用并与胰岛素相拮抗，结果使血糖升高；糖皮质激素能促进肝以外组织，特别是肌肉组织、淋巴组织的蛋白质分解，以及骨骼和皮肤的蛋白质分解，加速氨基酸转移至肝脏以供糖异生之用，同时肝外组织对氨基酸的摄取和蛋白质合成也受到抑制；糖皮质激素对不同部位脂肪的作用不同，可使四肢脂肪组织分解，四肢的脂肪量减少；而腹、面、两肩及背部脂肪合成反而增加。

（2）对水盐代谢的影响：皮质醇有较弱的保钠排钾作用，即对远曲小管和集合管重吸收 Na^+ 和排出 K^+ 有轻微的促进作用。另外，皮质醇还能降低肾小球入球血管阻力，增加肾小球血浆流量而使肾小球滤过率增加，有利于水的排出。

（3）对血细胞的影响：糖皮质激素可使红细胞、血小板和中性粒细胞在血液中数量增加，而使淋巴细胞和嗜酸性粒细胞减少。

（4）对心血管系统的影响：糖皮质激素对心血管系统并没有重要的直接作用，重要的是它的"允许作用"。糖皮质激素可以间接地提高血管平滑肌对儿茶酚胺的敏感性，加强了儿茶酚胺的作用，保证血管正常的紧张性。

（5）其他作用：糖皮质激素能提高胃腺细胞对迷走神经和胃泌素的反应性，增强胃酸和胃蛋白酶原的分泌，并能抑制蛋白质合成和结缔组织的增生，使黏液分泌量和胃黏膜上皮细胞转换率降低，从而使胃黏膜的保护和修复减弱。

（6）在应激反应中的作用：各种有害的刺激（如缺氧、感染、创伤、中毒、疼痛、饥饿、寒冷、精神紧张、手术、电休克等）常引起机体发生同一样式的非特异性的全身反应，此称为应激反应。这时，血中 ACTH 浓度立即增加，糖皮质激素也相应增加，以增强机体对有害刺激的耐受力。

2.盐皮质激素的生理作用

（1）对水盐代谢的影响：醛固酮的主要作用是调节水盐代谢。它能促进肾远曲小管、集合管重吸收 Na^+，随着 Na^+ 的重吸收，大量 Na^+ 进入细胞外液，水也就此被潴留。通过 Na^+–K^+ 交换和 Na^+–H^+ 交换而增加 K^+ 和 H^+ 的排出。因此，醛固酮具有保 Na^+ 保水、排 K^+ 排 H^+ 的作用，调节细胞外液量和酸碱平衡。

（2）增强血管对儿茶酚胺的敏感性：盐皮质激素与糖皮质激素一样能增强血管对儿茶酚胺的敏感性，其作用比糖皮质激素更强。

（三）肾上腺皮质激素分泌的调节

1.糖皮质激素分泌的调节　分泌糖皮质激素的肾上腺皮质束状带（以及网状带）处于腺垂体分泌的促肾上腺皮质激素（ACTH）的经常性控制下，无论是糖皮质激素的基础分泌，还是应激状态下的分泌，都受 ACTH 控制。ACTH 能刺激束状带与网状带的发育和生长，也能刺激糖皮质激素的合成和分泌。在下丘脑视交叉上核可能存在着控制 ACTH 分泌的生物钟，使 ACTH 分泌呈周期性波动。入睡后 ACTH 分泌逐渐减少，午夜最低，随后逐渐增多，到觉醒起床前进入高峰，白天维持在较低水平，入睡时又减少。由于 ACTH 呈日周期性波动，因此，糖皮质激素的分泌也发生相应的波动。

ACTH 调节糖皮质激素的分泌，而 ACTH 又受下丘脑促肾上腺皮质激素释放激素（CRH）的控制。CRH 经垂体门脉系统到达腺垂体，促使腺垂体分泌 ACTH。同时 ACTH 的分泌又受血中糖皮质激素对腺垂体的负反馈调节。当血中糖皮质激素浓度增加时，糖皮质激素与腺垂体内特异性受体结合，使分泌 ACTH 的细胞对 CRH 的反应性减弱，ACTH 分泌量减少，继之糖皮质激素也分泌减少。这种负反馈对调节和维持血液中糖皮质激素的相对稳定有重要意义。目前还认为糖皮质激素不仅对腺垂体有负反馈作用，还反馈性抑制下丘脑 CRH 分泌，并且腺垂体分泌的 ACTH 对 CRH 分泌也有抑制作用。总之，下丘脑-腺垂体-肾上腺皮质轴是一个效率很高的功能轴。该功能轴还可以进行"开环调节"，即上述反馈调节在"应激性刺激"特强时将暂时失效，即血中糖皮质激素浓度本应产生负反馈，而此时 ACTH 与糖皮质激素继续分泌，这可能与中枢神经系统的活动有关。

2. 盐皮质激素分泌的调节　肾素-血管紧张素系统是调节醛固酮分泌的主要途径，血管紧张素能促进肾上腺皮质球状带合成与分泌醛固酮。另外，血钾、血钠可以直接作用于球状带改变醛固酮分泌水平。当血钾浓度增高、血钠浓度降低时，醛固酮分泌增加；当血钾浓度降低，血钠浓度增高时则相反。

（四）肾上腺皮质功能亢进

肾上腺皮质分泌糖皮质激素（在人类主要是皮质醇）、盐皮质激素及雄激素。肾上腺皮质功能亢进根据何种激素分泌过多可分为不同的综合征，以下两种较多见。

1.Cushing 综合征　Cushing 综合征时，糖皮质激素长期分泌过多，促进蛋白异化，继发脂肪沉着。表现为满月脸、向心性肥胖、皮肤变薄并出现紫纹、多毛、痤疮、高血压、糖耐量降低、月经失调及性功能减退、骨质疏松、肌肉无力等。其病因有以下几种：①垂体性 Cushing 综合征：主要由垂体 ACTH 细胞腺瘤所引起，少数由于下丘脑异常分泌过多的促皮质释放因子（CRF）所致。血清中 ACTH 增高，双侧肾上腺呈弥漫性中度肥大，重量可达 20g（正常 8g 左右），切面皮质厚度可超过 2mm，呈脑回状。镜下主要是网状带及束状带细胞增生；②异位分泌 ACTH 或 CRF 肿瘤：肾上腺变化与上述同；③肾上腺皮质结节性增生：其原因不明，有的呈家族性。双侧肾上腺明显肥大，重量可超过 50g，在弥漫增生的基础上又有许多增生的结节，大小不等，直径从数毫米至 2.5cm。镜下，弥漫增生者主要为网状带及束状带细胞，而结节内多为束状带细胞，常见多量脂褐素，致结节呈棕褐色。患者血清 ACTH 水平下降；④功能性肾上腺肿瘤：除肿瘤变化外，血清中 ACTH 减少，致使肾上腺非肿瘤部分萎缩；⑤长期使用糖皮质激素类药物：例如地塞米松，由于反馈抑制垂体前叶释放 ACTH，故血清中 ACTH 等减少，双侧肾上腺皮质萎缩。

2.醛固酮增多症　原发性醛固酮增多症是肾上腺皮质增生的细胞分泌过多的醛固酮所致，引起高钠血症、低钾血症及高血压。本症血清中肾素降低，这是由于钠潴留使血容量增多，抑制了肾素的释放。本病 80% 是由于功能性肾上腺肿瘤引起，其余为原因不明的两侧肾上腺皮质增生等，这种增生常呈弥漫性，有时也呈结节状，镜下主要为球状带细胞增生，有时也混杂些束状带细胞。

继发性醛固酮增多症是由于各种疾病造成肾素分泌增多所致，肾素可使血浆中的血管紧张素原转变为血管紧张素，后者刺激球状带细胞使醛固酮的分泌增多。

二、肾上腺髓质

（一）肾上腺髓质激素

肾上腺髓质嗜铬细胞分泌肾上腺素（E）和去甲肾上腺素（NE），属于儿茶酚胺类。

（二）肾上腺髓质激素的作用

1.对心血管的作用　肾上腺素与去甲肾上腺素都有强心和使血压升高的作用，但它们作用的侧重面是不相同的。肾上腺素主要作用于心脏，使心跳加快，收缩力增强，心输出量增加，从而使血压升高。去甲肾上腺素在整体内，通过减压反射反而使心率减慢，但因有强烈收缩血管的作用，使外周阻力增大，也使血压升高。

2.对内脏平滑肌的作用　肾上腺素和去甲肾上腺素能使胃肠、胆囊、支气管、膀胱的平滑肌舒张，使胃肠道括约肌和膀胱括约肌、瞳孔散大肌、竖毛肌收缩。这种作用肾上腺素较强，故支气管哮喘时，可用肾上腺素解除支气管平滑肌的痉挛。

3.对代谢的作用　肾上腺素和去甲肾上腺素可促进肝糖原分解成葡萄糖，使血糖升高（肾上腺素此种作用比去甲肾上腺素强 8 倍）。还能增强肠道对葡萄糖的吸收，抑制胰岛素分泌，间接使血糖升高。两种激素都能激活脂肪酶，加速脂肪的分解，从而使血浆中脂肪酸增加。两种激素均能增加组织耗氧量，使机体产热增加。

4.在应激反应中的作用　在安静情况下，髓质激素分泌量很少，但是当机体遭遇到特殊紧急情况，如恐惧、焦虑、剧痛、失血、缺氧窒息、暴冷暴热和剧烈运动等时，交感-肾上腺髓质系统立即被调动起来，髓质激素分泌量可超出基础分泌量 100 倍。作用于中枢神经系统，提高其兴奋性，使机体处于清醒和警觉状态；扩大瞳孔；呼吸加强加快、肺通气量增加；心跳加快、心缩力加强，心输出量增加，血压升高，血液循环加快；内脏血管收缩，骨骼肌血管舒张，同时血流量增多，全身血液重新分配，以利于应激时重要的器官得到更多血液供应；肝糖原分解增加，血糖升高，脂肪分解加强，这些代谢变化均有助于机体获得充足能量。以上变化是在紧急情况下，通过交感-肾上腺髓质系统发生的适应性反应，称为应激反应。

（三）肾上腺髓质激素分泌的调节

1.交感神经　交感神经节前纤维穿过皮质到达髓质，直接和嗜铬细胞形成突触。当交感神经兴奋时，肾上腺髓质中的肾上腺素和去甲肾上腺素合成加快，并加速释放。

2.反馈抑制　去甲肾上腺素和多巴胺的量增多时，可对儿茶酚胺合成的限速酶即酪氨酸羟化酶产生负反馈作用。同样，肾上腺素也能抑制苯乙醇胺氮位甲基移位酶生成。

3.ACTH 和糖皮质激素　糖皮质激素可通过肾上腺内特殊门脉系统由皮质进入髓质，诱导苯乙醇胺氮位甲基移位酶（PNMT）生成，增强 PNMT 活性，促进去甲肾上腺素转变为肾上腺素。ACTH 伴随糖皮质激素进入门脉血管，通过 cAMP 生成，直接加强酪氨酸羟化酶的活性，也可通过糖皮质激素加强 PNMT 活性，从而影响儿茶酚胺合成。

第六节　胰 岛

胰岛是散在胰腺腺泡之间的细胞团。人体胰腺中有数十万到一百多万个胰岛，仅占胰腺总体积的 1%~2%。胰岛细胞按其形态和染色特点主要可分为五种。其中最重要的有 A 和 B 细胞。A 细胞约占胰岛细胞总数的 25%，分泌胰高血糖素；B 细胞约占胰岛细胞总数的 60%，分泌胰岛素。D 细胞数量较少，分泌生长抑素。另外还有 PP 细胞及 D1 细胞，它们的数量均很少，PP 细胞分泌胰多肽。每个胰岛周围都有丰富的毛细血管，交感神经、副交感神经和肽能神经末梢都直接终止于胰岛细胞。

一、胰岛素

（一）胰岛素的作用

1.对糖代谢的调节　胰岛素最明显的作用是降低血糖。胰岛素能促进组织细胞对葡萄糖的摄取和利用，加速葡萄糖合成为糖原，贮存于肝脏和肌肉中。抑制糖的异生，即抑制氨基酸、甘油转化为糖，使血糖的来源减少，血糖降低。

2.对脂肪代谢的调节　胰岛素能促进脂肪合成和贮存，抑制脂肪分解。主要是促进肝脏合成脂肪酸，然后转运到脂肪细胞内贮存起来。胰岛素还促进葡萄糖进入脂肪细胞，除用于合成脂肪酸外，更重要的是使其转化成α-磷酸甘油，并与脂肪酸合成三酰甘油贮存于细胞之中。同时，胰岛素还抑制对激素敏感的脂肪酶的活性，转而抑制脂肪分解。

3.对蛋白质代谢的调节　胰岛素能促进蛋白质的合成和贮存，从而有利于机体生长。它促进蛋白质合成作用是多方面的。胰岛素可促进氨基酸进入细胞；还可直接作用于核糖体，加速翻译过程，使转录和复制过程加速，增加 DNA 和 RNA 的生成；并能抑制肝脏的糖异生，使血中用于糖异生的氨基酸用于合成蛋白质。此外，胰岛素还抑制蛋白质分解。

（二）胰岛素分泌的调节

1.血糖的作用　胰岛素的分泌主要受血糖浓度的调节。当血糖浓度升高时，胰岛素分泌增加，使血糖下降。反之，血糖浓度降低时，胰岛素分泌也相应减少。

2.氨基酸和脂肪酸的作用　血中氨基酸、脂肪酸和酮体大量增加时，也可刺激胰岛素分泌，尤其是精氨酸和赖氨酸作用最强。倘若血糖升高，同时伴有氨基酸、脂肪酸或酮体存在，则胰岛素分泌明显增加。

3.激素的作用　许多激素对胰岛素分泌都有影响。刺激胰岛素分泌的激素有胃肠激素（如胃泌素、促胰液素、胆囊收缩素、抑胃肽等）、胰高血糖素，其中抑胃肽的作用最为明显。生长素、糖皮质激素、甲状腺激素等可通过升高血糖而间接刺激胰岛素分泌，相反，肾上腺素、去甲肾上腺素则抑制胰岛素分泌。

4.神经调节　支配胰岛的迷走神经末梢释放乙酰胆碱，通过作用于 B 细胞上的 M 受体直接引起胰岛素的分泌，迷走神经还可通过刺激胃肠激素释放，间接促进胰岛素的分泌。交感神经兴奋时，末梢释放去甲肾上腺素通过α受体抑制胰岛素的分泌。

二、胰高血糖素

（一）胰高血糖素的生理作用

1.对糖代谢的调节作用　胰高血糖素的主要生理作用是升高血糖。胰高血糖素能激活肝细胞磷酸化酶，加速糖原分解；又能促进氨基酸加速进入肝细胞，在肝内转变为糖，从而使血糖升高。胰高血糖素还能激活脂肪酶，促使脂肪分解，生成脂肪酸释放入血，同时又可加强脂肪酸氧化生成酮体，故胰高血糖素可使血液中脂肪酸和酮体增加。

2.其他作用　胰高血糖素可促进胰岛素的分泌。大剂量应用外源性胰高血糖素可增强心肌收缩力，使心输出量增加。

（二）胰高血糖素分泌的调节

影响胰高血糖素分泌的因素很多，血糖浓度是最重要的因素。血糖升高时，胰高血糖素分泌减少；血糖降低时，胰高血糖素分泌增加。氨基酸的作用与葡萄糖相反，血中含量增多时能促进胰高血糖素的分泌，这对于防止低血糖具有重要意义。胰岛素可通过降低血糖间接刺激胰高血糖素的分泌，但是，由 B 细胞分泌的胰岛素和 D 细胞分泌的生长抑素也可直接作用于邻近的 A 细胞，抑制胰高血糖素的分泌。胰高血糖素的分泌还受自主神经的调节，迷走神经通过 M 受体抑制其分泌，而交感神经则通过β受体促进其分泌。

三、糖尿病

糖尿病是由于胰岛素缺乏和/或胰岛素的生物效应降低而引起的代谢障碍，为以持续的血糖升高和出现糖尿为主征的常见病，发病率为 1% ~ 2%。

（一）病因和发病机制

糖尿病依病因可分为原发性及继发性两类。继发性糖尿病是由于炎症、肿瘤、手术等已知疾病造成胰岛广泛破坏，或由于其他内分泌的异常影响胰岛素的分泌所导致的糖尿病。日常所称糖尿病乃指原发性糖尿病，按其病因、发病机制、病变、临床表现及预后的不同可分为以下两种。

1.胰岛素依赖型糖尿病（IDDM）　又称 1 型糖尿病，占糖尿病的 10% ~ 20%，患者多为青少年，发病时年龄小于 20 岁，胰岛 B 细胞明显减少，血中胰岛素明显降低，易合并酮血症甚至昏迷，治疗依赖胰岛素。目前认为其发病是在遗传易感性素质的基础上，胰岛感染了病毒（如腮腺炎病毒、风疹病毒及柯萨奇 B4 病毒等）或受毒性化学物质（如吡甲硝苯脲等）的影响，使胰岛 B 细胞损伤，释放出致敏蛋白，引起自身免疫反应（包括细胞免疫及体液免疫），导致胰岛的自身免疫性炎症，进一步引起胰岛 B 细胞严重破坏。

遗传易感性素质的主要根据是：一卵双生的一方得病，50% 的另一方也得病；与 HLA 类型有明显关系，在中国此型患者中 DR3 及 DR4 的分布频率明显增加，有人统计 HLA–DR3 或 DR4 的人群患此病的危险性比其他人高 5 ~ 7 倍。这些人存在免疫缺陷，一方面对病毒的抵抗力降低，另一方面抑制性 T 细胞的功能低下，易发生自身免疫反应。

自身免疫反应的主要根据是：患者早期胰岛中有大量淋巴细胞浸润（胰岛炎），其中包括 CD4$^+$T 细胞，与 1 型糖尿病动物模型所见一致，从 1 型糖尿病动物中提取的 CD4$^+$T 细胞转移给正常动物可引发该病；90% 患者发病后一年内血中可查出抗胰岛细胞抗体；10% 的患者同时患有其他自身免疫性疾病。

2.非胰岛素依赖型糖尿病（NIDDM）　又称 2 型糖尿病，发病年龄多在 40 岁以上，没有胰岛炎症，胰岛数目正常或轻度减少。血中胰岛素开始不降，甚至增高，无抗胰岛细胞抗体，无其他自身免疫反应的表现。本型虽然也有家族性，一卵双生同时发病者达 90% 以上，但未发现与 HLA 基因有直接联系。其发病机制不如 1 型糖尿病清楚，一般认为是与肥胖有关的胰岛素相对不足及组织对胰岛素不敏感（胰岛素抵抗）所致。

肥胖是本型发生的重要因素，患者 85% 以上明显肥胖，只要减少进食，降低体重，血糖就可下降，疾病就可得到控制。引起发病有两个重要环节：①胰岛素相对不足及分泌异常。长期高热量饮食刺激胰岛 B 细胞，引起高胰岛素血症，但与同样肥胖的非糖尿病患者相比，血中胰岛素水平较低，因此胰岛素相对不足。此外对葡萄糖等刺激，胰岛素早期呈现延缓反应，说明胰岛 B 细胞本身也有缺陷。长期过度负荷可使胰岛 B 细胞衰竭，因此本病晚期可有胰岛素分泌绝对缺乏，不过远比 1 型为轻；②组织胰岛素抵抗，脂肪细胞越大对胰岛素就越不敏感，脂肪细胞及肌细胞的胰岛素受体减少，故对胰岛素反应差，这是高胰岛素血症引起胰岛素受体负调节的表现；此外营养物质过剩的细胞还存在胰岛素受体后缺陷，使葡萄糖及氨基酸等不能通过细胞膜进入细胞内，事实上营养过剩的细胞（也包括肝细胞及肌细胞）已失去正常处理血液中营养物质的能力。

非肥胖型 2 型糖尿病患者对葡萄糖早期胰岛素反应比肥胖型患者更差，提示胰岛 B 细胞缺陷更严重，同时组织也呈胰岛素抵抗，其原因不明，可能与基因异常有关。

糖尿病患者在临床上不仅呈糖代谢障碍，也有脂肪及蛋白代谢障碍。胰岛素的不足（绝对或相对）及组织胰岛素抵抗使葡萄糖利用及糖原合成减少，导致高血糖。血糖超过肾阈值则出现尿糖及高渗性利尿（多尿）。这将引起水及电解质的丢失，进一步导致细胞内水减少，故患者出现口渴。由于营养物质得不到利用，患者食欲常增强，而体重却减轻（主要见于 1 型及严重的 2 型糖尿病）。

在胰岛素严重缺乏情况下（见于 1 型糖尿病），蛋白质及脂肪分解代谢增强而生成氨基酸及脂肪酸，氨基酸在肝内作为糖异生的原料被利用，而脂肪酸则在肝内氧化生成酮体（乙酰乙酸、β–羟丁酸及丙酮），出现酮血症及酮尿症，前者可导致糖尿病昏迷。部分患者胰岛 A 细胞分泌的高血糖素增高，能加速脂肪酸的氧化。

（二）病理变化

1.胰岛的病变　不同类型的糖尿病及其不同时期，病变差异甚大。1型糖尿病早期可见胰岛炎，胰岛内及其周围有大量淋巴细胞浸润，偶见嗜酸性粒细胞。胰岛细胞进行性破坏、消失，胰岛内A细胞相对增多，进而胰岛变小，数目也减少，有的胰岛纤维化；2型糖尿病用常规方法检查时，早期几无变化，以后可见胰岛B细胞有所减少。常见变化为胰岛淀粉样变，在B细胞周围及毛细血管间有淀粉样物质沉着，该物质可能是胰岛素B链的分解产物。

2.其他组织变化及并发症

（1）动脉病变：①动脉粥样硬化，比非糖尿病患者出现较早且较严重；②细动脉玻璃样变，表现为基底膜增厚，富于Ⅳ型胶原的物质沉着，由于通透性增高致蛋白质漏出增多，故动脉壁有蛋白质沉积，造成管腔狭窄，引起组织缺血。合并高血压者，此变化更明显。

（2）肾病变：①肾小球硬化，有两种类型：一种是弥漫性肾小球硬化，肾小球毛细血管基底膜弥漫增厚，血管系膜细胞增生及基质增多；另一种为结节性肾小球硬化，其特点是部分系膜轴有多量透明物质沉着，形成结节状，结节外周为毛细血管袢；②动脉硬化及小动脉硬化性肾硬化；③急性和慢性肾盂肾炎，易伴有肾乳头坏死，后者是由于在缺血的基础上对细菌感染更加敏感；④肾近曲小管远端上皮细胞有糖原沉积。

（3）糖尿病性视网膜病：可分两种，一种是背景性视网膜病，视网膜毛细血管基底膜增厚，小静脉扩张，常有小血管瘤形成，继而有水肿、出血；另一种是由于血管病变造成视网膜缺氧，刺激引起血管新生及纤维组织增生，称为增殖性视网膜病。视网膜病变易引起失明。除视网膜病变外，糖尿病易合并白内障。

（4）神经系统病变：周围神经包括运动神经、感觉神经和自主神经都可因血管变化引起缺血性损伤，出现各种症状，如肢体疼痛、麻木、感觉丧失、肌肉麻痹以致足下垂、腕下垂、胃肠及膀胱功能障碍等；脑细胞也可发生广泛变性。

（5）其他器官病变：肝细胞核内糖原沉积；由于高脂血症皮肤可出现黄色瘤结节或斑块。

（6）糖尿病性昏迷：其原因有酮血症酸中毒、高血糖引起脱水及高渗透压。

（7）感染：由于代谢障碍及血管病变使组织缺血，极易合并各种感染。

四、胰岛细胞瘤

胰岛细胞瘤由于其构成细胞不同，所分泌的激素和引起的症状也不同。有一部分肿瘤乃无功能性肿瘤，临床上不出现任何特殊症状。胰岛细胞瘤在HE染色片上不可能区分出细胞的种类，常需借助特殊染色、电镜及免疫组化技术来加以鉴别。

1.B细胞肿瘤　从胰岛B细胞发生的肿瘤有腺瘤和腺癌；其中一部分能分泌胰岛素，可称之为胰岛瘤，临床上可有低血糖症状。大约80%是单发性腺瘤，10%为多发性腺瘤，10%是癌。本瘤可见于各个年龄层，但以40～50岁为多见。肉眼观，一般以胰体及胰尾部为多见，有完整包膜，大小为0.5～10cm，切面色微黄。组织学上，瘤细胞似胰岛细胞，呈多角形或柱状，胞浆颗粒状，细胞排列成条索或巢状，有时可出现菊形团排列。周围绕以血窦。间质中常出现淀粉样物质或钙盐沉积。其恶性者称为胰岛细胞癌。但由于肿瘤细胞常可因变性而出现多形性和奇异形核，因而从镜下区分良恶性有时也颇困难，常需根据其浸润性生长和淋巴结、肝转移等才能做出判断。

2.Zollinger-Ellison综合征　本综合征以胰岛细胞瘤、大量胃酸分泌和溃疡病为主征。肿瘤常为多发性，60%是恶性，细胞大小不一，瘤细胞分泌胃泌素，故又称胃泌素瘤。在胰岛该瘤细胞来源不明。此瘤可见于胰腺任何部位，也可发生在十二指肠及胃幽门窦部。由于胃泌素的作用，胃酸分泌亢进，导致溃疡病形成。溃疡主要见于十二指肠及胃，但25%可出现在空肠。患者还常有水样腹泻及脂性腹泻。

第七节 其他内分泌腺

一、松果体及其激素

松果体是约 7mm×4mm 大小的扁锥形小体，位于丘脑后上方，以柄附于第三脑室顶的后部。松果体在儿童时期较发达，一般 7 岁后逐渐萎缩，成年后不断有钙盐沉着。

松果体的主要激素为褪黑素，属于吲哚类化合物，其分泌呈现明显的日周期变化。两栖类动物褪黑素对其有促使皮肤褪色的作用。对哺乳类已经失去这种作用，褪黑素的生理作用可能通过下丘脑或直接抑制垂体促性腺激素的分泌，抑制性腺活动，抑制性成熟，防止儿童早熟。

二、胸腺素

胸腺位于胸腔内上纵隔的前部，分左、右两叶，呈长扁条状，上端可达胸腔上口。出生后两年内胸腺生长很快，到两岁时重量可达 10~15g，青春期达最高峰，重量 25~40g。20 岁后，胸腺逐渐退化，到 45 岁后逐渐萎缩，被脂肪组织所代替。胸腺既是一个淋巴免疫器官，又兼有内分泌功能。它的网状上皮细胞分泌胸腺素，是多肽类激素，能促进淋巴细胞的生长与成熟。

三、前列腺素

前列腺素（PG）广泛存在于许多组织中，由花生四烯酸转化而成多种形式的前列腺素。它可能是作用于局部的一组激素。前列腺素的作用极为广泛复杂。按结构可分为 A、B、C、D、E、F、G、H、I 等类型。各类型的前列腺素对不同的细胞可产生完全不同的作用。例如 PGE 能扩张血管，增加器官血流量，降低外周阻力，并有排钠作用，从而使血压下降；而 PGF 作用比较复杂，可使兔、猫血压下降，却又使大鼠、狗的血压升高。PGE 使支气管平滑肌舒张，降低通气阻力；而 PGF 却使支气管平滑肌收缩。PGE 和 PGF 对胃液的分泌都有很强的抑制作用；但对胃肠平滑肌却增强其收缩。它们还能使妊娠子宫平滑肌收缩。此外，PG 与排卵、黄体生成和萎缩、卵子和精子的运输等生殖功能也有密切关系。

第十五章 神经系统

第一节 神经系统概述

一、神经系统的基本功能

神经系统是机体内起主导作用的系统。内、外环境的各种信息，由感受器接受后，通过周围神经传递到脑和脊髓的各级中枢进行整合，再经周围神经控制和调节机体各系统器官的活动，以维持机体与内、外界环境的相对平衡。

二、神经系统的划分

神经系统分中枢神经系统（脑与脊髓）和周围神经系统（神经和神经节）两大部分，两者是相互联系的整体。神经组织是由神经细胞和神经胶质细胞组成的，它们都是有突起的细胞。神经细胞是神经系统的结构和功能单位，亦称神经元。神经元数量庞大，整个神经系统约有 1011 个，它们具有接受刺激、传导冲动和整合信息的能力。神经元的突起以特化的连接结构——突触彼此连接，形成复杂的神经通路和网络，将化学信号或电信号从一个神经元传给另一个神经元，或传给其组织的细胞，使神经系统产生感觉和调节其他系统的活动，以适应内、外环境的瞬息变化。有些神经元还有内分泌功能。神经胶质细胞的数量比神经元更多，但不具有神经元的上述特性，它们的功能是对神经元起支持、保护、分隔、营养等作用，两者的关系十分密切。

神经元的胞体主要分布在中枢神经系统，如大脑皮质、小脑皮质、脑内众多的神经核团和脊髓灰质；也存在于周围神经系统的神经节内，如脑神经节、脊神经节、自主神经节。神经元的突起则组成中枢神经系统的神经通路和神经网络以及遍布外周的神经。分布到体表和骨骼肌的神经称躯体神经；分布到内脏、心血管和腺体的称内脏神经或自主神经；自主神经又分交感神经和副交感神经，分别与相应的自主神经节相连。

（一）神经元

神经元的形态多种多样，但都可分为胞体和突起两部分。胞体的大小差异很大，小的直径仅 5～6μm，大的可达 100μm 以上，突起的形态、数量和长短也很不相同。神经元突起又分树突和轴突两种。树突多呈树状分支，它可接受刺激并将冲动传向胞体；轴突呈细索状，末端常有分支，称轴突终末，轴突将冲动从胞体传向终末。通常一个神经元有一个至多个树突，但轴突只有一条。神经元的胞体越大，其轴突越长。

1.神经元的分类　神经元有几种分类法。根据突起的多少可将神经元分为三种：①多极神经元，有一个轴突和多个树突；②双极神经元，有两个突起，一个是树突，另一个是轴突；③假单极神经元，从胞体发出一个突起，距胞体不远又呈 "T" 形分为两支，一支分布到外周的其他组织的器官，称周围突；另一支进入中枢神经系统，称中枢突。假单极神经元的这两个分支，按神经冲动的传导方向，中枢突是轴突，周围突是树突；但周围突细而长，与轴突的形态类似，故往往通称轴突。

根据轴突的长短，神经元可分为：①长轴突的大神经元，称 Golgi I 型神经元，最长的轴突达 1m 以上；②短轴突的小神经元，称 Golgi II 型神经元，轴突短的仅数微米。

根据神经元的功能又可分：①感觉神经元，或称传入神经元，多为假单极神经元，胞体主要位于脑脊神经节内，其周围突的末梢分布在皮肤和肌肉等处，接受刺激，将刺激传向中枢；②运动神经元，或称传出神经元，多为多极神经元，胞体主要位于脑、脊髓和自主神经节内，它把神经冲动传给肌肉或腺体，产生效应；③中间神经元，介于前两种神经元之间，多为多极神经元。动物越进化，中间神经元越多，人神经系统中的中间神经元约占神经元总数的99％，构成中枢神经系统内的复杂网络。

根据神经元释放的神经递质，或神经调质，还可分为：①胆碱能神经元；②胺能神经元；③肽能神经元；④氨基酸能神经元。

2.神经元的结构

（1）细胞膜：神经元的细胞膜是可兴奋膜，它在接受刺激、传播神经冲动和信息处理中起重要作用。通常是神经元的树突膜和胞体膜接受刺激或信息，轴突膜（轴膜）传导神经冲动。神经元细胞膜的性质决定于膜蛋白的种类、数量、结构和功能，其中有些膜蛋白是离子通道，按所通过的离子分别命名为钠信道、钾信道或钙信道等；还有一些膜蛋白是受体，可与相应的化学物质（神经递质）结合，使离子通道开放。目前认为，控制离子通道的开闭存在一种闸门机制，有些通道是受电刺激而开放的，称电位门控通道，有些是当化学物质与受体结合时才开放的，称化学门控通道。还有一些通道不受上述机制控制，而是经常开放着的。一般是轴膜富含电位门控通道，树突膜和胞体膜主要是化学门控通道。

（2）胞体：神经元胞体是细胞的营养中心。胞体的中央有一个大而圆的细胞核，核异染色质少，故着色浅，核仁大而明显。胞体的细胞质称核周质，含有较发达的粗面内质网、游离核糖体、微丝、神经丝和微管以及高尔基复合体等。粗面内质网常呈现规则的平行排列，游离核糖体分布于其间，它们在光镜下呈嗜碱性颗粒或小块，称尼氏体。大神经元尤其是运动神经元的尼氏体丰富而粗大，呈斑块状；小神经元的尼氏体则较小而少。大神经元胞体内含大量尼氏体和发达的高尔基复合体，表明细胞具有合成蛋白质的旺盛功能。合成的蛋白质包括复制细胞器所需蛋白质和产生神经递质有关的酶等。神经丝直径约为10nm，是中间丝的一种，常集合成束，微管直径约25nm，它常与神经丝交叉排列成网，并伸入树突和轴突内，构成神经元的细胞骨架，参与物质运输。在银染色切片中，神经丝和微管呈棕黑色细丝，又称神经元纤维。胞体内还含有色素，最常见的是棕黄色的脂褐素，并随年龄而增多。

（3）树突：树突内的结构与核周质基本相似。在树突分支上常见许多棘状的小突起，称树突棘。树突棘是神经元之间形成突触的主要部位，电镜下可见树突棘内有2~3层滑面内质网形成的板层，板层间有少量致密物质，称为棘器。树突棘的数量及分布因不同神经元而异，并可随功能而改变。在大脑皮质锥体细胞和小脑皮质蒲肯野细胞的树突上，树突棘数量最多而明显，一个蒲肯野细胞的树突棘可多达10万个以上。树突的功能主要是接受刺激，树突棘和树突使神经元的接受面大为扩大。

（4）轴突：轴突通常自胞体发出，但也有从主树突干的基部发出。胞体发出轴突的部位常呈圆锥形，称轴丘，光镜下此区无尼氏体，染色淡。轴突的长短不一，短者仅数微米，长者可达一米以上。轴突一般比树突细，全长直径较均一，有侧支呈直角分出。轴突表面的细胞膜称轴膜，内含的胞质称轴质。轴质内有大量微管和神经丝，此外还有微丝、线粒体、滑面内质网和一些小泡等。微管与神经丝均很长，沿轴突长轴平行排列。微丝较短，主要分布于轴膜下，常与轴膜相连。电镜观察轴突冷冻蚀刻标本，可见微丝、微管和神经丝之间均有横桥连接，构成轴质中的网架结构。轴突内无尼氏体和高尔基复合体，故不能合成蛋白质，轴突成分的更新及神经递质合成所需的蛋白质和酶，是在胞体内合成后输送到轴突及其终末的。

轴突的主要功能是传导神经冲动。神经冲动的传导是在轴膜上进行的，轴突起始段轴膜的电兴奋性阈较胞体或树突低得多，故此处常是神经元发生冲动的起始部位。轴突起始段长 15~25μm，电镜下见轴膜较厚，膜下有电子密度致密层。

轴突内的物质运输称轴突输送。神经元胞体内新合成的微管、微丝和神经丝组成的网架缓慢地移向轴突终末（0.1～0.4mm/d），称此为慢速输送。另外还有一种快速双向的轴突输送（100～400mm/d）。轴膜更新所需的蛋白质、含神经递质的小泡及合成递质所需的酶等，由胞体输向终末，称快速顺向轴突输送。轴突终末代谢产物或由轴突终末摄取的物质（蛋白质、小分子物质或由邻细胞产生的神经营养因子等）逆行输向胞体，称快速逆向轴突输送。某些微生物或毒素（如破伤风毒素、狂犬病毒）进入轴突终末，也可通过逆行性运输迅速侵犯神经元胞体。新近的研究表明，微管在轴突输送中起重要作用，微管与轴质中的动力蛋白或激蛋白相互作用，可推动小泡向一定方向移动。此外微丝也与轴突输送作用有关。

（二）反射和反射弧

神经系统在调节机体的活动中，对内、外环境的刺激所做出的适当反应，叫作反射。反射是神经系统的基本活动方式。

反射活动的形态学基础是反射弧，包括感受器→传入神经元（感觉神经元）→中枢→传出神经元（运动神经元）→效应器（肌肉、腺体）五个部分。只有在反射弧完整的情况下，反射才能完成。

第二节 突触传递

神经系统由亿万个神经元组成，绝大多数神经元之间在结构上并无原生质的直接沟通，神经元之间的信息传递都是通过相互靠近并且具有特殊结构的一小部分膜之间进行的，这种特殊结构称为突触。突触是指神经元的轴突末梢与其他神经元的细胞体或突起相接触所形成的特殊结构。突触前神经元活动可引起突触后神经元活动的过程称突触传递。突触传递分化学性突触传递和电突触传递。此外，与经典的化学性突触传递相比，还有一种信息的传递不在典型突触结构中进行，称为非突触性化学传递。

一、突触的结构与分类

可根据其接触部位和功能特点进行分类。根据突触接触部位的不同，主要分为轴突－树突突触、轴突－胞体突触、轴突－轴突突触三类。但近年来又发现了六种类型的突触，包括树突－树突突触、树突－胞体突触、树突－轴突突触、胞体－树突突触、胞体－胞体突触、胞体－轴突突触等。根据突触的功能特点不同，又可分为兴奋性突触和抑制性突触两种。

经典的化学性突触是由突触前膜、突触后膜和突触间隙三部分组成。

二、突触传递过程

化学性突触传递是指突触前神经元通过释放化学递质引起突触后神经元活动的过程。

（一）突触传递基本过程

1.突触前过程　主要包括以下几个步骤：①突触前神经元兴奋，动作电位传导至神经末梢，引起突触前膜去极化；②去极化使突触前膜电压门控 Ca^{2+} 通道开放，Ca^{2+} 由突触间隙进入突触小体内；③突触小泡前移与突触前膜接触、融合；④小泡内递质以胞裂外排方式释放到突触间隙。

2.突触后过程　主要步骤是：①递质经突触间隙扩散到突触后膜，作用于后膜上的特异性受体或化学门控通道；②改变了突触后膜对离子的通透性，引起跨膜离子活动；③突触后膜产生突触后电位，使突触后神经元产生兴奋或抑制；④递质发挥作用后立即被分解或移除。

（二）突触后神经元的电活动

1.兴奋性突触后电位　兴奋性突触兴奋时，突触前膜释放某种兴奋性递质，作用于后膜上的特异性受体，使后膜对 Na^+、K^+ 等离子的通透性升高，但主要对 Na^+ 的通透性升高，Na^+ 的内流导致原有的膜电位降低，出现局部去极化，使该突触后神经元兴奋性提高。突触后膜这种局部去极化电位称为兴奋性突触后电位（EPSP）。

2.抑制性突触后电位　抑制性突触兴奋时，突触前膜释放某种抑制性递质，作用于后膜上的特异性受体，使后膜对 Cl^-、K^+ 等离子的通透性升高，尤其是 Cl^- 的通透性增加，由于 K^+ 的外流和 Cl^- 的内流，使原有的膜电位增大，出现了局部超极化，使该突触后神经元兴奋性降低。突触后膜这种局部超极化电位称为抑制性突触后电位（IPSP）。

在一个神经元的胞体和树突上可存在大量突触，有兴奋性突触，也有抑制性突触。当许多神经冲动同时传至该神经元时，可分别产生兴奋性突触后电位和抑制性突触后电位，而突触后神经元是兴奋还是抑制，则取决于这些突触产生的局部电位的总和（代数和）。

（三）神经-肌肉接头的兴奋传递

神经-肌肉接头是指躯体运动神经末梢与骨骼肌细胞之间形成的功能性联系部位。在神经-肌肉接头处进行的是一种化学性信息传递，其过程和特征与兴奋性突触传递过程相似。

1.神经-肌肉接头的结构　神经-肌肉接头的结构由接头前膜、接头间隙和接头后膜（终板膜）三部分组成。

2.神经-肌肉接头的兴奋传递过程　运动神经纤维的动作电位传至神经末梢，使接头前膜去极化，接头前膜电压门控 Ca^{2+} 通道开放，Ca^{2+} 由接头间隙进入神经末梢内，使大量囊泡与前膜接触、融合，并以胞裂外排方式释放 ACh 到接头间隙，ACh 通过接头间隙扩散到终板膜，与终板膜上的 N_2 型胆碱受体阳离子通道结合，并使之激活开放，允许 Na^+、K^+ 同时通过，但主要是引起 Na^+ 的内流，使终板膜出现去极化，这一电变化称为终板电位，终板电位以电紧张扩布的形式影响其邻近的肌细胞膜，使之去极化。当邻近的肌细胞膜去极化达到阈电位时就产生一次动作电位，并传至整个肌细胞。

3.神经-肌肉接头的兴奋传递特点　①终板电位不表现"全或无"特性，其大小与接头前膜释放的乙酰胆碱的量成比例，有等级性；②无不应期，可发生总和现象；③呈衰减式扩布。

三、电突触和非突触性化学传递

中枢神经元之间除了化学突触传递外，还存在电突触传递。电突触传递发生在缝隙连接处，这种连接很紧密，两层膜间的间隙只有 $2\sim3nm$，连接处神经元膜不增厚，其邻近轴浆内无突触囊泡存在，而且两侧膜上有沟通两细胞的细胞间通道，允许带电离子通过，从而传递电信息。缝隙连接部位的膜阻抗较低，容易发生电紧张性作用，这种结构不存在前膜与后膜的区别，传递是双向性的。突触的化学传递存在潜伏期，而电突触传递的兴奋传递快，几乎不存在潜伏期。这种电突触传递可能有助于不同神经元产生同步放电。现已证实，在哺乳动物大脑皮质的星状细胞、小脑皮质的蓝状细胞等均有缝隙连接。这种连接可发生在树突与树突、胞体与胞体、轴突与胞体、轴突与树突之间。

某些神经元之间的信息传递，不在典型突触结构中进行。这种传递的前神经元的轴突末梢有许多分支，在分支上有大量的结节状曲张体，曲张体内含有大量囊泡，内有递质。曲张体不与效应细胞形成经典的突触联系，而是分布在效应细胞附近，当神经冲动到达曲张体时，递质从曲张体释放出来，通过周围细胞外液弥散地作用到效应细胞膜上的受体，使效应细胞发生反应。这种无特定突触结构的化学信息传递，称为非突触性化学传递。在外周神经中，以去甲肾上腺素为递质的自主神经-平滑肌接头传递属于非突触性化学传递。在中枢神经内，大脑皮质和黑质等处的单胺类神经元末梢处也属于非突触性化学传递。这种信息传递方式有其特点，它不存在定向突触的对应支配关系，曲张体内囊泡所释放的生物活性物质是通过向周围扩散发挥作用，有的通过细胞间液影响邻近细胞，有的还通过脑脊液传送很远的距离。故其所支配的范围较广，作用距离较远，出现效应的潜伏期较长。

四、神经递质和受体

（一）神经递质

神经递质是指由突触前膜释放的具有携带并传递信息功能的特殊化学物质。神经递质的主要特征如下：①在突触前神经元内有合成递质的前体物质与酶系统，能合成递质贮存于囊泡内；②当兴奋传至轴突末梢，囊泡内递质释放入突触间隙；③递质作用于突触后膜上的特异性受体，产生特定生理效应；④在突触部位存在灭活递质的酶或使递质移除的机制；⑤递质的突触传递作用，能被特异性阻断剂所阻断。

1.中枢递质　主要分为四类：

（1）乙酰胆碱：系统内合成和释放乙酰胆碱的神经元分布比较广泛，主要有脊髓前角运动神经元、丘脑、尾状核、海马、梨状区、杏仁核和脑干网状结构。乙酰胆碱的作用以兴奋为主，为兴奋性递质。

（2）生物胺类：包括多巴胺、去甲肾上腺素、肾上腺素、5-羟色胺、组胺。具有兴奋和抑制两种作用，但以抑制作用为主。多巴胺是锥体外系的一个重要递质，主要起抑制作用。去甲肾上腺素与觉醒状态的维持、躯体运动及内脏活动的调节有关。肾上腺素主要参与血压和呼吸的调控。5-羟色胺与睡眠、情绪、下丘脑内分泌调节、躯体运动及内脏活动的调节有关。

（3）氨基酸类：包括谷氨酸、门冬氨酸、甘氨酸、γ-氨基丁酸。前两者为兴奋性氨基酸，后两者为抑制性氨基酸。

（4）多肽类：中枢内存在有多肽类递质。已基本肯定的有P物质、脑啡肽、强啡肽、胆囊收缩素等。

2.外周递质　主要有以下三类：

（1）乙酰胆碱：副交感神经与交感神经的节前纤维、副交感神经节后纤维、部分交感神经节后纤维（支配汗腺的交感神经和骨骼肌的交感舒血管纤维）以及躯体运动神经纤维，均以乙酰胆碱作为递质。释放ACh作为递质的纤维称为胆碱能纤维。

（2）去甲肾上腺素：大多数交感神经节后纤维末梢释放去甲肾上腺素，并以此为递质。释放NE作为递质的纤维称为肾上腺素能纤维。

（3）肽类递质：近年来人们发现外周还有第三类神经纤维，主要存在于胃肠道，其神经元胞体位于壁内神经丛中，能释放肽类化合物。

3.递质的合成、释放和灭活　以乙酰胆碱和去甲肾上腺素为例，现介绍如下：

（1）乙酰胆碱：胆碱能神经元都有合成乙酰胆碱的能力。乙酰胆碱是在神经元的胞浆内由胆碱和乙酰辅酶A在胆碱乙酰化酶的催化作用下合成的。胆碱由血液供给，乙酰辅酶A由葡萄糖氧化而来。乙酰胆碱合成后由突触小泡摄取并贮存。当神经冲动到达末梢时，乙酰胆碱从小泡中以泡裂外排、量子释放的方式被释放出来，并与突触后膜相应受体结合。发挥生理效应后，乙酰胆碱迅速被突触后膜上的胆碱酯酶（ChE）水解而失去活性。水解产生的乙酸和胆碱随即进入血液，部分胆碱还可被神经末梢再摄取利用。

（2）去甲肾上腺素：肾上腺素能神经元从血液摄取酪氨酸作为合成去甲肾上腺素的原料，在胞浆内经酪氨酸羟化酶催化生成多巴，经多巴脱羧酶的催化生成多巴胺，多巴胺进入小泡内，在多巴胺β羟化酶催化下生成去甲肾上腺素。去甲肾上腺素形成后即贮存于小泡内，当神经冲动传到末梢时，去甲肾上腺素从小泡中以泡裂外排、量子释放的方式被释放出来，并与突触后膜相应受体结合。去甲肾上腺素发挥作用后，70%～85%被突触前神经末梢重新摄取并储存于囊泡内，10%～15%在效应器细胞内被儿茶酚胺甲基移位酶和单胺氧化酶破坏灭活，另有5%～10%被血液循环带走，然后在肝、肾中破坏灭活。

（二）受体

受体是指细胞膜或细胞内能与某些化学物质发生特异性结合并诱发生物效应的特殊蛋白质。如果受体事先与某种药物结合，而被占据或被改变了空间构型，则受体就不能正常发挥作用，这种占据受体或改变其构型的药物称为受体阻断剂。

1.胆碱能受体　分两大类，即毒蕈碱型受体（M受体）和烟碱型受体（N受体）。毒蕈碱型受体（M受体）分布在全部胆碱能副交感神经节后纤维和胆碱能交感神经节后纤维所支配的效应器细胞膜上。乙酰胆碱与M受体结合所产生的效应称为毒蕈碱样作用（M样作用），表现为心脏活动的抑制，支气管平滑肌、胃肠道平滑肌、膀胱逼尿肌及瞳孔括约肌收缩，消化腺、汗腺分泌，骨骼肌的血管舒张等。阿托品是M受体阻断剂。

烟碱型受体（N受体）分为N_1和N_2两个亚型。N_1受体分布在自主神经节的节后神经元胞体膜上，N_2受体位于骨骼肌终板膜上。这两种受体实际上是N型ACh门控通道。乙酰胆碱与N受体结合所产生的效应称为烟碱样作用（N样作用），表现为节后神经元和骨骼肌的兴奋。六烃委铵可阻断N_1受体，十烃委铵主要阻断N_2受体，箭毒可阻断N_1和N_2受体。

2.肾上腺素能受体　分为两种，即α型肾上腺素能受体（α受体）和β型肾上腺素能受体（β受体）。它们主要分布在肾上腺素能神经纤维所支配的效应器上，有些组织只有α受体或β受体，有些组织既有α受体又有β受体。去甲肾上腺素与α受体结合后主要引起兴奋效应，但也有抑制的，如对小肠平滑肌就引起抑制效应。去甲肾上腺素与β_2受体结合引起的效应主要是抑制的，但与心脏的β_1受体结合引起的效应则是兴奋的。α受体的阻断剂为酚妥拉明，选择性阻断α_1受体的阻断剂为哌唑嗪、选择性阻断α_2受体的阻断剂为育亨宾。普萘洛尔有阻断β_1和β_2受体的作用。阿替洛尔主要阻断β_1受体，丁氧胺主要阻断β_2受体。

3.突触前受体　存在于突触前膜上的受体称为突触前受体。它的作用是调节神经末梢递质的释放。

4.中枢内递质的受体　中枢递质种类多，因此相应的受体也多。除胆碱能M和N受体、肾上腺素能α和β受体外，还有多巴胺受体、5-羟色胺受体、γ-氨基丁酸受体、甘氨酸受体和阿片受体等。这些受体也有相应的阻断剂，例如，肉桂硫胺能阻断5-羟色胺受体、荷包牡丹碱能阻断γ-氨基丁酸受体、纳洛酮能阻断阿片受体等。

第三节　神经中枢活动的基本规律

一、反射中枢

反射中枢是反射弧的神经中枢部分，它通过传入神经随时接受来自内、外感受器的传入冲动，对各方面传入信息处理后，再通过传出神经向效应器发出传出冲动，使效应器发生应答性的活动，以适应来自内外环境的刺激。因此，反射中枢是实现和协调机体各项活动的重要环节。

二、中枢内神经元之间的联系方式

在神经中枢内，神经元之间的联系既广泛又复杂，但基本的连接方式有以下几种：①聚合式，是指许多神经元的轴突末梢与同一个神经元的胞体或树突构成突触联系，这称为聚合式。一个神经元的胞体和树突上有许多突触，其中有兴奋性突触，也有抑制性突触，从而使兴奋和抑制活动在神经元上发生总和。在传出通路中常以聚合形式为主；②辐散式，是指一个神经元的轴突通过末梢分支与许多神经元发生联系，称辐散式。中枢神经系统通过这种联系可以把一个神经元的兴奋或抑制同时传到其他多个神经元，引起许多神经元同时兴奋或抑制，从而扩大其影响。一般来说，传入神经的轴突末梢进入中枢神经系统后，与其他神经元发生突触联系多以辐散式为主；③链锁式，是指神经元一个接一个依次连接，构成链锁式联系。兴奋通过链锁式联系，可以在空间上加强或扩大作用范围；④环式，是指一个神经元的轴突侧支通过与若干中间神经元的联系，又返回到发出侧支的神经元，这种连接方式称环式。它是完成反馈作用的结构基础。某种反射活动往往会在刺激停止后仍可延续一定时间，就是通过环式传递的结果。中枢神经元之间复杂的连接方式是中枢神经系统功能高度复杂化的结构基础。

三、中枢内兴奋传递的特征

（一）单向传递

在中枢内，兴奋只能由传入神经元传向中间神经元，再传给传出神经元。即兴奋只能由突触前神经元传递给突触后神经元，而不能反向传递。

（二）中枢延搁

兴奋通过中枢部分传递较慢，耽搁时间较长，称中枢延搁。因为突触传递要经历递质的释放、扩散和对突触后膜受体作用等环节。

（三）总和

在反射过程中，由单根神经纤维传入的单一冲动到达中枢，一般不能引起反射活动。如果许多传入纤维同时把冲动传至同一神经中枢或一条纤维连续传入多个冲动至同一中枢，就能够引起反射活动，这种现象称为总和。前者称为空间总和，后者称为时间总和。

（四）兴奋节律的改变

在中枢神经元的活动中，由于具有总和现象，因而突触后神经元（传出神经元）的兴奋节律与突触前神经元（传入神经元）发放冲动的频率不同。传出神经元的兴奋节律最终取决于各种因素总和后的突触后电位水平。

（五）后发放

在某一反射活动中，刺激停止后，传出神经仍可在一定时间内继续发放冲动，这种现象称后发放。

（六）对内环境变化的敏感性和易疲劳性

缺 O_2、CO_2 过多和血液 pH 值改变，以及咖啡因、茶碱等均可改变突触的传递能力。中枢内突触前轴突末梢反复受到较高频率的刺激时，突触后神经元发放冲动的数目便逐渐减少，这一现象称突触传递的疲劳，可能与中枢递质耗竭有关。

四、中枢抑制

在任何反射活动中，中枢内既有兴奋又有抑制。兴奋和抑制是中枢神经系统活动的基本过程，二者保持对立统一关系是反射活动协调的基础。中枢抑制产生的部位主要在突触，故中枢抑制实际上就是突触抑制，一般将其分为两种。

（一）突触后抑制

突触后抑制是由抑制性中间神经元引起并在突触后膜上产生的一种抑制。在中枢神经系统中存在着大量抑制性中间神经元，当它兴奋时其轴突末梢释放抑制性递质，使突触后膜发生超极化，形成抑制性突触后电位（IPSP），从而使突触后神经元呈现抑制状态。

1.传入侧支性抑制　传入纤维进入中枢后，一方面直接兴奋与其联系的某一中枢神经元，产生传出效应；另一方面通过其侧支兴奋-抑制性中间神经元，转而抑制另一中枢神经元，称传入侧支性抑制。这种抑制的生理意义是使不同中枢之间的活动能够协调起来，从而保证反射活动顺利进行。

2.回返性抑制　某一中枢的神经元兴奋时，传出冲动沿轴突外传，同时又经轴突侧支传向另一抑制性中间神经元，该抑制性中间神经元兴奋后，冲动经轴突又回到原先发动兴奋的神经元及同一中枢的其他神经元，抑制它们的活动，这种抑制称为回返性抑制。回返性抑制的生理意义是调整反射中枢的活动水平，使中枢之间的活动得以协调。

（二）突触前抑制

突触前抑制是通过轴突-轴突式突触活动，使突触前膜的兴奋性递质释放量减少，而引起突触后神经元产生抑制的一种抑制形式。由于这种抑制是因为改变突触前膜的活动所致，故称突触前抑制。又因为这种抑制发生时，后膜发生的是去极化，只是形成的 EPSP 大为减小，故又称去极化抑制。

突触前抑制的结构基础是具有轴突-轴突式突触与轴突-胞体式突触的联合存在。突触前抑制的机制是：①首先，中间神经元的冲动传至轴突末梢时，其末梢可释放 γ-氨基丁酸，它使传入纤维轴突末梢发生部分去极化，膜电位变小；②此时，如果有冲动沿该传入纤维的轴突传至末梢，由于此时该传入纤维的轴突末梢的膜电位低，形成的动作电位幅度变小，Ca^{2+}内流量少，所以此传入纤维末梢释放的递质量也减少（递质释放量与动作电位大小有关）；③少量的递质与另一神经元的突触后膜受体结合，产生的兴奋性突触后电位（EPSP）幅度大大减小，结果该神经元不能发生兴奋，而呈现出抑制现象。

突触前抑制是一种很有效的抑制形式。与突触后抑制相比，突触前抑制是在多个突触结构上形成的，所以它的潜伏期长，抑制效应持续时间也较长，往往可达 100~200ms。突触前抑制广泛存在于感觉传入系统的各级转换站，对控制外周信息的传入有重要作用。此外，皮质和脑干等的下行纤维束也可发出侧支到感觉传导束，与之形成轴突-轴突式突触，对感觉传导束进行突触前抑制，从而调节外周信息的传入。由此可见，中枢神经系统通过突触前抑制能全面而有效地抑制与调节来自外周神经的感觉信息。

反射活动能够协调而有秩序地进行，就是因为中枢内存在兴奋和抑制两个过程，而二者在空间、时间和强度上恰当配合，互相制约。如果中枢抑制受到破坏，则反射活动就不可能协调。例如，用士的宁破坏脊髓抑制活动后，任何一个微弱的刺激都会导致四肢出现强烈的痉挛性收缩，失去反射活动的协调性。

第四节 神经系统解剖结构

一、脊髓和脊神经

（一）脊髓

脊髓呈前后扁的圆柱体，位于椎管内，上端在平齐枕骨大孔处与延髓相续，下端终于第 1 腰椎下缘水平。脊髓前、后面的两侧发出许多条细的神经纤维束，叫作根丝。一定范围的根丝向外方集中成束，形成脊神经的前根和后根。前、后根在椎间孔处合并形成脊神经。脊髓以每对脊神经根根丝的出入范围为准，划分为 31 个节段，即颈髓 8 节（C1-8），胸髓 12 节（T1-12），腰髓 5 节（L1-5），骶髓（S1-5），尾髓 1 节（Co1）。

（二）脊神经

脊神经共 31 对，计有颈神经 8 对，胸神经 12 对，腰神经 5 对，骶神经 5 对，尾神经 1 对。

1.脊神经的组成及分支　脊神经由与脊髓相连的前根和后根在椎间孔合并而成。前根属运动性，由位于脊髓灰质前角和侧角（侧角位于 C8-L3 节段）及骶髓副交感核（S2-4）的运动神经元轴突组成。后根属感觉性，由脊神经节内假单极神经元的中枢突组成。脊神经节是后根在椎间孔处的膨大部，为感觉性神经节，主要由假单极神经元胞体组成。

脊神经出椎间孔后立即分为前支和后支，此外，脊神经还分出一支很细小的脊膜返支，经椎间孔返入椎管，分布于脊髓膜。脊神经后支一般都较细小，按节段地分布于颈、背、腰、骶部深层肌肉及皮肤。脊神经前支粗大，分布于躯干前外侧部和四肢的皮肤及肌肉。在人类除胸神经前支保持着明显的节段性外，其余脊神经的前支则交织成丛，然后再分支分布。脊神经前支形成的丛计有颈丛、臂丛、腰丛和骶丛。

2.颈丛　由第 1~4 颈神经前支组成。它发出皮支和肌支。皮支分布到颈前部皮肤；肌支分布于颈部部分肌肉（颈部深肌）、舌骨下肌群和肩胛提肌；其中最主要的是膈神经，为混合性神经，它由第 3~5 颈神经前支发出，下行穿经胸腔至膈肌，主要支配膈肌的运动以及心包、部分胸膜和腹膜的感觉。

3.臂丛　由第 5~8 颈神经前支和第 1 胸神经前支的大部分组成。先位于颈根部，后伴锁骨下动脉经斜角肌间隙和锁骨后方进入腋窝。其间几经相互编织，可分为根、干、股、束四段，并发出许多分支，在腋窝臂丛形成三个束，即外侧束、内侧束和后束，包绕腋动脉。臂丛的分支很多，其主要分支如下：

（1）肌皮神经：自外侧束发出，支配着臂前群肌和前臂外侧的皮肤。

（2）正中神经：由内侧束和外侧束各发出一根合成，支配前臂前群肌的大部分、手鱼际肌及手掌面桡侧三个半指的皮肤。

（3）尺神经：由内侧束发出，支配前臂前群肌的靠尺侧的小部分肌肉、手小鱼际肌和手肌中间群的大部分以及手掌面尺侧一个半指和手背面尺侧两个半指的皮肤。

（4）桡神经：发自后束，支配臂及前臂后群肌、臂及前臂背侧面皮肤和手背面桡侧两个半指的皮肤。

（5）腋神经：由后束发出，支配三角肌、小圆肌及三角肌区和臂外侧面的皮肤。

4.胸神经前支　胸神经前支共 12 对，其中第 1~11 对胸神经前支位于相应的肋间隙中，称肋间神经；第 12 对胸神经前支位于第 12 肋下缘，叫肋下神经。下 6 对胸神经前支除支配相应的肋间肌及皮肤外，还支配腹前、外侧壁的肌肉和皮肤。

5.腰丛　由第 12 胸神经前支的一部分、第 1~3 腰神经前支和第 4 腰神经前支的一部分组成。位于腰椎两侧，腰大肌的深面，其主要分支有：

（1）股神经：经腹股沟韧带深面下行至股部，支配股前群肌和肌前部、小腿内侧部和足内侧缘的皮肤。

（2）闭孔神经：经小骨盆穿闭膜管至股内侧部，支配股内收肌群及股内侧面的皮肤。

6.骶丛　由第 4 腰神经前支的一部分与第 5 腰神经前支合成的腰骶干以及骶、尾神经的前支编织而成，位于骶骨和梨状肌前面，分支分布于会阴部、臀部、股后部、小腿和足的肌肉与皮肤。其主要分布有：

（1）坐骨神经：自梨状肌下孔出骨盆腔后，经臀大肌深面至股后部，在腘窝上方分为胫神经和腓总神经。沿途发出肌支支配股后群肌。

（2）胫神经：为坐骨神经的延续，在腘窝下行至小腿后部，分支支配小腿后群肌、足底肌以及小腿后面、足底和足背外侧的皮肤。

（3）腓总神经：沿腘窝外侧壁绕过腓骨颈下行至小腿前区，支配小腿前群肌、外侧群肌以及小腿外侧面、足背和趾背的皮肤。

二、脑和脑神经

（一）脑

脑是中枢神经系统的头端膨大部分，位于颅腔内。人脑可分为端脑、间脑、中脑、脑桥、小脑和延髓六个部分。通常把中脑、脑桥和延髓合称为脑干，延髓向下经枕骨大孔连接脊髓。脑的内腔称为腔室，内含脑脊髓液。端脑包括左、右大脑半球。每个半球表层为灰质所覆叫大脑皮质。人类的大脑皮质在长期的进化过程中高度发展，它不仅是人类各种功能活动的高级中枢，也是人类思维和意识活动的物质基础。

（二）脑神经

脑神经与脑相连，自颅腔穿过颅底的孔、裂、管出颅，共 12 对。其名称为：Ⅰ嗅神经、Ⅱ视神经、Ⅲ动眼神经、Ⅳ滑车神经、Ⅴ三叉神经、Ⅵ展神经、Ⅶ面神经、Ⅷ前庭蜗神经、Ⅸ舌咽神经、Ⅹ迷走神经、Ⅺ副神经及Ⅻ舌下神经。其中Ⅰ、Ⅱ、Ⅷ为感觉性神经，Ⅲ、Ⅳ、Ⅵ、Ⅺ、Ⅻ主要为运动性神经，Ⅴ、Ⅶ、Ⅸ、Ⅹ为混合性神经。

1.嗅神经　始于鼻腔嗅黏膜，形成嗅丝，穿过筛孔至嗅球，传递嗅觉冲动。

2.视神经　始于眼球的视网膜，构成视神经，穿过视神经管入脑，传导视觉冲动。

3.动眼神经　发自中脑，经眶上裂出颅入眶，支配眼外肌。

4.滑车神经　发自中脑、经眶上裂出颅入眶，支配眼外肌。

5.三叉神经　与脑桥相连，大部分为躯体感觉性纤维，其胞体位于三叉神经半月节内，它的中枢突进入脑桥，周围支分为三大支即眼神经、上颌神经和下颌神经，司头面部皮肤、眶、鼻腔和口腔以及牙髓的一般感觉。三叉神经中小部分纤维为发自脑桥的运动纤维，加入下颌神经，主要支配咀嚼肌。

6.外展神经　发自脑桥，经眶上裂出颅，支配眼外肌。

7.面神经　与脑桥相连，经内耳门入颞骨内的面神经管，出茎乳孔，支配面部表情肌。

8.前庭蜗神经　起自内耳，经内耳门入颅，由脑桥入脑，传递平衡觉和听觉。

9.舌咽神经　为混合性神经，经颈静脉孔出颅，分布于舌和咽。

10.迷走神经　为混合性神经，与延髓相连，经颈静脉孔出颅，在颈部与颈总动脉和颈内静脉伴行入胸腔，经肺根后面，在食管周围形成神经丛，随食管穿膈的食管裂孔入腹腔，左侧的组成胃前神经和肝支，右侧的组成胃后神经和腹腔支。迷走神经沿途发出分支支配各器官。其中主要的有喉上神经、喉返神经等。

迷走神经主要含有三种纤维：①躯体运动性纤维，支配咽肌、喉肌和大部分腭肌；②副交感性纤维，是迷走神经的主要成分，这些自主神经的节前纤维经分支至心脏、支气管、食管、胃、肝、胰、脾、小肠及部分大肠的器官旁或器官壁内的神经节，与节内的节后神经元形成突触，节后神经元的轴突支配心肌、胸腹腔脏器的平滑肌及腺体；③感觉性纤维，主要是传导内脏感觉的纤维，其感觉神经元胞体位于结状神经节，属假单极神经元，还有分布于耳廓后部、外耳道皮肤的躯体感觉纤维，其神经元胞体位于颈静脉节，也是假单极神经元。

11.副神经　由延髓发出，经颈静脉孔出颅，支配胸锁乳突肌和斜方肌。

12.舌下神经　由延髓发生，经舌下神经管出颅，支配舌肌。

三、脑与脊髓的被膜、脑室和脑脊液

（一）脑和脊髓的被膜

脑和脊髓的被膜共有三层，由外向内依次为硬膜、蛛网膜和软膜。三层膜在脑和脊髓互相连续。包在脊髓外的三层膜分别称为硬脊膜、蛛网膜和软脊膜；而包在脑外的三层膜分别称为硬脑膜、蛛网膜和软脑膜。它们具有保护和支持脑、脊髓的作用。

硬膜的特点是厚而坚韧，可保护脑、脊髓并防止细菌入侵。有些部位的硬脑膜分成两层，形成含有静脉血的管道，称为硬脑膜静脉窦，收集脑的静脉血。蛛网膜由很薄的结缔组织构成，是一层无血管的透明薄膜。蛛网膜在颅顶部形成颗粒状突起并伸入硬脑膜静脉窦内，称为蛛网膜颗粒。脑脊液主要经蛛网膜颗粒回到硬脑膜静脉窦内而进入血液循环。软膜很薄，具有丰富的血管，紧贴脑脊髓的表面，不易分离。在脑室的某些部位，软脑膜上的血管与脑室管上皮共同突向脑室形成丛，产生脑脊液。

硬脊膜与椎管之间的腔隙称为硬膜外腔，在蛛网膜与软脑膜之间的腔隙称为蛛网膜下腔。各腔内含有液体，尤其是蛛网膜下腔含有大量透明的脑脊液。在脊髓末端的蛛网膜下腔较为扩大，临床抽取病人的脑脊液或向脑脊液内注入药物时，常在此处做腰椎穿刺。

（二）脑室

脑室是脑内的腔隙，其中充满脑脊液。脑室包括：侧脑室，位于大脑半球内，左、右各一，侧脑室可分为中央部、前角、后角和下角四部；第三脑室位于间脑内；中脑水管位于中脑；第四脑室位于延髓、脑桥背面和小脑之间。各脑室互相通连。侧脑室以室间孔与第三脑室相通，第四脑室有三个孔（正中孔与两旁的外侧孔）与蛛网膜下腔相通。

（三）脑脊液

脑脊液是无色透明的液体，充满于蛛网膜下腔、脑室和脊髓中央管内，形成脑的水垫起保护作用，以免震动时脑组织与颅骨直接接触。脑脊液相当于脑与脊髓的组织液与淋巴液，有营养脑和脊髓的作用，并运走代谢产物。正常脑脊液具有一定的压力，对维持颅内压的相对稳定有重要作用。脑脊液中的化学物质还能起缓冲作用。

一般认为脑脊液主要自侧脑室和第三、四脑室脉络丛产生。由侧脑室产生的脑脊液，经左、右室间孔流入第三脑室，再向下流入中脑水管和第四脑室，然后经过第四脑室的三个孔流入蛛网膜下腔，再由蛛网膜颗粒汇入硬脑膜静脉窦，最后经颈内静脉返回心脏。如果由于某种原因使上述脑脊液循环途径受阻时，将引起脑室积水。

四、内脏神经系

内脏神经系也含有感觉性（传入）纤维和运动性（传出）纤维。主要分布于心血管及胸、腹、盆腔各系统的脏器。

（一）内脏感觉性（传入）神经

内脏器官内有很多感受器，包括痛觉感受器、压力感受器和化学感受器等等。内脏感觉性神经元胞体为假单极神经元，位于脊神经节和某些脑神经节（如迷走神经的结状节）内，其中枢突经脊神经后根或脑神经进入脊髓或脑干；其周围突随内脏运动性神经纤维（交感神经或副交感神经）分布于所支配的器官。

与躯体感受敏锐、定位、定性准确等特性相比，内脏感觉则有阈值较高、定位不明确，定性不清楚的特点。体内同一结构的不同部位可分别由躯体感觉性神经和内脏感觉性神经支配，例如，胸膜和腹膜的壁层为躯体感觉性神经支配，对痛刺激非常敏感、定位准确；而胸、腹膜脏层则由内脏感觉性神经支配，受到刺激时产生持续时间较长、定位不够准确的钝痛。

（二）内脏运动性（传出）神经

内脏运动性神经即自主神经，也叫自律或自主神经。它与躯体运动性神经的区别在于：①躯体运动性神经分布于全身骨骼肌，管理"随意"运动；内脏运动性神经分布于心肌、平滑肌及腺体等，管理"不随意"运动；②躯体运动性神经自脑神经运动核或脊髓前角的运动神经元发出后，随脑神经或脊神经直达骨骼肌；内脏运动性神经自脑干或脊髓内的内脏运动神经元发出后，不直接到达它所支配的效应器官，而在中途先终止于某一自主神经节，与节内神经元形成突触，再由这些神经元发出纤维至效应器。故内脏运动性神经有节前神经元（位于脑干和脊髓，发出节前纤维）和节后神经元（位于周围自主神经节，发出节后纤维）之分。

内脏运动性神经可依其形态和功能不同，分为交感神经和副交感神经。一般脏器均由交感和副交感两种神经支配，它们在功能上互相拮抗和制约。个别器官和结构，仅由一种神经支配，如大部分血管的平滑肌、立毛肌和汗腺，只有交感神经纤维分布。

1.交感神经　交感神经的低级中枢位于颈8或胸1至腰3节段的脊髓灰质侧角，节前神经元胞体组成中间带外侧核。这些神经元的轴突（节前纤维）随脊髓前根和脊神经走行，穿过椎间孔后，则离开脊神经至交感神经节。

（1）交感神经节：交感神经节是交感神经节后神经元胞体的所在部位。根据其位置可分为椎旁节和椎前节。椎旁节纵行排列于脊柱两侧，上至颅底，下至尾骨前方，每侧有22~25个节，节与节之间由神经纤维（节间支）相连，形成两条纵行的串珠状的神经节链，叫交感干。交感干在颈段有三个节，即颈上节、颈中节和颈下节，颈下节常与胸1交感节合并成星状神经节；交感干在胸段有11~12个节；腰段常有4个节；骶段有4~5个节，在尾骨前方左、右交感干相遇形成一个共同的尾交感节或称奇节。椎前节位于脊柱前方，形状不规则，多位于动脉的起始部。主要有腹腔节，位于腹腔动脉根的两则；主动脉肾节，位于肾动脉根部；肠系膜上节和肠系膜下节，均位于同名动脉的起始部。

（2）交通支：交感干上的神经节借交通支与相应的脊神经相连。交通支可分白交通支和灰交通支。

白交通支，交感神经节前纤维随脊神经出椎间孔后，离开脊神经组成白交通支至椎旁节，因节前纤维有髓鞘反光发亮，故呈白色。由于交感神经节前纤维从C8–L3节段的脊髓灰质侧角发出，所以白交通支也只存在于这些节段的脊神经与交感干之间。

灰交通支是由椎旁节发出的节后纤维返回脊神经所构成的，节后纤维是无髓纤维，色泽灰暗，故名灰交通支。所有椎旁节与31对脊神经之间均有灰交通支联系。

（3）交感神经的节前纤维和节后纤维：节前纤维发自脊髓 C8-L3 节段的中间带外侧核，经前根、脊神经和白交通支进入交感干后，有三种去向：①终止于相应的椎旁节；②在交感干内先上升或下降一段距离，然后终止于上方或下方的椎旁节；③穿过椎旁节，离开交感干，组成内脏大、小神经至椎前节换神经元。

节后纤维自交感神经节内的节后神经元发出后也有三种去向：①经灰交通支返回脊神经，随脊神经分布到躯干和四肢的血管、汗腺和竖毛肌；②缠络于动脉外膜形成神经丛，并随动脉分布到所支配的器官；③形成神经，直接到所支配的器官，如心神经。

2.副交感神经 副交感神经的低级中枢位于脑干的副交感神经核和脊髓骶 2~4 节段的中间带外侧核，由此发出的节前纤维，随有关的脑神经（Ⅲ、Ⅶ、Ⅸ、Ⅹ）和骶神经走行，至器官旁或器官内的副交感神经节（终节）与节后神经元形成突触联系，由节后神经元发出的节后纤维分布于心肌、平滑肌和腺体。

由于副交感神经节居于器官内或靠近所支配之器官，所以副交感神经的节前纤维长而节后纤维短。

副交感神经根据其低级中枢的位置可分为颅部和骶部。

颅部副交感神经的节前纤维分别随动眼神经、面神经、舌咽神经和迷走神经走行。伴随动眼神经者，在睫状节换神经元，节后纤维支配眼球瞳孔括约肌和睫状肌。参加面神经者，在蝶腭节、下颌下节换神经元，节后纤维支配泪腺、下颌下腺和舌下腺等。随舌咽神经走行者，在耳节内换神经元，节后纤维支配腮腺。参加迷走神经的副交感节前纤维，至胸、腹腔脏器，在终节换神经元后，节后纤维支配胸腔器官和除降结肠和乙状结肠以外的所有腹腔脏器。

骶部副交感神经的节前纤维，随骶 2~4 神经出骶前孔，构成盆内脏神经，加入盆丛，从盆丛分支到降结肠、乙状结肠及盆腔脏器，在终节换神经元后，支配上述器官。

3.内脏神经丛 交感神经、副交感神经和内脏感觉性神经在分布中常常互相交织在一起，共同形成内脏神经丛。各丛的名称按其所围绕的动脉或所分布的脏器而得名。例如，位于心底部的心丛、肺根周围的肺丛、腹腔动脉和肠系膜上动脉根部周围的腹腔丛以及直肠两侧的盆丛等等。

第五节 神经系统的感觉分析功能

感觉的形成首先是内、外环境的刺激作用于感受器后转变为神经冲动，再经感觉传入通路上传到脑的各级中枢，最后到达大脑皮质并进行分析综合而产生的。感觉分为三种：①躯体感觉（浅感觉和深感觉）；②内脏感觉（内脏痛觉和脏器感觉）；③特殊感觉（视、听、嗅、味觉和前庭感觉）。

一、脊髓与脑干的感觉传导通路

来自各种感受器的神经冲动，除少部分通过脑神经传入中枢外，大部分经脊神经后根进入脊髓，然后分别经各自上行传导路径到达丘脑再进而到达大脑皮质。脊髓的感觉传导路径可分为两大类：一为浅感觉传导路径，另一为深感觉传导路径。浅感觉传导路径传导痛觉、温度觉和轻触觉。深感觉传导路径传导肌肉本体感觉和深部压觉。浅感觉传导路径特点是先交叉再上行，深感觉传导路径特点是先上行再交叉。因此，在脊髓半离断的情况下，浅感觉障碍发生在离断的对侧，而深感觉障碍则发生在离断的同侧。

来自头面部的痛觉、温度觉冲动主要进入三叉神经脊束核，而触觉和肌肉本体感觉主要进入三叉神经主核和中脑核。自三叉神经主核和脊束核发出纤维交叉至对侧组成三叉丘系，上行终止于丘脑的后内侧腹核。

二、丘脑及其感觉投射系统

（一）丘脑的功能

在大脑皮质不发达的动物，丘脑是感觉的最高级中枢。在大脑皮质发达的动物，丘脑成为感觉传导的换元接替站。全身大部分感觉冲动（嗅觉除外）都在丘脑更换神经元，最后由此投射到大脑皮质。丘脑由近40个神经核组成，依照它们的功能大体上可分为三群：感觉接替核群、联络核群和髓板内核群。感觉接替核群主要指后腹核、内侧膝状体和外侧膝状体，它们是特异性感觉传入系统的换元站，接受特异性传入系统第二级神经元发出的纤维，换元后发出的特异性投射纤维投射到大脑皮质某一特定区域，产生特定的感觉。联络核群不直接接受外来感觉纤维而是接受丘脑接替核群和其他皮质下中枢来的纤维，在此换元后，投射到大脑皮质某一特定区域。髓板内核群包括靠近中线的内髓板以内的各种结构和最外侧的网状核，可以把它看成是脑干网状结构向间脑的延续部分，这类核群接受网状结构上行系统的纤维，换元后纤维投射到大脑皮质的广泛区域形成非特异性传入系统，功能是维持与改变大脑皮质的兴奋状态。

（二）丘脑的感觉投射系统

根据投射途径和功能的不同，感觉投射系统可分为特异性投射系统和非特异性投射系统。

1.特异性投射系统　　是指从丘脑感觉接替核发出的纤维投射到大脑皮质特定区域，具有点对点投射关系的感觉投射系统。

一般认为，经典的感觉传导路，如皮肤的痛、温、触觉，本体感觉，视觉，听觉，嗅觉和味觉等，除视、听、嗅传导路外，都是由三级神经元的接替完成的。第一级神经元位于脊神经节或有关的脑神经感觉神经节内，第二级神经元位于脊髓后角或脑干有关的神经核内，第三级神经元在丘脑的感觉接替核内。视、听觉的感觉传导通路都比较复杂，经几次换元后，分别到达丘脑的外侧膝状体和内侧膝状体。除嗅觉外，所有特异性投射系统最终都到达丘脑做最后一次换元，然后再继续向大脑皮质特定区域投射，产生痛、温、触、视和听觉等特异性感觉。所以，一般经典的感觉传导路，是通过丘脑的特异性投射系统而后作用于大脑皮质的。每一种感觉的投射系统都是专一的，各有其专门的上行途径。特异性投射系统的上行纤维主要终止于第四层的细胞，通过若干中间神经元与大锥体细胞的胞体发生突触联系，诱发其兴奋。特异性投射系统的功能是引起特定的感觉并激发大脑皮质发出传出冲动。

2.非特异性投射系统　　是指由丘脑的髓板内核群发出的纤维弥散地投射到大脑皮质广泛区域的上行传导系统。非特异性投射系统是各种不同感觉的共同上行通路，其功能是提高大脑皮质的兴奋性，保持大脑皮质处于清醒状态，但不产生特定感觉。

实验证明，若阻断非特异性投射系统的传导，保留上传的特异性感觉传导通路，动物可处于昏睡状态，脑电图呈现同步化慢波；若在中脑水平切断特异性感觉传导通路，而不损坏内侧网状结构，则动物仍处于清醒状态，脑电图呈现去同步化快波。由此可见，在脑干网状结构内存在具有上行唤醒作用的功能系统，称为网状结构上行激动系统。临床上可见，当第三脑室后部肿瘤压迫了中脑被盖、丘脑髓板内核群等处，影响了中脑被盖向丘脑的上行通路时，就会阻断上行系统对大脑皮质的激动作用，使患者经常处于昏睡状态。由于非特异性投射系统在脑干网状结构中多次换元，突触较多，因而易受麻醉药和中毒等因素影响，产生传递阻滞。例如巴比妥类催眠药的催眠作用，可能就是阻断了上行激动系统兴奋传递的结果。非特异性投射系统上传的冲动有维持大脑皮质处于清醒状态的作用，在这基础上大脑皮质才能对特异性投射系统的上行冲动产生清晰的特异性感觉。

三、大脑皮质的感觉分析功能

各种感觉传入冲动最后都到达大脑皮质，通过大脑皮质的分析和综合产生相应的感觉。因此，大脑皮质是人体感觉的最高级中枢。大脑皮质的不同区域在功能上具有不同的分工，称为大脑皮质的功能定位。特异性投射系统在大脑皮质上的投射区称为皮质感觉区。不同性质的感觉投射到大脑皮质的不同区域。

（一）体表感觉代表区

1.第Ⅰ体表感觉区　位于大脑皮质的中央后回，主要在 3-1-2 区。其投射特点是：①体表感觉的投射是交叉的，即身体左侧的感觉投射在右侧皮质，右侧的感觉投射在左侧皮质。但面部的感觉投射是双侧的；②体表感觉的皮质投射是倒置的，即头颈部感觉投射区在中央后回底部，下肢感觉投射区在顶部，上肢感觉投射区在中间，恰似倒立人体的投影。但头面部代表区内部的安排是正立的；③投射区大小与体表感觉的灵敏度有关，感觉灵敏度高的部位，如唇、舌和手指投射区所占面积大，而感觉迟钝的躯干投射区所占面积小。第Ⅰ体感区产生的感觉特点是定位明确，性质清晰。

2.第Ⅱ体表感觉区　在高等动物和人还有第Ⅱ体表感觉区，它位于中央前回与岛叶之间，面积较小。躯干感觉投射在此区是双侧性的，不倒置，感觉定位不明确，感觉性质不清晰，仅对感觉做粗糙的分析。人类切除第Ⅱ体表感觉区后，并不产生明显的感觉障碍，有人认为此区与痛觉有关。刺激此区能产生复杂的躯体运动，说明它可能在运动功能的感觉控制中起重要作用。

（二）本体感觉和内脏感觉代表区

本体感觉指深感觉，即肌肉、关节的运动觉和位置觉。本体感觉投射区主要在中央前回，内脏感觉投射区比较分散，可能位于第Ⅰ体感区内的躯干及下肢部位和第Ⅱ体表感觉区、运动辅助区和皮质边缘叶等处。

（三）视觉代表区

视觉纤维的皮质投射区在枕叶矩状裂周围。起源于鼻侧视网膜的传入纤维，经交叉投射到对侧枕叶；起源于颞侧视网膜的传入纤维不经交叉投射到同侧枕叶，即左侧枕叶皮质接受左眼颞侧和右眼鼻侧视网膜的纤维投射，右侧枕叶皮质接受右眼颞侧和左眼鼻侧视网膜的纤维投射。

（四）听觉代表区

听觉纤维的投射区在颞叶皮质（颞上回、颞横回），听觉投射是双侧性的。

四、痛觉

痛觉是伤害性刺激或潜在伤害性刺激作用于人体产生的一种复杂的感觉。一般认为疼痛包括痛感觉和痛反应两方面，后者表现为一系列的躯体防御性反应和自主神经系统反应，这对机体具有保护意义。

（一）皮肤痛觉

痛觉感受器一般认为是游离神经末梢，游离神经末梢是一种化学感受器。K^+、H^+、组织胺、缓激肽、5-羟色胺、前列腺素等涂布在暴露的神经末梢上，可以引起疼痛，这些物质称为致痛物质。传导皮肤痛觉的神经纤维有两种：一种是有髓鞘的 $A\delta$ 纤维，兴奋传导速度快；另一种是无髓鞘的 C 类纤维，传导速度慢。由于纤维传导速度不同和传导路径不同，因而损伤性刺激作用于皮肤时，可先后出现两种性质不同的痛觉，分别是快痛和慢痛。快痛又称第一痛或急性痛，是一种尖锐而定位清楚的"刺痛",刺激时很快发生,刺激去掉后很快消失。慢痛又称第二痛,是一种不明确的"烧灼痛",缓慢发生,持续时间长,痛感强烈而难以忍受,常伴有情绪反应。

痛觉的中枢传导通路有两条:一条是经躯体浅感觉传导途径。痛觉传入纤维(Aδ纤维)进入脊髓,沿外侧脊髓丘脑束(又称新脊丘束)传导,在丘脑后腹核换元,上达大脑皮质中央后回第Ⅰ体感区,引起有定位特征的快痛,称为皮质痛觉系统。另一条是经脑干网状结构的多突触通路。即一部分痛觉传入纤维(C类纤维)在脊髓内弥散上行,沿脊髓网状纤维(脊网束或古脊丘束)、脊髓中脑纤维(脊髓中脑束)和脊髓丘脑内侧部纤维(旧脊丘束)到达丘脑髓板内核群,最后投射到大脑的边缘叶和第Ⅱ体表感觉区,引起定位不明确的慢痛。这条由脊髓弥散上行的痛觉传导系统,称皮质下痛觉系统。

研究证明,疼痛与某些中枢性递质有关,脑内存在有镇痛系统。60年代我国学者发现吗啡镇痛主要是作用于第三脑室–导水管周围灰质,70年代相继发现中枢神经系统有特异性吗啡受体,主要分布在皮质边缘系统、下丘脑、第三脑室–导水管周围灰质和脊髓后角等处。1975年Haghes首先从脑中发现两种五肽的活性物质(甲–硫氨酸脑啡肽和亮氨酸脑啡肽),它们能与脑组织内的吗啡受体结合而产生类似吗啡的镇痛作用。现在认为脑啡肽是一种中枢递质。后来又发现了一些分子量较大的吗啡样活性物质,称之为内啡肽。实验证明将内啡肽经静脉或脑内注射,也能产生明显的镇痛作用。现在认为电刺激脑内的某些部位能产生明显的镇痛作用,有可能是通过释放内啡肽而实现的。

(二)内脏痛与牵涉痛

1.内脏痛　内脏痛是指内脏受到刺激时所产生的疼痛。内脏痛的特点:①疼痛发生缓慢,持续时间长,定位不精确,对刺激的分辨能力差。②切割、烧灼等作用于内脏一般不产生疼痛,但内脏对机械性牵拉、缺血、痉挛、炎症等刺激较为敏感,往往引起剧烈的疼痛。

2.牵涉痛　内脏疾病往往引起身体表面部位发生疼痛或痛觉过敏,这种现象称牵涉痛。关于牵涉痛发生的机制,一般认为发生牵涉痛的皮肤部位的传入纤维和患病内脏的传入纤维进入脊髓同一节段,可能在同节段内换神经元,经共同的感觉通路上传至大脑皮质。由于生活中遇到的疼痛多来自体表,因此,来自患病内脏的冲动上传至大脑皮质时,就会被误认为是来自体表而出现牵涉痛。

第六节　神经系统对躯体运动的调节

一、脊髓对躯体运动的调节

(一)脊髓的运动神经元

脊髓是躯体运动最基本的反射中枢。在脊髓前角中存在有α、β、γ三类运动神经元。α–运动神经元既接受来自皮肤、肌肉和关节等外周传入的信息,也接受从脑干到大脑皮质各高级中枢下传的信息,最后由α–运动神经元产生一定的反射活动,故α–运动神经元是脊髓反射的最后通路。α–运动纤维经脊髓前根支配除头面部以外的几乎所有的骨骼肌。α–运动神经元的轴突沿着前根离开脊髓进入所支配的肌肉,其末梢在肌肉中分成许多小支,每一小支支配一根骨骼肌纤维。通常把一个运动神经元及其所支配的全部纤维合称为一个运动单位。γ–运动神经元主要接受脊髓以上高位中枢的下行性调节,其发出的γ–运动纤维支配骨骼肌肌梭中的梭内肌。β–运动神经元发出的传出纤维可支配骨骼肌的梭内肌与梭外肌。

(二)脊髓休克

当脊髓与高位脑中枢突然离断后,断面以下的脊髓反射活动将暂时丧失,进入无反应状态,这种现象称为脊髓休克。主要表现为：横断面以下的躯体感觉和随意运动完全丧失；骨骼肌反射消失；肌紧张减弱甚至消失；外周血管扩张，血压下降；发汗反射不出现；直肠和膀胱中粪尿潴留，排便、排尿反射丧失。这些现象可以表明动物的躯体和内脏反射均减弱或消失。

脊髓休克在持续一定时间后，脊髓反射可逐渐恢复，恢复速度与动物进化水平有关。但断面水平以下的躯体感觉和随意运动则永远丧失，临床上称截瘫。

脊髓休克发生的原因是离断的脊髓突然失去了高级中枢的调节，特别是失去了大脑皮质、脑干网状结构和前庭核下行的兴奋冲动，使脊髓内神经元兴奋性明显下降，以致对任何刺激都失去了反应能力的缘故。正常高位中枢的下行纤维可提高脊髓内神经元的兴奋性，使其容易对传入冲动产生反应，这种作用称为易化作用。

（三）脊髓反射

1.牵张反射　有神经支配的骨骼肌如受到外力牵拉使其伸长时，被牵拉的肌肉即反射性地发生收缩，这称为牵张反射。

（1）牵张反射的类型：牵张反射有腱反射和肌紧张两种类型。①腱反射是指快速牵拉肌腱时发生的牵张反射，它表现为被牵拉肌肉快速明显收缩，故又称为位相性牵张反射。腱反射的潜伏期很短，属单突触反射，主要发生于肌肉收缩较快的快肌纤维成分；②肌紧张是指缓慢持续牵拉肌腱时发生的牵张反射，其表现为受牵拉的肌肉能发生紧张性收缩，阻止被拉长，故又称为紧张性牵张反射。肌紧张属多突触反射，其效应器主要是肌肉内收缩较慢的慢肌纤维成分。肌紧张的主要生理意义在于维持站立姿势。

（2）牵张反射的反射弧：牵张反射的基本中枢在脊髓（头面部的肌肉在脑干）。牵张反射的感受器和效应器都在同一块肌肉中，感受器是肌梭，效应器是梭外肌。肌梭是一种感受牵拉刺激的感受装置，长约数毫米，呈梭形包埋在肌肉内，与一般的骨骼肌纤维即梭外肌纤维并行排列，梭形两端附着于梭外肌纤维的膜上。肌梭外层为一结缔组织囊，囊内纵行排列着 6～12 条特殊分化的肌纤维，称为梭内肌，它两端有横纹结构，具有收缩能力。中央部分横纹消失，略为膨大，无收缩能力，有传入纤维末梢组成的感受装置盘绕，它与收缩部分呈串联关系，当梭内肌纤维收缩时，则感受装置受牵拉而敏感性增高。由于肌梭与梭外肌平行，因此肌肉受到牵拉而拉长时，肌梭也同样受到牵张，而当肌肉收缩变短时，肌梭所受到的牵张刺激则明显减少。梭内肌纤维分两类：一类其细胞核在中央部密集成团，称核袋纤维；另一类其细胞核分散在整个纤维排列呈链条状，称核链纤维。肌梭有两类感受末梢：一类称为初级末梢，也称环绕形末梢，它以螺旋形式环绕于核袋和核链纤维的中间部，传入纤维为较粗的 Ia 类纤维；另一类称为次级末梢，也称花枝状末梢，通常分布于核链纤维上，其传入纤维是较细的 II 类纤维。目前认为，核袋纤维上的初级末梢可能与快速牵拉的感受有关，其神经反应表现为动态性反应，它可能在位相性牵张反射中具有重要意义。核链纤维上的初级末梢可能与缓慢、持续牵拉的感受有关，它的神经反应表现为静态性反应，它可能在肌紧张性牵张反射中具有重要意义。核链纤维上的次级末梢功能可能与本体感受有关。现已知道，Ia 和 II 类纤维的传入冲动进入脊髓后，除产生牵张反射外，还通过侧支和中间神经元接替上传到小脑与大脑皮质感觉区。

当肌肉受外力牵拉或受到重力作用时，肌梭的感受装置受牵拉，初级末梢受刺激而发放传入冲动，冲动经 Ia 传入纤维进入脊髓后，直接和同一水平的前角 α-运动神经元形成突触联系，并兴奋脊髓前角 α-运动神经元，再经 Aα 运动神经纤维传到被牵拉的肌肉，引起梭外肌收缩，出现牵张反射。

（3）γ-运动神经元对牵张反射的调节：γ-运动神经元发出的 Aγ 运动纤维支配梭内肌。γ-运动神经元兴奋，梭内肌收缩，使中央感受装置被牵拉，可引起 Ia 传入冲动增加而反射性引起该肌收缩。这种通过 Aγ 运动纤维、Ia 类传入纤维和 α-运动神经元而引起相应的梭外肌收缩的通路，称为γ-环路。γ-运动神经元的功能主要是调节肌梭传入冲动的发放频率，从而改变α-运动神经元的兴奋性。实验证明，正常情况下Aγ运动纤维经常有冲动传向肌梭，使肌梭保持一定的敏感性。因此在梭外肌收缩已对肌梭牵张减少时，由于梭内肌的收缩，肌梭中Ⅰa纤维仍有传入冲动到达中枢。γ-运动神经元并不接受来自脊髓后根中Ⅰa和Ⅱ类传入纤维的影响，它主要接受脊髓以上结构（如脑干网状结构）的下行性影响，通过γ-环路实现高级中枢对牵张反射的调节。

（4）腱器官与牵张反射：骨骼肌内还有一种称为腱器官的牵张感受装置，分布在梭外肌纤维和肌腱的衔接处。腱器官与梭外肌纤维以串联形式连接，被动牵拉肌肉或肌肉主动收缩时，腱器官可被牵拉兴奋，其传入冲动经Ⅰb类纤维由后根进入脊髓，通过中间神经元来抑制支配同一肌肉的α-运动神经元。腱器官主要反映肌肉张力，是一种感受肌肉张力变化的感受器。腱器官对肌肉的被动牵拉刺激不太敏感，但对肌肉主动收缩产生的牵拉异常敏感。一般认为，当肌肉受到强烈牵拉时，首先兴奋肌梭内的感受装置，Ⅰa类纤维传入冲动发放频率增加，对支配同一肌肉的α-运动神经元起兴奋作用，引起受牵拉的肌肉主动收缩以对抗牵拉。当肌肉主动收缩达到一定强度时，张力则可兴奋腱器官，Ⅰb类纤维传入冲动发放频率增加，对支配同一肌肉的α-运动神经元起抑制作用，使肌肉收缩停止，转而出现舒张。这种肌肉受到强烈牵拉时所产生的舒张反应，称为反牵张反射。其意义在于缓解由肌梭传入所引起的肌肉收缩及其所产生的张力，防止肌肉超负荷收缩造成肌肉撕裂。

2.屈反射和交叉伸肌反射　给脊髓动物的四肢皮肤以损伤性刺激，引起受刺激的肢体屈肌发生反射性收缩，伸肌舒张，结果使肢体屈曲，称为屈反射。表现为受刺激的肢体屈曲，以避开伤害，具有保护性意义。屈反射的强弱与刺激的强度有关，随着刺激强度增大，发生屈反射的范围也扩大。如刺激达到一定程度，则可在同侧肢体发生屈反射的同时，还可出现对侧肢体伸直的反射，这称为交叉伸肌反射。交叉伸肌反射是姿势反射之一，当动物一侧肢体屈曲时，对侧肢体伸直起到支持体重的作用，具有维持姿势的意义。

二、脑干对肌紧张的调节

（一）脑干网状结构易化区和抑制区

1.易化区及其作用　脑干网状结构中有加强肌紧张及肌肉运动的区域，称为易化区。易化区分布于广大的脑干中央区域，包括延髓网状结构的背外侧部分、脑桥的被盖、中脑的中央灰质及被盖，也包括下丘脑和丘脑中线核群等部位。刺激这一区域能使肌紧张加强，称为下行易化作用。一般认为，易化区的冲动主要通过网状脊髓束下传到脊髓，兴奋γ-运动神经元，通过γ-环路，对肌紧张和躯体运动起易化作用。此外，易化肌紧张的高位中枢还有延髓的前庭核和小脑前叶两侧部，这些部位的易化作用可能都是通过加强网状结构易化区的活动来完成的。同时，易化区对α-运动神经元也有一定易化作用。网状结构易化区不仅自身能发动冲动，而且还接受上行传导束侧支的激动。

2.抑制区及其作用　脑干网状结构中还有抑制肌紧张及肌肉运动的区域，称为抑制区。抑制区位于延髓网状结构的腹内侧部分。刺激这一区域可抑制肌紧张，称为下行抑制作用。其作用主要是发放冲动通过网状脊髓束的下行抑制性纤维下传到脊髓，抑制γ-运动神经元，从而对肌紧张和躯体运动起抑制作用。此外，抑制肌紧张的高位中枢还有大脑皮质抑制区、纹状体、小脑前叶蚓部。抑制区本身不能自动发放冲动，必须接受大脑皮质、尾状核和小脑等处抑制区传入的始动作用后，才能维持其对肌紧张的抑制作用。

在正常情况下，脑干网状结构下行易化作用和下行抑制作用保持协调平衡，从而维持正常的肌紧张，一旦平衡破坏，将出现肌紧张的亢进或减弱。

（二）去大脑僵直

在动物中脑上、下叠体（上、下丘）之间切断脑干，动物立即出现四肢僵直、头昂尾翘、脊柱硬挺、全身肌肉特别是伸肌出现肌紧张亢进，这种现象称为去大脑僵直。此时该动物的脊髓仅与延髓和脑桥相连，故将这样的动物称为去大脑动物。如在去大脑动物的肌肉中注入局部麻醉药，或切断相应的脊髓背根，以消除肌梭传入冲动的作用，肌肉僵直现象则消失。可见，去大脑僵直是以脊髓为中枢的全身伸肌的牵张反射过度亢进的结果。这种亢进的出现，是由于此时高位中枢对脊髓牵张反射的兴奋和抑制作用两方面的影响失去平衡所致。在中脑上、下丘之间横断脑干，使脑干网状结构的下行易化作用大于下行抑制作用。由于易化区活动增强，下行易化作用占明显优势，所以导致伸肌的肌紧张亢进，出现去大脑僵直现象。

（三）僵直的类型

高位中枢易化区促进脊髓牵张反射使肌紧张亢进而出现的僵直可以有两种：一种是由于高位中枢的下行易化作用，直接或间接通过脊髓中间神经元提高脊髓前角 α-运动神经元的活动，从而导致肌紧张加强而出现的僵直，称为 α-僵直。另一种是由于高位中枢的下行易化作用，首先提高了脊髓前角 γ-运动神经元的活动，使肌梭的敏感性提高而传入冲动增多，经后根 Ⅰa 类传入纤维再使脊髓 α-运动神经元的活动提高，导致肌紧张加强而出现的僵直，称为 γ-僵直。去大脑动物发生去大脑僵直后，再切断其脊髓背根传入，可使僵直现象基本消失，说明这时肌紧张亢进主要是通过 γ-环路实现的，此僵直属于 γ-僵直；但如果再把小脑前叶切除，又可使伸肌僵直重新出现，这时的僵直则属于 α-僵直。在此基础上，再切断第八对脑神经，阻止内耳前庭冲动到达前庭核，再进一步破坏前庭器官-前庭核系统时，才能使僵直最后消失。看来，前庭核系统是通过 α-运动神经元加强肌紧张的，因为在背根传入已切断的情况下，僵直仍能出现。但前庭核的活动受到小脑前叶的抑制，所以只有在切除小脑时才能看到它的作用。目前知道，前庭脊髓束主要使 α-运动神经元活动提高，易化区通过脑干网状脊髓束主要使 γ-运动神经元活动提高。

三、小脑对躯体运动的调节

（一）维持身体平衡

维持身体平衡是前庭小脑的主要功能。前庭小脑由绒球小结叶构成，绒球小结叶与前庭核直接联系，反射途径为：前庭器官→前庭核→绒球小结叶→前庭核→脊髓运动神经元→骨骼肌。绒球小结叶损伤可出现平衡失调综合征，表现出头和躯干摇晃不停、步态蹒跚、只能躲在墙角倚壁而立等现象，但四肢的随意运动仍能协调进行。

（二）调节肌紧张和协调随意运动

调节肌紧张与协调随意运动功能主要由脊髓小脑完成。脊髓小脑由小脑前叶（包括单小叶）和后叶中间带（包括旁中央小叶）组成。其中，小脑前叶调节肌紧张，小脑后叶中间带主要协调随意运动。小脑后叶中间带损伤，可出现小脑性共济失调，常伴有意向性震颤。

（三）参与随意运动的设计

参与随意运动的设计是皮质小脑的功能。皮质小脑是指小脑后叶的外侧部，它接受来自大脑皮质感觉区、运动区、联络区等广大区域传来的信息，其传出冲动回到大脑皮质运动区。皮质小脑与大脑皮质运动区、感觉区、联络区之间存在着联合活动，在该活动过程中，皮质小脑参与运动计划的形成和运动程序的编制。该部位损伤除引起远端肢体的肌张力下降和共济失调外，还可引起运动起始的延缓。该部分小脑损伤的患者不能完成诸如打字、乐器演奏等精巧动作。

四、基底神经节对躯体运动的调节

基底神经节是皮质下一些神经核团的总称，位于大脑两半球的深部，主要由尾状核、壳核和苍白球组成。在进化上苍白球较古老，称旧纹状体；尾状核和壳核较新，称新纹状体。广义地讲，也可以把丘脑底核、中脑黑质和红核等列入基底神经节，因为它们在运动功能上与纹状体的关系非常密切。

在鸟类和其他低等脊椎动物，大脑皮质不发达，基底神经节是最高级的运动中枢，控制动物的随意运动。在高等哺乳动物，特别是人类，随意运动已由高度发达的大脑皮质所发动，而基底神经节的主要功能是控制肌紧张，调节和稳定随意运动，并与本体感觉传入冲动信息的处理有关。

人类的基底神经节损伤后可引起一系列运动功能障碍，临床上表现主要分为两大类：一类是肌张力过高而运动过少综合征，如震颤麻痹（帕金森病）。震颤麻痹患者出现全身肌紧张过高，肢体僵直、随意运动减少、动作缓慢、面部表情呆板，常伴有静止性震颤等症状。震颤麻痹的病变主要位于黑质。中脑黑质多巴胺能神经元功能被破坏，脑内多巴胺含量明显下降，导致乙酰胆碱递质系统功能亢进，是震颤麻痹的主要原因。临床上用左旋多巴治疗，可改善症状。另一类是肌张力过低而运动过多综合征，如舞蹈病和手足徐动症。舞蹈病患者的主要临床表现为不自主的上肢和头部的舞蹈样动作，并伴有肌张力降低等。病变主要位于纹状体，是纹状体中胆碱能神经元和 γ－氨基丁酸能神经元功能减退，而黑质多巴胺能神经元功能相对亢进所致。

五、大脑皮质对躯体运动的调节

（一）大脑皮质运动区

人类的随意运动是受大脑皮质控制的。与躯体运动有密切关系的皮质区域称为大脑皮质运动区，包括有主要运动区（即中央前回运动区）、辅助运动区、第二运动区等。

主要运动区位于中央前回和运动前区，相当于 Brodmann 分区的 4 区和 6 区。4 区主要与肢体远端运动有关，6 区主要与肢体近端运动有关。主要运动区对躯体运动的控制有以下特点：①交叉支配，即一侧皮质运动区支配对侧躯体的肌肉，但头面部肌肉的支配多数是双侧性的，面神经支配的下部面肌及舌下神经支配的舌肌主要受对侧皮质控制；②具有精细的功能定位，即一定部位的皮质区域支配一定部位的肌肉，从运动区上下分布来看，呈倒立的人体投影，也就是下肢肌肉运动的代表区在皮质运动区的顶部，上肢代表区在中间部，头面部肌肉运动代表区在皮质运动区的底部；③功能代表区的大小与运动精细和复杂程度有关，运动越精细而复杂的肌肉，其代表区也越大。例如大拇指所占区域几乎是整个大腿所占区域的 10 倍。

（二）运动传导通路

大脑皮质对躯体运动的调节是通过锥体系和锥体外系的协同活动完成的。

1.锥体系及其功能　锥体系是指由大脑皮质运动区发出经内囊和延髓锥体下行到达对侧脊髓前角的传导束（皮质脊髓束），和由皮质发出到达脑干运动神经元的传导束（皮质脑干束）。前者通过脊髓前角运动神经元支配四肢和躯干的肌肉，后者通过脑干运动神经元支配头面部肌肉。虽然后者不通过锥体，但在功能上与皮质脊髓束相同，故包括在锥体系的范围内。锥体系的功能是通过突触联系使脊髓 α－运动神经元兴奋，发动和控制精细的随意运动。锥体束下传冲动也与脊髓前角 γ－运动神经元有联系，通过控制 γ－运动神经元，借以调整肌梭感受器的敏感性，配合肌肉运动。此外，锥体束下行纤维与脊髓中间神经元也有突触联系，从而调节脊髓拮抗肌运动神经元之间的对抗平衡，使肢体运动具有合适的强度，保持运动的协调性。

2.锥体外系的功能　锥体外系是指除锥体系以外所有从大脑运动皮质以及由皮质下核团发出的

不经过延髓锥体的下行纤维束。它是大脑皮质控制躯体运动的另一下行传导通路。锥体外系主要作用于脊髓前角的 γ–运动神经元，通过 γ–环路发挥作用。人类锥体外系的主要功能是调节肌紧张以维持身体姿势和完成肌肉群之间的协调活动。正常大脑皮质对躯体运动的调节是通过锥体系和锥体外系的协同活动完成的。

第七节 自主神经系统

调节内脏活动的神经结构称为自主神经系统。由于内脏器官的活动一般不能由意志控制，因此自主神经系统又称自主神经系统。调节内脏活动的神经包括传入纤维和传出纤维两种，但习惯上自主神经系统仅指支配内脏器官的传出神经，按结构和功能的不同，分为交感神经系统和副交感神经系统。

一、自主神经系统的结构特点

自主神经系统从中枢发出的神经纤维并不是直接支配效应器官，而必须在一个神经节中换一次神经元，由节内神经元再发出纤维支配效应器官。因此，自主神经有节前纤维和节后纤维。

交感神经系统节前神经元的所在部位即交感神经的起源，是整个胸段脊髓和腰段脊髓 1 ~ 3 节的灰质侧角。副交感神经起源于脑干内第Ⅲ、Ⅶ、Ⅺ、Ⅹ对脑神经的神经核以及骶段脊髓的 2 ~ 4 节相当于灰质侧角的部位。

交感节前纤维自侧角发出后，多数在椎旁神经节组成的交感链换元，再发出节后纤维支配效应器官。少数节前纤维通过交感链而到椎前神经节（腹腔神经节，肠系膜上、下神经节）才换元。副交感节前纤维自中枢发出后一直要到效应器官壁内或其附近的副交感神经节中才换元，然后发出很短的节后纤维支配效应器官。由于外周神经节的位置不同，交感神经的节前纤维短，节后纤维长；而副交感神经的节前纤维很长，节后纤维很短。

交感神经的全身分布极为广泛，几乎所有的内脏器官都受其支配，而副交感神经的分布比较局限。虽然大多数器官交感与副交感神经双重支配，但有些器官如肾上腺髓质、竖毛肌、汗腺和皮肤、肌肉内的血管等，却只有交感神经支配。一根交感神经节前纤维往往和多个节内神经元发生突触联系，所以刺激交感神经的节前纤维，反应比较弥散；而副交感神经则不同，反应比较局限。

二、自主神经系统的功能特点

自主神经系统的主要功能是调节心肌、平滑肌和腺体的活动，以维持内环境的相对稳定。其功能特点如下：

（一）双重支配

机体的组织器官一般都接受交感神经和副交感神经的双重支配，交感和副交感神经对同一器官的作用（唾液腺除外）往往是互相拮抗的。例如，对于心脏，迷走神经具有抑制作用，而交感神经具有兴奋作用，使神经系统能够从正反两个方面调节心脏的活动，而使调节更迅速精确。一般来说，交感神经中枢和副交感神经中枢是对立的，当交感中枢活动增强时，副交感中枢活动减弱，而对外周效应器作用方面却表现协调一致。这种拮抗作用的对立统一是神经系统对内脏活动调节的特点。

（二）紧张性作用

自主神经对效应器的支配一般具有持久的紧张性作用。所谓紧张性即是指从中枢恒定地发放一定量的神经冲动的特性。

（三）效应器所处功能状态的影响

自主神经对效应器的作用受效应器所处功能状态的影响。如刺激副交感神经一般引起小肠运动加强，但如果小肠原来处于收缩状态，则刺激副交感神经可引起小肠舒张。

（四）对整体生理功能调节的意义

交感神经系统的活动一般比较广泛，常以整个系统来参加反应，凡机体内、外环境有急剧变化时，都可引起交感神经系统的活动明显加强，同时伴有肾上腺髓质激素的大量分泌，机体出现心跳加快、皮肤血管收缩、血压升高、红细胞数增加、支气管扩张、血糖升高、代谢增强等，其结果是动员体内许多器官的潜在力量，提高机体适应能力，以应付环境的急剧变化，保持机体功能和环境相适应。

副交感神经系统的作用与交感神经系统相反，兴奋时引起的活动范围比较局限。副交感神经系统往往在安静时活动较强，常伴有胰岛素分泌的增多，主要作用是促进消化、储存能量和加强排泄。

三、自主神经系统各级中枢的功能

（一）脊髓对内脏活动的调节

脊髓是交感神经和部分副交感神经的发源地，是内脏反射的初级中枢。通过脊髓可以完成血管张力反射、出汗反射、排尿反射、排便反射及勃起反射等，说明脊髓对内脏活动有一定协调能力。但失去高位中枢的控制时，脊髓反射多不能正常进行。

（二）脑干对内脏活动的调节

延髓、脑桥和中脑三部分合称脑干。脑干中有许多重要的自主神经中枢。延髓网状结构中有呼吸中枢、血管运动中枢、心脏活动调节中枢。一旦这些中枢遭受损害，呼吸、心跳就会停止，导致死亡，故延髓有"生命中枢"之称。此外，延髓还有与消化功能有关的中枢，如吞咽、呕吐、消化腺分泌等反射中枢。脑桥有呼吸调整中枢和角膜反射中枢。中脑有瞳孔对光反射中枢，当病变侵害中脑时，可使瞳孔对光反射消失，在临床上这是生命垂危病人的重要标志。

（三）下丘脑对内脏活动的调节

下丘脑既是调节内脏活动的高级中枢，又是一个较高级的整合中枢，它把躯体运动功能、植物性功能和内分泌腺的活动联系起来，完成对许多复杂生理功能的控制和调节。

1.对内脏活动的调节　实验发现，刺激清醒动物的下丘脑，可引起广泛的自主性功能反应。下丘脑是对各种内脏功能进行整合的较高级中枢。下丘脑存在着心血管的重要整合中枢。

2.对摄食行为的调节　下丘脑的外侧区是摄食中枢，它决定着发动摄食活动；下丘脑腹内侧核是饱中枢，它决定着停止摄食活动。两者有交互抑制的关系。例如，当饱中枢损伤时，它对摄食中枢的抑制作用减弱，以致摄食中枢兴奋，食量大增，引起肥胖。

3.对水平衡的调节　水平衡包括水的摄入与排出两个方面。人体因渴感而摄水，动物实验证明，下丘脑外侧区尾侧可能是摄水中枢。排水则主要取决于肾脏的活动。下丘脑对排水的控制，是通过控制垂体释放抗利尿激素来实现的。目前认为，下丘脑存在的渗透压感受器，既调节抗利尿激素的分泌，以控制肾脏排水，同时又控制渴感和饮水行为，以调节水的摄入，从而将自主神经活动、内分泌活动整合成一个调节水平衡的复杂活动。

4.对情绪反应的影响　近年研究指出，下丘脑内存在所谓防御反应区，主要位于腹内侧区。切除大脑皮质的猫，可自发出现或给轻微刺激就能引起"假怒"的表现，而去除下丘脑的中脑动物，"假怒"的表现不明显。因此可以认为下丘脑与情绪反应关系密切。在正常情况下，下丘脑的情绪反应受到大脑皮质的控制。

5.对体温的调节　下丘脑视前区-下丘脑前部是体温调节中枢所在地，参与对体温的调节。

6.控制生物节律　机体的各种生命活动常按一定时间顺序发生变化，这种变化的节律称为生物节律。研究发现，下丘脑视交叉上核可能是机体昼夜节律活动的重要中枢结构和控制中心。

（四）大脑皮质对内脏活动的调节

1.新皮质　在动物实验中电刺激新皮质，除引起躯体运动外，也可引起内脏活动的变化。例如用电刺激运动区及其周围，可分别发生血压、呼吸、胃肠道、直肠和膀胱收缩等不同变化，说明新皮质对内脏活动有调节作用。

2.大脑边缘系统　大脑半球内侧面皮质包绕在脑干头端的边缘结构，称为边缘叶，主要包括海马、穹窿、扣带回、海马回等部分。从生物进化角度来看，它们是古老的皮质，曾因与嗅觉有关而名嗅脑，但现在已明确它是调节内脏活动的重要中枢。由于边缘叶在结构和功能上与大脑皮质的岛叶、颞极、眶回以及皮质下的杏仁核、隔区、下丘脑和丘脑前核等有密切联系，于是有人把边缘叶连同这些结构（有关的皮质下结构）统称为边缘系统。边缘系统最突出的功能是控制情绪的发生和表现；是调节内脏活动的高级中枢；整合内脏和躯体的活动，使情绪反应完整；参与调控那些直接与个体生存和种族延续有关的功能。

第八节　脑的高级功能

一、大脑皮质的生物电活动

大脑皮质的电活动有两种形式：一种是在安静状态时大脑皮质未受任何明显刺激的情况下所产生的一种持续的节律性电活动，称为皮质自发电位；另一种是对感受器、传入神经等施以刺激时，在大脑皮质一定部位记录出来的电活动，称为皮质诱发电位。将引导电极放在头皮表面，通过脑电图机所记录到的皮质自发电位变化的波形称为脑电图（EEG）。在动物实验中将颅骨打开，或在病人进行脑外科手术时，把引导电极直接放在皮质表面所记录出来的皮质自发电位变化波形称为皮质电图（EcoG）。

（一）正常脑电图波形

人类的脑电图很不规则，通常根据脑电波的频率、振幅的不同，把正常脑电图区分为四种基本波形。

1.α波　频率8～13Hz，振幅为20～100μV。正常成年人清醒、安静、闭目时，在头皮各个部位都可记录到α波，但在枕叶区更显著。α波的振幅常呈一阵阵由小变大，然后又由大变小的规律性变化，形成梭状图形，即所谓α波的"梭形"变化。α波是大脑皮质安静时出现的主要波形。当睁眼、思考问题或感受到其他刺激时，α波会立即消失而β波（快波）同时在各脑区内明显出现，这一现象称为α波阻断。若被试者再安静闭目，α波又重新出现。

2.β波　频率为14～30Hz，振幅5～20μV。人在睁眼视物，或听到突然的声响，或进行思考时，主要出现β波，以额叶和顶叶部位最为明显。因此，一般认为β波是大脑皮质兴奋时出现的主要波形。

3.θ波　频率 4～7Hz，振幅为 20～150μV。正常成人在困倦时可出现，它是中枢神经系统抑制状态的一种表现。儿童θ波较常见。

4.δ波　频率 0.5～3Hz，振幅 20～200μV。成人在清醒时无δ波，只有在睡眠时出现。但在深度麻醉、缺氧或大脑有占位性病变时也可出现。婴儿常见δ波。

脑电图描记在临床上对于诊断某些疾病有一定价值。例如：癫痫患者的脑电图可出现特殊形式的棘波、尖波、棘-慢综合波；大脑有占位性病变的患者，在清醒状态下，病变区域的脑电图会出现θ波或δ波。

（二）脑电波形成的机制

一般认为脑电波是由来自大脑皮质神经元的突触后电位总和形成的。在动物实验中，用微电极做大脑皮质神经元的细胞内记录，得到的突触后电位变化节律与皮质电图的节律完全一致。当然，单个神经元的突触后电位不可能造成皮质表面明显的电位变化，只有大量神经元同时产生突触后电位，并综合成强大的电场时，才能在皮质表面引导出明显的电位变化。脑电波的波形决定于突触后电位的性质及所在部位。当皮质的浅层出现兴奋性突触后电位时，在皮质表面引导出负电位；当出现抑制性突触后电位时，则引导出正电位；如果突触后电位产生在皮质的深层，按容积导体的原则，在皮质的表面就会引导出相反的电位。至于脑电波的节律，可能决定于丘脑的某些结构。在动物实验中，如果同时记录丘脑背侧核和它所投射的大脑皮质区域，就会发现它们的电位变化节律十分相似。切断丘脑与大脑皮质之间的联系，脑电波的节律便立即消失，而丘脑的电位变化节律仍保持，说明脑电波的节律来源于丘脑。有关脑电波形成的详细机制尚未完全清楚。

二、觉醒和睡眠

觉醒和睡眠是人类和哺乳动物最为显见的生物节律，一般情况下，两者可随昼夜周期而互相转化并呈昼夜节律。觉醒时机体能迅速适应环境的各种变化，从事各种活动。睡眠时机体的意识暂时丧失，并失去对环境的精确适应能力，但睡眠可保护和恢复脑细胞的功能，使精力、体力都得到恢复。

（一）觉醒状态的维持

脑干网状结构非特异性传入系统的上行激动作用，可使机体处于觉醒状态。进一步研究发现，觉醒与脑内中枢递质有关。脑桥的蓝斑上部去甲肾上腺素递质系统参与控制觉醒，主要维持脑电觉醒（由睡眠时的同步化慢波转变成觉醒时的去同步化快波）；中脑黑质-纹状体多巴胺递质系统也控制觉醒，主要维持行为上的觉醒。

（二）睡眠的两种时相

人的睡眠可按脑电图特征分为两种时相。

1.慢波睡眠（SWS）　夜间睡眠多数时间处于这种睡眠状态。脑电图特征是呈同步化慢波，出现θ和δ波，间有梭形睡眠波，故称这一状态的睡眠为慢波睡眠。此时出现感觉功能降低、肌紧张下降、随意运动消失、心率和呼吸减慢、血压下降、尿量减少、代谢率和体温下降、消化液分泌增加等生理功能变化，同时生长激素、垂体的促激素分泌明显升高。故认为慢波睡眠有利于促进生长和体力恢复。

2.快波睡眠（异相睡眠）　快波睡眠（FWS）出现在慢波睡眠之后，脑电图呈明显的去同步化快波，出现β波，类似觉醒状态的脑电图，故称快波睡眠。这时入睡者感觉功能进一步减退，肌紧张明显降低、肌肉松弛，比慢波睡眠时更难唤醒，常发生不规则的肌肉抽动并出现快速的眼球转动，故又称之为快动眼睡眠（REM）。此时的血压、心率、呼吸等出现短暂、明显的不规则变动，同时脑内蛋白质合成加快。故认为快波睡眠有利于幼儿神经系统的成熟，也有利于建立新的突触联系而促进记忆活动。在成人则有利于精力的恢复。

在整个睡眠过程中，慢波睡眠与快波睡眠不断互相转换。睡眠一开始首先进入慢波睡眠，持续约90min，然后转为快波睡眠。快波睡眠持续20~30min，又转入慢波睡眠，接着又转入快波睡眠，在一夜的睡眠中这种反复转化有4~5次，越接近睡眠后期，快波睡眠持续的时间越长。

（三）睡眠发生的机制

现在认为睡眠与觉醒是一种由体内生物钟控制的昼夜节律，睡眠-觉醒节律是中枢特定结构主动活动的结果，即中枢神经系统内存在着产生睡眠的结构。这些结构主要是延髓网状结构的一些核团，包括孤束核、中缝核和蓝斑等。用电刺激这些中枢部位能使动物入睡，实验观察到如果用低频电流刺激脑干网状结构的尾端，则动物出现同步化慢波睡眠。由此认为脑干网状结构尾端存在能引起睡眠和脑电波同步化的中枢，这一中枢的上行冲动可作用于大脑皮质，对抗脑干网状结构上行激动系统的作用，使觉醒转化为睡眠。因此，有理由认为，中缝核头部、孤束核及其邻近的网状神经元是产生慢波睡眠的特定脑区，它们共同组成了所谓上行抑制系统。

新近的资料表明，睡眠的产生与中枢内某些神经递质密切相关，其中慢波睡眠主要与脑干内5-羟色胺递质系统有关，而快波睡眠与脑干内5-羟色胺和去甲肾上腺素递质系统都有关系。选择性破坏中缝核上部（5-羟色胺递质系统），慢波睡眠就明显减少；选择性破坏中缝核下部，则快波睡眠受到严重抑制；而选择性破坏蓝斑下部（去甲肾上腺素递质系统），则快波睡眠明显减少。由此认为，中缝核尾部及蓝斑下部与快波睡眠关系很大，是触发快波睡眠的关键部位。有人认为脑干被盖部的乙酰胆碱能神经元也有协同快波睡眠的效应。另有证据表明，控制机体昼夜节律的基本生物钟可能是下丘脑的视交叉上核，该核团接受来自视网膜的直接传入及来自中缝核的纤维投射，从而把机体内的内源性昼夜节律系统和外界环境的光-暗周期耦合起来。

三、学习和记忆

学习和记忆是两个相互联系的神经活动过程。学习指人类为适应不断变化的环境，通过神经系统的活动，从而获得新的行为、经验的过程。记忆则是把通过学习所获得的行为、经验保持和贮存的过程，它建立在学习的基础之上。

（一）条件反射

1.条件反射的形成　由条件刺激引起的反射称为条件反射。条件反射可在个体生活过程中自然形成，也可经人工训练而形成。例如在动物实验中，给狗吃食物引起的唾液分泌就是非条件反射，凡是引起非条件反射的刺激，称为非条件刺激，如食物。若给狗听铃声就不会引起唾液分泌，因为铃声刺激与食物无关，这时的铃声称为无关刺激。但是，如果在给狗吃食物以前，先给铃声再给食物，这样多次结合以后，当铃声一出现，动物也出现唾液分泌。铃声本来是无关刺激，现在由于多次与食物结合应用，铃声变成了进食的信号，所以，这时的铃声称为信号刺激或条件刺激。由条件刺激（铃声）引起的反射称为条件反射。可见，条件反射是在后天生活中形成的，形成条件反射的基本条件就是无关刺激与非条件刺激在时间上的结合，这个过程称为强化，任何无关刺激与非条件反射刺激结合应用都可以形成条件反射。在同一非条件反射的基础上可建立多种条件反射。

建立的条件反射只有用非条件刺激加以强化，才能使条件反射不消退。有些条件反射比较复杂，动物必须通过自己完成一定的动作或操作才能得到强化，称为操作式条件反射。条件反射使非条件反射更灵活、更有适应意义。

关于条件反射形成的机制，过去曾认为哺乳类动物条件反射的形成，是无关刺激（可变成条件刺激）在大脑皮质中形成的兴奋点与非条件刺激引起的大脑皮质中形成的兴奋点之间，由于多次结合建立了暂时联系的结果。但这种假设尚未得到证实。现在认为，条件反射建立不单是发生在大脑皮质两个兴奋点之间的暂时联系，而与脑内各级中枢的活动都有关系。近年来神经化学的迅速发展为条件反射机制的研究开辟了新的途径。

2.条件反射的消退、泛化和分化　条件反射形成后，如果只给条件刺激，而不用非条件刺激（例如食物）来强化，这样反复多次之后，条件反射就会逐渐减弱，最后完全不出现，这称为条件反射的消退。例如铃声与食物多次结合之后，使狗建立了条件反射，当狗听到铃声时唾液就分泌。以后反复只给铃声刺激，但不给食物进行强化，结果狗听到铃声也不再分泌唾液了，铃声形成的食物条件反射就此而消退。实验证明：条件反射的消退是大脑皮质的兴奋过程逐渐被抑制过程所取代，大脑皮质发生了抑制的结果。条件反射的消退并不是条件反射的消失，而是由于条件刺激（铃声）得不到非条件刺激（食物）的强化，原来引起唾液分泌的条件刺激不再是大脑皮质的兴奋刺激，而成了引起大脑皮质发生抑制的刺激，由原先引起兴奋（有唾液分泌）的条件反射转化为引起抑制（无唾液分泌）的条件反射。前者称为阳性条件反射，后者称为阴性条件反射。由此可见，阳性条件反射可因缺乏非条件刺激强化而转变为阴性条件反射，即阳性刺激信号转变为阴性刺激信号，使大脑皮质发生了抑制过程。由条件反射消退产生的抑制称为消退抑制。

在动物实验中发现，条件反射形成的初期，除条件刺激本身外，一些近似条件刺激的刺激也能引起同样的条件反射，这种现象称为条件反射的泛化。例如用100Hz的音响与食物结合形成唾液分泌的条件反射后，如果分别再用90Hz或110Hz的音响刺激，同样也可引起唾液分泌。泛化的特点是对类似条件刺激的刺激也发生兴奋反应，这说明由条件刺激引起的大脑皮质的兴奋发生了扩散，使类似的条件刺激都与非条件刺激的皮质兴奋点相接通，建立了暂时联系，于是发生了条件反射的泛化。如果以后只在用100Hz音响时给予食物强化，而在用90Hz或110Hz音响时不给食物强化，经多次重复实验后，结果只有用100Hz音响时，出现阳性效应（例如有唾液分泌），然而用90Hz或110Hz音响时却出现了阴性效应（无唾液分泌）。类似条件刺激的刺激如果得不到非条件刺激的强化，该类似条件刺激的刺激就不再引起条件反射，这种现象称为条件反射的分化。条件反射的分化是大脑皮质发生抑制的表现。由近似条件刺激不强化引起的这种抑制称为分化抑制。大脑皮质的分化抑制是对事物认识和鉴别的生理基础。消退抑制和分化抑制都是条件反射性抑制，都是阴性条件反射的表现。条件反射从泛化到分化的发展过程是大脑皮质实现复杂的分析综合功能的基础。

综上所述，条件反射是后天获得的行为，条件反射的形成过程是把任一无关刺激变为某一非条件反射的信号刺激的过程。生活中各种各样的刺激都可作为非条件刺激的信号而形成各种各样的条件反射，一旦这些信号发生改变，失掉了信号意义，反射也随之发生改变，从而使机体对千变万化的环境具有高度的适应性，并增加了机体活动的精确性和预见性。

（二）两种信号系统

人类与高等动物都具有条件反射活动，但人类的大脑皮质已高度发达，人们在生产劳动和社会活动中产生了思维和语言功能，这使人类的条件反射在本质上不同于动物的条件反射。

巴甫洛夫通过对条件反射的研究，提出了两种信号系统的学说。他把条件刺激区分为两大类：一类是客观事物的具体信号，称为第一信号，如灯光、铃声、食物的性状等。另一类是以语言、文字组成的词语代替具体的信号所形成的抽象信号，称为第二信号。对第一信号发生反应的大脑皮质功能系统称为第一信号系统，它是人和动物都具有的。对第二信号发生反应的大脑皮质功能系统称为第二信号系统，它是人类所特有的，也是人类区别于动物的主要特征。

（三）记忆的过程

外环境通过感觉器官进入大脑的信息量是非常之大的，但其中只有1%左右的信息能被较长时间地贮存、记忆。被长期贮存的信息一般都是对生物个体具有重要意义而且是反复作用的信息。记忆可分为短时性记忆和长时性记忆两种类型。短时性记忆包括感觉性记忆和第一级记忆。感觉性记忆指将感觉信息贮存于皮质感觉区，记忆时间一般不超过1s。如果能在1s时间内对信息进行一定的处理，就能转入第一级记忆，但也只能对少量信息贮存几秒至几分钟，如打电话时查阅记下的电话号码，往往在应用后便忘记。如果信息反复运用，便能转入第二级记忆，此级记忆的信息量大，且能较持久贮存，可从几分钟至几年。有些信息，如自己的名字以及每天都在进行操作的手艺等，由于经常运用，可成为终身不忘的第三级记忆。第三级记忆贮存的信息量最大，时间最长。可见，人类的长期记忆是通过4个连续的阶段形成的，即感觉记忆→第一级记忆→第二级记忆→第三级记忆。不过，长时性记忆形成过程是一个有高度选择性的信息贮存过程，只有那些对个体反复起作用并具有重要意义的信息才会被长期贮存下来，而绝大部分进入大脑的信息不能以长时性记忆形式贮存下来而逐渐被遗忘。

（四）记忆形成的机制

神经元活动有一定的后作用，它可能是感觉性记忆的基础。神经系统中存在许多环路联系，环路的连续活动可能是第一级记忆的基础，如海马环路的活动与第一级记忆转入第二级记忆有关。长时性记忆可能与新的突触联系建立有关。实验证明，生活在复杂环境中的大鼠，其大脑皮质厚度明显大于生活在简单环境中的大鼠，说明学习记忆多，大脑皮质发达，突触联系也多，人类的第三级记忆可能属于这类情况。长时性记忆还与脑内物质代谢，尤其是脑内蛋白质合成有关。某些中枢递质或神经激素，如乙酰胆碱、儿茶酚胺、兴奋性氨基酸、γ-氨基丁酸、脑啡肽、血管升压素、催产素等也与记忆有关。

四、语言中枢和大脑皮质功能一侧优势

语言功能是人脑的高级功能。人的大脑皮质中有语言中枢。①语言运动区（说话中枢），位于中央前回下部的前方即布洛卡氏（Broca）区，此区损伤会引致运动失语症；②语言听觉区（听话中枢），位于颞上回后部，此区受损会引致感觉失语症；③语言书写区（书写中枢），位于额中回后部，此区受损会引致失写症；④语言视觉区（阅读中枢），位于角回，此区受损会引致失读症。

实现语言功能有赖于大脑皮质广大区域的共同活动。但两侧大脑半球并不完全对等地参与完成语言功能，上述控制语言活动的中枢往往集中在一侧大脑半球，称为语言中枢的优势半球。90%以上的人是左侧半球的作用占优势，失语症只是在占优势的半球的语言中枢受损时才会出现。语言功能的左半球优势是后天逐渐形成的。

近年来发现，语言功能的左侧优势现象，仅仅是大脑两半球功能不对等的一种表现。其实，右半球也有其特殊的重要功能。一般以右手劳动为主的成人，其左侧优势半球的功能主要是语言文字的识别、书写、理性的思考和精确的计算等，而右侧半球则对非语词性的认识功能，如对空间辨认、深度知觉、触觉认识、音乐分辨等表现出优势。

第九节 阿尔茨海默病

阿尔茨海默病又称初老期痴呆，是以进行性痴呆为主要临床表现的大脑变性性疾病，起病多在50岁以后。随着人类寿命的延长，本病的发病率呈增高趋势。按照美国的诊断标准，上海60岁以上人群发病率为3.46%，65岁以上人群为4.61%。临床表现为进行性精神状态衰变，包括记忆、智力、定向、判断能力、情感障碍和行为失常，甚至发生意识模糊等。患者通常在发病后5~6年内死于继发感染和全身衰竭。

一、病因和发病机制

病因和发病机制不明。对于本病究竟是一种独立的疾病，还是一种加速的老化尚有不少争议。本病的发病可能与下列因素有关：①受教育程度：上海的人群调查资料以及随后世界大多数地区的调查资料证实，本病的发病率与受教育程度有关。文盲及初小文化人群中发病率最高，受到高中以上教育人群中发病率较低。病理研究表明，大脑皮质突触的丧失先于神经元的丧失，突触丧失的程度和痴呆的相关性较老年斑、神经元纤维缠结与痴呆的相关性更加明显。人的不断学习可促进突触的改建，防止突触的丢失；②遗传因素：对初老期痴呆病中具有家属遗传史的病人（遗传性 Alzheimer 病仅为本病一个少见类型）的研究表明，其控制基因在第 21 对染色体上，具有多个位点，某些位点与先天愚型（Down 症）位点甚接近，因此后者的 Alzheimer 病的发病率较高；③神经细胞的代谢改变：老年斑中的淀粉样蛋白的前体 β/A-4 蛋白是正常神经元膜上的一个跨膜蛋白，何以在本病中会发生不溶性沉淀的原因尚待探讨。缠结的神经元纤维中神经微丝、τ 蛋白等细胞骨架蛋白呈现过度的磷酸化。某些患者病脑中铝的含量可高于正常；④继发性的递质改变：其中最主要的改变是乙酰胆碱的减少。由于 Meynert 基底核神经元的大量缺失致其投射到新皮质、海马、杏仁核等区域的乙酰胆碱能纤维减少。综上所述，目前已发现了本病的形态、生化、遗传等各方面的异常改变，但病因和发病机制尚有待阐明。

二、病理变化

肉眼观，脑萎缩明显，脑回窄、脑沟宽，病变以额叶、顶叶及颞叶最显著，脑切面可见代偿性脑室扩张。

1.老年斑　为细胞外结构，直径为 20～150μm，最多见于内嗅区皮质、海马 CA-1 区，其次为额叶和顶叶皮质。银染色显示，斑块中心为一均匀的嗜银团，刚果红染色呈阳性反应，提示其中含淀粉样蛋白，其中含该蛋白的前体 β/A-4 蛋白及免疫球蛋白成分。中心周围有空晕环绕，外围有不规则嗜银颗粒或丝状物质。电镜下可见该斑块主要由多个异常扩张变性之轴索突触终末构成。

2.神经元纤维缠结　神经元纤维增粗扭曲形成缠结，在 HE 染色中往往较模糊，呈淡蓝色，而银染色最为清楚。电镜下证实其为双螺旋缠绕的细丝构成，多见于较大的神经元，尤以海马、杏仁核、颞叶内侧，额叶皮质的锥体细胞最为多见。此外，前脑底 Meynert 基底核及蓝斑中也可见到。这一变化是神经元趋向死亡的标志。

3.颗粒空泡变性　表现为神经细胞胞浆中出现小空泡，内含嗜银颗粒，多见于海马 Sommer 区的锥体细胞。

4.Hirano 小体　为神经细胞树突近端棒形嗜酸性包含体，生化分析证实大多为肌动蛋白，多见于海马锥体细胞。

上述变化均非特异性，可见于无特殊病变之老龄脑，仅当其数目多并具特定的分布部位时才能作为 Alzheimer 病的诊断依据。

第十节　多发性硬化症

多发性硬化症（multiple sclerosis，MS）是常见的脱髓鞘疾病，患者以 20～40 岁女性为多。临床病程数年至十余年不等。以反复发作与缓解交替为其特点，缓解期长短不一。神经系统的症状因累及部位不同而颇为多样。

一、病因和发病机制

病因不明，可能和下列因素有关：①遗传因素：在欧美白人患者中 HLA-A3，-B7 和-DW2 抗原阳性者较多；②人文地理因素：本病在寒温带多见，热带则较少。欧洲人发病率高，而东方、非洲人患病率较低；③感染因素：曾怀疑麻疹病毒、疱疹病毒和 HIV 病毒与本病有关，但即使应用分子生物学方法检测病灶内及周围脑组织中的病毒基因组，亦未能得出明确的结论。

动物实验表明，注射脑组织成分或狂犬病疫苗均可引起脱髓鞘病变，提示本病可能为多种因素诱发的变态反应疾病。在脱髓鞘病灶内可检出 CD4$^+$T（辅助）和 CD8$^+$T（抑制）细胞，然而确切的发病机制仍不清楚。

二、病理变化

经典型 MS 病变分布广泛，可累及大脑、脑干、脊髓、视神经等处，其中以白质，特别以脑室角或室旁白质的病变最突出，但灰质也可受累。病灶呈圆形或不整形，大小不一，直径从 0.1cm 到数厘米不等，数目多少不一，新鲜病灶呈浅红色或半透明状，陈旧病灶呈灰白色，质地较硬。

镜下，脱髓鞘是本病的主要变化，早期多从静脉周围开始（又名静脉周脱髓鞘）伴血管周围单核细胞或淋巴细胞浸润。进行性脱髓鞘病灶的边缘常有多量单核细胞浸润，病灶中髓鞘变性崩解成颗粒状，并被吞噬细胞吞噬，形成泡沫细胞。轴索大多保存，部分可因变性而发生肿胀、扭曲断裂，甚至消失。此外，少突胶质细胞明显减少，甚至脱失；星形胶质细胞反应性增生十分明显，有时可出现肥胖细胞。晚期病灶胶质化，成为硬化斑。

如脱髓鞘区与有髓鞘区相互交替，形成同心圆样结构，则称为同心圆性硬化，又名 Balo 病，在我国东北和西南地区有散发病例的报道。近年观察发现，同心圆硬化和一般的脱髓鞘病灶可出现于同一病例；因此 Balo 病可能仅是经典型 MS 的某一阶段的表现。Schilder 病则表现为大脑皮质下白质广泛的融合性脱髓鞘病变。皮质下弓状纤维的髓鞘保存完好是其特征。

部分病例病变主要累及脊髓和视神经，引起视力损害和脊髓症状，此即视神经脊髓炎，又名 Devic 病，此型在远东常见。我国有仅累及脊髓的 Devic 病报道。

三、临床病理联系

本病病变分布广泛且轻重不等，故临床表现多样，有大脑、脑干、小脑、脊髓和视神经损害等症状，如肢体无力、感觉异常、痉挛性瘫痪、共济失调、眼肌麻痹、膀胱功能障碍等，病情发作和缓解可交替进行多年。

第十六章 生殖系统

生殖是生物延续种族的各种生理功能的总称。在人类和高等动物，生殖涉及两性生殖细胞的结合和产生新个体的全部生理过程。

生殖系统由生殖器官组成，人和高等动物的生殖器官按解剖位置可分为外生殖器和内生殖器，按功能可分为主要性器官（主要生殖器官）和附属性器官（附属生殖器官）两部分。主要性器官又称性腺，女性为卵巢，男性为睾丸。女性附属性器官包括子宫、输卵管、阴道、外阴部等。男性附属性器官包括附睾、输精管、精囊腺、射精管、前列腺、阴茎等。

第一节 男性生殖系统

一、男性生殖系统的组成、形态和结构

（一）内生殖器

1.睾丸　呈卵圆形，共一对，位于阴囊内。阴囊能使睾丸所处的温度低于腹腔内温度 1.5~2.0℃，适合于精子的生成。婴儿出生前睾丸尚未降到阴囊而仍留于腹腔中者，称为隐睾丸症。由于体内温度较高不适宜产生精子，故丧失生殖能力。睾丸表面有一层坚厚的纤维膜，称为白膜。白膜在背侧增厚形成睾丸纵隔，从纵隔发出许多结缔组织小隔，呈放射状将睾丸实质分成许多睾丸小叶。睾丸小叶由精曲小管盘曲而成。精曲小管的上皮具有产生精子作用。小管之间的间质细胞有分泌雄激素的功能。精曲小管互相结合，成为精直小管，进入纵隔内形成网状称为睾丸网。由睾丸网发出 12~13 条睾丸输出小管进入附睾头部。

2.附睾　呈新月形，紧贴睾丸的上端和后缘。主要由附睾管盘曲而成。附睾可分为附睾头、附睾体和附睾尾三部分。附睾的功能是储存精子和分泌液体供给精子营养并维持其活力。

3.输精管和射精管　输精管长约 50cm，起于附睾尾部，沿睾丸后缘上升入精索（输精管结扎手术常在此进行），后经腹股沟部进入腹腔，走行至膀胱后面与精囊腺的排泄管汇合成射精管。射精管长约 2cm，开口于前列腺部尿道。

4.精囊腺和前列腺　精囊腺为一对囊状腺体，长椭圆形，位于膀胱后部。前列腺形似栗子，位于胱膀后方，是一个肌性器官，由腺体和大量平滑肌纤维所组成，结构坚实。尿道贯穿于前列腺，当其肥大时，压迫尿道，导致排尿困难。前列腺的排泄管亦开口于尿道，其分泌物参与组成精液，有稀释精液和利于精子活动的作用。

精液包括精子及附睾、精囊腺、尿道腺的分泌液。一次射精 2~3ml，含精子 3~5 亿个。

（二）外生殖器

1.阴囊　为一皮肤囊袋，位于阴茎的后下方。阴囊的皮肤薄而柔软，有少量阴毛，色素沉着明显。阴囊壁由皮肤和肉膜组成。肉膜含有平滑肌纤维。平滑肌随外界温度呈反射性地舒缩，以调节阴囊内的温度，有利于精子的发育。如外界温度高时，平滑肌舒张；而外界温度低时则收缩。肉膜在正中线向深部发出阴囊中隔将阴囊腔分为左、右两部，分别容纳两侧的睾丸和附睾。

2.阴茎　可分头、体、根三部分。后端为阴茎根，藏于阴囊及会阴部皮肤的深面，中部为阴茎体，呈圆柱形，悬于耻骨联合的前下方，为可动部分。前端膨大部分为阴茎头，头的尖端处有矢状

位的尿道外口。头后稍细的部分为阴茎颈。

阴茎主要由两个阴茎海绵体和一个尿道海绵体构成，外面包以筋膜和皮肤。阴茎海绵体为两端尖细的圆柱体，左、右各一，两者紧密并列，位于背侧，构成阴茎的基础。尿道海绵体位于阴茎海绵体的腹侧，尿道贯穿其全长。其中部呈圆柱形，前端膨大成阴茎头。每个海绵体的外面包有一层坚厚的纤维膜。海绵体内部由许多海绵体小梁和腔隙组成，腔隙实际上是与血管相通的窦隙。当这些腔隙充血时，阴茎即变粗变硬而勃起；反之则变细变软。勃起是一种反射，来自许多感受器的刺激都可引起此反射。阴茎内的小动脉系由盆神经和腹下神经支配，当前者兴奋时，使血管舒张，引起勃起；后者兴奋可使阴茎疲软。勃起反射的基本中枢在脊髓骶段，但神经系统的高级部位特别是大脑皮质对它有明显的控制作用。

阴茎的皮肤薄而柔软，富于伸展性。皮肤至阴茎颈游离向前，形成包绕阴茎头的环形皱襞，称阴茎包皮。幼儿的包皮较长，包着整个阴茎头，包皮口也小。随着年龄的增长，包皮逐渐退缩，包皮口也逐渐扩大，若包皮盖住尿道外口和阴茎头，称包皮过长，当包皮口过小，包皮完全包着阴茎头时，称包茎。

二、睾丸的生理功能及调节

（一）睾丸的功能

1.睾丸的生精功能　睾丸由曲细精管与间质细胞组成。曲细精管上皮有两种细胞，一种是位于深层的精原细胞，另一种是支持细胞。从青春期开始，精原细胞分阶段发育形成精子，然后进入管腔，储于附睾。支持细胞则有支持和营养生精细胞的作用。精子生成需要适宜的温度，最适温度较体温低，阴囊温度较腹腔低 2℃左右，适于精子生成。

2.睾丸的内分泌功能　睾丸间质细胞分泌雄激素，支持细胞分泌抑制素。睾酮是雄激素中作用最强的一种。睾酮的生理作用：①维持生精作用；②刺激男性附性器官的发育，并维持其正常活动；激发和维持男性副性征的出现；③维持正常的性欲；④促进蛋白质合成，特别是肌肉、生殖器官的蛋白质合成，同时促进骨骼生长、钙磷沉积和红细胞生成。

（二）睾丸的功能的调节

睾丸的生精作用和内分泌功能均受下丘脑-腺垂体的调节。下丘脑分泌的 GnRH 经垂体门脉到达腺垂体，促进腺垂体促性腺激素细胞合成和分泌卵泡刺激素（FSH）和黄体生成素（LH）。LH 主要作用于间质细胞，而 FSH 主要作用于生精细胞与支持细胞。LH 刺激睾丸间质细胞使其分泌睾酮，当血中睾酮达到一定浓度后，便可作用于下丘脑和腺垂体，抑制 GnRH 分泌，进而抑制 LH 的分泌，产生负反馈调节作用，使血中睾酮浓度稳定在一定水平。

LH 与 FSH 对生精过程都有调节作用。LH 的作用是通过睾酮实现的，生精过程受 FSH 与睾酮的双重控制。大鼠实验证明，FSH 起着始动生精的作用，而睾酮则有维持生精的效应。实验还证明，FSH 能刺激支持细胞分泌抑制素。抑制素对腺垂体的 FSH 分泌有很强的抑制作用，而同样生理剂量的抑制素对 LH 分泌却无明显影响。

此外，FSH 还可激活支持细胞内的芳香化酶，促使睾酮转变成雌二醇。雌二醇对睾丸的活动也有调节作用，它可降低腺垂体对 GnRH 的反应性，并可能作用于间质细胞以调节睾酮的分泌。

综上所述，一方面下丘脑-腺垂体调节睾丸的功能；另一方面睾丸分泌的激素又能通过负反馈调节下丘脑和腺垂体的分泌活动。下丘脑、腺垂体、睾丸在功能上密切联系，互相影响，称为下丘脑-腺垂体-睾丸轴。此外，睾丸支持细胞与间质细胞之间还能以旁分泌的方式进行局部调节。

第二节 女性生殖系统

一、女性生殖系统的组成、形态和结构

（一）内生殖器

1.卵巢　是产生卵子和分泌女性激素的器官，呈卵圆形，灰白色，其长、宽、厚为 4cm×2cm×1cm，左右各一，位于盆腔内子宫两侧。其一端以卵巢韧带与子宫相连，另一端靠近输卵管的开口。卵巢的表面是一层立方（或扁平）上皮称生殖上皮，上皮下的致密结缔组织称为白膜。卵巢切面可区分为两部分，中央为髓质，由疏松结缔组织、血管、淋巴管和神经组成，周围较宽阔的部分称为皮质，由结缔组织及各期发育中的卵泡组成。

2.子宫　为壁厚、肌性器官，胎儿在此发育成长。形态是前后略扁倒置梨形，位于直肠与膀胱之间，两侧上方与输卵管相连，下与阴道相接。子宫上 2/3 称为子宫体，其高出输卵管的部分称为子宫底，下 1/3 呈圆柱形，称为子宫颈，内腔呈三角形称为子宫腔。子宫壁分为内膜、肌层及外膜三层。内膜由单层柱状上皮和结缔组织（又称固有膜）所组成。内膜内管状腺体称为子宫腺。固有膜中有丰富的小血管和淋巴管。肌层由纵横交错排列的平滑肌所组成，其中有血管贯穿其间。此层尚具有很大的伸展性，如妊娠时平滑肌细胞体积增大，以适应妊娠需要。分娩时，子宫平滑肌节律性收缩成为胎儿娩出的动力。由于它的收缩，还可压迫血管，制止产后出血。浆膜由单层扁平上皮和结缔组织构成。

3.输卵管　连于子宫底两侧，是输送卵子进入子宫的弯曲管道，长 10~12cm，管的末端开口于腹膜腔，开口的游离缘有许多指状突起，称为输卵管伞，覆盖于卵巢表面。近子宫端较细部分称为峡部，外侧扩大部分称为壶腹部（为卵子受精部位）。输卵管管壁亦由黏膜、肌层及外膜三层组成。黏膜上皮为单层柱状纤毛上皮。纤毛具有摆动功能。肌层的蠕动及纤毛的摆动有助于受精卵进入子宫腔内。

4.阴道　为一肌性管道，长 6~8cm。阴道下端开口于阴道前庭，上端包绕子宫颈下部形成阴道穹，阴道壁由黏膜、肌层和外膜所构成，黏膜表面覆以复层扁平上皮。

（二）女性外生殖器

1.阴阜　为耻骨联合前隆起，富有脂肪，成年女子上有阴毛。

2.大阴唇　是一对纵长隆起的皮肤皱襞，位于阴阜下方，阴道外两侧，内有较多脂肪。

3.小阴唇　是大阴唇内侧的一对皮肤皱襞。

4.阴蒂　相当于男性阴茎，位于前庭上方两侧大阴唇之间，有丰富的感觉神经末梢。

5.阴道前庭　是位于两侧小阴唇中间的裂隙，前部有尿道外口，后部有阴道口。阴道口有一层膜称处女膜。阴道口两侧有前庭大腺的开口，分泌液体具有滑润作用。

阴道与肛门中间的部分称为会阴。

二、卵巢的生理功能及调节

（一）卵巢的功能

1.卵巢的生卵功能　卵巢由生殖上皮细胞包围着，内部由多边形的上皮细胞构成基架，在基架中包含着许多卵泡。卵泡数目极多，但成熟的却极少。人的卵泡，通常每月只有一个成熟。

每个卵泡内有一个卵子。比较幼小的卵泡位于卵巢的外周，开始生长时，它们便进入卵巢深部。在生长过程中，卵子周围的卵泡细胞不断地进行有丝分裂，因而卵泡的周边逐渐扩大构成卵泡壁。

卵泡细胞分泌液体，即卵泡液，它充满于卵子和卵泡壁之间，内含大量雌激素。由于卵泡液逐渐地增多，致使卵泡内压增高，卵泡液最后突破卵泡壁，自卵巢涌出，同时也将卵子排出，被排出的卵子随后进入输卵管，这一过程称为排卵。

卵泡在排卵后即行萎缩，随后含有黄色素的细胞生成，变为黄体。黄体存在的时间，要看排出的卵子是否受精而定。如卵子未受精，黄体只能维持两周，称为月经黄体。如卵子已受精，则黄体将继续生长，直至怀孕 5 个月左右，才逐渐萎缩，称为妊娠黄体。

2.卵巢的内分泌功能　卵巢分泌的激素有雌激素、孕激素，还有少量的雄激素，妊娠时还可以分泌一种使耻骨韧带松弛的弛缓素。前三种都属于类固醇激素。雌激素是由卵泡的内膜细胞和粒膜细胞共同产生，黄体细胞也分泌，其中以雌二醇的活性最强。孕激素主要由黄体分泌，其中以孕酮的活性最强。少量的雄激素由卵泡内膜细胞产生。

（1）雌激素的作用：①促进女性附性器官的发育和副性征的出现，使子宫内膜增生，子宫肌增厚，并使其中的腺体及血管增生，提高子宫肌对催产素的敏感性；②促进阴道上皮增生和角化，增强抵抗力；③促进乳腺导管的生长；④对卵巢有直接作用，是卵泡发育成熟并排卵的不可缺少的调节因素；⑤促进输卵管上皮细胞增生，分泌细胞、纤毛细胞与平滑肌细胞活动增强，促进输卵管运动，有利于精子与卵子的运行；⑥刺激成骨细胞的活动，抑制破骨细胞的活动，加速骨的生长，促进钙盐沉积，并能促进骨骺软骨的愈合；⑦雌激素可使体液向组织间隙转移，由于血容量减少而引起醛固酮分泌，促进肾小管对水和钠的重吸收，从而导致水、钠潴留。

（2）孕激素的作用：孕激素通常要在雌激素的基础上才能发挥作用。孕激素的主要作用在于保证受精卵的着床和维持妊娠。①孕激素使子宫内膜产生分泌期的变化，即进一步促进子宫内膜的增生，并引起腺体分泌，这些变化都有利于受精卵着床；②降低子宫平滑肌的兴奋性，减少子宫肌的收缩，因而可防止子宫把胚胎排出，即有安胎作用；③在雌激素作用的基础上，促进乳腺腺泡与导管发育，并在怀孕后为泌乳准备条件；④有产热作用，孕激素使基础体温在排卵后升高 0.5℃左右，并在黄体期一直维持在此水平上。

（二）卵巢功能活动的调节

卵巢的活动受下丘脑–腺垂体–卵巢轴的调节，并通过反馈性影响，保证卵巢活动的稳定。

1.下丘脑对卵巢活动的调节　下丘脑通过分泌释放激素来调节腺垂体卵泡刺激素（FSH）和黄体生成素（LH）的分泌，从而间接地影响卵巢的功能活动。

2.腺垂体对卵巢活动的调节　卵巢的生卵功能及内分泌功能都直接受腺垂体卵泡刺激素（FSH）和黄体生成素（LH）的调节。

3.卵巢激素的反馈作用　血浆中雌激素浓度较高时，一方面可以抑制下丘脑 GnRH 的分泌，另一方面又可降低腺垂体对这种释放激素的敏感性，结果引起卵泡刺激素（FSH）分泌减少，这是一个负反馈调节。但对黄体生成素则不然，在排卵前一天，成熟的卵泡分泌大量的雌激素，它却能触发腺垂体分泌大量的黄体生成素（LH），形成 LH 峰进而导致排卵，这是一个正反馈调节。在黄体生成后，血中雌激素又出现一个高峰，此时黄体分泌大量孕激素，这两种性激素共同作用的结果是抑制腺垂体促性腺激素的分泌。

三、月经周期

女性从青春期开始，在整个生殖年龄中，子宫内膜出现周期性剥落，产生流血现象，称为月经。这种周期性变化称为月经周期。

（一）月经周期中子宫内膜的变化

每一个月经周期一般为28d，但有个体差异。在月经周期中，根据子宫内膜的变化，将其分为三个时期。

1.增生期（卵泡期、排卵前期） 这一期相当于月经周期的第4~14d。在此期的早期，由于子宫内膜出血刚停止，表面有断裂的血管和腺体，无上皮覆盖。几天后腺管上皮增生，覆盖表面。接着内膜增生，腺体迅速增宽并加长，但不分泌。内膜的螺旋动脉迅速生长并卷曲，增殖期之末，内膜可达2~3mm厚，接着卵巢开始排卵。

2.分泌期（黄体期、排卵后期） 这一期相当于月经周期的第15~28d。此期子宫内膜进一步增厚，螺旋动脉增长，卷曲的程度更大，内膜的腺体增大并弯曲，进行高度的分泌活动。本期之末，由于黄体萎缩，内膜厚度突然减少，于是螺旋动脉被压，血流受阻。在月经开始前4~24h，螺旋动脉出现痉挛性收缩，使内膜缺血而坏死。当血管变为松弛时，血液即由断裂的血管流出，形成许多小血肿。

3.月经期 这一期相当于月经周期的1~4d。本期特点是子宫内膜出血和剥脱。由于在内膜下有许多小血肿形成，使内膜大部分剥离，剥离的内膜分散脱落与血液相混而流出。随后，残存的内膜组织又开始增生，进行修复，下一个新的周期又将开始。

（二）卵巢内分泌与月经周期

生育年龄的妇女，除妊娠期外，每月都有上述子宫内膜的周期性变化。这种周期性与下丘脑-腺垂体-卵巢轴的活动密切相关，并与血液中卵泡刺激素、黄体生成素、雌激素、孕激素的浓度有密切关系。

一般新的月经周期开始于卵巢的卵泡期。此时由于卵泡刺激素的增加，又有原始卵泡开始发育，在黄体生成素的作用下，发育的卵泡开始分泌雌激素。子宫内膜正是在雌激素的作用下，腺体和上皮迅速增生，呈现增生期的变化。当卵泡发育成熟时，它所分泌的大量雌激素就形成了一个排卵前的雌激素释放高峰。血中雌激素浓度突然升高，触发腺垂体分泌大量的黄体生成素，形成了一个排卵前的黄体生成素释放高峰，引起成熟的卵泡破裂。

排卵后残余的卵泡变成黄体，黄体分泌大量雌激素和孕激素，它们共同作用于内膜，引起子宫内膜分泌期的变化。如果在排卵后没有受孕，则黄体在排卵后8~9d开始退化，血中孕激素和雌激素水平则突然下降，造成内膜退化，螺旋动脉受压，从而引起月经期的变化。

四、慢性子宫颈炎

慢性子宫颈炎是育龄妇女最常见的疾病。常由链球菌、葡萄球菌及肠球菌引起。临床上主要表现为白带过多。阴道镜可见子宫颈黏膜充血。镜下为子宫颈非特殊性炎症，可见子宫颈内膜上皮下有淋巴细胞、浆细胞及单核细胞浸润。子宫颈柱状上皮及腺上皮常伴有不同程度鳞状上皮化生。少数也可因感染病毒、结核、寄生虫及放线菌等引起特殊性炎症。

慢性子宫颈炎时子宫颈阴道部鳞状上皮有时坏死脱落，形成表浅的缺损，称真性糜烂，较少见。临床上常见的宫颈糜烂实质上是宫颈先前损伤的上皮已被宫颈管内柱状上皮外移取代了子宫颈阴道部的鳞状上皮。由于单层柱状上皮很薄，使上皮下血管容易显露而呈红色，看上去像糜烂，实际上为假性糜烂。多发生在育龄或卵巢功能旺盛的妇女，由于雌激素水平增高，使宫颈管内柱状上皮增生越出宫颈外口。间质内常无明显炎症现象，在产后或绝经后可自行消退。

慢性子宫颈炎时子宫颈腺的颈部易被增生的纤维组织所压迫，或由于腺腔被黏液或化生的鳞状上皮阻塞，使黏液潴留，腺体扩大成囊状，直径一般在数毫米至1厘米，称子宫颈腺囊肿，又称纳博特囊肿。

有些病例由于子宫颈黏膜、腺体和固有膜结缔组织呈局限性增生而形成子宫颈息肉。直径自数毫米到数厘米不等。呈粉白色或粉红色，常有蒂。镜下主要由腺体和结缔组织构成。间质充血、水肿及多少不等的慢性炎性细胞浸润。表面被覆单层柱状上皮或鳞状上皮。宫颈息肉属良性瘤样病变，恶变率很低，在1%以下。

五、子宫肿瘤

（一）子宫平滑肌瘤

子宫平滑肌瘤是女性生殖器官中最常见的一种良性肿瘤，多见于30～50岁妇女，20岁以下罕见，绝经后肌瘤可逐渐萎缩。其发生可能与过度的雌激素刺激有关。临床上多数患者可无症状，若出现症状，则表现为月经过多及局部肿块等。

肉眼观，肌瘤可以生长在子宫任何部位，常位于子宫壁内（肌层内肌瘤）、浆膜下（浆膜下肌瘤）或黏膜下（黏膜下肌瘤）。可单发或多发，常为多个，其数目多少不等，常见为数个乃至十数个或数十个，称多发性平滑肌瘤。肌瘤的大小可极为悬殊，小的在显微镜下才可检见，大的如成人拳大或更大，甚至可充满整个腹腔。肌瘤多呈球形或融合成不规则形，质较硬，界限明显，但无明显包膜。切面上，瘤组织常呈灰白色，编织状或旋涡状，当肌瘤生长较快或供血不足时，可发生各种继发性改变，如玻璃样变、黏液变、囊性变、水肿及出血、坏死等。

镜下，瘤细胞与正常子宫平滑肌细胞相似，但肌瘤细胞核比较密集，常排列成纵横交错的不规则束状或呈编织状。核大多呈长杆状、两端钝圆或圆锥形，染色质纤细。肌细胞间有不等量的结缔组织。每10个高倍（400倍）视野核分裂象少于5个者一般为良性。有少数病例瘤细胞核增多、致密，核大活跃，染色质粗，无核分裂象，称细胞性平滑肌瘤。子宫平滑肌瘤的恶变率很低，据报道为0.2%～0.5%，多见于年龄较大、生长较快与较大的肌瘤。如果核分裂象每个高倍视野达10个以上或有肌层及血管浸润者应诊断为平滑肌肉瘤。

（二）子宫体癌

子宫体癌又称子宫内膜癌，较常见，占女性生殖道恶性肿瘤的20%～30%。近年来子宫体癌的发病率有上升趋势。多发生在50岁以上绝经期和绝经期后妇女。病因未明，一般认为与雌激素长期持续作用有关。主要临床表现为不规则阴道流血。

1.病理变化　肉眼观分弥漫型和局限型两种。弥漫型的子宫内膜呈弥漫增厚，不规则形、息肉或菜花状，质脆，常见出血、坏死或溃疡形成。癌组织浸润肌层，深浅不一。局限型多位于宫底或宫角，后壁多于前壁，常呈息肉状伴肌层浸润。

镜下，子宫内膜癌多数为分化较好的腺癌。腺体数目增多，形状和大小不一，排列紊乱，腺体呈"背靠背"形式。腺体由单层或复层细胞组成，形成条索状"搭桥"。间质极少。有时腺上皮增生形成实体性癌巢。癌细胞呈柱状或多角形，可有不同程度的分化。胞浆中等量，淡染；核大小不一，染色质增多而深染，核仁明显，可有正常或病理核分裂象。根据分化程度，子宫内膜癌可分为3级：Ⅰ级（高分化腺癌），腺体较规则，由单层细胞组成，细胞排列紧密，有的成假复层或复层。核分裂象少见。Ⅱ级（中分化腺癌），腺体不规则，有较多腺样结构或小腺体形成，可有少量实性区。癌细胞分化较差，核分裂象易见。Ⅲ级（低分化腺癌），腺体结构极少见，癌巢多呈实性片块状，细胞异型性明显，核分裂象多见。有些腺癌组织中可见良性化生的鳞状上皮团，称腺棘癌。如果腺癌内混有恶性鳞状上皮，称腺鳞癌，多见于分化较差的腺癌。少数子宫内膜癌含有透明细胞，或含黏液的细胞。有些可形成乳头状子宫内膜癌。

2.扩展和转移　一般，子宫内膜癌生长较缓慢，局限在子宫内膜的时间较长，但也有极少数发展较快者。其转移途径主要是淋巴道转移、直接蔓延，晚期也可有血行转移。

（1）淋巴道转移：宫底部的癌多转移至腹主动脉旁淋巴结；癌在子宫角时可沿圆韧带的淋巴管至腹股沟淋巴结；子宫下段及扩散到宫颈管的癌灶，与宫颈癌的淋巴道转移途径相同，可至子宫旁、髂内外和髂总淋巴结。

（2）直接蔓延：向上经子宫角至输卵管；向下至颈管、阴道；向外经肌层浸润至浆膜面而蔓延至输卵管、卵巢，并可广泛种植在腹膜、子宫直肠窝有大网膜等处。

（3）血行转移，晚期患者可经血行转移至肺、肝及骨等处。

六、卵巢肿瘤

卵巢肿瘤按其组织发生可分为三大类：①上皮性肿瘤，如浆液性肿瘤、黏液性肿瘤、子宫内膜样瘤及纤维上皮瘤等，这类肿瘤的性质可分为良性、交界性及恶性；②性腺间质肿瘤，如颗粒细胞瘤、泡膜细胞瘤及纤维瘤等；③生殖细胞肿瘤，如畸胎瘤、无性细胞瘤、内胚窦瘤及胚胎性癌等。

（一）卵巢上皮性肿瘤

卵巢上皮性肿瘤是最常见的卵巢肿瘤，来源于卵巢表面的上皮（体腔上皮），最常见的是囊腺瘤，主要包括浆液性和黏液性两种。

1.浆液性肿瘤

（1）良性浆液性囊腺瘤：是浆液性肿瘤中最常见的一种，约占浆液性肿瘤的60%，多发生于20~40岁妇女，以单侧居多，也可双侧发生（约占20%）。

肉眼观，多为圆形或卵圆形囊肿，囊内充满稀薄、清亮的浆液，体积大小不一，小者直径仅数厘米，大者可达儿头大或更大，表面光滑，多为单房性，少数可为多房性。囊内壁光滑为单纯性浆液性囊腺瘤；部分伴有乳头状突起，称为乳头状浆液性囊腺瘤。镜下，囊壁和乳头间质均由含血管的纤维结缔组织构成，被覆上皮呈单层低立方状、柱状、纤毛柱状或钉状，核多位于中央，染色质纤细，核仁缺如或不明显，无病理性核分裂象。有时在囊壁和乳头间质内可见圆形钙化小体（沙粒体）。

（2）交界性浆液性囊腺瘤：约占浆液性肿瘤的10%，其形态结构介于良、恶性浆液性囊腺瘤之间，属低度恶性，预后比浸润癌为好。

肉眼观，与良性浆液性乳头状囊腺瘤相似，但乳头状突起往往比良性者丰富而广泛，常布满整个囊内表面，双侧发生率较高。镜下，主要表现为乳头上皮呈2~3层，乳头分支较稠密或有微乳头状突起，核异型和核分裂象易见（每高倍视野不超过2个），无间质浸润。

（3）浆液性囊腺癌：约占浆液性肿瘤的30%，为卵巢恶性肿瘤中最常见的类型，约半数为双侧性。患者以40~60岁妇女为最多。

肉眼观，多数为多囊性，部分或大部囊内或囊外有乳头状突起，囊内多含混浊液体，乳头状物多为实性菜花状，常侵犯包膜并有出血坏死。镜下，乳头分支多或呈实心团块，上皮细胞增生多呈3层以上，细胞有明显异型性，核分裂象常见，包膜和间质均有浸润，沙粒体较多见。根据乳头状物结构的分化程度可将其分为高分化、中分化和低分化3型：①高分化型，多数乳头覆以不典型上皮，呈假复层，有一定的纤细间质；②中分化型，乳头结构仍可见，上皮细胞分化不良，呈多层，核分裂象增多；③低分化型，乳头很少，瘤细胞呈实心片块或条索，偶尔形成腺样结构，瘤细胞有明显异型性，包膜和间质浸润明显。

有外生乳头的良性及交界性肿瘤都可以有盆腔或腹腔腹膜的种植。交界性瘤的种植转移更多见。多数浆液性囊腺癌在就诊时已有转移，转移部位为腹腔、盆腔浆膜层，一部分病例可发生淋巴结转移，包括盆腔、肠系膜淋巴结及锁骨上淋巴结等，极少数有远处转移，如肝、肺等。

2.黏液性肿瘤

（1）黏液性囊腺瘤：是上皮性肿瘤中较常见的一种肿瘤。主要来源于卵巢表面上皮，向宫颈内膜上皮分化；另一来源是良性囊性畸胎瘤的单胚叶生长，其上皮和肠上皮相似，并可见杯状细胞。

多发生于 30~50 岁妇女，多数为单侧，很少为双侧。

肉眼观，囊性肿块大小不一，一般直径 15~30cm，甚至 50cm 以上，小者直径仅 1cm。圆或卵圆形，表面光滑，常为多房性，内含浓稠黏液。囊内壁光滑，很少有乳头。镜下上皮为单层高柱状黏液上皮，胞浆含清亮黏液，核位于基底部，大小形状比较一致，染色质纤细，无明显核仁，亦无核分裂象。间质为纤维结缔组织。

（2）交界性黏液性囊腺瘤：亦为低度恶性癌，形态结构介于良、恶性黏液性囊腺瘤之间。五年存活率为 95%~98%。

肉眼观与良性黏液性囊腺瘤无明显区别，但半数病例囊内壁可见乳头和包膜增厚，乳头或为简单分支，但多为生长活跃有复杂纤细分支的乳头。镜下，上皮高柱状，增生成 2~3 层，并失去极向，有轻或中度异型性，核分裂象可见。间质少，但无间质浸润。

良性及交界性黏液性囊腺瘤偶尔可自行穿破，使黏液性上皮种植在腹膜上继续生长并分泌黏液，形成腹膜假黏液瘤。

（3）黏液性囊腺癌：大部分患者年龄在 40~60 岁。

肉眼观，肿瘤体积常较大，囊性或囊实性，表面光滑，常与周围器官粘连。20% 为双侧性。多为多房性伴有实性区域，实性区为灰白色或质松脆的乳头状物，常伴出血坏死。囊内含有黏血性混浊液体。镜下，腺体密集，形状不规则，腺体上皮多超过 3 层，上皮细胞明显异型性，核仁明显，病理核分裂象易见。间质较少，可见包膜及间质浸润。根据上皮的分化程度可分为高分化、中分化和低分化 3 型：①高分化型，多数呈腺样结构，上皮高柱状，排列成 3~4 层，含较多黏液，常有小乳头，可见一些核分裂象；②中分化型，腺体不规则，间质少，上皮异型性，排列乱，多层，核分裂象增多；③低分化型，腺样结构大部消失，上皮细胞分化差，核异型性明显，有多数核分裂象，常发生出血坏死，偶见黏液上皮。

卵巢黏液性囊腺癌可直接蔓延至阔韧带、输卵管和子宫，包膜浸润的癌细胞也可向腹腔内脱落或沿淋巴管扩散而转移，转移部位以盆腔、腹腔腹膜及各器官浆膜层为主，还包括大网膜、阑尾及对侧卵巢等。黏液性囊腺癌的 5 年存活率为 46%~70%。

（二）卵巢性腺间质肿瘤

本组肿瘤系来源于原始性腺中的性索及间质组织，包括粒层细胞瘤、泡膜细胞瘤、纤维瘤、支持细胞-间质细胞瘤、两性母细胞瘤及伴有环状小管的性索瘤等，大多数能产生性激素，引起相应的临床表现。最常见的是粒层细胞瘤和泡膜细胞瘤。

1.粒层细胞瘤　占卵巢肿瘤的 1%~9%，好发年龄为 45~55 岁，少数也可发生于青春期前或幼女。肿瘤常产生雌激素，在青春期前表现性早熟、乳房增大、出现阴毛和初潮提前等；在青春期后则由于引起子宫内膜增生症而出现月经紊乱。

肉眼观，肿瘤呈圆形、卵圆形或分叶状，大小不等，多数小于 15cm，表面光滑，常有完整的包膜。切面多为实性，质地稍硬，肿瘤呈黄白色，有些可呈囊性变，常有坏死出血区。多为单侧性。镜下，瘤细胞多呈小圆形或多角形，胞浆少。核圆、椭圆或梭形，核膜清楚，核内常见纵沟，核染色质细，可见 1~2 个核仁，核分裂象较少见。组织学类型有以下几种：分化较好的瘤细胞常排列成小卵泡形，呈菊形团或小腺泡状，中央为粉染蛋白液或退化的细胞核，称 Call-Exner 小体；有的排列成大卵泡形、梁柱形或岛状等；分化较差的瘤细胞常排列成弥漫型或波纹状、脑回状或肉瘤样构型。

2.泡膜细胞瘤　卵巢泡膜细胞瘤比粒层细胞瘤少见，其发病率仅为粒层细胞瘤的 1/3，占所有卵巢肿瘤的 0.5%~1%。也有分泌雌激素的功能，常和粒层细胞瘤混合存在。发病年龄较大，多数为绝经后妇女，发生在青春期前很少，不到 1%。

肉眼观，绝大多数为单侧，中等大小，与残留的卵巢组织界限清楚，但无包膜，质硬。切面实性，可有小囊，也有多房者。瘤组织因含脂质而呈浅黄色，间有灰白色纤维组织或类似纤维瘤的旋涡状结构。镜下，瘤细胞形态与正常泡膜细胞相似，胞体形态肥胖呈梭形，胞浆丰富淡染。细胞核卵圆形，无核分裂象。瘤细胞排列紧密，形成宽阔的束带状，呈不规则交错分布或旋涡状排列，其间被大小不等的间质结缔组织条索所分隔。用特殊染色法可见泡膜细胞内含有丰富的类脂质物质，可与纤维瘤鉴别；用银染色法可见网状纤维围绕每个细胞，此与粒层细胞瘤时出现于整个细胞团周围者不同。

（三）卵巢生殖细胞肿瘤

卵巢生殖细胞瘤占卵巢肿瘤的 15%～20%，20 岁以下的卵巢瘤患者约 60% 属此类，所幸的是 95% 的生殖细胞瘤为良性囊性畸胎瘤。患者越年轻，所发生肿瘤的恶性程度可能越高。

1.卵巢畸胎瘤　来源于卵巢多能的生殖细胞，其良恶性程度主要取决于瘤组织的成熟度，因此将畸胎瘤分为成熟型和未成熟型两大类。

（1）成熟型畸胎瘤：多数为囊性，称囊性畸胎瘤，属良性，大多为单侧性。在卵巢生殖细胞瘤中最多见，占卵巢畸胎瘤的 97%～99%，占所有卵巢肿瘤的 20%。多发生于生育期妇女。

肉眼观，肿瘤多为囊性、中等大小，表面光滑，囊内含毛发团及皮脂样物。囊壁较厚，内侧常有一处突起的结节称头节，表面被覆鳞状上皮，结节内常有毛发、牙或骨质等。肿瘤多数为单房。镜下，可见到三胚层各种类型的成熟组织，其中以皮肤、皮脂腺、汗腺、毛囊及脂肪最多见；其次为软骨、神经胶质、神经细胞、骨及呼吸上皮；其他如甲状腺、胃肠上皮及牙等较少见。

（2）未成熟型畸胎瘤：此型较少见，仅占卵巢畸胎瘤的 1%～3%。多见于 25 岁以下的年轻患者。

肉眼观，肿瘤多为单侧性，体积一般较大，结节状，切面多为实性，夹杂有单个或多个大小不等的囊性部分。实性部分常为杂色，灰白、棕色或黄色，质软而脆，常有出血坏死。镜检可见由三胚层分化而来的未成熟和成熟组织混合组成。常见的未成熟组织为神经组织，如原始神经上皮和室管膜等结构及各种胚胎性组织，如胚胎性骨、软骨及肌肉等。皮肤组织较成熟型少见。其中可混杂一些各胚层的成熟组织。

未成熟型畸胎瘤常合并其他生殖细胞肿瘤，如内胚窦瘤、无性细胞瘤及绒癌等。一般来说，肿瘤组织中未成熟组织及胚胎性组织的含量与临床恶性程度有关。病理上根据未成熟组织的含量，可分 3 级：①1 级，主要为成熟组织，有少量未成熟组织，没有神经上皮或每一切片中神经上皮不超过一个高倍视野；② 2 级，有较多未成熟组织，每一切片中所含神经上皮 1～3 个高倍视野；③3 级，未成熟组织量多，每一切片中神经上皮超过 4 个高倍视野。

未成熟畸胎瘤的预后与病理分级、临床分期密切相关。复发及转移者多为 2、3 级。转移的部位多在盆腔及腹腔内，远处转移极少。

2.无性细胞瘤　较少见，占卵巢恶性肿瘤的 1%～2%，多见于 10～25 岁年轻妇女。

肉眼观，常为单侧性，约 10% 为双侧性。肿瘤多为圆形或卵圆形，表面光滑，质韧。切面多为实性，有不同程度的出血坏死或囊性变，色灰红、暗红及棕黄色。镜下，与典型的睾丸精原细胞瘤非常相似，瘤细胞体积大而圆，比较一致，胞浆因含糖原而透明。核大，圆形或卵圆形，大小形态一致，小泡状，核仁明显，核分裂象常见。瘤细胞排列成片块、巢状或条索状。瘤细胞间常有不等量的淋巴细胞浸润及多少不等的纤维组织。由于肿瘤细胞形态和组织化学特性与未分性别的原始生殖细胞极相似，故命名为无性细胞瘤。

本瘤预后较好，对放射线敏感，5 年生存率 90%～95%。约 5% 的病人对侧卵巢在显微镜下才能发现肿瘤，因此手术时必须进行活检，做冷冻切片检查。

肿瘤可直接蔓延扩散至盆腔附近器官及通过淋巴系播散到腹膜后及主动脉旁淋巴结等，晚期也可经血行播散到肺及肝等。

3.内胚窦瘤　又称卵黄囊瘤，来源于多能的生殖细胞，向胚外结构方向分化而形成的一种高度恶性的生殖细胞肿瘤。多见于儿童及年轻妇女，平均年龄18岁。除卵巢外，还可发生于骶尾、腹膜后、纵隔、松果体等处。

肉眼观，肿瘤多为单侧性，以右侧为多，一般体积较大，平均直径为15～25cm，圆形或卵圆形，表面光滑。切面多为实性，质较脆，灰白或粉白色，常有出血坏死及囊性变。镜检，组织形态较复杂及特殊，主要特征有下列几点：①网状结构，是最常见的形态，由星芒状的瘤细胞形成疏松网状结构，其中有微型小囊或间隙，囊腔被覆扁平或立方细胞，这种结构类似胚外中胚层结构；②内胚窦样结构，立方或柱状的瘤细胞成单层排列，包绕毛细血管，形成一血管套样结构，这种结构横切面很像肾小球，称为Schiller-Duval小体，这种小体和大鼠胎盘内的Duval内胚窦结构相似，这种结构可能是由卵黄囊衍生演变而来；③多泡性卵黄囊样结构，特征是由扁平上皮、立方或低柱状的瘤细胞形成大小不等的囊腔，其间隔以致密的结缔组织或疏松的黏液样间质，这种结构与胚胎时期的卵黄囊（胚外内胚层）相似；④在瘤细胞内及瘤细胞间隙可见PAS阳性的大小不等的嗜酸性小滴，免疫组化显示这种小滴含有甲胎蛋白（AFP），正常情况下，卵黄囊可合成AFP；⑤可见腺样、乳头状及实体细胞团结构等。

4.胚胎性癌　为来自具有向胚外或胚内结构分化潜能的原始生殖细胞的一种未分化癌。较罕见，约占卵巢恶性生殖细胞瘤的5%。多见于儿童及青年，平均年龄为15岁。

肉眼观，肿瘤一般为单侧性，体积较大，平均直径17cm，实性。切面棕褐或灰白色，常见出血坏死及囊性变。镜下，瘤细胞为大而幼稚的多形性细胞，胞浆中性呈不同程度的空泡状。核大而圆，空泡状，染色质粗，核仁明显，一至多个，核分裂象多见。瘤细胞排列呈实性巢状或腺泡、管状或乳头状，并常见散在的像合体滋养层细胞的多核巨细胞。免疫组化染色显示这种巨细胞含有绒毛膜促性腺激素（HCG），非巨细胞性瘤细胞内含有甲胎蛋白。

本癌为高度恶性，预后差，早期即可向局部器官和腹膜浸润，或通过淋巴道播散。5年存活率39%。

七、葡萄胎

葡萄胎亦称水泡状胎块，其病因及本质尚未完全阐明。目前多数学者认为葡萄胎是一种良性滋养层细胞肿瘤，但仍有少数学者认为葡萄胎是一种病理性妊娠，可能是胚胎缺陷或胚胎早期死亡后绒毛产生继发性退变的结果。

葡萄胎的发病率有明显的地区差异，欧美国家比较少见，约为1:2000妊次，而东南亚国家的发病率约10倍于欧美国家。

（一）病理变化

肉眼观，典型的葡萄胎形状极似葡萄。由于大部或全部胎盘绒毛间质水肿而显著肿胀，形成薄壁透明囊性葡萄样物，内含清液。大小不一，直径0.5～3.0cm，它们之间有细蒂相连，形如葡萄串。多数病例（约70%）所有绒毛都形成葡萄状，没有胎儿或其附属物，称完全性葡萄胎；较少数病例（约30%）部分绒毛形成葡萄状，仍有部分正常绒毛，且常伴有或不伴有胎儿或其附属物，称部分性葡萄胎。

镜下，葡萄胎镜检有3个特点：绒毛因间质水肿而增大，并有水泡形成；间质血管消失或稀少；滋养层细胞有不同程度的增生。在这些特点中以滋养层细胞增生最重要。增生的滋养层细胞可为合体细胞或细胞滋养层细胞，大多两者混合并存，并具有一定的异型性。完全性葡萄胎往往增生明显。部分性葡萄胎常为局限性、轻度增生。近年来，有不少学者企图根据滋养层细胞的增生及分化程度来分级，以预测葡萄胎患者的预后，有的作者认为根据滋养层细胞增生及分化程度可以预测恶变的机会，但也有人持否定态度。

（二）临床病理联系

由于胎盘绒毛肿胀，子宫明显增大，致超出正常妊娠月的子宫大小。胚胎常早期死亡，故子宫虽可大如 5 个月妊娠，但听不到胎心音。由于滋养层细胞显著增生，胎盘激素分泌显著增多，其中以绒毛膜促性腺激素增多意义最大，能反映肿瘤的生长状态。葡萄胎一经确诊后应立即予以清除，大多数患者经彻底清宫后即可痊愈。约 15% 可恶变为侵蚀性葡萄胎，3% 恶变为绒毛膜癌。部分性葡萄胎的恶变率很低。

八、绒毛膜癌

绒毛膜癌简称绒癌，是滋养层细胞的高度恶性肿瘤。约 50% 继发于葡萄胎，25% 继发于自然流产，20% 以上发生于正常妊娠，5% 以下发生于早产或异位妊娠等。主要临床表现是在葡萄胎、流产或足月产后阴道持续不规则流血，血及尿中 HCG 浓度显著升高。

肉眼观，子宫不规则增大，柔软，表面可见一个或多个紫蓝色结节。切面可见肿瘤呈暗红色、出血坏死的肿块充塞宫腔，或为多数结节浸润子宫肌层，常达浆膜，使子宫体积显著增大，或呈弥漫息肉状布满子宫内膜面，或在内膜和肌层内有小出血灶。肿瘤的特点是呈暗红色、质脆而软的出血、坏死病灶。

镜下，成片增生及分化不良的滋养层细胞侵入肌层和血管。瘤组织由分化不良的两种滋养层细胞组成，即细胞滋养细胞和合体滋养细胞。细胞滋养细胞胞浆丰富、淡染，细胞境界清楚，核空泡状。合体滋养细胞体积大、胞浆红染并互相融合，核椭圆形。这两种细胞排列紊乱。不同肿瘤中这两种细胞所占比例不同，有的以细胞滋养细胞为主，有的以合体滋养细胞为主。核分裂象常见。绒癌组织无间质，常呈广泛出血坏死，不形成绒毛结构。如发现有绒毛，即使是退化的绒毛，也应诊断为侵蚀性葡萄胎。